# 常见病处方速查

主　　编　袁　洪

副主编　胡成平　薛　敏　左笑丛

编　　者　（以姓氏笔画为序）

马杰稚　左笑丛　田　朗　刘世坤　汤育新

李　莹　李佐军　李卓颖　杨作成　张毕奎

张浩烨　陈　静　吴翠芳　肖　洁　易　斌

周凌云　胡成平　袁　洪　贾素洁　曹　科

黄程辉　黄穰浪　蒋铁斌　谢悦良　潘　琼

薛　敏

编写秘书　周凌云

人民卫生出版社

**图书在版编目（CIP）数据**

常见病处方速查/袁洪主编. —北京：人民卫生出版社，2015
ISBN 978-7-117-21301-1

Ⅰ. ①常… Ⅱ. ①袁… Ⅲ. ①常见病-处方 Ⅳ. ①R451

中国版本图书馆 CIP 数据核字（2015）第 224539 号

| 人卫社官网 | www.pmph.com | 出版物查询，在线购书 |
| 人卫医学网 | www.ipmph.com | 医学考试辅导，医学数据库服务，医学教育资源，大众健康资讯 |

ISBN 978-7-117-21301-1

9 787117 213011 >

常见病处方速查

主　　编：袁　洪
出版发行：人民卫生出版社（中继线 010-59780011）
地　　址：北京市朝阳区潘家园南里 19 号
邮　　编：100021
E - mail：pmph @ pmph.com
购书热线：010-59787592　010-59787584　010-65264830
印　　刷：北京铭成印刷有限公司
经　　销：新华书店
开　　本：787 × 1092　1/32　印张：21　字数：538 千字
版　　次：2015 年 10 月第 1 版　2024 年 12 月第 1 版第 25 次印刷
标准书号：ISBN 978-7-117-21301-1/R · 21302
定　　价：38.00 元
打击盗版举报电话：010-59787491　E - mail：WQ @ pmph.com
（凡属印装质量问题请与本社市场营销中心联系退换）

# 前　言

　　随着医药行业的迅猛发展，药物的种类层出不穷，药品的信息量也越来越多，这使临床医师在开具处方，选择安全、有效、合理的药物进行治疗时面临一定的困难。目前相关指南及专家共识是常见病治疗方案的主流，然而在卷帙浩繁的指南及专家共识中找到合适的治疗方案需要耗费大量的时间。有鉴于此，我们组织了长期工作在临床一线的医学和药学专家，编撰了《常见病处方速查》一书，希望能为临床医师、药师提供"简明、有效、合理"的治疗方案。

　　本书主要包括了常见危重病症以及呼吸、心血管、消化、泌尿等系统常见病的处方，分二十章进行阐述。对每一种疾病分设"疾病概要"、"治疗原则"、"推荐处方"及"注意事项"四大项目进行了介绍，其中"推荐处方"是本书的重点内容，根据每种疾病的不同程度或不同症状给出不同的推荐处方。每个处方具有简明扼要、实用性强、查阅方便等特点。在一个处方中需应用多个药物时，以序号（1）、（2）等将各药物列出其中，"接"表示在应用（1）中所列药物后接着应用后述药物。

　　本书的编者及出版社为此付出了大量的汗水，在此我们谨对上述同仁的辛勤劳动致以衷心的感谢。由于本书编写时间较为紧迫仓促，加之编者学识有限，疏误不当之处在所难免，敬请各位专家及读者不吝赐教，给予批评指正！

编　者

2015 年 8 月

# 目 录

# 第一章
# 常见危重病症

## 第一节 高 热

**【疾病概要】**

发热是机体在内、外致热原的作用下,或由于各种病因导致体温调节中枢功能障碍,而出现体温升高超出正常范围的情况,是常见的临床症状。发热的病因可以分为感染性与非感染性两大类,而以前者多见。经准确并正确的测量,体温超过39℃称为高热,若达到41℃以上即称为超高热。对大部分高热患者来说,即使不能立即明确病因,也要及时进行对症处理,以减轻患者的痛苦。尤其持续超高热、高温中暑、高热伴休克或心功能不全,以及儿童和恶性肿瘤等特殊人群的急性发热,需要立即降温治疗。

**【治疗原则】**

发热的治疗包括正确进行物理降温、合理使用解热药物、抗生素以及糖皮质激素。对于高热需要快速评估病情,并密切监测生命体征。如出现神志改变、呼吸困难、血流动力学不稳定时,应立即给予监护、氧疗、建立静脉通路、呼吸支持等治疗,尽早收入监护病房。

**【推荐处方】**

**一、适用于一般病例的解热治疗**

**处方1** 阿司匹林,0.3~0.6g/次,口服,3次/日,必要时每 4 小时 1 次。

**处方 2**　对乙酰氨基酚,0.6g/次,口服,4 次/日,不超过 2g/d。

**处方 3**　赖氨酸阿司匹林(赖氨匹林),0.9～1.8g/次,肌内或静脉注射,2 次/日。

**二、适用于重症发热病例的人工冬眠疗法**

**处方 1**　冬眠合剂Ⅰ号:哌替啶 100mg + 氯丙嗪 50mg + 异丙嗪 50mg,肌内注射,每 4～6 小时 1 次。

**处方 2**　冬眠合剂Ⅱ号:哌替啶 100mg + 异丙嗪 50mg + 氢化麦角碱 0.6mg,肌内注射,每 4～6 小时 1 次。

**三、适用于高热患者的液体支持治疗**

**处方 1**　0.9% 氯化钠注射液 500ml,静脉滴注,立即,可重复使用。

**处方 2**　5% 葡萄糖注射液 500ml + 维生素 C 1～3g,静脉滴注,立即,可重复使用。

**四、适用于一般病例的抗感染治疗**

**处方 1**　青霉素,80 万 U/次,肌内注射,2～4 次/日。

**处方 2**　0.9% 氯化钠注射液 100ml + 头孢拉定 0.25～1g,静脉滴注,2 次/日,疗程为 3～7 天,用药前皮试。

**处方 3**　左氧氟沙星,0.4～0.6g/次,静脉滴注,1 次/日。

【注意事项】

1. 对发热原因不明的患者,切记不要滥用退热药物或将体温降得过低,以防影响发热热型和发热规律的观察,并延误诊治。大量使用如阿司匹林、对乙酰氨基酚类解热镇痛药容易导致出血倾向,可能诱发胃及十二指肠溃疡,如必须长期大量服药,要定时进行血细胞分析和肝、肾功能检测。

2. 重症发热病例的人工冬眠疗法中,处方 1 和处方 2 的剂量均为 1 个剂量,临床可根据病情选用其中之一。病情较重者每 1 个剂量可加在 5% 葡萄糖注射液 100～250ml

中静脉滴注。对高热惊厥者滴注速度宜快,第1个剂量可在30分钟左右滴完;血压偏低或呼吸衰竭者滴注速度宜慢,20~40滴/分,一般每6~8小时给1个或半个剂量。用药开始30分钟后可酌情予以体表降温,使体温逐渐下降,2小时后可降至35~36℃,呼吸及脉率可平行下降;病情特重者可降温至34℃左右。此后,每8~12小时酌情予以半个剂量,以维持疗效。

3. 冬眠Ⅰ号的镇静降温作用较强,适用于感染性休克、高热型中暑、脑炎、脑外伤、烧伤、妊娠高血压综合征等;冬眠Ⅱ号的镇静降温作用较弱而缓和,对血流动力学的影响轻微,有改善冠状循环、减慢心率的作用,适用于伴有心动过速者。

4. 对于高热患者应该密切监测生命体征,避免出现严重并发症。

# 第二节 咯 血

## 【疾病概要】

咯血是指喉腔、气管、支气管和肺组织出血,血液随咳嗽从口中排出或痰中带血。咯血多见于支气管扩张症、肺结核、支气管肺癌、肺梗死、肺脓肿、急性肺炎、二尖瓣狭窄、左心衰竭、钩端螺旋体病(肺出血型)、流行性出血热、创伤等。临床上将咯血量 ≤100ml/24h 称为少量咯血,咯血量 ≥500ml/24h 或一次咯血量 ≥200ml 则称为大量咯血。大量咯血可导致患者窒息、低氧血症,甚至死亡。

## 【治疗原则】

咯血的治疗原则为迅速有效止血,保持呼吸道通畅,防止窒息,对症治疗,控制病因及防治并发症,并针对基础病因采取相应的治疗。咯血窒息是导致患者死亡的主要病因,应重点保持呼吸道通畅和纠正低氧血症,同时嘱患者绝对卧床,酌情给予镇静、镇咳、止血及输血治疗。

**【推荐处方】**

**一、适用于大咯血的止血治疗**

**处方 1** (1)25% 葡萄糖注射液 20 ~ 40ml + 垂体后叶素 5 ~ 10U,静脉注射,立即(10 ~ 15 分钟内)。

(2)接 5% 葡萄糖注射液 500ml + 垂体后叶素 10 ~ 20U,按 0.1U/(kg·h)的速度静脉滴注,1 ~ 2 次/日。

**处方 2** 5% 葡萄糖注射液 250ml + 酚妥拉明 10 ~ 20mg,静脉滴注,1 ~ 2 次/日。

**二、适用于对垂体后叶素有禁忌者的止血治疗**

**处方 1** 25% 葡萄糖注射液 40ml + 普鲁卡因 50mg,静脉注射,立即。

**处方 2** 5% 葡萄糖注射液 500ml + 普鲁卡因 150 ~ 300mg,缓慢静脉滴注,1 次/日。

**三、适用于咯血的一般治疗**

**处方 1** 5% 葡萄糖注射液 250ml + 酚磺乙胺 4g,静脉滴注,1 ~ 2 次/日。

**处方 2** 5% 葡萄糖注射液 250ml + 氨基己酸 6g,静脉滴注,1 ~ 2 次/日。

**处方 3** 卡巴克络,10 ~ 20mg/次,肌内注射,1 ~ 3 次/日,必要时每 2 ~ 4 小时 1 次。

**处方 4** (1)血凝酶,1kU/次,静脉注射,立即。

(2)血凝酶,1kU/次,肌内注射,立即。

**处方 5** 云南白药胶囊,0.5g/次,口服,4 次/日。

**四、适用于咯血伴凝血机制障碍的止血治疗**

**处方 1** 5% 葡萄糖注射液 250ml + 氨甲苯酸 100mg,静脉滴注,1 ~ 2 次/日。

**处方 2** 5% 葡萄糖注射液 250ml + 氨基己酸 6g,静脉滴注,1 ~ 2 次/日。

**【注意事项】**

1. 垂体后叶素可使肺循环压力降低而达到迅速止血的目的,但高血压、冠状动脉疾病、心力衰竭、肺源性心脏病患者和孕妇慎用。用药后如出现面色苍白、出汗、心悸、胸闷、腹痛、过敏性休克等,应立即停药。

2. 在使用普鲁卡因前应皮试,防止发生过敏反应。

3. 如果可能,应避免使用镇静剂和安定药,但绝对必需时可给予。禁用麻醉药。

# 第三节　昏　迷

**【疾病概要】**

昏迷是指人体对内、外环境不能够认识,由于脑功能受到高度抑制而产生的意识丧失、无自发睁眼,缺乏觉醒-睡眠间期,任何感觉刺激均不能唤醒,并对刺激反应异常或反射活动异常的一种病理状态。按其程度可分为浅昏迷和深昏迷。引起昏迷的常见病因有脑卒中、颅脑外伤、颅内肿瘤、颅内感染、脓毒症、休克、低血糖症或糖尿病急症、低温、中暑、各种中毒、高血压脑病、肝性脑病、肺性脑病等。昏迷患者病情危重,随时可出现生命体征改变。

**【治疗原则】**

对于危及生命的昏迷患者应先积极抢救,监测生命体征,保持呼吸道通畅,必要时呼吸机支持,开通静脉通路;另一个重要的措施是找出导致昏迷的原因,针对主要疾病进行病因治疗。

**【推荐处方】**

**一、适用于不明原因或低血糖昏迷的治疗**(必须排除高血糖高渗性昏迷)

**处方1**　(1)50%葡萄糖注射液,10~20ml/次,静脉注射,立即,必要时重复。

（2）接 10% 葡萄糖注射液,500ml/次,静脉滴注,立即,必要时重复。

**二、适用于昏迷并颅内压增高症的治疗**

**处方 1**　20% 甘露醇,125 ~ 250ml/次,静脉滴注,立即,每 6 ~ 8 小时重复 1 次。

**处方 2**　呋塞米,40mg/次,静脉注射,立即,必要时重复。

**处方 3**　地塞米松,10 ~ 20mg/次,静脉注射,立即,必要时重复。

**三、适用于重度颅脑外伤昏迷并高热、抽搐的治疗**

**处方**　冬眠合剂Ⅰ号:哌替啶(度冷丁)100mg + 氯丙嗪(冬眠灵)50mg + 异丙嗪 50mg,肌内注射,每 4 ~ 6 小时1 次。

**四、适用于促进脑细胞功能恢复的治疗**

**处方**　5% 葡萄糖注射液 250ml + ATP 20mg + 辅酶 A50 ~ 100U,静脉滴注,1 ~ 2 次。

**五、适用于昏迷的促醒治疗**

**处方 1**　盐酸纳洛酮注射液,0.4 ~ 0.8mg/次,静脉注射,必要时可重复使用。

**处方 2**　5% 葡萄糖注射液 250ml + 胞磷胆碱 0.25 ~0.5mg,静脉滴注,1 ~ 2 次/日。

**处方 3**　5% 葡萄糖注射液 250ml + 脑蛋白提取物0.25 ~ 0.5mg,静脉滴注,1 ~ 2 次/日。

【**注意事项**】

1. 对于病因尚未明确的昏迷患者,应采取对症支持治疗,维持生命体征平稳。如伴呼吸衰竭、休克、心力衰竭及癫痫等应予及时救治,并注意及时补充营养和能量,维持水、电解质和酸碱平衡。

2. 因昏迷患者容易合并感染,应根据经验选择广谱抗生素。

# 第四节　抽　搐

## 【疾病概要】

抽搐是指骨骼肌痉挛性痫性发作及其他不自主的骨骼肌发作性痉挛。按发病原因，抽搐可分为痫性抽搐、高热性抽搐、低钙性抽搐、其他不明原因性抽搐和假性抽搐。其中痫性抽搐发作是由大脑神经元突然异常放电所致的神经功能障碍，约占抽搐中的 80%；高热性抽搐占 8% ～10%；低钙性抽搐占 3% ～5%。按临床表现，抽搐又可分为强直-阵挛性抽搐、局限阵挛性抽搐及抽搐持续状态三类。

## 【治疗原则】

抽搐急性发作时应以立即制止抽搐为首要原则，防止抽搐性脑损伤。需保持稳定的生命体征和进行心肺功能支持；同时还应找出抽搐的诱发因素，明确病因诊断，针对病因治疗，预防并发症，减少后遗症。

## 【推荐处方】

### 一、适用于痫性发作的治疗

（一）适用于强直-阵挛性抽搐的治疗

**处方 1**　地西泮注射液，10mg/次，静脉注射，立即。

**处方 2**　劳拉西泮注射液，4mg/次，静脉注射，立即。

（二）适用于局限阵挛性抽搐的治疗

**处方 1**　地西泮注射液，10mg/次，静脉注射，必要时每 2～4 小时重复 1 次。

**处方 2**　苯巴比妥注射液，0.1g/次，肌内注射，必要时每 2～4 小时重复 1 次。

（三）适用于抽搐持续状态的治疗

**处方 1**　（1）地西泮注射液，10～20mg/次，静脉注射，必要时每 15 ~ 20 分钟重复 1 次。

（2）接 0.9% 氯化钠注射液 500ml + 地西泮注射液 60 ~ 100mg，静脉滴注，立即，12 小时内缓慢静脉滴注。

**处方 2**　（1）地西泮注射液，10 ~ 20mg/次，静脉注射。

（2）接 0.9% 氯化钠注射液 500ml + 苯妥英钠注射液 0.3 ~ 0.6g，静脉滴注，立即，注射速度 <50mg/min。

**处方 3**　苯比妥注射液，0.2g/次，肌内注射，每 12 小时重复 1 次。

（四）适用于上述治疗无效的难治性抽搐持续状态的治疗

**处方 1**　5% 葡萄糖注射液 20ml + 异戊巴比妥 0.1g，静脉推注，1 ~ 2 次/日。

**处方 2**　（1）咪达唑仑注射液，10 ~ 15mg（0.15 ~ 0.20mg/kg），静脉注射，立即。

（2）接 0.9% 氯化钠 100ml + 咪达唑仑 60 ~ 100mg ［0.06 ~ 0.60mg/（kg·h）］，静脉滴注，维持。

**处方 3**　（1）丙泊酚注射液，50 ~ 100mg（1 ~ 2mg/kg），静脉注射，立即。

（2）接丙泊酚注射液，500mg，静脉滴注，按 1 ~ 10mg/（kg·h）维持。

（五）适用于痫性抽搐控制后的长期治疗

**处方 1**　丙戊酸钠，0.2g/次，口服，3 次/日。

**处方 2**　卡马西平，0.1g/次，口服，3 次/日。

**处方 3**　苯妥英钠，0.1g/次，口服，3 次/日。

**二、适用于高热性抽搐的治疗**

**处方 1**　地西泮注射液，5 ~ 10mg/次，静脉注射，无效者可每 5 ~ 10 分钟重复，达 30mg 后，必要时每 2 ~ 4 小时重复 1 次。

**处方 2**　0.9% 氯化钠注射液 20ml + 10% 水合氯醛溶液 15 ~ 20ml，保留灌肠，立即。

**处方 3**　苯巴比妥注射液，0.2g/次，肌内注射，每 6 ~ 8 小时重复 1 次。

### 三、适用于低钙性抽搐的治疗

**处方** 10% 葡萄糖注射液 10ml + 10% 葡萄糖酸钙注射液 10ml,静脉注射,立即,注射速度 < 50mg/min,必要时每 8~12 小时重复 1 次。

## 【注意事项】

1. 抽搐可引发严重的并发症,因此必须积极寻找并尽可能根除诱因及病因。

2. 当患者出现抽搐,除了使用药物控制外,还应保持呼吸道通畅、预防误吸、防止舌咬伤及加强监护。

3. 在使用咪达唑仑和丙泊酚前必须进行气管插管、机械通气和进行血流动力学监测。

4. 儿童使用推荐剂量的丙泊酚超过 24 小时可能出现横纹肌溶解、难治性低氧血症、酸中毒、心力衰竭等副作用,因此需控制使用时间。

5. 对高热性抽搐的治疗,尤其是发生在儿童中的高热性抽搐,均应立即采取药物及物理降温(降温药物治疗详见高热章节),并注意纠正水、电解质与酸碱平衡紊乱。

6. 对于假性抽搐可采用暗示治疗。

# 第五节 休 克

## 【疾病概要】

休克是机体受到各种有害因素作用引起的有效循环血容量急剧减少,导致器官和组织微循环灌注不足,致使组织缺氧、细胞代谢紊乱和器官功能障碍的临床综合征。血压降低是休克最常见、最重要的临床表现。患者常出现反应迟钝、呼吸表浅、脉搏细速、皮肤湿冷、少尿或无尿等,严重时可陷入昏迷。如不及时发现和治疗,可致进行性的细胞损伤、多器官功能衰竭和死亡。按病因休克可分为心源性休克、低血容量性休克、感染性休克、过敏性休克和神经源性休克五类。虽然不同种类的休克有着某些共同的病理生理基础，但也有着自身的发展规律和特征性的临床表现。按临床表现的严重程度，休克又可分为轻度、中度、重度和极重度。

**【治疗原则】**

休克的治疗原则首先是稳定生命体征。治疗的关键在于纠正血流动力学异常；治疗的主要目标是改善组织器官的血流灌注，恢复细胞的功能和代谢。对于危及生命的休克，有效救治优于明确诊断。无论何种原因引起的休克，其基本治疗方法是相似的，如补充血容量、纠正酸中毒等，故应争取时间，现行救治，帮助患者度过危险期。在此基础上，根据休克的原因和患者的具体情况采取针对性的综合治疗。

**【推荐处方】**

**一、适用于纠正休克的血管活性药物的治疗**

**处方 1**  5% 葡萄糖注射液 100ml + 多巴胺 60mg，静脉滴注，立即。

多巴胺可从小剂量 5～10μg/（kg·min）开始，以后根据血压和临床症状调整滴速，若剂量达到 20μg/（kg·min）仍不能使血压恢复，可加用间羟胺 10～30mg 联合静脉滴注。

**处方 2**  5% 葡萄糖注射液 250ml + 多巴酚丁胺 200mg，静脉滴注，立即。

多巴酚丁胺多用于心源性休克，一般剂量为 5～15μg/（kg·min）。

**处方 3**  5% 葡萄糖注射液 250ml + 去甲肾上腺素 1～2mg，静脉滴注，立即。

去甲肾上腺素适用于重度和极重度休克患者，一般剂量为 4～10μg/（kg·min）。

**二、适用于感染性休克的液体复苏治疗**

**处方 1**　0.9% 氯化钠注射液,500ml/次,静脉滴注,立即,必要时重复。

**处方 2**　低分子右旋糖酐注射液,500ml/次,静脉滴注,立即,必要时重复。

**处方 3**　琥珀酰明胶注射液,500ml/次,静脉滴注,立即,必要时重复。

**处方 4**　5% 葡萄糖注射液,500ml/次,静脉滴注,立即,必要时重复。

**三、适用于感染性休克的糖皮质激素治疗**

**处方 1**　5% 葡萄糖注射液 100ml + 氢化可的松 50 ~ 100mg,静脉滴注,3 ~ 4 次/日。

**处方 2**　5% 葡萄糖注射液 100ml + 地塞米松 10mg,静脉滴注,3 ~ 4 次/日。

**四、适用于过敏性休克的药物治疗**

**处方 1**　肾上腺素注射液,0.5 ~ 1ml,肌内或皮下注射,立即,必要时每 3 ~ 5 分钟重复 1 次。

**处方 2**　5% 葡萄糖注射液 50ml + 肾上腺素 0.5ml,静脉注射,立即,必要时每 3 ~ 5 分钟重复。

**处方 3**　5% 葡萄糖注射液 250ml + 地塞米松 5 ~ 10mg,静脉滴注,立即。

**处方 4**　5% 葡萄糖注射液 250ml + 氢化可的松 200 ~ 300mg,静脉滴注,立即。

**处方 5**　10% 葡萄糖注射液 10ml + 10% 葡萄糖酸钙注射液 10ml,静脉注射,立即,必要时每 0.5 小时重复 1 次。

**【注意事项】**

1. 去甲肾上腺素慎用于出血性休克。

2. 对于液体复苏,没有证据支持某种类型的液体优于其他液体。但是和晶体液相比,胶体液具有更加快速、大量扩充血容量的优势。因此,胶体液通常是补液治疗的一线治疗方案,其次是晶体液。液体疗法应是在 30 分钟内快速补充 500~1000ml 晶体液或者 300~500ml 胶体液,重复直至首次复苏容量达到 20~40ml/kg 的晶体液和0.2~0.3g/kg的胶体液。同时应密切监测生命体征,以防出现肺水肿。

3. 对于感染性休克,在抗休克的同时应控制感染。早期就应根据临床经验足量使用或联合应用,不能因为等待血培养和药物敏感试验的报告而延误时机。

4. 过敏性休克是过敏原引发的变态反应,在临床上最常见的是青霉素过敏。因此在选择注射青霉素或其类似物之前,一定要仔细询问患者有无过敏史并且严格按照要求皮试,确实皮试阴性时才予首次注药。

# 第六节　消化道出血

## 【疾病概要】

消化道以屈氏韧带为界,其上的消化道出血称上消化道出血,其下的消化道出血称为下消化道出血。急性消化道出血常表现为呕血、黑粪和便血等,并常伴有血容量减少引起的急性周围循环障碍。若出血量超过 1000ml 或血容量减少 20% 以上,可危及生命。上消化道出血的常见病因为消化性溃疡、食管胃底静脉曲张破裂、消化道肿瘤、急性胃黏膜病变。上消化道的非静脉曲张性疾病引起的出血统称为急性非静脉曲张性上消化道出血。下消化道出血的常见病因是肠道肿瘤、肠道息肉、炎症性病变、血管病变和憩室,其中小肠出血比大肠出血少见,且诊断较为困难。

## 【治疗原则】

消化道大量出血病情危急,变化快,严重者可危及生命,应采取积极措施进行抢救。控制活动性出血、抗休克治疗、迅速补充血容量应放在一切医疗措施的首位。与此同时应监测出血征象和生命体征,评估出血量、活动性出血、病情程度和预后;治疗病因,防止再次出血。

## 【推荐处方】

### 一、适用于需要补充血容量的治疗

**处方 1**　0.9% 氯化钠注射液,500ml/次,静脉滴注,立即,必要时重复。

**处方 2**　低分子右旋糖酐注射液,500ml/次,静脉滴注,立即,必要时重复。

**处方 3**　琥珀酰明胶注射液,500ml/次,静脉滴注,立即,必要时重复。

处方 1、2 或 3 加足量全血,静脉滴注,经另一条静脉通路进行。

### 二、适用于食管胃底静脉曲张出血的上消化道出血的治疗

**处方 1**　(1)0.9% 氯化钠注射液 10ml + 生长抑素 250μg,缓慢静脉注射(不少于 3 分钟),立即。

(2)接 0.9% 氯化钠注射液 500ml + 生长抑素 3mg,静脉滴注,持续 12 小时。

**处方 2**　(1)0.9% 氯化钠注射液 10ml + 奥曲肽 100μg,缓慢静脉注射(不少于 3 分钟),立即。

(2)接 0.9% 氯化钠注射液 100ml + 奥曲肽 100 ~ 200μg,持续静脉滴注(25 ~ 50μg/h),立即。

**处方 3**　5% 葡萄糖注射液 500ml + 垂体后叶素 6 ~ 12U,静脉滴注(0.2 ~ 0.4U/min),立即。

### 三、适用于非静脉曲张破裂出血的上消化道出血的治疗

**处方 1**　(1)奥美拉唑注射液,80mg,静脉注射,立即。

(2)接 0.9% 氯化钠注射液 100ml + 奥美拉唑 80mg,持续静脉滴注(8mg/h),持续 72 小时。

(3)冰 0.9% 氯化钠注射液 100ml + 去甲肾上腺素 8mg,分次口服。

**处方 2**　(1)5% 葡萄糖注射液 250ml + 法莫替丁 20mg,静脉滴注,2 次/日。

（2）0.9%氯化钠注射液 20ml + 雷尼替丁 50mg，静脉注射，每 6 小时重复 1 次。

**四、适用于下消化道出血的治疗**

**处方 1**　0.9%氯化钠注射液 20ml + 凝血酶 2000U，口服，必要时可重复使用。

**处方 2**　0.9%氯化钠注射液 100ml + 凝血酶 10000U，灌肠，必要时可重复使用。

**处方 3**　（1）注射用血凝酶，1kU/次，静脉注射，立即。

（2）注射用血凝酶，1kU/次，肌内注射，立即。

**处方 4**　云南白药胶囊，0.5g/次，口服，4 次/日。

## 【注意事项】

1. 对于食管胃底静脉曲张破裂出血量大者或药物止血失败者，可使用三腔二囊管对胃底和食管下段做压迫止血。

2. 经过抗休克和药物治疗血流动力学稳定的上消化道出血患者应立即送去做急诊内镜检查，以明确出血原因及部位，并可行内镜下止血治疗。如内镜治疗无效，应行介入治疗。急诊手术止血效果确实，但围术期病死率高，仅在药物、内镜、介入治疗均无效，或无法实行介入治疗的情况下方可使用。

3. 生长抑素的半衰期极短，滴注过程中不能中断，若中断超过 5 分钟，应重新注射首剂。为避免再出血，生长抑素应在止血后维持治疗 48 ~ 72 小时，总疗程不应超过 120 小时。

4. 其他止血药物如酚磺乙胺、氨基己酸等在上消化道出血治疗中的确切疗效还有待于证实，不作为首选措施。

5. 活动性出血时常存在胃黏膜和食管黏膜炎性水肿，目前有关指南推荐预防性使用抗菌药物有助于止血，并可减少早期再出血及感染，提高存活率。

## 第七节 急性呼吸窘迫综合征

### 【疾病概要】

急性呼吸窘迫综合征(ARDS)是指在严重感染、休克、创伤及烧伤等非心源性疾病过程中,肺毛细血管内皮细胞和肺泡上皮细胞损伤造成弥漫性肺间质和肺泡水肿,从而导致急性呼吸衰竭。其主要病理改变是肺容积减少、肺顺应性降低和严重通气/血流比例失调。临床表现为呼吸窘迫、顽固性低氧血症和呼吸衰竭,肺部影像学表现为双肺渗出性病变。本病病死率高,应采取积极的治疗措施。

### 【治疗原则】

本病至今尚无特效的治疗方法,目前主要是根据其病理生理改变和临床表现进行针对性或支持性治疗。积极治疗原发病,特别是控制感染;加强呼吸支持,改善通气和组织氧供,防止进一步的肺损伤和肺水肿;加强一般支持治疗以及对其他重要脏器功能的监测与支持,是目前治疗的主要原则。

### 【推荐处方】

**一、适用于需要减轻或缓解急性肺水肿的治疗**

**处方1** 呋塞米注射液,20mg/次,静脉注射,立即,必要时重复。

**处方2** 布美他尼注射液,1~2mg/次,静脉注射,立即,必要时重复。

**二、适用于感染控制基础上的糖皮质激素的治疗**

**处方1** 5%葡萄糖注射液100ml+地塞米松20~40mg,静脉滴注,1次/日。

**处方2** 5%葡萄糖注射液100ml+氢化可的松300~400mg,静脉滴注,1次/日。

### 三、适用于补充液体和营养支持的治疗

**处方 1**　复方氨基酸注射液,500ml/次,静脉滴注,1次/日。

**处方 2**　脂肪乳注射液,500~1000ml/次,静脉滴注,1次/日。

**处方 3**　10% 葡萄糖注射液 500ml + 维生素 C 1.0g,静脉滴注,1 次/日。

## 【注意事项】

1. 目前不主张常规应用糖皮质激素来防治 ARDS,但对多发性骨折、急性胰腺炎、误吸等并发的 ARDS,仍主张使用糖皮质激素,疗程应短,一般为 3~5 天。

2. 为减轻肺水肿,应合理控制液体入量,通常液体入量 <2000ml/d。

3. ARDS 时机体处于高代谢状态,应补充足够的营养。但因静脉营养科引起感染和血栓形成等并发症,因此提倡全胃肠营养。

4. ARDS 患者应入住 ICU,应动态监测呼吸,循环,水、电解质、酸碱平衡及其他重要脏器的功能,以便及时调整治疗方案。

# 第八节　高血压危象

## 【疾病概要】

高血压危象是指原发性或继发性高血压患者,在某些诱因作用下,短期内血压急剧升高,一般超过 180/120mmHg,并伴一系列严重症状,甚至危及生命的临床现象。为便于选择适当的治疗,高血压危象可分为两种类型,即高血压急症和高血压亚急症。血压明显升高并伴靶器官损害,如高血压脑病、颅内出血、急性左心衰竭、急性冠状动脉综合征、主动脉夹层等,称为高血压急症;血压虽显著升

高,但无靶器官损害,如围术期高血压、急进型恶性高血压等称为高血压亚急症。区别两者的唯一标准是有无新近发生的急性进行性靶器官损害,而不是血压的高低。

## 【治疗原则】

合理选择降压药,及时减低血压,控制性降压是处理高血压危象的治疗原则。及时正确地处理高血压危象,可在短期内使病情缓解,预防进行性或不可逆性靶器官损害,降低病死率。高血压急症需住院和进行静脉途径的药物治疗;而高血压亚急症往往不需住院,但应马上予以口服降压药物。口服降压药的选择见第三章第三节。

## 【推荐处方】

适用于高血压急症的治疗

**处方1** 5%葡萄糖注射液250ml + 硝普钠50mg,持续静脉滴注,立即。开始以10μg/min,逐渐增加剂量以达到降压作用。

**处方2** 5%葡萄糖注射液250ml + 硝酸甘油10mg,持续静脉滴注,立即。开始以5μg/min,逐渐增加剂量以达到降压作用。

**处方3** (1)5%葡萄糖注射液10ml + 艾司洛尔80mg,静脉注射,立即。

(2)接5%葡萄糖注射液250ml + 艾司洛尔400mg,持续静脉滴注,立即。起始剂量为0.05mg/(kg·min),可逐渐增至0.5mg/(kg·min)。

**处方4** 5%葡萄糖注射液10ml + 拉贝洛尔100mg,缓慢静脉注射,必要时每5分钟重复1次,累积量<300mg。

## 【注意事项】

1. 高血压急症是短时间内血压急骤下降,有可能使重要器官的血流灌注明显减少,应采取逐步控制性降压,一般以1小时内平均动脉压降低20% ~25%或舒张压降至

100mmHg 为宜。

2. 硝普钠见光易变质,应避光使用。长期或大量使用可能引起硫氰化物中毒,尤其肾功能损害者更容易发生,因此用药不宜超过 72 小时。

3. 存在难治性心功能不全、高度房室传导阻滞(安置心脏起搏器者除外)、窦性心动过缓、心源性休克、严重慢性阻塞性肺疾病的患者禁用艾司洛尔和拉贝洛尔。

4. 拉贝洛尔主要用于高血压急症合并妊娠或肾功能不全患者。

# 第九节  糖尿病急症

## 【疾病概要】

糖尿病会发生种种并发症,其中特别要警惕发生糖尿病急性并发症。糖尿病最主要的急性并发症包括糖尿病酮症酸中毒(DKA)和高渗高血糖综合征(HHS),其对神经系统的影响大,如不及时进行抢救,昏迷超过 6 小时会造成不可能恢复的脑组织损坏,甚至死亡。DKA 是最常见的糖尿病急症,以高血糖、酮症和酸中毒为主要表现。HHS 是糖尿病急性代谢紊乱的另一临床类型,以严重的高血糖而无明显的酮症酸中毒、高血浆渗透压、脱水和意识障碍为特征。

## 【治疗原则】

糖尿病急症的治疗原则是尽快补充液体以恢复有效血容量、纠正失水状态;降低血糖;纠正电解质和酸碱平衡失调;同时积极寻找和清除诱因,防治并发症,降低病死率。

## 【推荐处方】

### 一、适用于糖尿病急症的胰岛素治疗

**处方**  0.9% 氯化钠注射液 500ml + 胰岛素 40 ~ 60U,

持续静脉滴注 0.1U/（kg·h），立即。

**二、适用于糖尿病急症的液体复苏治疗**

**处方 1**　0.9% 氯化钠注射液，1000ml/次，静脉滴注，必要时重复。

**处方 2**　复方氯化钠注射液，1000ml/次，静脉滴注，必要时重复。

**处方 3**　血糖 < 13.9mmol/L 后，5% 葡萄糖注射液 500ml + 胰岛素 6 ~ 8U，静脉滴注。

**三、适用于糖尿病急症的补钾治疗**

**处方 1**　0.9% 氯化钠注射液 500ml + 10% 氯化钾 10ml，静脉滴注，必要时重复。

**处方 2**　10% 氯化钾注射液，20ml/次，口服，每 2 小时 1 次。

**四、适用于 DKA 的补碱治疗**

**处方 1**　当血 pH 为 6.9 ~ 7.0 时，注射用水 200ml + 5% 碳酸氢钠 84ml，静脉滴注，立即。

**处方 2**　当血 pH < 6.9 时，注射用水 400ml + 5% 碳酸氢钠 168ml，静脉滴注（200ml/h），立即。

【注意事项】

1. 液体复苏对糖尿病急症尤为重要，不但有利于脱水的纠正，且有助于血糖的下降和酮体的消除。①补液量：补液总量一般按患者体重（kg）的 10% 估算。②补液种类：开始以生理盐水为主，若开始输液时血糖不是严重升高或治疗后 DKA 患者的血糖下降至 13.9mmol/L（250mg/dl）；HHS 患者的血糖下降至 16.7mmol/L（300mg/dl）后，应输入 5% 葡萄糖注射液。③补液速度：按先快后慢为原则。原则上前 4 小时输入总失水量的 1/3 ~ 1/2，以纠正细胞外脱水和高渗，以后逐渐纠正细胞内脱水为主，并恢复正常的细胞代谢及功能。

2. 适用于糖尿病急症的胰岛素治疗方案中，血糖下降速度以每小时降低 3.9 ~ 6.1mmol/L 为宜，每 1 ~ 2 小时复查血糖。若在补足液体的情况下,开始治疗 2 小时后血糖下降不理想,胰岛素剂量应加倍。

3. DKA 患者总体钾丢失较严重,一般应在开始胰岛素治疗及补液治疗后,只要患者尿量正常,血钾 <5.5mmol/L 时,即可静脉补钾,以防低钾血症出现。

4. DKA 患者谨慎补碱,血 pH >7.0 时不需补碱。

# 第十节  甲状腺危象

## 【疾病概要】

甲状腺危象是甲状腺功能亢进症的恶化状态,是由于大量甲状腺激素释放入血引起甲亢症状所致。一旦发生常常病情险恶,可危及生命,需立即抢救。多见于感染、应激、[131]I 治疗早期或手术治疗者术前准备不充分等,防治感染和充分的术前准备是预防危象发生的关键。

## 【治疗原则】

甲状腺危象的治疗原则为消除诱因,对症治疗,抑制甲状腺激素合成,阻止甲状腺激素释放,降低周围组织对甲状腺激素的反应。

## 【推荐处方】

**处方**  (1)丙硫氧嘧啶片,首次剂量为 600mg,继之 200mg,口服,3 次/日。

(2)复方碘溶液,首次剂量为 30 ~ 60 滴(2 ~ 4ml),继之 5 ~ 10 滴/次,3 ~ 4 次/日。

(3)普萘洛尔,30 ~ 50mg/次,口服,3 次/日。

(4)氢化可的松注射液,100mg/次,加入 5% ~ 10% 葡萄糖氯化钠注射液中静脉滴注,每 6 ~ 8 小时 1 次。

## 【注意事项】

1. 碘剂可能通过抑制蛋白水解酶，使 $T_3$、$T_4$ 不能和甲状腺球蛋白解离。但碘又是甲状腺激素的合成原料，所以应与硫脲类药物同时使用。

2. 碘剂须在使用抗甲状腺药物 1～2 小时后方可使用。

3. 甲状腺危象患者常常有高热、多汗、上吐下泻和呼吸加快等所致的脱水、失钠，需补充水分、电解质。禁止使用乙酰水杨酸类降温。

# 第十一节　颅内压增高症

## 【疾病概要】

颅内压增高症是指各种不同病因引起的、以颅内压增高为特征的一种临床综合征。急性颅内压增高症的常见病因为颅脑外伤、脑血管意外，以及感染、中毒、代谢性疾病、急性脑缺氧、急性呼吸道梗阻、妊娠高血压综合征等。颅内压增高可使脑血液循环障碍、静脉回流受阻、颅内淤血，产生脑受压、脑移位，很容易迅速发展成脑疝，患者常由于继发性脑干损伤所致的呼吸、循环衰竭而死亡。头痛、呕吐、视盘水肿、意识障碍是颅内压增高症的典型临床表现。

## 【治疗原则】

颅内压增高症患者病情危重，若治疗不及时极易危及生命。患者的主要治疗原则为一方面降低颅内压或阻止颅内压进一步增高，另一方面改善脑代谢。具体措施有解除病因、脱水利尿、保持呼吸道通畅、防止缺氧、抬高头位、控制血压、降低体温等。

【推荐处方】

**一、适用于一般病例的脱水治疗**

**处方 1**　20% 甘露醇注射液,125～250ml/次,静脉滴注,每6～8小时重复1次。

**处方 2**　呋塞米注射液,10～40mg/次,静脉注射,2～4次/日。

**处方 3**　10% 甘油果糖注射液,250ml/次,静脉滴注,1～2次/日。

**二、适用于病情危重、脑疝的脱水治疗**

**处方 1**　(1)50% 葡萄糖注射液,40～60ml/次,静脉注射,立即。

(2)接 20% 甘露醇注射液,125～250ml/次,静脉滴注,立即,每6～8小时重复1次。

**处方 2**　(1)20% 人血白蛋白,50ml/次,静脉滴注,立即。

(2)接呋塞米注射液,40mg/次,静脉注射,必要时重复。

**处方 3**　地塞米松,10～20mg/次,静脉注射,立即,必要时重复。

【注意事项】

1. 颅内压增高症患者应以预防发生脑疝的处理措施为主。凡可能导致颅内压增高症的疾病,均应提高警惕。

2. 对于急性颅内压增高、药物治疗无效的患者,应积极采取手术减压。

3. 出现颅内压增高时,要避免患者劳累和用力,保持大便通畅,禁止实施腰穿和高压灌肠,以免操作过程中使脑疝形成或加重。

4. 降低体温可以使脑细胞代谢率和脑耗氧量降低,从而迅速降低颅内压,减轻脑损伤。一般采取物理降温的方法。

5. 采取脱水利尿治疗时,需要注意动态监测水、电解质和酸碱平衡,并及时纠正水、电解质和酸碱平衡失衡。

## 第十二节　肝性脑病

### 【疾病概要】

肝性脑病又称肝性昏迷,是肝衰竭或门体分流引起的、以代谢紊乱为基础的中枢神经系统神经精神综合征。临床表现可以从人格改变、行为失常、扑翼样震颤到出现意识障碍、昏迷,甚至死亡。最常见于终末期肝硬化,常由于消化道出血、大量排钾利尿、放腹水过多、高蛋白饮食、急性感染、使用催眠镇静药、便秘及外科手术等诱发。

### 【治疗原则】

治疗肝性脑病的原则是积极治疗基础肝病,促进意识恢复。治疗上主要采取维护肝脏功能、解除诱因、营养支持、促进氨代谢、清除及调节神经递质等措施。早期治疗原发性肝病远比已进入昏迷期效果好。

### 【推荐处方】

**一、适用于肝性脑病清洁肠道的治疗**

**处方 1**　25% 硫酸镁,20 ~ 80ml/次,口服,1 次/日。

**处方 2**　0.9% 氯化钠注射液 500ml + 食用白醋 30 ~ 50ml,灌肠,2 次/日。

**处方 3**　乳果糖,起始剂量为 30 ~ 50ml/次,3 次/日。维持剂量应调节至每日最多 2 ~ 3 次软便。

**二、适用于肝性脑病体内氨清除的治疗**

**处方**　5% 葡萄糖注射液 500ml + 鸟氨酸门冬氨酸

10g,静脉滴注,1～2 次/日。

### 三、适用于肝性脑病调节神经递质的治疗

**处方**　10% 葡萄糖注射液 250ml + 支链氨基酸 250ml,静脉滴注,2 次/日。

### 四、适用于肝性脑病的微生态制剂治疗

**处方 1**　双歧杆菌,0.35～0.7g/次,口服,2 次/日。

**处方 2**　乳酶生,0.3～1.0g/次,口服,3 次/日。

### 五、适用于肝性脑病的口服抗生素治疗

**处方 1**　新霉素,1.0g/次,口服,3～4 次/日。

**处方 2**　甲硝唑,0.2g/次,口服,4 次/日。

**处方 3**　利福昔明,400mg/次,口服,4 次/日。

**【注意事项】**

1. 通过灌肠或导泻等措施清洁肠道一方面可以排出积血、肠道积气;另一方面可使肠道保持酸性环境,减少氨的吸收。

2. 谷氨酸钠、精氨酸和锌等药物理论上具有降低血氨的作用,以往曾在临床上广泛应用,但至今尚无证据肯定其疗效。

3. 口服肠道不易吸收的抗生素能有效抑制肠道产尿霉素的细菌,减少氨的生成。长期服用新霉素可出现听力和肾功能损害,甲硝唑和利福昔明的疗效与新霉素相似。但由于这些药物潜在的毒性和导致肠道耐药菌株产生的危险,目前不主张长期服用。

4. 急性起病数日内禁食蛋白质,神志清楚后从蛋白质 20g/d 开始逐渐增加至 1g/(kg·d)。

5. 因镇静、催眠、镇痛药物可诱发肝性脑病,对肝硬化患者应尽量避免使用。当患者发生肝性脑病出现烦躁、抽搐时禁用阿片类、巴比妥类、苯二氮䓬类镇静剂,可使用异丙嗪、氯苯那敏等抗组胺药物。

## 第十三节 急性腹痛

### 【疾病概要】

急性腹痛是常见的临床急症,多数发病急、病情重、进展快。引起腹痛的原因很多,可由腹内脏器病变所致,也可由于腹外脏器或全身性疾病所致。其中有外科情况者,称之为"急腹症",如急性阑尾炎、急性肠梗阻、急性胰腺炎、急性肠系膜上动脉闭塞、急性胃肠穿孔等。因此,要求接诊医师能及时、正确地判断病情,如未及时诊治,就可能给患者带来严重危害和生命危险。

### 【治疗原则】

急性腹痛的处理要求及时、正确、有效。首先要求对患者的全身情况进行评估,再对腹部情况进行判断。无论对患者的诊断是否明确,均应判断患者有无急诊手术适应证。如暂时不需要手术,应在观察过程中把握中转手术的指征。

### 【推荐处方】

**一、适用于急性腹痛解痉和止痛的治疗**

**处方1** 山莨菪碱注射液,10mg/次,肌内注射,立即。

**处方2** 阿托品注射液,0.5mg/次,肌内注射,立即。

**处方3** 屈他维林,40～80mg/次,口服,3次/日。

**二、适用于急性感染或穿孔的腹痛治疗**

**处方** (1)0.9%氯化钠注射液100ml + 头孢噻肟钠0.5～1g,静脉滴注,3～4次/日,用前皮试,疗程为7天。

(2)接5%葡萄糖注射液500ml + 维生素C 2.0g + 维生素B₆ 0.2g + 10%氯化钾注射液10ml,静脉滴注,1～2次/日。

### 三、适用于急性腹痛的抗厌氧菌感染治疗

**处方 1**　甲硝唑注射液,0.5g/次,静脉滴注,每 8 小时 1 次。

**处方 2**　奥硝唑注射液,0.5g/次,静脉滴注,2 次/日,疗程为 3 ~ 6 天。

## 【注意事项】

1. 对于诊断不明确的急性腹痛患者,在观察病情过程中严禁使用镇痛药,以防止掩盖病情。

2. 对于急性感染和穿孔的急性腹痛,应根据经验选用有效的、足量的抗生素。金黄色葡萄球菌感染可选用青霉素、第一代头孢菌素;革兰阴性菌感染可选用第三代头孢菌素、氨基糖苷类等。

3. 非手术治疗的急性腹痛患者,在治疗过程中要严密观察病情变化,首先评估诊断是否正确,其次评估治疗是否有效,治疗无效时及时调整方案,以防延误病情。

# 第十四节　心脏骤停

## 【疾病概要】

心脏骤停是指各种原因所致的心脏射血功能突然停止,表现为意识丧失、大动脉搏动消失、呼吸停止或叹息样呼吸,继而停止。心电图可表现为室颤或无脉性室性心动过速、心室停搏、无脉性电活动,其中最常见的是室颤或无脉性室性心动过速。正常体温情况下,心脏骤停 5 分钟后,脑细胞即开始发生不可逆的缺血损伤;心脏骤停 10 分钟内未行心肺复苏,神经功能极少能恢复到发病前的水平。因此,生存率低,院外生存率 <5% 。

## 【治疗原则】

在急危重患者中采取措施预防心脏骤停是最理想的。

一旦确诊为心脏骤停，应立即开展初级心肺复苏，尽早进行高级生命支持，提高生存率。首先应将患者仰卧在坚固的平面上，在患者的一侧进行复苏。主要的初级复苏措施包括人工胸外心脏按压、开放气道和人工呼吸。在初级复苏的基础上进行高级生命支持，其主要措施包括气管插管、呼吸机辅助呼吸、转复心律、建立静脉通路、药物治疗。抢救成功的关键是尽早进行心肺复苏和复律治疗。

## 【推荐处方】

**一、适用于心室停搏、无脉性电活动的复苏治疗**

**处方 1** （1）肾上腺素注射液，1mg/次，静脉或骨内注射，每 3 ~ 5 分钟重复 1 次。

（2）血管加压素注射液，40U/次，静脉或骨内注射，代替首次或第二次肾上腺素。

**处方 2** 阿托品注射液，0.5mg/次，静脉或骨内注射，每 3 ~ 5 分钟重复 1 次，不超过 3 次。

**二、适用于室颤、无脉性室性心动过速的治疗**

在使用与处方 1 同等剂量的肾上腺素的基础上选择性加用以下药物。

**处方 1** （1）5% 葡萄糖注射液 20ml + 胺碘酮 300mg，缓慢静脉注射（10 分钟），立即。

（2）接 5% 葡萄糖注射液 250ml + 胺碘酮 300mg，持续静脉滴注，1mg/min。

**处方 2** 5% 葡萄糖注射液 20ml + 利多卡因 50 ~ 100mg，缓慢静脉注射，立即，可减半重复使用。

**处方 3** （1）5% 葡萄糖注射液 10ml + 25% 硫酸镁 1 ~ 2g，缓慢静脉注射，立即。

（2）接 5% 葡萄糖注射液 50 ~ 100ml + 25% 硫酸镁 1 ~ 2g，持续静脉滴注。

## 【注意事项】

1. 有证据显示，阿托品应用于心室停搏、无脉性电活动患者无治疗益处,因此不常规推荐使用阿托品。

2. 在有条件的情况下,电除颤是室颤或无脉性室速的首选措施,在此基础上加用抗心律失常药物可提高抢救成功率。

3. 当至少1次除颤和2分钟心肺复苏后室颤或无脉性室速仍持续时,可给予血管加压素。

4. 胺碘酮是心脏骤停期间的一线抗心律失常药物。当室颤或室速对心肺复苏、电除颤和血管加压素治疗无反应时,可考虑给予胺碘酮,如没有胺碘酮才考虑使用利多卡因。

5. 仅在长 Q-T 间期相关的尖端扭转型室速才考虑使用硫酸镁。在心脏骤停期间,碳酸氢钠和钙剂不推荐常规使用。

6. 心脏骤停期间,如果不能建立静脉或骨内通道,肾上腺素、血管加压素和利多卡因可经气道内给药。通常气管内给药量为推荐静脉给药量的 2~2.5 倍。

7. 对于因大面积致命性肺栓塞或冠状动脉近端可能完全闭塞的急性心肌梗死,可考虑经验性溶栓治疗。

# 第二章

# 呼吸系统疾病

## 第一节　感冒与流行性感冒

**【疾病概要】**

普通感冒(common cold)是一种轻度、自限性的上呼吸道感染。常见病原体为病毒,以鼻咽部卡他症状为主。初期有咽干、咽痒或烧灼感,同时或之后数小时有喷嚏、鼻塞、清水样鼻涕,全身症状轻微,一般5～7天痊愈。

流行性感冒(influence,流感)是一种由流行性感冒病毒所诱发的急性呼吸系统感染性疾病,可以累及上呼吸道和(或)下呼吸道,常常伴有全身症状,如发热、头痛、肌痛和乏力。

**【治疗原则】**

1. 普通感冒　①一般治疗原则:保持室内空气流通,多休息、戒烟、多饮水、补充适当的维生素;②药物治疗原则:目前尚无特殊的抗病毒药物,可选利巴韦林以及中药治疗;合并细菌感染时予以抗菌药物治疗。宜给予抗组胺药、解热镇痛药、鼻咽减充血药等对症治疗。

2. 流感　①隔离患者,流行期间对公共场所加强通风和空气消毒;②及早应用抗流感病毒药物治疗,抗流感病毒药物治疗只有早期(起病1～2天)使用才能取得最佳疗效;③加强支持治疗和预防并发症,休息、多饮水、注意营养、饮食要易于消化,特别对儿童和老年患者更应重视。密切观察和监测并发症,抗菌药物仅在明确或有充分证据提示继发细菌感染时有应用指征。④合理应用对症治疗药物,应用解热药、缓解鼻黏膜充血药物、镇咳祛痰药物等。

**【推荐处方】**

**一、对症处理**

（一）镇咳

**处方 1**　复方甘草片,3 ~ 4 片/次,口服,3 次/日。

**处方 2**　右美沙芬,10 ~ 30mg/次,口服,3 次/日。

**处方 3**　喷托维林,25mg/次,口服,3 次/日。

（二）祛痰

**处方 1**　溴己新,8 ~ 16mg/次,口服,3 次/日。

**处方 2**　氨溴索,30mg/次,口服,3 次/日。

**处方 3**　标准桃金娘油胶囊,300mg/次,口服,3 次/日。

（三）解热镇痛

**处方 1**　对乙酰氨基酚片,0.3 ~ 0.6g/次,口服,每 6 ~ 8 小时 1 次,24 小时内的用量不宜超过 1.2g。

**处方 2**　布洛芬缓释胶囊,1 粒/次,口服,2 次/日。

**处方 3**　布洛芬混悬液,10ml/次,口服,3 次/日。

**处方 4**　尼美舒利,100mg/次,口服,2 次/日,餐后服用。

**二、抗病毒治疗**

**处方 1**　金刚烷胺,200mg/次,口服,1 次/日,疗程为 5 天。

**处方 2**　金刚乙胺,100mg/次,口服,每 12 小时 1 次,疗程为 5 天。

**处方 3**　盐酸阿比多尔,200mg/次,口服,3 次/日,疗程为 5 天。

**处方 4**　奥司他韦,75mg/次,口服,2 次/日,疗程为 5 天。

**处方 5**　0.9% 氯化钠注射液 500ml + 利巴韦林 500mg,静脉滴注,1 次/日。

注:利巴韦林并不作为普通感冒的推荐药物,但是对于严重呼吸道合胞病毒感染有一定的疗效,也是唯一被批准

治疗婴儿和儿童呼吸道合胞病毒引起的病毒性肺炎与支气管炎的抗病毒药物。

**处方 6** 扎那米韦,10mg/次,吸入,2 次/日,疗程为 5 天。

## 【注意事项】

利巴韦林停药后至少 6 个月才能怀孕(女性或男性);还可引起溶血性贫血、心脏病和心肌梗死。

### 三、抗菌药物治疗

继发细菌感染予以抗感染治疗。

**处方 1** 青霉素 V 钾片,125~500mg/次,口服,每 6~8 小时 1 次。

**处方 2** 阿莫西林,0.5g/次,口服,每 6~8 小时 1 次。

**处方 3** 头孢氨苄,0.5g/次,口服,2 次/日。

**处方 4** 头孢拉定,0.25~0.5g/次,口服,每 6 小时 1 次。

**处方 5** 头孢克洛,0.25g/次,口服,3 次/日。

**处方 6** 罗红霉素,0.15g/次,口服,2 次/日。

**处方 7** 阿奇霉素,0.5g/次,口服,1 次/日。

**处方 8** 左氧氟沙星片,0.5g/次,口服,1 次/日。

**处方 9** 左氧氟沙星片,0.2g/次,口服,2 次/日。

### 四、适用于解热镇痛的中药治疗

**处方** 柴胡注射液,2~4ml/次,肌内注射,1~2 次/日。

### 五、适用于抗病毒治疗的中药治疗

**处方 1** 抗病毒口服液,10ml/次,口服,3 次/日。

**处方 2** 板蓝根冲剂,1~2 包/次,冲服,3 次/日。

**处方 3** 连花清瘟胶囊,1.4g/次,口服,3 次/日。

## 【注意事项】

1. 若在上呼吸道感染后 3 周内出现不能用一般原因解释的严重乏力、胸闷、头晕、呼吸困难、心律失常等,应警惕有无合并病毒性心肌炎。

2. 儿童忌用阿司匹林或含阿司匹林的药物以及其他水杨酸制剂,因为此类药物与流感的肝脏和神经系统并发症即瑞夷综合征相关,偶可致死。

3. 利巴韦林禁用于有心脏病病史或心脏病患者、肌酐清除率低于 50ml/min 的患者、孕妇和可能妊娠的妇女、自身免疫性肝炎患者、活动性结核患者、地中海贫血和镰状细胞贫血患者、有胰腺炎症状或胰腺炎患者。

4. 金刚烷胺禁用于 1 岁以下的儿童、哺乳期妇女及癫痫患者。

5. 以对症治疗为主,不宜常规使用抗菌药物,使用抗菌药物前应询问有无药物过敏史。喹诺酮类药物对孕妇及哺乳期妇女、18 岁以下的患者禁忌使用。此外偶有用药后发生横纹肌溶解症、低血糖、跟腱炎、精神错乱以及过敏性血管炎等,如有上述症状发生必须立即停药并进行适当处置,直至症状消失。肾功能不全者应减量,重度肾功能不全者、有中枢神经系统疾病及癫痫病史者慎用。

# 第二节　慢性咳嗽

## 【疾病概要】

慢性咳嗽是指病程 > 8 周,以咳嗽为唯一或主要的临床症状。慢性咳嗽病因较多,通常根据胸部 X 线检查有无异常分为两类:一类为 X 线胸片有明确病变者,如肺炎、肺结核、支气管肺癌等;另一类为 X 线胸片无明显异常,以咳嗽为主要或唯一症状者,即通常所说的不明原因的慢性咳嗽(简称慢性咳嗽)。慢性咳嗽的常见病因包括咳嗽变异性哮喘(CVA)、上气道咳嗽综合征(UACS,又称鼻后滴漏综合征 PNDS)、嗜酸性粒细胞支气管炎(EB)、胃食管反流性咳嗽(GERC),这些病因占呼吸内科门诊慢性咳嗽病因的 70% ~ 95%。当然还包括变应性咳嗽(AC)、感染后咳嗽(PIC)、药物相关性咳嗽(DAC)、慢性支气管炎(CB)、吸烟和环境污染。其他病因较少见但涉及面广,不仅与呼吸系统疾病有关,还与其他系统的疾病有关。

## 【治疗原则】

多数慢性咳嗽与感染无关,无需使用抗菌药物治疗。咳嗽原因不明或不能除外感染时,慎用口服或静脉糖皮质激素。轻度咳嗽不需要镇咳,严重咳嗽如剧烈干咳或频繁咳嗽影响休息和睡眠时可适当镇咳,治疗的关键是在病因治疗,病因未明时应予经验性治疗。

## 【推荐处方】

### 一、针对 UACS/PNDS 的治疗

**处方 1**　氯雷他定片,年龄为 2～12 岁者 5mg/次,口服,1次/日;年龄≥12 岁者 10mg/次,口服,1 次/日,疗程为 7 天。

**处方 2**　丙酸倍氯米松鼻喷剂,每侧鼻孔 50μg/次,1～2 次/日,疗程一般 <7 天。

**处方 3**　孟鲁司特片,10mg/次,1 次/日,疗程为2～3 周。症状轻者可单药使用,较重者可联合用药。

### 二、针对 CVA 的治疗

**处方 1**　布地奈德/福莫特罗(规格为 4.5/160μg),1喷/次,2 次/日,疗程不少于 8 周。

**处方 2**　氟替卡松/沙美特罗(规格为 50/250μg),1喷/次,2 次/日,疗程不少于 8 周。

**处方 3**　氨茶碱片,0.1g/次,3 次/日。

### 三、针对 EB 的治疗

**处方 1**　醋酸泼尼松片,10～20mg/次,口服,1 次/日,疗程为 3～5 天。

**处方 2**　布地奈德气雾剂,年龄为 2～7 岁者 50～100μg/次,2～4 次/日;年龄 ≥7 岁者 100～200μg/次,2～4 次/日,疗程为 4 周以上。

**处方 3**　氟替卡松,250μg/次,2 次/日,疗程为 4 周以上。

处方 1 无效者可改为处方 2 或 3,严重者可两者联用。

### 四、针对 GERC 的治疗

**处方 1**　奥美拉唑胶囊,40mg/次,口服,2 次/日,疗程

为 4 ~ 8 周。

**处方 2**　雷尼替丁,150mg/次,口服,2 次/日,疗程为 4 ~ 8 周。

**处方 3**　多潘立酮片,10mg/次,口服,3 次/日,疗程为 4 ~ 8 周。

**处方 4**　铝碳酸镁咀嚼片,0.5 ~ 1g/次,嚼服,3 次/日,疗程为 4 ~ 8 周。

三者可联合使用,有效者治疗 > 3 个月或者至咳嗽消失,8 周无效者则停药。

**五、针对 AC 的治疗**

**处方 1**　氯雷他定片,10mg/次,口服,1 次/日。

**处方 2**　布地奈德气雾剂,100 ~ 200μg/次,2 次/日。

**处方 3**　氟替卡松,250μg/次,2 次/日。

**六、感染后咳嗽的治疗**

**处方 1**　复方甲氧那明,2 粒/次,口服,3 次/日,疗程为 7 天。

**处方 2**　氯雷他定片,10mg/次,口服,1 次/日,疗程为 7 天。

**七、中枢性止咳药物的使用**

**处方 1**　哌美立特片,1mg/次,口服,3 次/日。

**处方 2**　氢溴酸右美沙芬片,15 ~ 30mg,口服,3 ~ 4 次/日。

**处方 3**　可待因,15 ~ 30mg/次,口服,2 ~ 3 次/日。

**处方 4**　复方磷酸可待因溶液,年龄 ≥12 岁者 5 ~ 10ml/次,口服,3 次/日,24 小时内不得超过 30ml;年龄为 2 ~ 6 岁者 1.25 ~ 2.5ml,口服,3 次/日,24 小时内不得超过 7.5ml;年龄 6 ~ 12 岁者 2.5 ~ 5ml/次,口服,3 次/日,24 小时内不得超过 30ml。

处方 1、2 为非成瘾性镇咳药,处方 3、4 可产生成瘾性,不可长期服用。

**八、祛痰药**

**处方 1**　氨溴索,30mg/次,口服,3 次/日。

**处方 2**　溴己新,8 ~ 16mg/次,口服,3 次/日。

**处方 3** 桃金粮油,300～600mg/次,口服,3 次/日。

**处方 4** 乙酰半胱氨酸,200mg/次,口服,3 次/日。

**处方 5** 羧甲司坦,500mg/次,口服,3 次/日。

**处方 6** 厄多司坦,300mg/次,口服,2 次/日。

## 九、中药治疗

**处方 1** 疏风清热,宣肺止咳。方用止嗽散加减。药用桑白皮、黄芩、白前、桔梗、荆芥、防风、紫菀、百部、杏仁各 10g,麻黄 12g,甘草 6g 水煎服,1 剂/日,7 天为 1 个疗程。

**处方 2** 祛风活血止咳。药用蝉蜕、僵蚕、全蝎、紫菀各 12g,桃仁、红花、赤芍各 9g,桑白皮 20g,板蓝根、生石膏、前胡、牛蒡子、百部各 10g,甘草 6g 水煎服,1 剂/日,7 天为 1 个疗程。

**处方 3** 平肝清肺止咳。药用柴胡、佛手各 12g,郁金、白芍、黄芩、瓜蒌、前胡、桔梗、枇杷叶、川贝各 10g 水煎服,1 剂/日,7 天为 1 个疗程。

**处方 4** 滋阴润肺,补肾止咳。药用沙参、麦冬、花粉、玉竹、龟甲、鳖甲各 12g,桑叶、扁豆、川贝母、桑寄生、杜仲、女贞子各 10g 水煎服,1 剂/日,7 天为 1 个疗程。

## 【注意事项】

1. 慢性咳嗽病因复杂,有时很难作出明确诊断,故询问详细的病史、既往史、过敏史及职业环境因素对诊断及鉴别诊断显得尤为重要。

2. 经验性治疗,回顾性诊断。绝大多数患者仅有咳嗽症状,诊断缺乏特异性,因此在采取特异性经验性治疗的同时还应采取非特异性治疗,排除多种病因交叉的可能性。

3. 咳嗽、脓痰或流脓鼻涕者可用抗菌药物,多数慢性咳嗽病因与感染无关,经验性治疗时应避免滥用抗菌药物。

4. UACS 或 PNDS、CVA、EB 的经验治疗常为 1～2 周,GERC 至少 2～4 周。口服糖皮质激素一般不超过 1 周。经验性治疗有效者,继续按相应咳嗽病因的标准化治疗方案进行治疗。

5. 用药时应仔细阅读使用说明书,注意儿童、老年人与成人的剂量差别,儿童与妊娠的使用禁忌等。

# 第三节  慢性阻塞性肺疾病

## 【疾病概要】

慢性阻塞性肺疾病(简称慢阻肺)是一种以持续气流受限为特征的可以预防和治疗的疾病,其气流受限多呈进行性发展,与气道和肺组织对烟草烟雾等有害气体或有害颗粒的慢性炎症反应增强有关。慢阻肺与慢性支气管炎和肺气肿密切相关。任何有呼吸困难、慢性咳嗽或咳痰,且有暴露于危险因素病史的患者,临床上需要考虑慢阻肺的诊断。诊断慢阻肺需要进行肺功能检查,吸入支气管舒张剂后 FEV/FVC < 70% 即明确存在持续的气流受限,排除其他疾病后可确诊为慢阻肺。肺功能检查对确定慢阻肺的疾病严重程度也有重要意义。慢阻肺的病程分期:急性加重期(慢性阻塞性肺疾病急性加重)指在疾病过程中,短期内咳嗽、咳痰、气促或喘息加重,痰量增多,呈脓性或黏液脓性,可伴发热等症状;稳定期则指患者咳嗽、咳痰、气促等症状稳定或症状较轻。急性慢阻肺可存在多种并发症,急性加重和并发症影响患者整体疾病的严重程度。

## 【治疗原则】

慢阻肺急性加重期的治疗原则包括积极控制感染;畅通呼吸道,改善呼吸功能;纠正缺氧和二氧化碳潴留;控制呼吸衰竭;积极处理并发症。

慢阻肺稳定期的治疗原则包括戒烟和脱离污染环境;适当使用支气管舒张剂和氧疗。

## 【推荐处方】

### 一、病情较轻的门诊患者的抗菌治疗

有细菌感染时使用。

**处方 1**　阿莫西林/克拉维酸钾,0.25g/次,口服,3 次/日,疗程为 14 天。

**处方 2**　头孢唑肟,0.25g/次,口服,3 次/日,疗程为 14 天。

**处方 3**　头孢呋辛,0.5g/次,口服,2 次/日,疗程为 14 天。

**处方 4**　左氧氟沙星片,0.2g/次,口服,2 ~ 3 次/日,疗程为 14 天。

**处方 5**　莫西沙星,0.4g/次,口服,1 次/日,疗程为 14 天。

### 二、病情较重或住院患者的抗菌治疗

如找到确切的病原菌,根据药敏试验结果选用抗生素。

**处方 1**　左氧氟沙星氯化钠注射液,0.4 ~ 0.6g/次,静脉滴注,1 次/日。症状控制后改为口服抗生素。

**处方 2**　0.9% 氯化钠注射液 100ml + 哌拉西林/他唑巴坦 4.5g,静脉滴注,每 6 小时 1 次。症状控制后改为口服抗生素。

**处方 3**　0.9% 氯化钠注射液 100ml + 头孢哌酮/舒巴坦 1 ~ 2g,静脉滴注,每 12 小时 1 次。症状控制后改为口服抗生素。

### 三、支气管舒张剂

**处方 1**　沙丁胺醇或特布他林吸入剂,200μg/次,5 ~ 6 次/日。

**处方 2**　茚达特罗吸入剂,150 ~ 300μg/次,1 次/日。

**处方 3**　异丙托溴铵气雾剂,40 ~ 80μg/次,3 ~ 4 次/日。

**处方 4**　噻托溴铵吸入剂,18μg/次,1 次/日。

**处方 5**　茶碱缓释片,0.2g/次,口服,2 次/日。

**处方 6**　氨茶碱,0.1g/次,口服,3 次/日。急性加重期患者可以雾化吸入。

**处方 7**　沙丁胺醇/异丙托溴铵悬液 2ml + 布地奈德悬液 2ml,雾化吸入,每 8 小时 1 次。

**四、糖皮质激素**

急性加重期患者使用。

**处方 1**　泼尼松,30 ~ 40mg/d,口服,有效后逐渐减量,一般疗程为 5 ~ 7 天。

**处方 2**　0.9% 氯化钠注射液 100ml + 甲泼尼龙 40mg,静脉滴注,1 次/日,一般疗程为 3 ~ 5 天。有效后可改为口服并逐渐减量。

**五、联合用药**

**处方 1**　布地奈德/福莫特罗(规格为 4.5/160μg),1 喷/次,2 次/日。

**处方 2**　氟替卡松/沙美特罗(规格为 50/250μg),1 喷/次,2 次/日。

**六、其他药**

**处方 1**　盐酸氨溴索,30mg/次,口服,3 次/日。

**处方 2**　乙酰半胱氨酸,0.2g/次,口服,2 ~ 3 次/日。

**处方 3**　溴己新,8 ~ 16mg/次,口服,3 次/日。

**【注意事项】**

1. 氧疗是慢阻肺患者急性加重期的基础治疗。一般吸入氧浓度为 28% ~ 30%,吸入氧浓度过高引起二氧化碳潴留的风险加大。应注意复查动脉血气以确定氧合满意而未引起二氧化碳潴留。

2. 慢性阻塞性肺疾病急性加重期多有细菌感染诱发,故抗生素在慢阻肺急性加重期的治疗中具有重要地位。开始时应根据患者所在地的常见病原菌类型经验性地选用抗生素,并根据痰培养及抗生素敏感试验结果调整药物。长期应用广谱抗生素和激素者易继发真菌感染,宜采取预防措施。

3. 合理补充液体和电解质以保持身体水、电解质平衡。最有效的积极排痰措施是保持机体有足够液体,使痰液变稀薄,同时积极处理伴随疾病(如冠心病、糖尿病等)及并发症(如自发性气胸、休克、弥散性血管内凝血、上消化道出血、肾功能不全)对慢阻肺治疗有非常重要。

4. 与口服药物相比,吸入剂的不良反应小,因此多首选吸入治疗。

5. 吸烟是慢阻肺最重要的环境因素,被动吸烟也可能导致呼吸道症状及慢阻肺的发生,因此,戒烟和避免被动吸烟是慢阻肺非药物治疗的重要措施。

# 第四节 支气管哮喘

## 【疾病概要】

支气管哮喘(简称哮喘)是由多种细胞(如嗜酸性粒细胞、肥大细胞、T 淋巴细胞、中性粒细胞、气道上皮细胞等)和细胞组分参与的气道慢性炎症性疾病。这种慢性炎症与气道高反应性相关,通常出现广泛多变的可逆性气流受限,并引起反复发作性的喘息、气急、胸闷或咳嗽等症状,常在夜间和(或)清晨发作、加剧,多数患者可自行缓解或经治疗缓解。

哮喘药物治疗可分为"控制"和"缓解"两个环节。需长期并每日服用的控制药物主要通过抗炎作用预防哮喘发作,这类药主要包括吸入糖皮质激素(简称激素)、长效 $\beta_2$ 受体激动剂(LABA,须与吸入激素联合应用)、全身用激素、白三烯调节剂、缓释茶碱、色甘酸钠、抗 IgE 抗体等。缓解药物通常按需使用,它能迅速缓解支气管痉挛引起的气喘症状,此类药主要有速效吸入 $\beta_2$ 受体激动剂、全身用激素、吸入性抗胆碱能药物、短效茶碱及短效口服 $\beta_2$ 受体激动剂等。

## 【治疗原则】

哮喘需要长期维持治疗,其目标是达到并维持症状控制;维持正常的活动水平;防止哮喘急性发作,避免哮喘死亡。在长期的随访过程中,按哮喘控制标准评估哮喘控制水平,采用相应的分级治疗方案达到并维持哮喘控制。

## 【推荐处方】

### 一、轻度持续发作

**处方 1** 丙酸氟替卡松,100~250μg/次,吸入,2次/日。

**处方 2** 倍氯米松气雾剂,200~300μg/次,吸入,2次/日。

**处方 3** 布地奈德气雾剂,200~300μg/次,吸入,2次/日。

**处方 4** 茶碱缓释片,0.2g/次,口服,2次/日。

**处方 5** 福莫特罗,4.5~9μg/次,吸入,2次/日。

**处方 6** 孟鲁司特,10mg/次,口服,1次/日。

**处方 7** 沙丁胺醇雾化溶液,0.2mg/次,雾化吸入20分钟,2~3次/日。

**处方 8** 特布他林雾化溶液,5mg/次,雾化吸入20分钟,2~3次/日。

### 二、中度持续发作

**处方 1** 丙酸氟替卡松,250~500μg/次,吸入,2次/日。

**处方 2** 倍氯米松气雾剂,400~600μg/次,吸入,2次/日。

**处方 3** 布地奈德气雾剂,400~600μg/次,吸入,2次/日。

**处方 4** 沙美特罗替卡松粉剂(规格为50/250μg),1

喷/次,2 次/日。

**处方 5**　福莫特罗,4.5～9μg/次,吸入,2 次/日。

**处方 6**　茶碱缓释片,0.2g/次,口服,2 次/日。

**处方 7**　孟鲁司特,10mg/次,口服,1 次/日。

**处方 8**　沙丁胺醇雾化溶液,0.2mg/次,雾化吸入 20 分钟,2～3 次/日。

**处方 9**　特布他林雾化溶液,5mg/次,雾化吸入 20 分钟,2～3 次/日。

三、长期维持治疗

**处方 1**　布地奈德/福莫特罗(规格为 4.5/160μg),1 喷/次,2 次/日。

**处方 2**　氟替卡松/沙美特罗(规格为 50/250μg),1 喷/次,2 次/日。

四、重度持续发作,需要急诊就诊或住院治疗

**处方 1**　丙酸氟替卡松,500～1000μg/次,吸入,2 次/日。

**处方 2**　倍氯米松气雾剂,400～600μg/次,吸入,2 次/日。

**处方 3**　布地奈德气雾剂,400～600μg/次,吸入,2 次/日。

**处方 4**　沙美特罗替卡松粉剂(规格:50/250μg),1 喷/次,2 次/日。

**处方 5**　富马酸福莫特罗,9μg/次,吸入,2 次/日。

**处方 6**　茶碱缓释片,0.2g/次,口服,2 次/日。

**处方 7**　孟鲁司特,10mg/次,口服,1 次/日。

**处方 8**　沙丁胺醇雾化溶液,0.2mg/次,雾化吸入 20 分钟,2～3 次/日。

**处方 9**　特布他林雾化溶液,5mg/次,雾化吸入 20 分钟,2～3 次/日。

**处方 10**　异丙托溴铵雾化溶液,0.25～0.5mg/次,雾化吸入 20 分钟,3～4 次/日。

**处方 11**　布地奈德雾化溶液,1mg/次,雾化吸入 20 分

钟,3~4 次/日。

**处方 12**　甲泼尼龙琥珀酸钠 40~80mg + 5% 葡萄糖注射液 250ml,静脉注射,必要时每 4~12 小时重复 1 次。

**处方 13**　5% 葡萄糖注射液 100ml + 氨茶碱 250mg/多索茶碱 200mg,静脉注射,1 次/日。

## 【注意事项】

1. 哮喘强调长期维持治疗,如遇哮喘发作可按需快速吸入短效 $\beta_2$ 受体激动剂,但是每日吸入总次数应少于 3~4 次。

2. 重度和危重哮喘急性发作经过上述药物治疗,临床症状和血气分析无改善甚至继续恶化,应及时给予机械通气治疗,其指征主要包括意识改变、呼吸肌疲劳、$PaCO_2 \geqslant 45mmHg$($1mmHg = 0.133kPa$)等。

3. 大多数哮喘急性发作并非由细菌感染引起,应严格控制抗菌药物的使用指征,除非有细菌感染的证据,或属于重度或危重哮喘急性发作。

4. 注意防治继发的呼吸道感染及采用祛痰雾化治疗。

5. 哮喘作为一种需要长期用药的疾病,建立医患之间的合作关系是实现有效的哮喘管理的首要措施。其目的是指导患者自我管理,对治疗目标达成共识,制订个体化的治疗计划。

6. 许多危险因素可引起哮喘急性加重,被称为"触发因素",包括过敏原、病毒感染、污染物、烟草烟雾、药物。减少患者对危险因素的接触,可改善哮喘控制并减少治疗药物的需求量。

7. 目前民间有不少所谓"祖传"或"根治哮喘"的秘方和验方,其中大多数加入了剂量不明的口服激素,尽管可有暂时的疗效,但往往贻误病情,引起激素依赖和严重的不良反应,应予以坚决抵制。

# 第五节　肺 结 核

## 【疾病概要】

肺结核是结核分枝杆菌引起的慢性肺部感染性疾病,其中痰中排菌者称为传染性肺结核病。分类有原发型肺结核、血行播散型肺结核、继发型肺结核。其中继发型肺结核是成人肺结核的最常见的类型,其在病理和 X 线形态上又分为渗出浸润型肺结核、增生型肺结核、纤维干酪型肺结核、干酪型肺炎、空洞型肺结核、结核球(瘤)、慢性纤维空洞型肺结核等。

## 【治疗原则】

肺结核患者一经确诊,就应及时给予治疗。合理的化学治疗是消除传染性、阻断传播和治愈患者的关键措施。药物治疗原则为早期、联合、规则、适量、全程用药,其中以联合和规则用药最为重要。为确保这些原则的有效贯彻,在管理上必须实行督导下化疗。需依据患者的既往治疗情况(包括初治或复治、抗结核药配伍和应用情况)、排菌情况、耐药情况、病变范围和有否伴发病、并发症等制订或选择化疗方案。

任何方案均包括两个不同的治疗阶段:①强化治疗阶段:以 3~4 种药物联用 2~3 个月,以期达到尽快杀灭各种菌群,保证治疗成功的目的;②巩固治疗阶段:以 2~3 种或 4 种药物联用,其目的巩固强化阶段取得的疗效,继续杀灭残余菌群。

## 【推荐处方】

### 一、适用于初治菌阳肺结核的化疗治疗

(一) 2HRZS(E)/4HR 治疗方案(2、4 为治疗月数,H 代表异烟肼,R 代表利福平,Z 代表吡嗪酰胺,S 代表链霉素,E 代表乙胺丁醇;HRZS(E)强化治疗 2 个月后 HR 巩固

治疗4个月)

1. 强化期治疗共2个月。

**处方1**　(1)异烟肼片,0.3g/次,口服,1次/日。

(2)利福平胶囊,0.45g/次,口服,1次/日。

(3)吡嗪酰胺片,0.5g/次,口服,3次/日。

(4)链霉素注射剂,0.75g/次,肌内注射,1次/日。

**处方2**　(1)异烟肼片,0.3g/次,口服,1次/日。

(2)利福平胶囊,0.45g/次,口服,1次/日。

(3)吡嗪酰胺片,0.5g/次,口服,3次/日。

(4)乙胺丁醇片,0.75g/次,口服,1次/日。

2. 巩固期治疗共4个月。

**处方**　(1)异烟肼片,0.3g/次,口服,1次/日。

(2)利福平胶囊,0.45g/次,口服,1次/日。

(二) 2HRZS(E)/4HRE 治疗方案(2、4 为治疗月数,H 代表异烟肼,R 代表利福平,Z 代表吡嗪酰胺,S 代表链霉素,E 代表乙胺丁醇;HRZS(E)强化治疗 2 个月后 HRE 巩固治疗 4 个月)

1. 强化期治疗　共2个月。

**处方1**　(1)异烟肼片,0.3g/次,口服,1次/日。

(2)利福平胶囊,0.45g/次,口服,1次/日。

(3)吡嗪酰胺片,0.5g/次,口服,3次/日。

(4)链霉素注射剂,0.75g/次,肌内注射,1次/日。

**处方2**　(1)异烟肼片,0.3g/次,口服,1次/日。

(2)利福平胶囊,0.45g/次,口服,1次/日。

(3)吡嗪酰胺片,0.5g/次,口服,3次/日。

(4)乙胺丁醇片,0.75g/次,口服,1次/日。

2. 巩固期治疗　共4个月。

**处方**　(1)异烟肼片,0.3g/次,口服,1次/日。

(2)利福平胶囊,0.45g/次,口服,1次/日。

(3)乙胺丁醇片,0.75g/次,口服,1次/日。

(三) 2HRZS(E)/4H$_3$R$_3$ 治疗方案(2、4 为治疗月数,3 为隔日 1 次或每周 3 次,H 代表异烟肼,R 代表利福平,Z 代表吡嗪酰胺,S 代表链霉素,E 代表乙胺丁醇;HRZS(E)强化治疗 2 个月后 HR(隔日 1 次或每周 3 次)巩固治疗 4 个月)

1. 强化期治疗 共 2 个月。

**处方 1** (1)异烟肼片,0.3g/次,口服,1 次/日。

(2)利福平胶囊,0.45g/次,口服,1 次/日。

(3)吡嗪酰胺片,0.5g/次,口服,3 次/日。

(4)链霉素注射剂,0.75g/次,肌内注射,1 次/日。

**处方 2** (1)异烟肼片,0.3g/次,口服,1 次/日。

(2)利福平胶囊,0.45g/次,口服,1 次/日。

(3)吡嗪酰胺片,0.5g/次,口服,3 次/日。

(4)乙胺丁醇片,0.75g/次,口服,1 次/日。

2. 巩固期治疗 共 4 个月。

**处方** (1)异烟肼片,0.5g/次,口服,3 次/周。

(2)利福平胶囊,0.6g/次,口服,3 次/周。

(四) 2HRZ/4HR 治疗方案(2、4 为治疗月数,H 代表异烟肼,R 代表利福平,Z 代表吡嗪酰胺;HRZ 强化治疗 2 个月后 HR 巩固治疗 4 个月)

1. 强化期治疗 共 2 个月。

**处方** (1)异烟肼片,0.3g/次,口服,1 次/日。

(2)利福平胶囊,0.45g/次,口服,1 次/日。

(3)吡嗪酰胺片,0.5g/次,口服,3 次/日。

2. 巩固期治疗 共 4 个月。

**处方** (1)异烟肼片,0.3g/次,口服,1 次/日。

(2)利福平胶囊,0.45g/次,口服,1 次/日。

**二、适用于初治菌阴肺结核的化疗治疗**

(一) 2HRZ/4HR 治疗方案(2、4 为治疗月数,H 代表异烟肼,R 代表利福平,Z 代表吡嗪酰胺;HRZ 强化治疗 2 个月后 HR 巩固治疗 4 个月)

1. 强化期治疗 共 2 个月。

**处方** (1)异烟肼片,0.3g/次,口服,1 次/日。

(2)利福平胶囊,0.45g/次,口服,1 次/日。

（3）吡嗪酰胺片,0.5g/次,口服,3 次/日。

2. 巩固期治疗　共 4 个月。

**处方**　（1）异烟肼片,0.3g/次,口服,1 次/日。

（2）利福平胶囊,0.45g/次,口服,1 次/日。

（二）$2HRZ/4H_3R_3$ 治疗方案（2、4 为治疗月数,$_3$ 为隔日 1 次或每周 3 次,H 代表异烟肼,R 代表利福平,Z 代表吡嗪酰胺;HRZ 强化治疗 2 个月后 HR（隔日 1 次或每周 3 次）巩固治疗 4 个月）

1. 强化期治疗　共 2 个月。

**处方**　（1）异烟肼片,0.3g/次,口服,1 次/日。

（2）利福平胶囊,0.45g/次,口服,1 次/日。

（3）吡嗪酰胺片,0.5g/次,口服,3 次/日。

2. 巩固期治疗　共 4 个月。

**处方**　（1）异烟肼片,0.5g/次,口服,3 次/周。

（2）利福平胶囊,0.6g/次,口服,3 次/周。

### 三、适用于复治肺结核的治疗

（一）2HRZES/6HRE 治疗方案

1. 强化期治疗　共 2 个月。

**处方**　（1）异烟肼片,0.3g/次,口服,1 次/日。

（2）利福平胶囊,0.45g/次,口服,1 次/日。

（3）吡嗪酰胺片,0.5g/次,口服,3 次/日。

（4）链霉素注射剂,0.75g/次,肌内注射,1 次/日。

（5）乙胺丁醇片,0.75g/次,口服,1 次/日。

2. 巩固期治疗　共 6 个月。

**处方**　（1）异烟肼片,0.3g/次,口服,1 次/日。

（2）利福平胶囊,0.45g/次,口服,1 次/日。

（3）乙胺丁醇片,0.75g/次,口服,1 次/日。

（二）$2HRZES/6H_3R_3E_3$ 治疗方案

1. 强化期治疗　共 2 个月。

**处方**　（1）异烟肼片,0.3g/次,口服,1 次/日。

（2）利福平胶囊,0.45g/次,口服,1 次/日。

（3）吡嗪酰胺片,0.5g/次,口服,1 次/日。

（4）链霉素注射剂,0.75g/次,肌内注射,1 次/日。

（5）乙胺丁醇片,0.75g/次,口服,1 次/日。

2. 巩固期治疗　共 6 个月。

**处方**　（1）异烟肼片,0.5g/次,口服,3 次/周。

（2）利福平胶囊,0.6g/次,口服,3 次/周。

（3）乙胺丁醇片,1.0g/次,口服,3 次/周。

（三）3HRZEO/5HRO 治疗方案（3、5 为治疗月数,H 代表异烟肼,R 代表利福平,Z 代表吡嗪酰胺,E 代表乙胺丁醇,O 代表氧氟沙星;HRZEO 强化治疗 3 个月后 HRO 巩固治疗 5 个月）

1. 强化期治疗　共 3 个月。

**处方**　（1）异烟肼片,0.3g/次,口服,1 次/日。

（2）利福平胶囊,0.45g/次,口服,1 次/日。

（3）吡嗪酰胺片,0.5g/次,口服,3 次/日。

（4）乙胺丁醇片,0.75g/次,口服,1 次/日。

（5）氧氟沙星片,0.4g（体重 < 50kg）/0.6（体重 > 50kg）,1 次/日,口服。

2. 巩固期治疗　共 5 个月。

**处方**　（1）异烟肼片,0.3g/次,3 次/周,口服。

（2）利福平胶囊,0.45g/次,1 次/日,口服。

（3）氧氟沙星,0.4g（体重 < 50kg）/0.6（体重 > 50kg）,3 次/周,口服。

## 【注意事项】

1. 如新涂阳肺结核患者治疗至 2 个月末痰菌检查仍为阳性,则应延长 1 个月的强化期治疗,巩固期化疗方案不变。血行播散型肺结核的疗程应为 12 个月,合并结核性脑膜炎者疗程应为 18 个月以上。

2. 初治肺结核包括　①未曾用过抗结核化学治疗,痰菌阳性的肺结核患者;②未接受过抗结核药物治疗或首次接受抗结核药物治疗未能完成疗程者;③痰涂片阴性而培养阳性的肺结核患者;④不规则化疗未满 1 个月的患者。

3. 复治肺结核包括 ①初治失败,痰菌阳性或涂片阴性而培养阳性的患者;②完成规则的标准化疗或短程化疗后又复发者;③肺切除手术后,而出现新病灶或遗留病灶恶化、复发者;④不规则化疗超过1个月者。

4. 耐药、耐多药结核病的治疗应以药物敏感试验结果为依据,选择患者之前未用过的新药、敏感药,增加高水平杀菌药的数量组成化疗方案为准则。方案由含新药或3种敏感药在内的4~5种药物组成。强化期至少3个月,总疗程在21个月以上。

5. 化疗前要了解患者的药物过敏史和肝、肾疾病史,对有肝、肾功能障碍者,要根据肝、肾功能情况慎用抗结核药物。有精神疾病史者,慎用异烟肼和氧氟沙星。

6. 应用乙胺丁醇者应定期眼科检查视力情况,糖尿病患者应用乙胺丁醇前应查看眼底排除糖尿病视网膜病变;儿童慎用乙胺丁醇。

7. 抗结核治疗期间,每月要复查血常规和肝、肾功能,应用链霉素等氨基糖苷类药物者每周复查尿常规。每2~3个月复查胸部X线检查或CT检查。遵医嘱用药后3、9和21个月复查胸部X线或CT,观察病灶变化。

8. 对于症状缓解不明显,复查胸部CT肺内病灶无好转甚至加重者:菌阴肺结核病例应继续完善相关检查除外其他疾病;菌阳病例应考虑是否存在耐药及非结核分枝杆菌感染的可能性,做结核菌培养加菌种鉴定和药物敏感性试验,调整抗结核药物。

9. 对于急性血行播散型肺结核或肺结核合并浆膜渗出性结核伴有高热等严重中毒症状时,激素可能有助于改善症状及促进渗液吸收、减少粘连,但应在充分有效的抗结核治疗保障下早期应用,1个月左右逐步撤停。

10. 如果出现咯血、合并严重肺部感染、自发性气胸等情况要及时住院治疗,对症处理。

11. 外科手术治疗的指征有①经规律化疗9~12个月痰菌仍阳性的干酪性病灶、厚壁空洞、纤维空洞;②一侧毁

损肺、支气管结核伴远端肺不张;③结核性脓胸或伴支气管
胸膜瘘;④非手术措施不能控制的大咯血;⑤诊断不能排除
肺癌或合并肺癌;⑥耐多药结核(MDR～TB)化疗4个月痰
菌未转阴,或只对2～3种效果较差的药物敏感,对其他抗
结核药物均已耐药,同时病灶较局限者,但是否适宜手术仍
应参考心肺功能、评估病灶播散风险等全方位衡量后进行。

## 第六节 细菌性肺炎

【疾病概要】

细菌性肺炎是最常见的肺炎。其诊断依据为:①新近
出现的咳嗽、咳痰或原有呼吸道疾病症状加重,并出现脓性
痰,伴或不伴胸痛;②发热;③肺实变体征和(或)闻及湿性
啰音;④WBC $> 10 \times 10^9$/L 或 $< 4 \times 10^9$/L,伴或不伴细胞核
左移;⑤胸部 X 线检查显示片状、斑片状浸润性阴影或间
质性改变,伴或不伴胸腔积液。以上 1～4 项中的任何 1 项
加第 5 项,并除外肺结核、肺部肿瘤、非感染性肺间质性疾
病、肺水肿、肺不张、肺栓塞、肺嗜酸性粒细胞浸润症及肺血
管炎等后,可以临床诊断。由于病原体培养阳性率低和不
确定性,且培养结果滞后,因此肺炎按病因学分类在临床上
应用较为困难。为便于指导经验性治疗,临床上往往将肺
炎按发病环境和场所分为社区获得性肺炎(CAP)和医院获
得性肺炎(HAP)。

【治疗原则】

建立可靠的诊断,全面评估病情,确定处理方针,改善预
后,尽量避免不恰当的经验性治疗,减少抗菌药物选择的压
力,延缓耐药。抗细菌治疗的原则是早期、适当、足量、短程。

【推荐处方】

一、对青壮年、无基础疾病患者的治疗

处方1 阿莫西林胶囊,成年人 0.5g/次,口服,每

6~8 小时 1 次,24 小时内不得超过 4g;小儿 24 小时剂量按体重 20~40mg/kg,每 8 小时 1 次;3 个月以下的婴儿一日剂量按体重 30mg/kg,每 12 小时 1 次,用药前皮试。

**处方 2**　阿奇霉素胶囊,成年人 0.5g/次,口服,1 次/日,疗程为 3 天;或首剂 0.5g,口服,以后 0.25g/次,1 次/日,疗程为 5 天。6 个月以上的儿童(45kg 以下)10mg/(kg·d),口服,1 次/日,疗程为 3 天。

**处方 3**　左氧氟沙星片,0.2g/次,口服,2 次/日,疗程为 7~14 日。

**二、对老年人或有基础疾病患者的治疗**

**处方 1**　0.9% 氯化钠注射液 100ml + 头孢呋辛 1g,静脉滴注,3 次/日,疗程为 7~14 天。

**处方 2**　0.9% 氯化钠注射液 100ml + 阿莫西林/克拉维酸钾 1.2g,静脉滴注,3~4 次/日,疗程为 7~14 天。

**处方 3**　莫西沙星注射液,0.4g,静脉滴注,1 次/日,疗程为 7~14 天。

**三、对需入住 ICU 但无铜绿假单胞菌感染危险因素的重症患者的治疗**

**处方 1**　(1)0.9% 氯化钠注射液 100ml + 头孢曲松 2g,静脉滴注,1 次/日,疗程为 7~14 天。

(2)0.9% 氯化钠注射液 500ml + 阿奇霉素 0.5g,静脉滴注,1 次/日,2~3 天后改口服阿奇霉素 0.5g/次,1 次/日,疗程为 7~10 天。

**处方 2**　(1)0.9% 氯化钠注射液 100ml + 氨苄西林/舒巴坦钠注射液 1.5~3g,静脉滴注,3 次/日,疗程为 7~14天。

(2)0.9% 氯化钠注射液 500ml + 阿奇霉素 0.5g,静脉滴注,1 次/日,2~3 天后改口服阿奇霉素 0.5g/次,1 次/日,疗程为 7~10 天。

**处方 3**　(1)0.9% 氯化钠注射液 100ml + 厄他培南 1g,静脉滴注,1 次/日,疗程为 7~10 天。

（2）0.9%氯化钠注射液 500ml + 阿奇霉素 0.5g,静脉滴注,1 次/日,2～3 天后改口服阿奇霉素 0.5g/次,1 次/日,疗程为 7～10 天。

**四、对需入住 ICU 且有铜绿假单胞菌感染危险因素的重症患者的治疗**

**处方 1**　（1）0.9%氯化钠注射液 100ml + 头孢他啶 1～2g,静脉滴注,2～3 次/日,疗程为 7～14 天。

（2）0.9%氯化钠注射液 500ml + 阿奇霉素 0.5g,静脉滴注,1 次/日,2～3 天后改口服阿奇霉素 0.5g/次,1 次/日,疗程为 7～10 天。

**处方 2**　（1）0.9%氯化钠注射液 100ml + 头孢哌酮/舒巴坦 1～2g,静脉滴注,2～3 次/日,疗程为 7～14 天。

（2）0.9%氯化钠注射液 500ml + 阿奇霉素 0.5g,静脉滴注,1 次/日,2～3 天后改口服阿奇霉素 0.5g/次,1 次/日,疗程为 7～10 天。

**处方 3**　（1）0.9%氯化钠注射液 100ml + 亚胺培南/西司他丁钠 0.5～1g,静脉滴注,3～4 次/日,疗程为 7～10 天。

（2）0.9%氯化钠注射液 500ml + 阿奇霉素 0.5g,静脉滴注,1 次/日,2～3 天后改口服阿奇霉素 0.5g/次,1 次/日,疗程为 7～10 天。

**处方 4**　（1）0.9%氯化钠注射液 100ml + 头孢他啶 1～2g,静脉滴注,2～3 次/日,疗程为 7～14 天。

（2）左氧氟沙星注射液 0.6g,静脉滴注,1 次/日,疗程为 7～14 天。

**处方 5**　（1）0.9%氯化钠注射液 100ml + 依替米星 0.2～0.3g,静脉滴注,1 次/日,疗程为 7～10 天。

（2）左氧氟沙星注射液 0.6g,静脉滴注,1 次/日,疗程为 7～14 天。

**处方 6**　（1）0.9%氯化钠注射液 100ml + 万古霉素 0.5g,静脉滴注,4 次/日,疗程为 7～14 天。

（2）莫西沙星 0.4g,静脉滴注,1 次/日,疗程为 7～

14 天。

（3）合并有厌氧菌感染时可加用甲硝唑 7.5mg/kg，静脉滴注，2~3 次/日，疗程为 7~14 天。

**【注意事项】**

1. 应根据各药物的理化性状、药动学特点，掌握给药途径、间隔时间及输注时间，注意药物间的配伍禁忌，需皮试的用药前先询问过敏史再行皮试，阴性者方可使用。

2. 应注意特殊情况下应用抗菌药物的药学监护，包括肝、肾功能异常时及儿童药物剂量的调整，孕妇及哺乳期妇女的用药禁忌。

3. 建议经验性抗菌药物治疗争取在诊断细菌性肺炎后 4 小时内使用，以提高疗效、降低病死率、缩短住院时间，同时完善病原学检查。

4. 初始治疗后 48~72 小时应对病情和诊断进行评价。凡症状明显改善，仍可维持原有治疗，病情稳定后转换成口服抗菌药物序贯治疗。

5. 对于老年人或有基础疾病的肺炎患者以及症状较重的患者建议急诊就诊或住院治疗。

# 第七节　原发性支气管肺癌

**【疾病概要】**

原发性支气管肺癌是起源于支气管黏膜或腺体的恶性肿瘤，严重危害人类健康。病因至今尚不明确，与吸烟、空气污染、电离辐射、遗传等因素有关。临床表现为咳嗽、咯血、胸痛、呼吸困难等。部分患者无症状，仅在体检时发现。常见肺癌类型为腺癌、鳞癌、小细胞肺癌。肿瘤标志物对肺癌的诊断有一定的参考价值，影像学是重要的检查方法，胸片和肺部 CT 可以发现肺部阴影，但肺癌确诊必须依赖细胞学和组织病理学。

## 【治疗原则】

肺癌确诊后,治疗方案取决于其病理类型及肿瘤分期。主要治疗方法为外科手术、化疗、放疗及分子靶向药物等综合治疗。非小细胞肺癌采取以手术为主的综合治疗,小细胞肺癌则采取以化疗放疗为主的放化疗综合治疗。Ⅰ、Ⅱ期和部分Ⅲa非小细胞肺癌首选手术治疗,晚期(Ⅲb、Ⅳ期)则以化疗为主。由于肺癌的预后与分期密切相关,因此早发现、早诊断、早治疗尤为重要。

## 【推荐处方】

### 一、小细胞肺癌的治疗

**处方1** 依托泊苷 $100mg/m^2$ d1~3 + 顺铂 $60~75mg/m^2$ d1,静脉给药,1次/21日,化疗4~6个周期。

**处方2** 依托泊苷 $100mg/m^2$ d1~3 + 卡铂($AUC=4$或5),静脉给药,1次/21日,化疗4~6个周期。

**处方3** 托泊替康 $1.25mg/m^2$ d1~5,静脉给药,1次/21日,至少4个周期。

### 二、非小细胞肺癌的治疗

(一) 鳞癌的化疗

**处方1** 吉西他滨 $1000~1250mg/m^2$ d1,8 + 顺铂 $60~75mg/m^2$/卡铂($AUC=4$或5)d1,静脉给药,1次/21日,化疗4~6个周期。

**处方2** 长春瑞滨 $25mg/m^2$ d1,8 + 顺铂 $75~100mg/m^2$/卡铂($AUC=4$或5)d1,静脉给药,1次/21日,化疗4~6个周期。

**处方3** 紫杉醇 $135~175mg/m^2$ d1 + 顺铂/卡铂($AUC=4$或5)d1,静脉给药,1次/21日,化疗4~6个周期。

**处方4** 多西他赛 $75mg/m^2$ d1 + 顺铂/卡铂($AUC=4$或5)d1,静脉给药,1次/21日,化疗4~6个周期。

(二) 非鳞癌的化疗

**处方1** 培美曲塞 $500mg/m^2$ d1 + 顺铂/卡铂($AUC=4$

或 5)d1,静脉给药,1 次/21 日,化疗 4～6 个周期。

**处方 2**　吉西他滨 1000～1250mg/m$^2$ d1，8 + 顺铂 60～75mg/m$^2$/卡铂($AUC=4$ 或 5)d1,静脉给药,1 次/21 日,化疗 4～6 个周期。

**处方 3**　紫杉醇 135～175mg/m$^2$ d1 + 顺铂/卡铂($AUC=4$ 或 5)d1,静脉给药,1 次/21 日,化疗 4～6 个周期。

**处方 4**　多西他赛 75mg/m$^2$ d1 + 顺铂/卡铂($AUC=4$ 或 5)d1,静脉给药,1 次/21 日,化疗 4～6 个周期。

（三）靶向治疗

1. 对于 EGFR 突变阳性的肺癌患者

**处方 1**　厄洛替尼,150mg/次,口服,1 次/日,持续至病情进一步恶化。

**处方 2**　吉非替尼,250mg/次,口服,1 次/日,持续至病情进一步恶化。

**处方 3**　埃克替尼,125mg/次,口服,3 次/日,持续至病情进一步恶化。

2. 对于 ALK 扩增的肺癌患者

**处方**　克唑替尼,250mg/次,口服,2 次/日,持续至病情进一步恶化。

**三、对症支持治疗**

（一）粒细胞减少

**处方**　粒细胞集落刺激因子,2～5μg/kg,皮下注射,1 次/日。

（二）呕吐

**处方 1**　恩丹司琼注射液,8～24mg,化疗前 30 分钟静脉注射或配注射用水 100ml 静脉滴注。

**处方 2**　帕洛诺司琼注射液,0.25mg,化疗前 30 分钟静脉注射或配注射用水 100ml 静脉滴注。

**处方 3**　地塞米松,12mg,化疗前口服或静脉给药,次日后 8mg 连续 3 天。

## 【注意事项】

1. 小细胞肺癌推荐以化疗为主的综合治疗,有脑转移患者给予全脑放疗或化疗缓解后给予预防性颅脑照射,局限期患者可给予同步放化疗。

2 非小细胞肺癌患者有手术指征者首选外科手术治疗,对于无手术机会或拒绝手术的患者以放化疗综合治疗。

3. 注意化疗前提,患者的 PS 评分 <2 分,血常规、肝肾功能等应符合化疗要求。

4. 化疗药物有一定的不良反应,应提前预防并及时处理。①对于育龄期患者,化疗期间不宜生育;②化疗药物可能出现过敏反应,严重者可能出现过敏性休克导致死亡,所以化疗开始前用激素预处理,减少过敏反应的发生;③化疗常出现消化道症状,如食欲减退、恶心、呕吐、腹泻或便秘,通常化疗前予以中枢性止呕药物预防呕吐、予以通便药物防止发生便秘等;④由于化疗药物常导致骨髓抑制,白细胞及粒细胞减低发生重症感染,应及时予以升白细胞治疗,发生感染时应予以抗感染治疗;⑤化疗患者的免疫力低下,应保证充足的营养支持,并且尽可能避免感染;⑥肝肾及膀胱功能损害,严重的致肝肾衰竭;⑦心肺功能损害,严重者发生心脏衰竭、肺纤维化;⑧脱发、中枢神经及周围神经损害;⑨化疗药物外渗时可引起静脉炎、局部组织坏死等,建议中心静脉给药;⑩化疗期间发生严重不良反应者应停止化疗。

5. 非小细胞肺癌患者建议基因检测,阳性患者靶向药物可作为一线治疗方案或二线治疗。对于口服靶向药物的肺癌患者常出现皮疹、腹泻等不良反应,及时予以对症治疗。

6. 粒细胞集落刺激因子皮下注射后应于 24 小时后复查血常规。

# 第三章
# 心血管疾病

## 第一节　心力衰竭

【疾病概要】

心力衰竭简称心衰,是由心脏结构性或功能性疾病所导致的一种临床综合征,是心血管疾病的严重阶段,预后不良。通常依据心室负荷性质和状态的差异分为左心衰竭、右心衰竭或全心衰竭。左心衰竭主要表现为肺循环淤血和心排血量降低所致的临床综合征,症状可表现为呼吸困难、咳嗽、咳痰和咯血、体力下降等,体征可表现为肺部湿啰音、左心室扩大等。右心衰竭主要表现为体循环淤血为主的临床综合征,症状可表现为呼吸困难、食欲减退等消化系统症状,体征可表现为颈外静脉体征、水肿等。全心衰竭见于心脏病晚期,同时具有左、右心衰竭的临床表现。此外,根据美国纽约心脏病协会的标准,心功能可分为Ⅰ级,日常活动无心力衰竭症状;Ⅱ级,日常活动出现心力衰竭症状(呼吸困难、乏力);Ⅲ级,低于日常活动出现心力衰竭症状;Ⅳ级,在休息时亦出现心力衰竭症状。根据发生速度可分为急性心力衰竭和慢性心力衰竭。

【治疗原则】

心力衰竭的治疗主要包括纠正血流动力学改善症状和延缓心室重构改善预后两部分。治疗原则包括病因治疗,去除心力衰竭的基本病因和诱因;调整代偿机制,降低神经-体液-细胞因子活性,防止和延缓心室重构;缓解症状,改善患者的心功能状态。

## 【推荐处方】

### 一、适用于Ⅰ级心力衰竭的治疗

（一）延缓心室重构

**处方1** 依那普利,10mg/次,1 次/日,口服。

**处方2** 福辛普利,20mg/次,1 次/日,口服。

**处方3** 氯沙坦钾,50mg/次,1 次/日,口服。

**处方4** 卡托普利,50mg/次,3 次/日,口服。

**处方5** 替米沙坦,40mg/次,1 次/日,口服。

**处方6** 缬沙坦,80mg/次,1 次/日,口服。

**处方7** 美托洛尔,12.5mg/次,口服,2 次/日。

**处方8** 比索洛尔,2.5mg/次,口服,1 次/日。

（二）抗凝及抗血小板治疗

**处方1** 阿司匹林,100mg/次,口服,1 次/日。

**处方2** 华法林,2.5mg/次,口服,1 次/日。

### 二、适用于Ⅱ级心力衰竭的治疗

（一）改善血流动力学

**处方1** 地高辛,0.125～0.25mg/次,口服,1 次/日。

**处方2** 氢氯噻嗪,25mg/次,口服,2 次/日。

**处方3** 呋塞米,20mg/次,口服,2 次/日。

（二）延缓心室重构

**处方1** 依那普利,10mg/次,口服,1 次/日。

**处方2** 福辛普利,20mg/次,口服,1 次/日。

**处方3** 氯沙坦钾,50mg/次,口服,1 次/日。

**处方4** 卡托普利,50mg/次,口服,3 次/日。

**处方5** 替米沙坦,40mg/次,口服,1 次/日。

**处方6** 缬沙坦,80mg/次,口服,1 次/日。

**处方7** 美托洛尔,12.5mg/次,口服,2 次/日。

**处方8** 比索洛尔,2.5mg/次,口服,1 次/日。

（三）抗凝及抗血小板治疗

**处方 1**　阿司匹林,100mg/次,口服,1 次/日。

**处方 2**　华法林,2.5mg/次,口服,1 次/日。

### 三、适用于Ⅲ、Ⅳ级心力衰竭的治疗

（一）改善血流动力学

**处方 1**　地高辛,0.125～0.25mg/次,口服,1 次/日。

**处方 2**　氢氯噻嗪,25mg/次,口服,2 次/日。

**处方 3**　呋塞米,20mg/次,口服,2 次/日。

（二）延缓心室重构

**处方 1**　依那普利,10mg/次,口服,1 次/日。

**处方 2**　福辛普利,20mg/次,口服,1 次/日。

**处方 3**　氯沙坦钾,50mg/次,口服,1 次/日。

**处方 4**　卡托普利,50mg/次,口服,3 次/日。

**处方 5**　替米沙坦,40mg/次,口服,1 次/日。

**处方 6**　缬沙坦,80mg/次,口服,1 次/日。

**处方 7**　美托洛尔,12.5mg/次,口服,2 次/日。

**处方 8**　比索洛尔,2.5mg/次,口服,1 次/日。

**处方 9**　螺内酯,10mg/次,口服,3 次/日。

（三）抗凝及抗血小板治疗

**处方 1**　阿司匹林,100mg/次,口服,1 次/日。

**处方 2**　华法林,2.5mg/次,口服,1 次/日。

### 四、适用于急性左心衰竭的药物治疗

（一）镇静

**处方**　吗啡,5mg,静脉注射,立即,必要时追加。

（二）快速利尿

**处方 1**　呋塞米注射液,20mg/次,静脉注射,2～3 次/日。

**处方 2**　托拉塞米注射液,10mg/次,静脉注射,2～3 次/日。

（三）扩张血管

**处方 1**　5% 葡萄糖注射液 250ml + 硝普钠 50mg,避光静脉滴注[0.25～5μg/(kg・min)],2 次/日。

**处方2** 5%葡萄糖注射液250ml+硝酸甘油20mg,静脉滴注(10~200μg/min),2次/日。

**处方3** 5%葡萄糖注射液250ml+硝酸异山梨酯20mg,静脉滴注(1~5mg/min),2次/日。

(四)正性肌力药物

**处方** 去乙酰毛花苷注射液,0.4mg/次,静脉推注,2~3次/日,最大剂量为1~1.2mg/d。

(五)支气管解痉

**处方1** 地塞米松注射液,10mg,缓慢静脉注射。

**处方2** 5%葡萄糖注射液40ml+氨茶碱0.25g,缓慢静脉注射。

(六)延缓心室重构

**处方1** 美托洛尔,6.25mg/次,口服,2次/日(急性心力衰竭控制后)。

**处方2** 比索洛尔,2.5mg/次,口服,1次/日(急性心力衰竭控制后)。

**处方3** 依那普利,10mg/次,口服,1次/日。

**处方4** 贝那普利,20mg/次,口服,1次/日。

**处方5** 缬沙坦,80mg/次,口服,1次/日。

**处方6** 氯沙坦钾,80mg/次,口服,1次/日。

## 【注意事项】

1. β受体阻断药的应用 所有慢性收缩性心力衰竭NYHA Ⅱ、Ⅲ级且病情稳定的患者应尽早开始应用β受体阻断药,需终身使用,有禁忌证或不能耐受者除外;NYHA Ⅳ级心力衰竭患者需待病情稳定后,在严密监护下应用。

2. ACEI或ARB的应用 所有慢性收缩性心力衰竭患者,只要没有禁忌证和不能耐受者均需终身使用。

3. 心力衰竭伴有冠心病、糖尿病和脑卒中,有二级预防适应证的患者,必须应用阿司匹林75~150mg/d抗血小板治疗;伴有房颤的患者,应用华法林抗血小板治疗,根据情况调整INR。

4. 急性心力衰竭是指发生在原发性心脏病或非心脏病基础上的急性血流动力学异常,导致以急性肺水肿、心源性休克为主要的临床综合征。急性心力衰竭通常危及患者的生命,必须紧急实施抢救和治疗。其抢救措施主要包括取坐位、吸氧、镇静、快速利尿、扩张血管、正性肌力药物的应用、支气管解痉以及主动脉内球囊反搏治疗等。

# 第二节　心律失常

## 一、窦性心动过速

### 【疾病概要】

窦性心动过速是指窦性心律的频率超过 100 次/分。紧张、焦虑、运动或饮用浓茶、咖啡或过量饮酒等生理因素是引起窦性心动过速的常见原因。病理性原因可由发热、贫血、休克、甲状腺功能亢进等非心源性疾病或心肌炎、心包积液等心源性疾病引起。

### 【治疗原则】

首先应寻找病因并对症治疗。对于控制病因或消除诱因仍有症状者可给予药物治疗。

### 【推荐处方】

**处方 1**　美托洛尔,12.5～25mg/次,口服,2 次/日。

**处方 2**　比索洛尔,2.5～10mg/次,口服,1 次/日。

**处方 3**　地西泮,5mg/次,口服,3 次/日(适用于烦躁不安患者的镇静治疗)。

## 二、窦性心动过缓

### 【疾病概要】

窦性心动过缓是指窦性心律的频率慢于 60 次/分。生理因素是引起窦性心动过缓的常见原因,如运动员或体力劳动者、睡眠状态、老年人等。一些心外疾病如颅内压增高、黏液性水肿、重症黄疸等也可引起窦性心动过缓。

### 【治疗原则】

生理因素引起者多不需要治疗。疾病引起者应有效治疗原发病,可适当使用 M 受体阻断药、β 受体兴奋剂提高心率,以辅助原发病的治疗。

### 【推荐处方】

**处方 1**　阿托品,0.3mg/次,口服,4 次/日,必要时重复。

**处方 2**　阿托品注射液,0.5～1mg/次,静脉注射,必要时重复。

### 【注意事项】

若患者同时伴有严重的窦房结疾病,诊断为病态窦房结综合征,若药物治疗无效,症状发作严重的患者应选择永久心脏起搏治疗。

## 三、期前收缩

### 【疾病概要】

期前收缩也称早搏,即在窦性冲动尚未到达前所提前产生的异位搏动。根据搏动起源的不同部位,可分为房性期前收缩、交界性期前收缩以及室性期前收缩。期前收缩可见于心脏结构和功能正常者,也可见于各种器质性心脏病如冠心病急性心肌缺血、心肌炎、高血压性心室肥厚以及各种原因引起的心力衰竭等。此外,药物作用以及电解质紊乱也是引起期前收缩的重要原因。

### 【治疗原则】

房性及交界性期前收缩的治疗主要是针对病因或诱

因,通常情况下对于偶发期前收缩、症状不明显的患者可不必给予药物治疗,对于症状明显者可口服 β 受体阻断药或钙通道阻滞药治疗。室性期前收缩的治疗应在控制病因和消除诱因的基础上,根据不同的临床情况采取治疗。偶发期前收缩、症状不明显且无器质性心脏病的患者,不宜使用抗心律失常药物治疗或给予 β 受体阻断药治疗。对于合并器质性心脏病患者如冠心病陈旧性心肌梗死、心肌炎等,尤其是并发左室射血分数降低和慢性充血性心力衰竭患者,室性期前收缩是这类患者心源性猝死的独立危险因素。但长期给予 I 类抗心律失常药物并不能降低病死率,应避免使用。胺碘酮对于这类患者有较好的疗效,但长期服用副作用发生率较高。已有的研究表明,长期使用 β 受体阻断药、ACEI 或 ARB 类药物可减少心源性病死率。

**【推荐处方】**

(一)适用于房性、交界性期前收缩的治疗

**处方 1**　维拉帕米,80mg/次,口服,2 次/日。

**处方 2**　美托洛尔,12.5～25mg/次,口服,2 次/日。

(二)适用于室性期前收缩的治疗

1. 无器质性心脏病控制症状

**处方 1**　美托洛尔,12.5～25mg/次,口服,2 次/日(适用于发作不频繁者)。

**处方 2**　比索洛尔,2.5～10mg/次,口服,2 次/日(适用于发作不频繁者)。

**处方 3**　美西律,0.2g/次,口服,2 次/日(适用于发作较频繁患者)。

**处方 4**　普罗帕酮,200mg/次,口服,3 次/日(适用于发作较频繁患者)。

2. 器质性心脏病如冠心病陈旧性心肌梗死等患者

**处方 1**　胺碘酮,0.1～0.2g/次,口服,3 次/日(必要时,避免长期应用)。

**处方 2**　氯沙坦钾,50mg/次,口服,1 次/日。

**处方 3**　依那普利,5mg/次,口服,1 次/日。

**处方 4**　美托洛尔,12.5~25mg/次,口服,2 次/日。

**处方 5**　比索洛尔,2.5~10mg/次,口服,2 次/日。

3. 适用于急性心肌缺血或梗死出现频发、多源性室早或 R-on-T 现象

**处方 1**　(1)胺碘酮注射液,150mg,静脉注射立即。

(2)接 5% 葡萄糖注射液 250ml + 胺碘酮注射液 300mg,静脉滴注(6 小时内 1mg/min,6 小时后 0.5mg/min,可维持 24~48 小时)。

**处方 2**　美托洛尔,25~100mg/次,口服,2 次/日。

**处方 3**　比索洛尔,2.5~10mg/次,口服,1 次/日。

## 【注意事项】

1. 任何类型的期前收缩患者均需注意纠正病因及诱因,特别是电解质紊乱,注意补钾、补镁。对于药物引起的期前收缩如洋地黄类制剂,应及时停用。

2. 对于急性心肌缺血或梗死患者应尽早实施再灌注治疗,不建议给予预防性抗心律失常药物治疗。如果在实施再灌注之前已发生恶性室性期前收缩,可给予胺碘酮治疗,同时注意纠正电解质紊乱,尽早给予 β 受体阻断药治疗。

3. 对于起源于特殊部分如右心室流出道、主动脉窦部、左心室间隔等部位的室性期前收缩如症状明显且药物治疗效果不好,可考虑射频消融治疗。

4. 对于左心室射血分数降低、心脏性猝死发生率高的患者可植入 ICD 或实施具有转复除颤功能的心室同步起搏器治疗,以提高生存率。

# 四、阵发性心动过速

## 【疾病概要】

阵发性心动过速是一种阵发性过速而整齐的异位心律

失常,其特征是突然发作和突然停止。根据异位起搏点的部位,可分为房性、房室结折返性和室性阵发性心动过速。阵发性心动过速的常见病因是器质性心脏病,如心脏瓣膜病、冠心病、高血压心脏病、心肌病、心肌炎等导致心脏高压、扩大、慢性缺血和炎性瘢痕。房室结折返性心动过速则多发生于无器质性心脏病的正常人,情绪激动、焦虑、紧张等是常见诱因。室性心动过速的病因主要为冠心病、原发性心肌病和致心律失常性右室心肌病等。部分室性心动过速发生于心脏结构和功能正常者,称为特发性室速,多起源于右心室流出道、左心室间隔部和主动脉窦部。临床表现取决于心动过速时心室率、发作持续时间、是否存在器质性心脏病和心功能不全等因素。短阵发作者多表现为阵发性心慌、胸闷、头晕、恶心、呼吸困难等;持续性发作常有严重的血流动力学影响,可诱发或加重心绞痛、心功能不全。室性心动过速甚至引起急性肺水肿、心源性休克,甚至心脏骤停、心源性猝死。

## 【治疗原则】

阵发性心动过速的治疗主要包括三大方面:复律治疗、预防复发以及根治治疗。房速发作时可选择胺碘酮或者普罗帕酮转复,伴有心功能不全的房速可考虑胺碘酮或者洋地黄类药物以减慢心室率或转复为窦性心律。房室结折返性心动过速发作时对于心功能和血压正常的患者可首先尝试迷走神经刺激的方法,如颈动脉窦按摩、按压眼球、valsaval动作等,药物治疗首选腺苷。血流动力学稳定的持续性室速可给予胺碘酮等抗心律失常药物治疗;血流动力学不稳定的室速首选考虑同步电复律。预防复发可选择抗心律失常药物,但需慎重。室速还需考虑植入 ICD 预防心脏性猝死。根治治疗主要指对符合适应证的患者采取射频消融治疗。

## 【推荐处方】

(一)适用于房性心动过速

**处方 1** (1)5% 葡萄糖注射液 100ml + 胺碘酮注射液

150mg,静脉滴注(10 分钟内滴注完毕)。

(2)接 5% 葡萄糖注射液 250ml + 胺碘酮注射液 300mg,静脉滴注(6 小时内 1mg/min,6 小时后 0.5mg/min,可维持 24 ~ 48 小时)。

(3)接胺碘酮,0.1 ~ 0.2g/次,口服,3 次/日(必要时,用于转复后长期维持)。

**处方2** 5% 葡萄糖注射液 100ml + 普罗帕酮注射液 70mg,静脉滴注(10 分钟内滴注完毕),必要时可重复 1 次,滴速为 0.5 ~ 1.0mg/min。

(二) 适用于房室结折返性心动过速

1. 复律治疗

**处方1** 腺苷注射液,6 ~ 12mg,静脉注射。

**处方2** 5% 葡萄糖注射液 20ml + 维拉帕米 5mg,静脉滴注(间隔 10 分钟若无效可再次注射)。

**处方3** 普罗帕酮注射液,1 ~ 2mg/kg,静脉注射。

2. 预防复发

**处方1** 美托洛尔,25 ~ 100mg/次,口服,2 次/日。

**处方2** 比索洛尔,2.5 ~ 10mg/次,口服,1 次/日。

**处方3** 普罗帕酮,100mg/次,口服,3 次/日。

(三) 适用于室性心动过速

1. 控制心室率和终止室速

**处方1** (1)5% 葡萄糖注射液 100ml + 胺碘酮注射液 150mg,静脉注射(10 分钟内滴注完毕)。

(2)接 5% 葡萄糖注射液 250ml + 胺碘酮注射液 300mg,静脉滴注(6 小时内 1mg/min,6 小时后 0.5mg/min,可维持 24 ~ 48 小时)。

(3)接胺碘酮,0.1 ~ 0.2g/次,口服,3 次/日(必要时,用于转复后长期维持)。

**处方2** 5% 葡萄糖注射液 + 苯妥英钠 100mg,静脉注射(适用于洋地黄类药物中毒有关的室速,5 分钟内滴注完毕,同时注意停用洋地黄、补钾和补镁)。

2. 预防室速复发

**处方 1**　氯沙坦钾,50mg/次,口服,1 次/日。

**处方 2**　依那普利,5mg/次,口服,1 次/日。

**处方 3**　美托洛尔,12.5～25mg/次,口服,2 次/日。

**处方 4**　比索洛尔,2.5～10mg/次,口服,2 次/日。

## 【注意事项】

1. 给予复律治疗时应进行心电监护,以严密观察患者的呼吸、脉搏、心率、血压等生命体征。

2. 血流动力学不稳定的心动过速首先考虑 100～200J 同步电复律。复律成功后可静脉应用胺碘酮、利多卡因等抗心律失常药物,防止短期内复发。

3. 与洋地黄类药物中毒相关的室速,需在停用洋地黄、补充钾、镁盐的同时纠正阵发性心动过速。

# 五、心房扑动与颤动

## 【疾病概要】

心房扑动(房扑)/心房颤动(房颤)是一种心房激动频率达 250～350 次/分或 350～600 次/分的快速性心律失常。多见于器质性心脏病患者,如风湿性心脏病、冠心病、肺源性心脏病、高血压及心肌病等。部分患者房扑和房颤交替出现,称为不纯性房扑。根据房颤发作特点可分为初发(首次发作)、阵发(反复发作,可自行终止)、持续(经过治疗可转复窦性心律)和永久(难以转复和维持窦性心律)性房颤。此外,一般将房颤发作在 72 小时以内者称为急性房颤,超过 72 小时则称为慢性房颤。

## 【治疗原则】

房颤的治疗原则主要包括心室率控制、节律控制以及预防血栓栓塞。具体选择需考虑有无器质性心脏病、联合用药以及个体特点等因素。近年来,射频消融房颤技术成为房颤治疗重要的手段方法,但目前药物治疗仍是一线治疗方案。

## 【推荐处方】

（一）转复和维持窦性心律

**处方 1**　（1）5% 葡萄糖注射液 100ml + 胺碘酮注射液 150mg，静脉滴注（10 分钟内滴注完毕）。

（2）接 5% 葡萄糖注射液 250ml + 胺碘酮注射液 300mg，静脉滴注（6 小时内 1mg/min，6 小时后 0.5mg/min，可维持 24～48h）。

（3）接胺碘酮，0.1～0.2g/次，口服，3 次/日（必要时，用于转复后长期维持）。

**处方 2**　伊布利特注射液，1mg，静脉注射（必要时可重复 1 次）。

（二）控制心室率

**处方 1**　美托洛尔，12.5～25mg/次，口服，2 次/日。

**处方 2**　比索洛尔，2.5～10mg/次，口服，2 次/日。

**处方 3**　（1）5% 葡萄糖注射液 20ml + 毛花苷丙 0.4mg，静脉推注。

（2）接地高辛，0.25mg/次，口服，1 次/日（适用于并发心功能不全的患者）。

（三）防治血栓栓塞

**处方 1**　阿司匹林，0.1g/次，口服，1 次/日（适用于低危患者）。

**处方 2**　华法林钠，2.5mg/次，口服，1 次/日，调整 INR 至 2～3（适用于高危患者）。

## 【注意事项】

1. 对于房颤及房扑患者首先应寻找原发病或诱因，并对原发病进行治疗。

2. 胺碘酮是目前常用的维持窦性心律的药物，长期大剂量应用可引起肺纤维化、氨基转移酶升高等不良反应。推荐根据个体反应给予最小有效剂量，可给予一日 100～400mg。由于胺碘酮的延长治疗作用，可给予隔日 200mg 或一日 100mg。

3. 房颤患者若能复律并长期维持窦性心律,最符合正常生理特征的,是最理想的治疗结果。不能转复为窦性心律的房颤患者应给予积极的控制心室率及防治血栓栓塞的治疗。防治血栓栓塞需首先进行患者危险因素评估,目前常用的是 CHA2DS2-VASc 评分。除了低危患者或存在禁忌证外,所有房颤患者均应行抗栓治疗以预防血栓栓塞并发症。抗栓药物主要包括阿司匹林、华法林以及比加群等新型抗凝药物,可根据患者的具体情况进行选择。

## 六、心脏传导阻滞

### 【疾病概要】

这是一类发生于窦房结、房室结和心脏传导束等范围内的严重心脏疾病,包含病态窦房结综合征、房室传导阻滞等疾病。患者可表现出心排血量降低导致的心、脑、肾等重要脏器血流灌注不足。

### 【治疗原则】

对于症状较轻的一、二度房室传导阻滞并不伴有心动过缓的患者,可采取积极治疗原发病并对症处理,必要时可给予提高心率的药物治疗。对于严重的传导阻滞,如病态窦房结综合征、二或三度房室传导阻滞、三束支传导阻滞应及时安装永久性心脏起搏器治疗。

### 【推荐处方】

**处方 1**　阿托品,0.3mg/次,口服,4 次/日。
**处方 2**　异丙肾上腺素,5mg/次,含服,3 次/日。

## 第三节　原发性高血压

### 【疾病概要】

高血压是一种以体循环动脉收缩期和(或)舒张期

血压持续升高为主要特点的全身性疾病,可分为原发性高血压即高血压病及继发性高血压即症状性高血压两大类。目前,我国18岁以上成年人高血压定义为在未服用抗高血压药物的情况下收缩压≥140mmHg和(或)舒张压≥90mmHg。原发性高血压的主要并发症是心、脑、肾的损害。流行病学调查表明,血压水平与心、脑、肾并发症发生率呈正相关。循证医学证实,合理应用抗高血压药,使血压持续地维持于正常状态,可降低脑卒中、心肌梗死、心力衰竭和肾衰竭的发生率及病死率。

【治疗原则】

动脉血压高低取决于心排血量和外周血管阻力。前者受心脏功能、回心血量和血容量的影响,后者主要受小动脉紧张度的影响。抗高血压药是通过作用于这些系统中一个或多个环节而达到降低血压的目的。目前临床上应用的抗高血压药物主要有肾素-血管紧张素系统抑制药、钙通道阻滞药、β受体阻断药、$\alpha_1$受体阻断药、利尿药和血管扩张药等。其他类药物在某些特定情况下亦可考虑使用。

由于降压药物较多,同一种类药物的降压机制类似,在下述药物治疗方案中可以替换使用(表3-1)。

表3-1 常用的各种降压药

| 口服降压药物 | 每天剂量<br>（mg） | 每天分<br>服次数 |
|---|---|---|
| 二氢吡啶类 CCB | | |
| 硝苯地平 | 10～30 | 2～3 |
| 缓释片 | 10～80 | 2 |
| 控释片 | 30～60 | 1 |
| 氨氯地平 | 2.5～10 | 1 |
| 左旋氨氯地平 | 1.25～5 | 1 |

续表

| 口服降压药物 | 每天剂量（mg） | 每天分服次数 |
|---|---|---|
| 非洛地平缓释片 | 2.5 ~ 10 | 1 |
| 拉西地平 | 4 ~ 8 | 1 |
| 尼卡地平 | 40 ~ 80 | 2 |
| 尼群地平 | 20 ~ 60 | 2 ~ 3 |
| 贝尼地平 | 4 ~ 8 | 1 |
| 乐卡地平 | 10 ~ 20 | 1 |
| 噻嗪类利尿药 | | |
| 　氯噻嗪 | 6.25 ~ 25 | 1 |
| 　氯噻酮[a] | 12.5 ~ 25 | 1 |
| 　吲达帕胺 | 0.625 ~ 2.5 | 1 |
| 　吲达帕胺缓释片 | 1.5 | 1 |
| 袢利尿药 | | |
| 　呋塞米 | 20 ~ 80 | 1 ~ 2 |
| 保钾利尿药 | | |
| 　阿米洛利 | 5 ~ 10 | 1 ~ 2 |
| 　氨苯蝶啶 | 25 ~ 100 | 1 ~ 2 |
| 醛固酮拮抗剂 | | |
| 　螺内酯 | 20 ~ 60 | 1 ~ 3 |
| 　依普利酮 | 50 ~ 100 | 1 ~ 2 |
| β受体阻断药 | | |
| 　比索洛尔 | 2.5 ~ 10 | 1 |

续表

| 口服降压药物 | 每天剂量（mg） | 每天分服次数 |
|---|---|---|
| 美托洛尔平片 | 50～100 | 2 |
| 美托洛尔缓释片 | 47.5～190 | 1 |
| 阿替洛尔 | 12.5～50 | 1～2 |
| 普萘洛尔 | 20～90 | 2～3 |
| 倍他洛尔 | 5～20 | 1 |
| α、β 受体阻断药 | | |
| 拉贝洛尔 | 200～600 | 2 |
| 卡维地洛 | 12.5～50 | 2 |
| 阿罗洛尔 | 10～20 | 1～2 |
| 血管紧张素转化酶抑制剂（ACEI） | | |
| 卡托普利 | 25～300 | 2～3 |
| 依那普利 | 2.5～40 | 2 |
| 贝那普利 | 5～40 | 1～2 |
| 赖诺普利 | 2.5～40 | 1 |
| 雷米普利 | 1.25～20 | 1 |
| 福辛普利 | 10～40 | 1 |
| 西拉普利 | 1.25～5 | 1 |
| 培哚普利 | 4～8 | 1 |
| 咪达普利 | 2.5～10 | 1 |

续表

| 口服降压药物 | 每天剂量<br>（mg） | 每天分<br>服次数 |
|---|---|---|
| 血管紧张素受体阻断剂（ARB） | | |
| 氯沙坦 | 25～100 | 1 |
| 缬沙坦 | 80～160 | 1 |
| 厄贝沙坦 | 150～300 | 1 |
| 替米沙坦 | 20～80 | 1 |
| 坎地沙坦 | 4～32 | 1 |
| 奥美沙坦 | 20～40 | 1 |

【推荐处方】

**一、适用于血压＜160/100mmHg或低危高血压的降压初始治疗**

**处方1**　利尿药,吲达帕胺,2.5mg/次,口服,1次/日。

**处方2**　CCB,如氨氯地平,5mg/次,口服,1次/日。

**处方3**　ARB,如缬沙坦,150mg/次,口服,1次/日。

**处方4**　ACEI,如贝那普利,20mg/次,口服,1次/日。

**处方5**　β受体阻断药,如美托洛尔,12.5mg/次,口服,2次/日。

**二、适用于重症高血压的紧急救治**

**处方1**　乌拉地尔注射液,10～50mg,缓慢静脉注射,立即。

**处方2**　5%葡萄糖注射液250ml＋硝普钠注射液50mg,静脉滴注,立即。

**三、适用于单药治疗不达标或血压≥160/100mmHg或高于目标血压20/10mmHg的高危患者的联合治疗方案**

（一）二联治疗方案

**处方1**　（1）ACEI/ARB,如福辛普利,20mg/次,口服,

1次/日。

（2）CCB，如非洛地平缓释片，5mg/次，口服，1次/日。

**处方2**　（1）ACEI/ARB，如厄贝沙坦，150mg/次，口服，1次/日。

（2）利尿药，如吲达帕胺，2.5mg/次，口服，1次/日。

**处方3**　（1）CCB，如氨氯地平，5mg/次，口服，1次/日。

（2）利尿药，如吲达帕胺，2.5mg/次，口服，1次/日。

**处方4**　（1）ACEI/ARB，如福辛普利，20mg/次，口服，1次/日。

（2）β受体阻断药，如比索洛尔，5mg/次，口服，1次/日。

**处方5**　复方降压药物，如氯沙坦钾（含50mg）/氢氯噻嗪（含12.5mg）复方，1片/次，口服，1次/日。

（二）在二联基础上，如控制不理想则可采用三联治疗

**处方1**　（1）CCB，如氨氯地平，5mg/次，口服，1次/日。

（2）利尿药，如吲达帕胺，2.5mg/次，口服，1次/日。

（3）ACEI/ARB，如厄贝沙坦，150mg/次，口服，1次/日。

**处方2**　（1）CCB，如非洛地平缓释片，5mg/次，口服，1次/日。

（2）ACEI/ARB，如福辛普利，20mg/次，口服，1次/日。

（3）β受体阻断药，如比索洛尔，5mg/次，口服，1次/日。

**处方3**　（1）CCB，如硝苯地平控释片，60mg/次，口服，1次/日。

（2）利尿药，如吲达帕胺，2.5mg/次，口服，1次/日。

（3）α受体阻断药，如可乐定，0.4mg/次，口服，2次/日。

**四、特殊人群的降压治疗**

（一）适用于高血压合并左心室肥厚

**处方1**　（1）CCB，如非洛地平缓释片，5mg/次，口服，1

次/日。

（2）ACEI/ARB,如福辛普利,20mg/次,口服,1次/日。

**处方 2**　（1）CCB,如非洛地平缓释片,5mg/次,口服,1次/日。

（2）ACEI/ARB,如福辛普利,20mg/次,口服,1次/日。

（3）β受体阻断药,如比索洛尔,5mg/次,口服,1次/日。

**处方 3**　（1）CCB,如氨氯地平,5mg/次,口服,1次/日。

（2）利尿药,如吲达帕胺,2.5mg/次,口服,1次/日。

（3）ACEI/ARB,如厄贝沙坦,150mg/次,口服,1次/日。

（二）适用于高血压合并稳定型冠心病

**处方 1**　（1）CCB,如非洛地平缓释片,5mg/次,口服,1次/日。

（2）ACEI/ARB,如福辛普利,20mg/次,口服,1次/日。

（3）β受体阻断药,如比索洛尔,5mg/次,口服,1次/日。

**处方 2**　（1）CCB,如氨氯地平,5mg/次,口服,1次/日。

（2）ACEI/ARB,如厄贝沙坦,150mg/次,口服,1次/日。

（三）适用于高血压合并心肌梗死后

**处方 1**　（1）CCB,如非洛地平缓释片,5mg/次,口服,1次/日。

（2）ACEI/ARB,如福辛普利,20mg/次,口服,1次/日。

（3）螺内酯,20mg/次,口服,3次/日。

**处方 2**　（1）ACEI/ARB,如厄贝沙坦,150mg/次,口服,1次/日。

（2）螺内酯,20mg/次,口服,3次/日。

（四）适用于高血压合并心力衰竭

**处方**　（1）ACEI/ARB,如培哚普利,4mg/次,口服,1次/日。

（2）利尿药,如氢氯噻嗪,12.5mg/次,口服,1次/日。

（3）β受体阻断药，如美托洛尔，12.5mg/次，口服，2次/日。

（五）适用于高血压合并颈动脉内中膜增厚

**处方1**　CCB，如非洛地平缓释片，5mg/次，口服，1次/日。

**处方2**　（1）CCB，如氨氯地平，5mg/次，口服，1次/日。

（2）ACEI/ARB，如培哚普利，4mg/次，口服，1次/日。

（六）适用于高血压合并蛋白尿/微量白蛋白尿

**处方1**　ARB，如厄贝沙坦，150mg/次，口服，1次/日。

**处方2**　ACEI，如培哚普利，4mg/次，口服，1次/日。

（七）适用于高血压合并肾功能不全

**处方1**　（1）ACEI/ARB，如厄贝沙坦，150mg/次，口服，1次/日。

（2）袢利尿药，如呋塞米，40mg/次，口服，2次/日。

**处方2**　（1）CCB，如硝苯地平控释片，60mg/次，口服，1次/日。

（2）ACEI/ARB，如福辛普利，20mg/次，口服，1次/日。

（3）袢利尿药，如呋塞米，40mg/次，口服，2次/日。

（八）适用于老年高血压患者

**处方1**　（1）CCB，如非洛地平缓释片，5mg/次，口服，1次/日。

（2）ACEI/ARB，如培哚普利，4mg/次，口服，1次/日。

**处方2**　复方降压药物，如氯沙坦钾（含50mg）/氢氯噻嗪（含12.5mg）复方，1片/次，口服，1次/日。

（九）适用于高血压伴糖尿病患者

**处方1**　（1）CCB，如非洛地平缓释片，5mg/次，口服，1次/日。

（2）ACEI/ARB，如缬沙坦，80mg/次，口服，1次/日。

**处方2**　（1）ACEI/ARB，如厄贝沙坦，150mg/次，口服，1次/日。

（2）利尿药，如氢氯噻嗪，12.5mg/次，口服，1次/日。

（十）适用于高血压伴血脂异常

**处方 1**　ACEI，如培哚普利，4mg/次，口服，1 次/日。

**处方 2**　ARB，如缬沙坦，80mg/次，口服，1 次/日。

**处方 3**　（1）CCB，如非洛地平缓释片，5mg/次，口服，1 次/日。

（2）ACEI/ARB，如缬沙坦，80mg/次，口服，1 次/日。

## 【注意事项】

1. 高血压的降压目标不尽相同　首先一般高血压患者降压治疗的血压目标为＜140/90mmHg；老年人的血压目标为＜150/90mmHg；慢性肾病的血压目标为＜130/80mmHg，终末期肾病为＜140/90mmHg；稳定型冠心病的血压目标为＜130/80mmHg，但冠状动脉严重狭窄者适当放宽；糖尿病的血压目标为＜130/80mmHg。有关高血压治疗的血压低限值尚未确定，但严重冠病变或高龄患者舒张压低于 60mmHg 者应当谨慎降压。应明确不同的高血压患者其降压治疗的血压目标不同，并且应根据患者的耐受性，逐步降压达标。

2. 高血压降压治疗的基本原则　多年的抗高血压药物治疗研究和应用中归纳出抗高血压药物治疗应遵循 4 个基本原则，即小剂量开始、优先选择长效制剂、联合应用及个体化。

3. 关于 β 受体阻断药的争议　美国成人高血压指南（JNC8）以及英国高血压指南均未推荐 β 受体阻断药用于高血压患者的初始治疗。但 Marphy 等研究证实美托洛尔治疗高血压患者可降低病死率，减少猝死。β 受体阻断药适用于伴快速性心律失常、冠心病、慢性心力衰竭、交感神经活性增高以及高动力状态的高血压患者。我国高血压防治指南仍将 β 受体阻断药列为一线用药。

# 第四节　冠状动脉粥样硬化性心脏病

## 【疾病概要】

冠状动脉粥样硬化性心脏病是指冠状动脉粥样硬化使管腔狭窄或阻塞,导致心肌缺血、缺氧而引起的心脏病,简称冠心病。冠心病是严重威胁人类健康的疾病,据 WHO 统计,冠心病是常见的死亡原因,位居首位。根据临床类型,冠心病可分为慢性心肌缺血综合征和急性冠脉综合征两大类。前者包括隐匿型冠心病、稳定型心绞痛和缺血性心肌病;后者主要包括不稳定型心绞痛和急性心肌梗死(ST 段抬高型心肌梗死和非 ST 段抬高型心肌梗死)。稳定型心绞痛的典型临床表现为在体力劳动或情绪激动时诱发的胸前区压迫性疼痛,可波及心前区,放射至左肩、左臂内侧等处,疼痛一般在 3 ~ 5 分钟内逐渐消失。不稳定型心绞痛与非 ST 段抬高型心肌梗死胸部不适的部位及性质与典型的稳定型心绞痛相似,但通常程度更重,持续时间更长。ST 段抬高型心肌梗死则表现为胸痛程度更重、持续时间更长、休息和服用硝酸甘油多不能缓解,其他临床表现与梗死的面积、部位以及冠状动脉侧支血管情况密切相关。

## 【治疗原则】

稳定型心绞痛的治疗目的为减少缺血发作和缓解症状,预防急性急性心肌梗死和猝死。药物治疗包括抗心肌缺血、抗血小板、稳定斑块等。不稳定型心绞痛与非 ST 段抬高型心肌梗死的治疗目标是稳定斑块、治疗残余心肌缺血并进行长期的二级预防,治疗上应给予积极的抗栓治疗。ST 段抬高型心肌梗死除一般治疗外,应尽快给予再灌注治疗以保护和维持心脏功能,挽救濒死心肌,尽可能保持有功能的心肌。

**【推荐处方】**

**一、适用于稳定型心绞痛**

（一）抗心绞痛和抗缺血治疗

**处方1**　硝酸甘油,10mg/次,立即含服(发作时)。

**处方2**　单硝酸异山梨酯,40mg/次,口服,1 次/日。

**处方3**　美托洛尔,25mg/次,口服,2 次/日。

**处方4**　比索洛尔,5mg/次,口服,1 次/日。

**处方5**　硝苯地平控释片,30mg/次,口服,1 次/日。

**处方6**　非洛地平缓释片,5mg/次,口服,1 次/日。

**处方7**　地尔硫䓬,30mg/次,口服,3 次/日(适用于变异型心绞痛,注意不与 β 受体阻断药联用)。

**处方8**　曲美他嗪,20mg/次,口服,3 次/日。

（二）预防心肌梗死和死亡

**处方1**　阿司匹林,100mg/次,口服,1 次/日。

**处方2**　氯吡格雷,75mg/次,口服,1 次/日。

**处方3**　阿托伐他汀,40mg/次,夜间口服,1 次/日。

**处方4**　辛伐他汀,40mg/次,夜间口服,1 次/日。

**处方5**　培哚普利,4mg/次,口服,1 次/日。

**处方6**　依那普利,10mg/次,口服,2 次/日。

（三）中医中药治疗

**处方**　通心络,2~4 粒/次,口服,3 次/日。

**二、适用于不稳定型心绞痛与非 ST 段抬高型心肌梗死抗栓治疗**

（一）抗栓治疗

1. 抗血小板治疗

**处方1**　(1)阿司匹林,300mg/次,顿服。

(2)接阿司匹林,100mg/次,口服,1 次/日。

**处方2**　(1)氯吡格雷,300mg/次,顿服。

(2)接氯吡格雷,75mg/次,口服,1 次/日。

**处方3**　替罗非注射液,100ml,静脉滴注[起始 30 分钟滴注速率为 0.4μg/(kg·min);起始输注量完成后,继续以 0.1μg/(kg·min)的速率维持滴注,适用于高危患者或拟行 PCI 的患者]。

2. 抗凝治疗

**处方 1** （1）0.9% 氯化钠注射液 100ml + 肝素钠 5000U,静脉滴注(溶栓前快速静脉滴注)。

（2）接 0.9% 氯化钠注射液 250ml + 肝素钠 1 万 U,静脉滴注(持续 24 小时)。

**处方 2** 依诺肝素注射液,40mg/次,皮下注射,每 12 小时 1 次。

**处方 3** 那曲肝素注射液,0.4ml/次,皮下注射,每 12 小时 1 次。

**处方 4** 磺达肝癸钠注射液,2.5mg/次,皮下注射,每 12 小时 1 次。

（二）抗心肌缺血治疗

**处方 1** 5% 葡萄糖注射液 250ml + 硝酸甘油 10mg,静脉滴注。

**处方 2** 5% 葡萄糖注射液 250ml + 硝酸异山梨酯 20mg,静脉滴注(1 ～ 5mg/min)。

**处方 3** 比索洛尔,2.5mg/次,口服,1 次/日。

**处方 4** 美托洛尔缓释片,47.5mg/次,口服,1 次/日。

**处方 5** 盐酸吗啡注射液,5mg,肌内注射,立即(必要时 1 小时后可重复 1 次)。

（三）其他药物治疗

**处方 1** 阿托伐他汀,40mg/次,夜间口服,1 次/日。

**处方 2** 辛伐他汀,40mg/次,夜间口服,1 次/日。

**处方 3** 依那普利,10mg/次,口服,1 次/日。

**处方 4** 贝那普利,10mg/次,口服,1 次/日。

**三、适用于 ST 段抬高型心肌梗死溶栓治疗**

**处方 1** 0.9% 氯化钠注射液 100ml + 尿激酶 150 万 U,静脉滴注(30 分钟内滴注完毕)。

**处方 2** （1）r-tPA 注射液,15mg,静脉注射,立即。

（2）接 r-tPA 注射液,50mg,静脉滴注,30 分钟内。

（3）接 r-tPA 注射液，35mg，静脉滴注，60 分钟内。

**【注意事项】**

1. 冠心病患者应坚持长期综合治疗，积极控制高血压、糖尿病、高脂血症等相关危险因素以改善预后。

2. 血运重建是冠心病的重要治疗手段，可改善患者的症状及预后，有条件的医院应积极开展。

3. 急性冠脉综合征患者如出现心力衰竭、心律失常等并发症应积极治疗，具体药物可参照其他章节。

4. 急性冠脉综合征患者使用 β 受体阻断药有助于降低疾病的病死率，但需注意药物禁忌证。CCB 类药物也可以减轻胸痛症状，但目前证据显示在不稳定型心绞痛患者中 CCB 不能预防急性心肌梗死或降低病死率。目前仅推荐不能耐受 β 受体阻断药的患者中给予二氢吡啶类 CCB。

# 第五节　心脏瓣膜病

## 一、风 湿 热

**【疾病概要】**

急性风湿热是由于 A 组乙型溶血性链球菌感染所致，其病因可能是继发于链球菌感染后的异常免疫反应。表现为全身性结缔组织的非化脓性炎症，主要侵犯心脏和关节，其他器官如脑、皮肤、浆膜等也可受累。起病前 2～6 周通常有咽喉炎或扁桃体炎等上呼吸道感染症状，可表现为心肌炎、心内膜炎，或全心炎，及关节炎、皮下结节、环形红斑等其他临床表现。

**【治疗原则】**

治疗目标为清除链球菌感染，去除诱发风湿热的病因；控制临床症状，缓解心脏炎等症状；处理各种并发症，提高生活质量，延长寿命。

## 【推荐处方】

（一）控制链球菌感染

**处方1**　青霉素钠,60万U/次,肌内注射,2次/日,疗程为2～3周。

**处方2**　红霉素,0.375g/次,口服,3次/日,疗程为2～3周。

（二）抗风湿治疗

1. 适用于单纯关节受累者

**处方**　阿司匹林,1g/次,口服,3次/日,2周后逐渐减量,疗程为4～8周。

2. 适用于心脏炎患者

**处方1**　泼尼松,30mg/次,口服,1次/日,2周后逐渐减量,疗程为8～12周。

**处方2**　阿司匹林,1g/次,口服,3次/日,停用泼尼松2周前加用,口服2周后逐渐减量,疗程为4～8周。

## 【注意事项】

1. 儿童用药需按照体重调整剂量。

2. 控制链球菌感染首选青霉素类,如有过敏可使用红霉素、罗红霉素、林可霉素、头孢菌素类或喹诺酮类抗生素。

# 二、风湿性心脏病

## 【疾病概要】

风湿性心脏病是由急性或慢性结缔组织炎症而引起的并以瓣膜损害为主的心脏病。主要损害包括心脏瓣膜发炎、钙化或纤维化,故而导致心脏瓣膜狭窄和(或)关闭不全,最终可伴发心律失常、心力衰竭、血栓栓塞以及肺部感染等并发症。

## 【治疗原则】

1. 有风湿活动者应给予抗风湿治疗,预防风湿热复发。

2. 积极处理并发症,治疗方案可参照其他相关章节。

3. 有指征的患者可选择介入和手术治疗。

# 第六节　感染性心内膜炎

## 【疾病概要】

感染性心内膜炎是由病原微生物循血行途径引起的心内膜、心瓣膜或邻近大动脉内膜的感染并伴赘生物的形成。患者通常有基础心血管病变,主动脉瓣和二尖瓣受累患者较为常见。临床表现包括发热等全身性感染、非特异性心脏受累表现、瘀点或瘀斑等血管损伤以及 Osler 结节等免疫反应。目前感染性心内膜炎的诊断主要根据 Duke 标准并结合我国患者的特点而制定,其中血培养两次阳性,超声心动图监测发现赘生物、脓肿形成是重要的主要指标。

## 【治疗原则】

1. 选用杀菌类抗生素,早期、足量、长程静脉给药,疗程为 4~6 周以上。

2. 血培养结果报告之前可选用青霉素类抗生素,之后可根据血培养结果进行调整。

3. 加强支持、对症治疗,注意水、电解质平衡。

4. 并发急性主动脉瓣或二尖瓣关闭不全,导致严重的血流动力学障碍而内科治疗无效者,可考虑外科做瓣膜置换术。

## 【推荐处方】

**一、适用于对青霉素敏感的草绿色链球菌感染性心内膜炎患者**

**处方 1**　0.9% 氯化钠注射液 250ml + 青霉素钠 400

万 U,静脉滴注,每 4 小时 1 次,疗程为 4 ~ 6 周。

**处方2**　0.9% 氯化钠注射液 250ml + 头孢曲松钠 1g,静脉滴注,2 次/日,疗程为 4 ~ 6 周。

**二、适用于葡萄球菌感染性心内膜炎患者**

**处方1**　0.9% 氯化钠注射液 250ml + 苯唑西林 2g,静脉滴注,每 4 小时 1 次,疗程为 4 ~ 6 周。

**处方2**　庆大霉素 8 万 U,肌内注射,2 次/日,疗程为 3 ~ 5 天。

**三、适用于革兰阴性菌感染性心内膜炎患者**

**处方1**　0.9% 氯化钠注射液 250ml + 头孢曲松钠 1g,静脉滴注,2 次/日,疗程为 4 ~ 6 周。

**处方2**　0.9% 氯化钠注射液 250ml + 头孢他啶 2g,静脉滴注,2 次/日,疗程为 4 ~ 6 周。

**四、适用于真菌感染性心内膜炎患者**

**处方1**　氟康唑,400mg,静脉滴注,1 次/日,通常用药 7 ~ 10 天后行外科手术治疗,术后继续用药 6 ~ 8 周,可根据病情减量至 200mg/d。

**处方2**　两性霉素 B,初始剂量为 0.1 ~ 0.2mg/(kg·d),静脉滴注,1 次/日,以后逐渐增加剂量至 1mg/(kg·d)。

【注意事项】

1. 此病一旦确诊应及时选用敏感的抗生素治疗,抗感染治疗越早越好,要做到剂量足、疗程长,必要时联合用药,谨防出现耐药菌株。

2. 若患者内科治疗效果不佳或已产生瓣膜严重并发症,需及早进行心外科治疗。

3. 药物治疗过程中需定期检测肝、肾功能,及时发现潜在的药物不良反应。

4. 感染性心内膜炎多发生于既往器质性心脏病患者,有手术指征者需进行进一步治疗。

# 第七节　心肌疾病

## 一、原发性心肌病

### 【疾病概要】

心肌疾病是指除高血压心脏病、冠状动脉粥样硬化性心脏病、心脏瓣膜病、先天性心血管疾病等以外的以心肌病变为主要表现的一组疾病,主要包括扩张型心肌病、肥厚型心肌病、限制型心肌病。扩张型心肌病主要表现为左心室、右心室或双侧心室腔扩大和心脏收缩功能障碍;肥厚型心肌病是以左心室和(或)右心室肥厚、心室腔变小、左心室充盈受阻和舒张期顺应性下降为主要特征;限制型心肌病以单侧或双侧心室充盈受限和舒张期容量减少为特征。

### 【治疗原则】

缺乏特异性治疗方法,以对症治疗为主。长期目标为改善心功能,缓解症状,提高长期生存率。肥厚型心肌病患者应减轻左心室流出道梗阻,预防猝死。

### 【推荐处方】

(一) 适用于扩张型心肌病的治疗

**处方 1**　美托洛尔,12.5mg/次,口服,2 次/日。

**处方 2**　贝那普利,10mg/次,口服,1 次/日。

**处方 3**　阿司匹林,100mg/次,口服,1 次/日。

**处方 4**　维生素 C,200mg/次,口服,3 次/日。

**处方 5**　辅酶 $Q_{10}$,10mg/次,口服,3 次/日。

**处方 6**　地高辛,0.25mg/次,口服(必要时),1 次/日。

**处方 7**　氢氯噻嗪,25mg/次,口服(必要时),1 次/日。

(二) 适用于肥厚型心肌病的治疗

**处方 1**　美托洛尔,12.5mg/次,口服,2 次/日。

**处方 2** 维拉帕米,40mg/次,口服,3 次/日。

（三）适用于限制型心肌病的治疗

**处方 1** 地高辛,0.25mg/次,口服,1 次/日。

**处方 2** 氢氯噻嗪,25mg/次,口服,1 次/日。

**处方 3** 华法林钠,2.5mg/次,口服,1 次/日,调整 INR 至 2~3(适用于有血栓栓塞风险的患者)。

## 【注意事项】

1. 扩张型心肌病患者早期阶段应采用 β 受体阻断药和 ACEI,减少心肌损害并延缓疾病发展。中、晚期可有体液潴留、心力衰竭等症状,可按照心力衰竭进行治疗,必要时可行 CRT 治疗。

2. 流出道梗阻的肥厚型心肌病患者应避免使用增强心肌收缩力和减少心脏容量负荷的药物(如洋地黄、硝酸酯制剂和利尿药),以免加重左心室流出道梗阻。有手术指征的患者可考虑性室间隔部分心肌切除术和室间隔心肌剥离扩大术等。

3. 限制型心肌病心力衰竭患者对常规治疗反应欠佳者可考虑心内膜剥脱术以及心脏移植治疗。

# 二、病毒性心肌炎

## 【疾病概要】

病毒性心肌炎是指由柯萨奇病毒、埃可病毒等嗜心肌病毒感染引起的以心肌非特异性间质性炎症为主要病变的心肌炎,是感染性心肌炎最常见的类型。50% 患者在发病前可有上呼吸道或消化道病毒感染的前驱症状,之后可出现轻度心前区、心悸等表现。严重病例可累及心脏起搏细胞核激动传导系统,出现心动过速、奔马律甚至心源性休克。

## 【治疗原则】

包括卧床休息,避免体力活动等一般治疗、抗病毒、心肌保护治疗、免疫抑制剂以及对症支持治疗。

**【推荐处方】**

（一）抗病毒治疗

**处方 1**    5% 葡萄糖注射液 250ml + 黄芪注射液 20g，静脉滴注，1 次/日。

**处方 2**    干扰素，100 万～300 万 U/次，肌内注射，1 次/日。

（二）心肌保护治疗

**处方 1**    维生素 C，200mg/次，口服，3 次/日。

**处方 2**    辅酶 $Q_{10}$，10mg/次，口服，3 次/日。

（三）免疫抑制治疗

**处方**    5% 葡萄糖注射液 100ml + 地塞米松 10mg，静脉滴注，1 次/日。

**【注意事项】**

1. 本病可采取抗病毒治疗，但疗效不确切。

2. 一般情况下不宜使用糖皮质激素治疗，但若病情十分危重、全身中毒症状明显、产生心力衰竭或出现缓慢性心律失常时也可考虑给予地塞米松治疗。

# 第八节    心包疾病

**【疾病概要】**

指发生在心包腔、壁两层组织的急性病症，它既可能是一种局限在心包本身的疾病，又可以是全身性疾病的局部损坏。心包疾病可分为急性心包炎、慢性心包积液、粘连性心包炎、亚急性渗出性缩窄性心包炎和慢性缩窄性心包炎等，它们可视为同一疾病的不同阶段。常见病因包括：①感染性：病毒、细菌以及真菌感染；②肿瘤性；③免疫/炎症性：结缔组织疾病等；④特发性等。急性心包炎可表现为胸痛、呼吸困难以及发热、畏寒等全身非特异性症状。急性期也可不出现胸痛，尤其是在心肌梗死、心脏创伤和尿毒症伴发的早期心包炎。

## 【治疗原则】

包括原发病的病因治疗和解除心脏压塞的对症治疗。

## 【推荐处方】

**一、适用于一般非特异性心包炎的治疗**

**处方 1**　阿司匹林，100mg/次，口服，1 次/日。

**处方 2**　吲哚美辛，25mg/次，口服，3 次/日。

**二、适用于急性心包炎积液较多**(除外结核性以及化脓性心包炎)**患者的治疗**

**处方**　泼尼松，30mg/次，口服，1 次/日，3～4 周后逐渐停药。

**三、适用于结核性心包炎患者的治疗**

**处方 1**　异烟肼，300mg/次，口服，1 次/日。

**处方 2**　利福平，450mg/次，口服，1 次/日。

**处方 3**　吡嗪酰胺，1g/次，口服，1 次/日。

## 【注意事项】

1. 对于心包炎仅为全身疾病的局部表现者，除支持对症处理外，需针对原发病进行治疗。

2. 急性非特异性心包炎及时给予非甾体抗炎药通常可以自行缓解，若疾病未能控制发生大量心包积液导致心包压塞时应立即实施有效的心包穿刺放液和减压。

3. 结核性心包炎患者可在心包穿刺排液后紧接着注入地塞米松 5～10mg，以及时消除心包局部炎症和渗出。

4. 除非有特殊指征如结缔组织疾病、自身免疫性疾病等，不应使用糖皮质激素，特别需除外结核性心包炎和化脓性心包炎。

# 第九节  血管疾病

## 一、主动脉夹层

### 【疾病概要】

是由于血液通过动脉内膜破口进入主动脉壁中形成夹层血肿并延伸剥离而引起的严重心血管急症。病因包括高血压、结缔组织疾病、动脉粥样硬化等。可表现为突发性剧烈胸痛、晕厥、休克等严重的临床表现。

### 【治疗原则】

严密监测患者体征,给予止痛、降压等处理,有手术指征者及时行外科手术或介入治疗。

### 【推荐处方】

**处方 1**  美托洛尔注射液,5mg,缓慢静脉注射。

**处方 2**  5% 葡萄糖注射液 250ml + 硝普钠 40mg,静脉滴注 $[0.25 \sim 10 \mu g/(kg \cdot min)]$。

### 【注意事项】

收缩压控制目标为 110 ~ 120mmHg,心率宜 < 60 次/分。

## 二、多发性大动脉炎

### 【疾病概要】

是一种主要累及主动脉及其主要分支血管的特发性大血管炎。临床表现主要包括非特异性炎性症状和血管狭窄或闭塞后导致的组织器官缺血两组症状。多见于青壮年女性。

## 【治疗原则】

在疾病早期应根据炎性指标,选用抗炎作用强、耐受性好的药物,长期使用。已经出现血管闭塞者可考虑血管成形术。

## 【推荐处方】

（一）抗感染治疗

**处方1**　泼尼松,0.5~1mg/kg,口服,1次/日,至患者全身炎症反应基本缓解后逐渐剂量而以5~10mg/d维持1~2年以上。

**处方2**　环磷酰胺,100mg,口服,1次/日,根据病情逐渐减量。

（二）抗血栓治疗

**处方1**　阿司匹林,100mg,口服,1次/日。

**处方2**　氯吡格雷,75mg/次,口服,1次/日。

（三）降压治疗

**处方**　硝苯地平,30mg,1次/日,口服（合并高血压时）。

## 【注意事项】

多发性大动脉炎属于风湿性疾病,在炎症早期应积极给予抗感染治疗,必要时请风湿科医师会诊。晚期出现高血压时可给予降压治疗。

# 三、周围血管疾病

## 【疾病概要】

主要包括外周动脉疾病以及血栓闭塞性脉管炎两大类。其中外周动脉疾病通常指下肢动脉的动脉硬化性闭塞症,是冠心病的等危症,可表现为典型的间歇性跛行。血栓闭塞性脉管炎是一种累及上、下肢体远端动脉、静脉和神经的节段性血管炎,其病因不明,认为吸烟可能是最重要的危险因素,表现为患肢缺血、疼痛、间歇性跛行以及游走性血栓性浅表静脉压。

## 【治疗原则】

1. 外周动脉疾病　控制动脉粥样硬化的危险因素及对症药物治疗,必要时采取血运重建术。

2. 血栓闭塞性脉管炎　戒烟,避免久居于寒冷潮湿的环境,给予血管扩张剂等药物改善症状,必要时行外科手术治疗。

## 【推荐处方】

**处方 1**　西洛他唑,0.1g/次,口服,2 次/日。
**处方 2**　贝前列素钠,40μg/次,口服,3 次/日。

## 【注意事项】

外周动脉疾病需同时控制动脉粥样硬化的相关危险因素,如吸烟、糖尿病、高血压以及高血脂。疼痛剧烈者可给予阿片类止痛药。

# 四、血栓性静脉炎

## 【疾病概要】

指静脉血管腔内急性非化脓性炎症伴血栓形成,主要累及下肢浅静脉和深静脉。病因及危险因素包括长期制动、手术、创伤、肿瘤、妊娠等。临床表现分为血栓性浅表静脉炎以及深静脉血栓形成。前者表现为患肢局部疼痛、肿胀,可扪及有压痛的条索状物,周围皮温升高;后者的表现取决于受累静脉的部位、阻塞的程度以及范围,可表现为局部沉重感、疼痛、肿胀,甚至大块肺栓塞。

## 【治疗原则】

1. 血栓性浅表静脉炎　一般采取保守支持治疗,给予止痛及防止血栓发展的药物。

2. 深静脉血栓　除一般治疗外应采取积极的抗凝治疗,以抑制血栓蔓延并降低肺栓塞的发生率和病死率。

**【推荐处方】**

(一)适用于血栓性浅表静脉炎

**处方 1**　吲哚美辛,25mg/次、口服,3 次/日。

**处方 2**　华法林钠,2.5mg/次,口服,1 次/日,调整 INR 至 2~3(适用于合并血栓者)。

(二)适用于深静脉血栓

**处方 1**　磺达肝癸钠注射液 2.5mg,皮下注射,每 12 小时 1 次,疗程为 3~5 天。

**处方 2**　华法林钠,2.5mg/次,口服,1 次/日,调整 INR 至 2~3。

**【注意事项】**

深静脉血栓患者一般不主张全身溶栓治疗,应给予积极的抗凝治疗,应尽早开始,疗程至少为 3 个月,高危患者需延长至 6~12 个月。

# 第四章

# 消化系统疾病

## 第一节　胃食管反流病

**【疾病概要】**

胃食管反流病(gastroesophageal reflux disease,GERD)是指胃十二指肠内容物反流入食管引起食管黏膜炎性病变,可引起反流性食管炎(reflux esophagitis,RE),以及咽喉、气道等食管邻近的组织损害。患者的典型症状为餐后的胃灼烧、反酸,伴或不伴胃内容物反流至口腔。反流物刺激咽部黏膜可引起咽喉炎,出现声嘶、咽部不适或异物感,吸入呼吸道可发生咳嗽、哮喘。严重者可并发上消化道出血、食管性溃疡、瘢痕狭窄,甚至发生食管癌。症状不典型者行电子胃镜检查和活检对患者的诊断意义较大。

**【治疗原则】**

治疗的基本原则是控制症状、降低腹腔压力、改善生活习惯、改变睡眠姿势、避免摄食刺激性食物、抑制胃酸及治疗上消化道的幽门螺杆菌感染,减少复发和预防并发症。GERD患者应避免餐后2小时内就寝,夜间有症状者需抬高床头,轻度无并发症的GERD患者可调整生活方式或用胃黏膜保护剂;中、重度患者可选用质子泵抑制剂(PPI)或$H_2$受体拮抗剂,加用促胃肠动力药。

## 【推荐处方】

### 一、适用于轻型病例的治疗

**处方1** 氢氧化铝凝胶,5~8ml/次,餐前1小时口服,3次/日。

**处方2** 复方氢氧化铝片,2~4片/次,饭前半小时或胃痛发作时嚼碎后服,3次/日。

**处方3** 铝碳酸镁,0.5~1g/次,餐后1~2小时嚼服,3~4次/日。

**处方4** 磷酸铝凝胶,1~2袋/次,餐后和晚上睡觉前服用,2~3次/日。

**处方5** 硫糖铝,1g/次,餐前1小时或者睡前服用,3~4次/日。

**处方6** 枸橼酸铋钾,0.3g/次,前3次于三餐前半小时、第4次于晚餐后2小时服用,4次/日;或2片/次,早、晚各服2片,2次/日。

### 二、适用于中、重型病例的治疗

**处方1** 西咪替丁,800mg/次,睡前服1次,疗程为4~6周。

**处方2** 雷尼替丁,150mg/次,早、晚饭时服用,2次/日,疗程为8周。

**处方3** 法莫替丁,20mg/次,口服,2次/日,疗程为4~6周。

**处方4** 尼扎替丁,150mg/次,口服,2次/日,疗程可达12周。

**处方5** (1)质子泵抑制剂,如奥美拉唑,20mg/次,晨起顿服,1次/日,疗程为4~8周。

(2)多潘立酮,10mg/次,餐前15~30分钟服用,3~4次/日。

**处方6** (1)质子泵抑制剂,如兰索拉唑,30mg/次,晨起顿服,1次/日,疗程为4~8周。

(2)甲氧氯普安片,5~10mg/次,餐前30分钟服用,3

次/日。

**处方 7** （1）质子泵抑制剂,如泮托拉唑,40mg/次,晨起顿服,1 次/日,疗程可达 16 周。

（2）莫沙必利,5mg/次,餐前 15 ~ 30 分钟服用,3 次/日。

**处方 8** （1）质子泵抑制剂,如埃索美拉唑,20 ~ 40mg/次,晨起顿服,1 次/日,疗程为 4 ~ 8 周。

（2）伊托必利,50mg/次,餐前 15 ~ 30 分钟服用,3 次/日。

**【注意事项】**

1. 对轻型病例的防治,首先要保持生活规律,讲究饮食卫生,多吃新鲜蔬菜,避免食用过硬或刺激性食物,及注意摄食低脂、低糖、流质食物,不应在睡前 2 ~ 3 小时摄食食物,不吃零食,严禁食用烟酒、浓茶、咖啡、可乐、柑橘类饮料、番茄汁等可以刺激胃酸分泌的饮料。

2. 合理选择抗酸药物、胃黏膜保护药物、促动力药物、$H_2$ 受体拮抗剂、质子泵抑制剂。有些解痉药如阿托品、山莨菪碱、地西泮,有些降压药如苯磺酸氨氯地平、硝苯地平、非洛地平等可以使食管的收缩能力减弱,加重反流症状。

3. 胃食管反流病具有慢性复发倾向,为减少症状复发,防止食管炎反复复发引起的并发症,需考虑给予维持治疗。停药后很快复发且症状持续者,往往需要长程维持治疗;有食管炎并发症如食管溃疡、食管狭窄、Barrett 食管者,肯定需要长程维持治疗。

# 第二节　急性胃炎

**【疾病概要】**

急性胃炎( acute gastritis )是由多种病因引起的急性胃黏膜炎症,病变部位可局限于胃底、胃体和胃窦某一区域,有时候也可以弥漫到整个胃部,导致胃黏膜糜烂性胃出血,长期治疗不当可发展为慢性胃炎等。内镜检查可见胃黏膜充血、水肿、出血、糜烂(可伴有浅表溃疡)等一过性病变。临床上按病因及病理变化的不同,分为急性单纯性胃炎、急性糜烂性胃炎、急性腐蚀性胃炎、急性化脓性胃炎,其中以急性单纯性胃炎最为常见。患者主要表现为上腹部疼痛、食欲下降、恶心、呕吐,部分患者可出现间歇性吐血和黑便等;若为食物中毒引起的急性胃肠炎,可伴腹泻、发热、畏寒、脱水、低血压等症状。

**【治疗原则】**

以预防为主,节制饮酒,勿暴饮暴食,慎用或不用易损伤胃黏膜的药物;急性单纯性胃炎要及时治疗,愈后防止复发,以免转为慢性胃炎,迁延不愈。

**【推荐处方】**

**一、适用于急性单纯性胃炎的抗酸治疗或黏膜保护药**

**处方 1** 硫糖铝,1g/次,餐前 1 小时或者睡前口服 3 ~ 4g/d。

**处方 2** 铝碳酸镁,0.5 ~ 1g/次,餐后 1 ~ 2 小时嚼服,3 ~ 4次/日。

**处方 3** 西咪替丁,0.2 ~ 0.4g/次,餐后及睡前口服,4 次/日。

**处方 4** 替普瑞酮,50mg/次,饭后口服,3 次/日。

**处方 5** 瑞巴派特,0.1g/次,口服,3 次/日。

**处方 6** 吉法酯,100mg/次,口服,3 次/日,疗程为 1 个月。

**处方 7** 伊索拉定,2mg/次,口服,2 次/日。

**二、适用于急性化脓性胃炎,旨在控制感染和保护胃黏膜**

**处方 1** (1)甲硝唑,0.4g/次,口服,2 次/日。

(2)庆大霉素,60 ~ 160mg/次,口服,4 次/日。

（3）硫糖铝，1g/次，餐前 1 小时或者睡前口服 3～4 次/日。

（4）蒙脱石，3g/次，餐前口服 3 次/日。

**处方 2**　（1）甲硝唑，0.4g/次，口服，2 次/日。

（2）小檗碱，0.1～0.3g/次，口服，3 次/日。

（3）硫糖铝，1g/次，餐前 1 小时或者睡前口服 3～4 次/日。

（4）蒙脱石，3g/次，餐前口服，3 次/日。

**处方 3**　（1）甲硝唑，0.4g/次，口服，2 次/日。

（2）呋喃唑酮，0.1g/次，口服，3～4 次/日。

（3）硫糖铝，1g/次，餐前 1 小时或者睡前口服，3～4 次/日。

（4）蒙脱石，3g/次，餐前口服 3 次/日。

**处方 4**　（1）甲硝唑，0.4g/次，口服，2 次/日。

（2）诺氟沙星，300～400mg/次，口服，2 次/日，疗程为 5～7 天。

（3）硫糖铝，1g/次，餐前 1 小时或者睡前口服，3～4 次/日。

（4）蒙脱石，3g/次，餐前口服，3 次/日。

**三、适用于急性肠胃炎合并胃肠绞痛的治疗**

**处方**　（1）阿托品，0.5g/次，肌内注射，立即。

（2）诺氟沙星，300～400mg/次，口服，2 次/日，疗程为 5～7 日。

（3）甲硝唑，0.4g/次，口服，2 次/日。

**四、适用于急性胃肠炎合并脱水、低血压的治疗**

（一）轻度脱水患者

**处方**　口服补液盐Ⅱ 13.95g + 温水 500ml，口服，直至腹泻停止，每日最大量为 3000ml。

（二）中、重度脱水

**处方 1**　（1）5% 葡萄糖氯化钠注射液 500ml + 5% 葡萄糖注射液 500ml + 林格液 500ml，静脉滴注，1 次/日；

（2）阿托品，0.5g/次，肌内注射，立即；

（3）诺氟沙星，300～400mg/次，口服，2 次/日，疗程5～7 天。

**处方 2**　（1）5% 葡萄糖氯化钠注射液 500ml + 5% 葡萄糖注射液 500ml + 林格液 500ml，静脉滴注，1 次/日。

（2）山莨菪碱片，5～10mg/次，口服，3 次/日。

（3）诺氟沙星，300～400mg/次，口服，2 次/日，疗程为5～7 天。

**处方 3**　（1）5% 葡萄糖氯化钠注射液 500ml + 5% 葡萄糖注射液 500ml + 林格液 500ml，静脉滴注，1 次/日。

（2）山莨菪碱注射液，5～10mg/次，肌内或静脉注射，也可经稀释后静脉滴注，1～2 次/日。

（3）诺氟沙星，300～400mg/次，口服，2 次/日，疗程为5～7 天。

**【注意事项】**

1. 急性发作时最好用清流质饮食，如米汤、杏仁茶、清汤、淡茶水、藕粉、薄面汤、去皮红枣汤，应以咸食为主，待病情缓解后，可逐步过渡到少渣半流食，尽量少用产气及含脂肪多的食物，如牛奶、豆奶、蔗糖等。

2. 注意提高支持疗法，加强对应激性溃疡的抢救，及时纠正低血容量和维持水与电解质平衡。

3. 患者消化道症状明显时，应当予以禁食或胃肠减压治疗。

4. 患者一旦患有消化不良症状时，即可选择西沙必利治疗。此药是一种全胃肠道促动力药物，能够刺激胃肠肌间神经丛，从而促进乙酰胆碱生理性释放、促进胃肠蠕动，同时阻止或减轻十二指肠液反流等。

# 第三节　慢性胃炎

**【疾病概要】**

慢性胃炎是指不同病因引起的胃黏膜的弥漫性或局限

性的慢性炎症。本病的发病机制尚不完全清楚,其发病率随年龄的增长而升高,大部分病例的临床症状尚无特异性,比如只表现为反复发作的消化不良、上腹部不适、饱胀、疼痛、烧灼感等,而且并不存在消化道溃疡出现腹痛的规律性。本病还可伴有不同程度的贫血,查体时可见上腹部轻微的压痛。根据病因、临床症状和电子胃镜检查,本病可分为浅表性胃炎、萎缩性胃炎、药物性胃炎、应激性胃炎、腐蚀性胃炎、胆汁回流性胃炎、胃溃疡相关性胃炎、特发性胃炎等。治疗时要劝导患者注意休息和把握自身的生活规律,避免摄入刺激性药物和食品,严禁烟酒等。

【治疗原则】

慢性胃炎属于慢性迁延性疾病,其症状可时轻时重,其病情也受外界环境、精神状态、饮食情况等因素的影响。基于上述特点,就决定了慢性胃炎的治疗需要综合治疗,如消除和避免引起胃炎的有害因素、根除幽门螺杆菌、给予胃黏膜保护药、对症治疗等。

【推荐处方】

**一、适用于合并幽门螺杆菌感染的治疗**

**处方 1**　(1)枸橼酸铋钾,240mg/次,口服,2 次/日。

(2)质子泵抑制剂,如泮托拉唑,40mg/次,餐前口服,2 次/日。

(3)甲硝唑,400mg/次,口服,2 次/日。

(4)四环素,1.0g/次,口服,2 次/日。

**处方 2**　(1)枸橼酸铋钾,240mg/次,口服,2 次/日。

(2)质子泵抑制剂,如泮托拉唑,40mg/次,餐前口服,2 次/日。

(3)呋喃唑酮,100mg/次,口服,2 次/日。

(4)四环素,1.0g/次,口服,2 次/日。

**处方 3**　(1)质子泵抑制剂,如泮托拉唑,40mg/次,餐前口服,2 次/日。

（2）左氧氟沙星，500mg/次，口服，1 次/日。

（3）阿莫西林，1g/次，口服，2 次/日。

**二、适用于胆汁反流性胃炎的治疗**

**处方 1** （1）胃促动力剂，如莫沙必利，5mg/次，餐前30 分钟口服，3 次/日。

（2）$H_2$ 受体拮抗剂，如西咪替丁，800mg/次，睡前口服，1 次/日。

（3）铝碳酸镁咀嚼片，0.5g/次，饭后 1～2 小时口服，3次/日。

**处方 2** （1）促胃动力剂，如莫沙必利，5mg/次，餐前30 分钟口服，3 次/日。

（2）$H_2$ 受体拮抗剂，如西咪替丁，800mg/次，睡前口服，1 次/日。

（3）蒙脱石，3g/次，餐前口服，3 次/日。

**处方 3** （1）促胃动力药，如莫沙必利，5mg/次，餐前30 分钟口服，3 次/日。

（2）$H_2$ 受体拮抗剂，如西咪替丁，800mg/次，睡前口服，1 次/日。

（3）磷酸铝凝胶，1～2 袋/次，餐后和晚上睡前口服，2～3次/日。

**三、适用于慢性胃炎伴有消化不良的治疗**

**处方 1** 莫沙必利，5mg/次，餐前 30 分钟口服，3次/日。

**处方 2** 伊托必利，50mg/次，餐前 30 分钟口服，3次/日。

**处方 3** 西沙必利，5mg/次，餐前 30 分钟口服，3次/日。


**【注意事项】**

1. 一般认为慢性胃窦胃炎常合并幽门螺杆菌感染，治疗中须有效地清除此菌感染，目前常倡导采用"三联"或"四联"的联合疗法。单独使用铋剂治疗的根治率极低，其疗效不足 20%。

2. 有人认为,慢性胃炎是患者的一种终身性疾病,有必要坚持不懈的长期服药治疗,并配合定期随访检查。若一旦发现病情反复或癌前病变,应及时采取有效的手术治疗。质子泵抑制剂口服药的肠溶颗粒或肠溶片服用时应整片吞服,不能嚼碎。PPI 类药物饭前或与食物同时服用会延缓其吸收,建议早晨空腹或饭前半小时服用。

# 第四节　消化性溃疡

## 【疾病概要】

消化性溃疡是胃肠道黏膜在某些情况下被胃酸和胃蛋白酶所消化而发生的局限性损伤,好发在胃和十二指肠,故又称胃溃疡和十二指肠溃疡。几乎所有的溃疡均由幽门螺杆菌(Hp)或使用非甾体抗炎药引起。临床典型的症状有上腹部灼烧样疼痛,可伴唾液分泌增多、反胃、反酸、嗳气、食欲缺乏、恶心、呕吐等其他胃肠道症状。胃溃疡腹痛的部位多在剑突下或偏左,疼痛多在餐后 1 小时内出现,经 1～2 小时后逐渐缓解,即出现进食-疼痛-缓解的规律。十二指肠溃疡腹痛的部位多在剑突下或偏右,常于空腹时疼痛,通常在餐后 3～4 小时或夜间空腹时发作,摄食后可以缓解,即有疼痛-进食-缓解的规律。本病可通过内镜检查予以确诊。本病的主要并发症为急性出血、急性穿孔、幽门梗阻等。

## 【治疗原则】

消化性溃疡的治疗原则有四句话:消除病因,控制症状,促进溃疡愈合、防止复发和避免并发症。

## 【推荐处方】

### 一、消化性溃疡活动期的治疗

**处方 1**　(1)质子泵抑制剂,如泮托拉唑,40mg/次,餐前口服,1~2 次/日。

（2）胃黏膜保护剂,如硫糖铝,1g/次,3 次/日。

**处方 2** （1）$H_2$ 受体拮抗剂,如法莫替丁,20mg/次,早、晚饭时口服,2 次/日。

（2）胃黏膜保护剂,如硫糖铝,1g/次,口服,3 次/日。

**二、消化性溃疡腹痛明显者的治疗,选用 PPI 和 $H_2$ 受体拮抗剂加用抗酸药**

**处方 1** （1）质子泵抑制剂,如泮托拉唑,40mg/次,餐前口服,1~2 次/日。

（2）抗酸药,如铝碳酸镁,1g/次,餐后 1~2 小时、睡前或胃部不适时口服,3 次/日。

**处方 2** （1）$H_2$ 受体拮抗剂,如法莫替丁,20mg/次,早、晚饭时口服,2 次/日。

（2）抗酸药,如铝碳酸镁,1g/次,餐后 1~2 小时、睡前或胃部不适时口服,3 次/日。

**三、消化性溃疡伴反酸、腹胀症状者的治疗,选用 PPI 和 $H_2$ 受体拮抗剂加用促胃动力药**

**处方 1** （1）质子泵抑制剂,如泮托拉唑,40mg/次,餐前口服,1~2 次/日。

（2）促胃动力药,如莫沙必利,5mg/次,餐前 30 分钟口服,3 次/日。

**处方 2** （1）$H_2$ 受体拮抗剂,如法莫替丁,20mg/次,早、晚饭时口服,2 次/日。

（2）促胃动力药,如莫沙必利,5mg/次,餐前 30 分钟口服,3 次/日。

**四、适用于合并幽门螺杆菌感染的治疗**

**处方 1** （1）质子泵抑制剂,如泮托拉唑,40mg/次,餐前口服,1~2 次/日。

（2）阿莫西林,1.0g/次,口服,2 次/日。

（3）克拉霉素,250mg/次,口服,2 次/日。

**处方 2** （1）质子泵抑制剂,如泮托拉唑,40mg/次,餐前口服,1~2 次/日。

（2）甲硝唑，400mg/次，口服，2 次/日。

（3）克拉霉素，250mg/次，口服，2 次/日。

**处方 3**　（1）质子泵抑制剂，如泮托拉唑，40mg/次，餐前口服，1～2 次/日。

（2）左氧氟沙星，500mg/次，口服，1 次/日。

（3）克拉霉素，250mg/次，口服，2 次/日。

**处方 4**　（1）枸橼酸铋钾，240mg/次，口服，2 次/日。

（2）质子泵抑制剂，如泮托拉唑，40mg/次，餐前口服，1～2 次/日。

（3）甲硝唑，400mg/次，口服，2 次/日；呋喃唑酮，100mg/次，口服，2 次/日。

（4）四环素，1.0g/次，口服，2 次/日。

**处方 5**　（1）枸橼酸铋钾，240mg/次，口服，2 次/日。

（2）质子泵抑制剂，如泮托拉唑，40mg/次，餐前口服，1～2 次/日。

（3）呋喃唑酮，100mg/次，口服，2 次/日。

（4）四环素，1.0g/次，口服，2 次/日。

**【注意事项】**

1. PPI 治疗十二指肠溃疡的疗程一般为 2～4 周，胃溃疡的疗程为 4～8 周；$H_2$ 受体拮抗剂治疗十二指肠溃疡的疗程一般为 4～6 周，胃溃疡的疗程为 6～8 周。

2. 对消化性溃疡患者的饮食要求　①细嚼慢咽，咀嚼可增加唾液分泌，后者能稀释和中和胃酸；②规律进食，维持正常的消化活动节律；③急性活动期以少吃多餐为宜，每天进餐 4～5 次即可，症状得到控制后，应鼓励较快恢复到一日三餐；④餐间避免零食，睡前不宜进食；⑤饮食不过饱，以防止胃窦部的过度扩张而增加促胃液素的分泌。

3. 避免应用致溃疡药物，包括：①水杨酸盐及非类固醇抗炎药（NSAIDs）；②糖皮质皮质激素如泼尼松等。如果因风湿病或类风湿病必须应用上述药物，应当尽量采用肠溶剂型或小剂量间断应用,同时进行充分的抗酸治疗和加强黏膜保护剂。

# 第五节　慢性肝硬化

## 【疾病概要】

此病是一种或多种病因长期反复作用致患者最终发生弥漫性肝脏损害,在我国大多数为肝炎后肝硬化,少部分为酒精性肝硬化和血吸虫性肝硬化。病理组织学上有广泛的肝细胞坏死、残存肝细胞结节性再生、结缔组织增生与纤维隔形成,导致肝小叶结构破坏和假小叶形成,肝脏逐渐变形、变硬而发展为肝硬化。后期则以肝功能损害和门脉高压为主要表现,并有多系统受累,晚期常出现上消化道出血、肝性脑病、继发性感染、脾功能亢进、腹水、癌变等并发症。本病的关键在于尽早作出诊断、遏制病因、缓解病情、延长疾病代偿时间。对已经发生代偿的患者,需进一步加强对症处理、改善肝功能和治疗严重并发症。此病的一般药物治疗主要是提供肝病的辅助药物治疗,即俗称的保肝性措施。然而,在健康人中并不缺乏此类辅助性药物,因而当做一种补充药品时绝对不可以乱用,否则会适得其反,加速肝硬化进程。此外,本病还应限钠限水,一并提供某些多锌食品和高能量、高营养的膳食。

## 【治疗原则】

1. 药物治疗　根据病情的需要主要补充多种维生素,常用者为维生素 B 族和维生素 C 等。

2. 病因治疗　根据早期肝硬化的特殊病因给予治疗。

3. 饮食治疗　饮食应给易消化、无刺激性的软质饮食,以高热量、高蛋白质、维生素丰富的食品为宜。

## 【推荐处方】

### 一、适应于保护肝细胞的治疗

**处方1**　(1)维生素 C,0.1g/次,口服,3 次/日。

(2)维生素 E 胶丸,1~2 粒/次,口服,1 次/日。

(3)复合维生素 B,1~2 片/次,口服,3 次/日。

(4)葡醛内酯片,0.1g/次,口服,3 次/日。

**处方2**　(1)葡萄糖醛酸钠,0.2g/次,肌内或静脉注射,1 次/日。

(2)水飞蓟宾,2 片/次,口服,3 次/日。

**处方3**　(1)门冬氨酸鸟氨酸颗粒,3/次,口服,1~3 次/日。

(2)肌苷片,0.2~0.6g/次,口服,3 次/日。

**处方4**　齐墩果酸片,80mg/次,口服,3 次/日,疗程为 3 个月。

**处方5**　联苯双酯,15~25mg/次,口服,3 次/日,氨基转移酶正常后减量维持,疗程为 6 个月。

**处方6**　双环醇片,25mg/次,必要时可增至 50mg/次,口服,3 次/日,疗程最少 6 个月。

**处方7**　硫普罗宁,100~200mg/次,饭后服用,3 次/日,疗程为 12 周。

**处方8**　谷胱甘肽片,50~100mg/次,口服,1~3 次/日。

**处方9**　复方甘草酸苷片,2~3 片/次,饭后口服,3 次/日。

**处方10**　(1)腺苷蛋氨酸粉针剂,500~1000mg/次,肌内或静脉注射,1 次/日,疗程为 2 周。

(2)接腺苷蛋氨酸肠溶片,1~2g/次,口服,3 次/日。

**处方11**　(1)多烯磷脂胆碱,0.6g/次,口服,3 次/日。

(2)病情稳定后,多烯磷脂胆碱,0.3g/次,口服,3 次/日。

**处方12**　(1)水飞蓟宾,1 粒/次,饭前吞服,3 次/日。

（2）病情稳定后，水飞蓟宾，1 粒/次，饭前吞服，2次/日。

**二、适用于肝硬化腹水的治疗**

**处方** （1）螺内酯，20～40mg/次，口服，2次/日。

（2）利尿药，如氢氯噻嗪，25mg/次，口服，3次/日。

**三、适用于利尿药无效而口服导泻的治疗**

**处方** 20%甘露醇，100ml/次，口服，1～2次/日。

**四、适用于提高血浆胶体渗透压的治疗**

**处方** 20%人血白蛋白，50ml/次，静脉滴注，1～2次/周。

**五、适用于肝硬化有出血倾向的治疗**

**处方1** 维生素 $K_1$，10mg/次，肌内注射，1～2次/日。

**处方2** （1）0.9%氯化钠注射液 1ml＋生长抑素0.25mg，缓慢静脉推注。

（2）接 0.9%氯化钠注射液 500ml＋生长抑素 3mg，静脉滴注（速度为 0.25mg/h），止血后持续给药 48～72 小时。

**处方3** 0.9%氯化钠注射液 500ml＋奥曲肽 0.1mg，静脉滴注（速度为 25μg/h），疗程最多 5 日。

**处方4** （1）0.9%氯化钠注射液 500ml＋垂体后叶素6～12U，静脉滴注，剂量为 0.2～0.4U/min，疗程为 12～24小时。

（2）接 0.9%氯化钠注射液 500ml＋垂体后叶素 6～12U，静脉滴注，剂量剂量为 0.1U/min，疗程为 8～12 小时。

**处方5** （1）0.9%氯化钠注射液 10ml＋特利加压素2mg，静脉缓慢注射（超过 1 分钟）。

（2）接 0.9%氯化钠注射液 10ml＋特利加压素 1.0～2.0mg，静脉缓慢注射，每 4 小时 1 次，疗程为 24～48 小时，直至出血控制。

**【注意事项】**

1. 此病要限制钠、水摄入，每天的氯化钠摄入量为1.2～2g，每天的入水量限制在 1000ml 左右。患者应严格禁酒,要求给予患者以高蛋白质、高维生素、高热量和含适量脂肪且易消化的饮食,多吃含锌、镁丰富的食物,避免刺激性食物。肝硬化患者伴有消化道症状或上消化道静脉曲张时,应忌不易消化、辛辣刺激性和坚硬生冷的食物,以防引起上消化道出血。

2. 补充维生素 C 和维生素 E,维生素 C 和维生素 E 直接参与肝脏代谢,促进肝糖原形成。增加体内的维生素 C 浓度,可以保护肝细胞抵抗力及促进肝细胞再生,维持正常毛细血管通透性。此外,腹水中维生素 C 的浓度与血液中含量相等,故在腹水时应补充大量的维生素 C。

3. 葡醛内酯是构成人结缔组织的组成成分,能与肝脏和肠内毒物结合成无毒的葡萄糖醛酸结合物而排泄,故能很好地发挥保肝解毒作用。

4. 避免盲目用药,患者应在医师指导下服用药物,不可滥用,以免加重肝脏负担或药不对症,忌用对肝脏有害的药物如异烟肼、巴比妥类。

# 第六节    肠结核病

## 【疾病概要】

此病由结核杆菌侵犯肠道所引起的慢性特异性感染,大部分患者与曾经患肺结核和结核性腹膜炎有关。90% 以上的肠结核是由人型结核分枝杆菌引起的,少数可由牛型结核分枝杆菌引起。结核分枝杆菌引起肠道感染的途径主要有肠源性、血源性和直接蔓延。临床表现有腹痛、腹泻、便秘、腹部包块等。肠结核晚期可有并发症发生,主要有肠梗阻、肠穿孔、腹腔脓肿、局限性腹膜炎瘘管形成或肠出血等。

## 【治疗原则】

肠结核早起多为可逆性病变,因而强调要尽早检查和确诊,及时提供抗结核化学治疗。药物治疗的原则与肺结核基本一致,应坚持联合、适量、规律和全程使用敏感的抗结核药物,同时应加强患者的休息和营养等。

## 【推荐处方】

**一、用于初治患者**
**处方**　(1)异烟肼,0.3g/次,口服,1次/日。
(2)链霉素,0.75g/次,肌内注射,1次/日。
(3)10%葡萄糖注射液500ml＋对氨基水杨酸钠8~12g,静脉滴注,1次/日。
**二、短程的治疗方案**
**处方**　(1)异烟肼,0.3g/次,口服,1次/日。
(2)利福平,450~600mg/次,口服,1次/日。
(3)乙胺丁醇,750mg/次,口服,1次/日。
**三、用于严重肠结核或伴肠外结核的治疗**
**处方**　(1)异烟肼,0.3g/次,口服,1次/日。
(2)链霉素,0.75g/次,肌内注射,1次/日。
(3)利福平,450~600mg/次,口服,1次/日。
(4)吡嗪酰胺,500mg/次,口服,3次/日。

## 【注意事项】

1. 患者刚开始口服异烟肼时可能出现头晕、失眠、烦躁、周围神经炎及肝功能损害,需注意观察和配合实验室检查,若服药者原先就有癫痫、神经精神症状和肝肾病变应当慎用。

2. 使用链霉素可能对第Ⅷ对脑神经产生损害,这主要与服药时间及用量有关。

3. 口服对氨基水杨酸时易发生明显的胃肠道刺激症状,少数病例会发生肝功能异常。最好采用静脉滴注,滴注前采用葡萄糖注射液或生理盐水配成新鲜溶液,于避光条件下 3~5 小时滴完。本药静脉滴注 30 天后再改成口服,为避免胃肠道刺激可在餐后服用。

4. 服用乙胺丁醇剂量过大时会发生球后视神经炎,停药后可逐渐恢复。

5. 患者在服用抗结核药期间,需定期进行肝肾功能及血尿酸等实验室检查。

6. 抗结核药物应根据药物敏感试验选择,一般同时采用 2~3 种抗结核药物联合应用,以减少耐药菌株的产生。若出现耐药,应及时改换药物,疗程为 6 个月~1 年。

# 第七节    急性胰腺炎

## 【疾病概要】

急性胰腺炎是多种病因导致胰酶消化酶在胰腺内被激活而引起胰腺及周围组织自身消化、水肿、出血甚至坏死的化学性炎症。临床表现为急性持续性剧烈上腹痛(多呈刀割样疼痛,阵发性加剧,多位于上腹部正中或左上腹部,使用一般的镇痛药不易缓解),常伴发热、频繁恶心、呕吐,检验可有白细胞计数和血清淀粉酶增高等。B 超和 CT 是胰腺炎常用的影像学检查方法,临床病理常分为急性水肿型和急性出血坏死型,急性出血坏死型的病情更加危重且并发症多、病死率高。

## 【治疗原则】

轻症胰腺炎可对症治疗。重症胰腺炎患者根据病情发展分期对待,急性反应期以纠正水、电解质紊乱,防止局部及全身并发症为重心;全身感染期以预防和治疗坏死组织的继发性感染为重心,及时采取综合性处理措施,加强包括生命体征和液体出入量的监护,尽早发现液体和确认腹痛波及的范围、程度和腹水的情况,定期检测血液和尿内淀粉酶水平以及水和电解质状态、血气分析;当本病经由内科积极治疗而效果不佳时,应尽早采取相应的外科手术治疗。残余感染期应根据情况做腹腔引流。营养支持是治疗全过程的重要保证。

【推荐处方】

**一、适用于急性重症胰腺炎的治疗**

处方 (1)0.9%氯化钠注射液 10ml + 生长抑素0.25mg,静脉注射,立即,1 次/1 日。

(2)接 10%葡萄糖注射液 500ml + 生长抑素 3mg,静脉滴注(速度为 25μg/h),疗程为 3～5 天。

(3)奥曲肽,100μg/次,静脉注射,立即,1 次/日。

(4)接 10%葡萄糖注射液 500ml + 奥曲肽 300μg,静脉滴注(速度为 25μg/h),疗程为 3～5 天。

**二、适用于坏死型胰腺炎或重症胰腺炎的早期治疗**

处方1 5%葡萄糖注射液 250ml + 乌司他丁 5 万～10万 U,静脉滴注,2 次/日,疗程为 3～5 天。

处方2 (1)5%葡萄糖注射液 250ml + 加贝酯 100mg,静脉滴注[速度为 1mg/(kg·h)],3 次/日,疗程为 3 天。

(2)5%葡萄糖注射液 250ml + 加贝酯 100mg,静脉滴注[速度为 1mg/(kg·h)],1 次/日。

处方3 5%葡萄糖注射液 250ml + 抑肽酶 10 万～25万 U,静脉滴注,2 次/日。

**三、适用于解痉止痛的治疗**

处方1 (1)山莨菪碱注射液,10mg/次,肌内注射,2～3 次/日。

(2)哌替啶注射液,50mg/次,肌内注射,立即,1 次/日。

处方2 (1)阿托品注射液,0.5mg/次,肌内注射,2～3次/日。

(2)哌替啶注射液,50mg/次,肌内注射,立即,1 次/日。

**四、适用于合并细菌性感染的治疗**

处方1 0.9%氯化钠注射液 100ml + 哌拉西林 2～4g,

静脉滴注,3 次/日。

**处方 2**    0.9%氯化钠注射液 100ml + 头孢哌酮 2g,静脉滴注,2 次/日。

**处方 3**    0.9%氯化钠注射液 100ml + 头孢他啶 2g,静脉滴注,2 次/日。

**处方 4**    0.9%氯化钠注射液 100ml + 环丙沙星 0.5g,静脉滴注,2 次/日。

**处方 5**    0.9%氯化钠注射液 100ml + 左氧氟沙星 0.5g,静脉滴注,1 次/日。

**处方 6**    0.9%氯化钠注射液 100ml + 亚胺培南/西司他丁 1g,静脉滴注,2 次/日。

**处方 7**    0.9%氯化钠注射液 100ml + 美罗培南 1~2g,静脉滴注,2 次/日。

**五、适用于出血坏死型或伴休克或呼吸困难的治疗**

**处方**    (1)10% 葡萄糖注射液 200ml + 地塞米松 10~20mg,静脉滴注,1~2 次/日,疗程为 2~3 天。

(2)低分子右旋糖酐注射液,500ml,静脉滴注,1~2 次/日,疗程为 3 天。

(3)0.9%氯化钠注射液 100ml + 奥美拉唑 40mg,静脉滴注,1 次/日,疗程为 2~3 天。

(4)5% 葡萄糖注射液 500ml + 环丙沙星 400mg,静脉滴注,3 次/日,疗程为 4~6 天。

**【注意事项】**

1. 此病须采取禁食和及时实施肠胃加压,以减少胃酸和胃内容物产生的胰腺刺激。

2. 宜在医院由医师指导下尽早进行综合治疗。

3. 山莨菪碱等抗胆碱能药物禁用于出现高热或肠麻痹的患者。

4. 当采用内科保守治疗无效,或伴胆道梗阻、胰腺脓肿、假性囊肿等其他急腹症时,须及时选择相应有效的手术治疗。

# 第八节　肠易激综合征

## 【疾病概要】

此病过去常称为结肠过敏、肠功能紊乱、痉挛性结肠炎、结肠神经官能症等,其临床主要表现为腹痛、腹胀、排便习惯改变、大便异常等,此类症状既可持续存在又可间歇性发生,无任何器质性改变或异常的生化指标。以中青年患者更为常见,其病因和发病机制很可能与以往胃肠动力异常、用药不当、情绪紧张、食物不耐受、结肠对刺激的敏感性增高、小肠功能障碍等因素有关。

## 【治疗原则】

治疗主要是积极寻找并去除促发因素和妥善的对症治疗,加强患者的心理调治和药物选择个体化的治疗原则。

## 【推荐处方】

**一、适用于一般症状的治疗**

**处方 1**　多潘立酮,10mg/次,餐前 15～30 分钟服用,3次/日。

**处方 2**　莫沙必利,5mg/次,餐前 15～30 分钟服用,3次/日。

**处方 3**　西沙必利,5mg/次,餐前 15～30 分钟服用,3次/日。

**二、适用于以腹泻表现为主的治疗**

**处方 1**　(1)洛哌丁胺,2mg/次,口服,1～2 次/日,首剂加倍。

(2)可加用蒙脱石,3g/次,口服,3 次/日。

(3)可加用双歧杆菌活菌胶囊,1～2 粒/次,餐后口服,2 次/日。

**处方 2**　(1)复方地芬诺酯,2.5～5mg/次,餐后口服,

2～3次/日,首剂加倍。

(2)可加用蒙脱石,3g/次,口服,3 次/日。

(3)可加用双歧杆菌三联活菌胶囊,2～4 粒/次,餐后口服,2 次/日。

### 三、适用于以便秘表现为主的治疗

**处方 1**　麻仁丸,6g/次,口服,1～2 次/日。

**处方 2**　通泰胶囊,4 丸/次,口服,3 次/日。

**处方 3**　乳果糖,15ml/次,口服,1～2 次/日。

**处方 4**　聚乙二醇电解质散剂 1 袋 + 温水 125ml,1～2 次/日。

**处方 5**　硫酸镁,10～40ml/次,清晨空腹口服,1 次/日。

**处方 6**　车前番泻制剂,1 袋/次,口服,1～2 次/日。

**处方 7**　替加色罗,6mg/次,餐前口服,2 次/日。

**处方 8**　开塞露,0.5～1 支/次,直肠给药。

**处方 9**　比沙可啶,5～10mg/次,口服或直肠给药,1 次/日。

**处方 10**　聚卡波非钙,1g/次,口服,4 次/日。

**处方 11**　鲁比前列素,24μg/次,与食物同服,2 次/日。

### 四、适用于肠痉挛性疼痛的治疗

**处方 1**　匹维溴铵,50mg～100mg/次,进餐时口服 3 次/日。

**处方 2**　奥替溴铵,40～80mg/次,餐后及睡前口服 2～3 次/日。

**处方 3**　曲美布汀,0.1～0.2g/次,口服,3 次/日。

**处方 4**　屈他维林,40～80mg/次,口服,3 次/日。

**处方 5**　美贝维林,135mg/次,饭前 20 分钟口服,3 次/日。

**处方 6**　阿尔维林,60mg/次,口服,3 次/日。

**处方 7**　氢溴酸山莨菪碱,5mg/次,疼痛时口服必要时 4 小时后再服 5mg。

**处方 8**　丁溴东莨菪碱,10～20mg/次,口服,3 次/日。

**处方 9**　硝苯地平,10mg/次,舌下含服或口服,3次/日。

**处方 10**　阿洛司琼片,1mg/次,口服,2 次/日。

**五、适用于精神紧张、失眠较严重的神经官能症患者**

**处方 1**　地西泮,2.5 ~5mg/次,口服,3 次/日。

**处方 2**　苯巴比妥,15 ~30mg/次,口服,2 ~3 次/日。

**处方 3**　丙米嗪片,12.5 ~25mg/次,口服,3 次/日。

**处方 4**　谷维素片,20 ~50mg/次,口服,3 次/日。

**处方 5**　维生素 $B_6$ 片,10mg/次,口服,3 次/日。

**六、适用于消除胃肠道胀气**

**处方 1**　二甲硅油,50mg/次,餐前和临睡前口服,3 ~4次/日。

**处方 2**　药用炭胶囊,3 ~10 粒/次,口服,3 次/日。

【**注意事项**】

1. 此病的对症处理要因人、因地、因症状而异,选择趋于妥当的药物治疗。

2. 通常避免使用泻药,但对严重便秘者可短期使用,首选半纤维素或渗透性泻药,睡前服乳糖 15 ~30ml,效果亦较好,尤其适用于老年人。洛哌丁胺会产生一定的依赖性,避免长时间用药,并且仅用于 5 岁以下的儿童和哺乳期妇女等。

3. 口服微生态制剂类药物如双歧杆菌三联活菌胶囊时避免用热水冲服,以防加热可能导致活菌的破坏。

4. 促全胃肠道动力药西沙必利和莫沙必利、普卡必利等被认为是目前治疗胃肠动力紊乱的首选药物,可起到增加胃肠蠕动、缓解便秘的效果,但有一部分服药者出现倦怠、头晕、稀便、轻微腹痛等。

5. 通泰胶囊是一种膨胀性泻药,制剂内含有大量植物纤维和甲基纤维素等,口服后不经肠道吸收,但能增加肠腔内容积和保持粪便的湿度与水分,用药后副作用少,故能长时间使用,可获得比较理想的通便作用。

# 第九节  炎性肠病

## 【疾病概要】

炎性肠病是一种与遗传相关或肠道免疫异常引起的炎症性疾病,包括克罗恩病和溃疡性结肠炎;其临床主要表现为腹泻、腹痛,可表现为反复发作和缓解的不同状态。克罗恩病常伴腹部包块、肠狭窄、瘘管形成、肠梗阻、营养障碍表现,发病部位 80% 累及小肠,肠外表现有口腔溃疡、胆管炎和关节炎等。溃疡性结肠炎常有黏液性血便、里急后重等特点,病变局限在结肠黏膜和黏膜下层。结肠镜及黏膜活检是诊断本病的重要依据。

## 【治疗原则】

治疗主要是急性发作期注意休息,纠正水、电解质平衡紊乱,给予高营养低渣饮食和药物选择个体化的药物治疗。

## 【推荐处方】

**一、轻度腹泻的常规治疗**

**处方 1**  洛哌丁胺,2mg/次,口服,2～4 次/日。

**处方 2**  甲基纤维素,2g/次,口服,3 次/日。

**二、轻、中度(无压痛、肿块或梗阻)患者的治疗**

**处方 1**  对氨基水杨酸,1.5～3g/次,餐前 1 小时服用,3 次/日。

**处方 2**  柳氮磺吡啶,1g/次,口服,2～4 次/日。

**三、急性期病情重的患者**

(一)急性期

**处方 1**  氢化可的松注射液,0.2～0.3g,静脉滴注,1 次/日。

**处方 2**  地塞米松注射液,10mg,静脉滴注,1 次/日。

（二）好转期

**处方 1**　泼尼松片,30～40mg/次,口服,1 次/日。

**处方 2**　甲泼尼龙片,40mg/次,口服,1 次/日。

（三）缓解期

**处方**　激素遵医嘱减量,加用对氨基水杨酸或柳氮磺吡啶。

**四、对皮质类固醇治疗无效或不能减量的患者,应接受免疫抑制剂治疗**

**处方**　硫唑嘌呤,0.5～2.5mg/(kg·次),口服,1 次/日,疗程为 1～2 年。

**五、经皮质类固醇和硫唑嘌呤治疗无效者**

**处方 1**　(1)环孢素注射液,4mg/(kg·d),静脉滴注,疗程为 1 周。

（2）接环孢素,8mg/(kg·d),口服。

**处方 2**　英夫利西单抗,首剂量为 5～10mg/kg,第 2 和第 6 周给予同样剂量,以后每隔 8 周给予同样剂量。

**六、伴发热、脓肿或瘘管的患者,需在感染得到控制后才能启用皮质类固醇或免疫抑制剂**

**处方**　(1)环丙沙星注射液,0.5g,静脉滴注,每 12 小时 1 次。

（2）甲硝唑注射液,0.5g,静脉滴注,每 8 小时 1 次。

**【注意事项】**

1. 糖皮质激素不良反应多,不主张长期维持治疗,缓解期维持治疗一般用 SASP 或 5-ASA。

2. SASP 的副作用有恶心、头痛、关节疼痛、过敏反应、肝肾损害等,患者需定期复查血象和肝肾功能。

3. 硫唑嘌呤的严重不良反应为骨髓抑制,呈剂量依赖性,需定期监测白细胞。

4. 环孢素为免疫抑制剂,可使患者发生感染和肿瘤的风险增加;本品在推荐剂量下会导致肾毒性和高血压,在治疗期间应监测患者的肾功能和血压;本品可与多种药物

（如阿奇霉素、氟康唑、肝药酶诱导剂和抑制剂等）和食物（如橘汁）发生相互作用；本品的剂型对体内的血药浓度影响较大，在选择药物时应注意制剂类型。

5. 炎症性肠病应选择营养支持治疗，治疗原则参照炎症性肠病营养支持治疗专家共识(2013. 深圳)。

# 第五章

# 泌尿系统疾病

## 第一节 急性肾小球肾炎

### 【疾病概要】

急性肾小球肾炎(AGN)简称急性肾炎,是以急性肾炎综合征(血尿、蛋白尿、水肿和高血压)为主要临床表现的一组肾脏疾病,可伴一过性肾功能不全。多见于链球菌感染后,而其他细菌、病毒及寄生虫感染亦可引起。病程为2~4周,多见于5~14岁的儿童和青少年。

### 【治疗原则】

本病治疗以休息和对症治疗为主,同时防治各种并发症(充血性心力衰竭、高血压脑病、急性肾衰竭),保护肾功能。本病为自限性疾病,不宜使用糖皮质激素及细胞毒性药物。

### 【推荐处方】

**一、感染灶的治疗**

**处方1** 0.9%氯化钠注射液100ml + 青霉素80万~240万U,静脉滴注,2~3次/日,疗程为7~14天。

**处方2** 0.9%氯化钠注射液100ml + 哌拉西林2.0~4.0g,静脉滴注,2次/日,疗程为7~14天。

**处方3** 红霉素,0.25~0.5g/次,口服,3~4次/日,疗程为7~14天。

**处方 4**    头孢呋辛,0.25g/次,口服,2 次/日,疗程为 7～14天。

## 二、水肿明显、少尿患者的处理

**处方 1**    氢氯噻嗪,25～50mg/次,口服,1～2 次/日。

**处方 2**    呋塞米,20～40mg/次,口服或静脉注射,1～2 次/日。

## 三、高血压患者的处理

**处方 1**    尼群地平,10～20mg/次,口服,2～3 次/日。

**处方 2**    氨氯地平,5～10mg/次,口服,1 次/日。

**处方 3**    非洛地平缓释片,5～10mg/次,口服,1 次/日。

**处方 4**    硝苯地平控释片,30～60mg/次,口服,1 次/日。

**处方 5**    依那普利,5～10mg/次,口服,1 次/日。

**处方 6**    5% 葡萄糖注射液 250ml + 硝酸甘油 10mg,缓慢静脉滴注。

**处方 7**    5% 葡萄糖注射液 250ml + 硝普钠 50mg,缓慢静脉滴注。

## 【注意事项】

1. 急性期应卧床休息 2～4 周,待肉眼血尿消失、水肿消退及血压恢复正常后逐步增加活动量,但 3 个月内仍应避免重体力活动。

2. 在水肿、少尿、高血压期间,应适当限制水、盐、蛋白质摄入。水分一般以不显性失水加尿量计算供给,每日不超过前一天尿量和不显性失水量之和。同时给予易消化的高糖、低盐[少于 60mg/(kg·d)]、低蛋白饮食,肾功能正常者不需限制蛋白质摄入量,但肾功能不全时可考虑限制蛋白质[0.5g/(kg·d)]摄入,并以优质蛋白为主。有高钾血症者应限制钾盐摄入。

3. 经常反复发生与尿检异常相关的慢性感染灶如扁桃体炎、龋齿等,可在病情稳定(尿蛋白少于 1＋,尿沉渣红细胞少于 10 个/HP)予以清除,术前、术后需注射青霉素。

本症不同于风湿热,不需要长期药物预防链球菌感染。

4. 降压、利尿治疗不宜过度,以免血容量下降损害肾功能,利尿时应监测电解质。发生急性肾衰竭、急性左心衰竭、高钾血症等有透析指征者应及时行透析治疗。

5. 患者出现以下情况须行肾活检检查,如少尿1周以上或进行性尿量减少伴肾功能恶化者;病程超过2个月而无好转趋势者;急性肾炎综合征伴肾病综合征者。

# 第二节 慢性肾小球肾炎

## 【疾病概要】

慢性肾小球肾炎(CGN)简称慢性肾炎,是一组以蛋白尿、血尿、水肿和高血压为基本临床表现的原发性肾小球疾病。临床特点为病程长、病情迁延、病变缓慢持续进展,可有不同程度的肾功能减退,最终将发展为慢性肾衰竭。

## 【治疗原则】

本病应根据肾活检病理类型进行针对性治疗,应以防止或延缓肾功能进行性恶化、缓解或改善临床症状及防治各种并发症为主要目的,而不以消除尿红细胞或轻度蛋白尿为目标。

## 【推荐处方】

### 一、适用于尿蛋白患者

**处方1** 贝那普利,10～40mg/片,口服,1次/日。

**处方2** 福辛普利,5～40mg/片,口服,1次/日。

**处方3** 培哚普利,2～4mg/片,口服,1次/日。

**处方4** 氯沙坦,50～100mg/片,口服,1次/日。

**处方5** 缬沙坦,80～160mg/片,口服,1次/日。

**处方6** 厄贝沙坦,150～300mg/片,口服,1次/日。

**二、适用于高血压患者**(使用 ACEI 或 ARB 血压仍不能控制者)

**处方 1**    氨氯地平,5 ~ 10mg/次,口服,1 次/日。

**处方 2**    非洛地平缓释片,5 ~ 10mg/片,口服,1 次/日。

**处方 3**    硝苯地平控制片,30 ~ 60mg/片,口服,1次/日。

**处方 4**    阿罗洛尔,10mg/片,口服,2 次/日。

**处方 5**    卡维地洛,12.5 ~ 25mg/片,口服,1 次/日。

**三、抗凝和抗血小板聚集治疗**

**处方 1**    双嘧达莫,50 ~ 75mg/次,口服,3 次/日。

**处方 2**    蚓激酶,60 万 U/次,口服,3 次/日。

**四、糖皮质激素和细胞毒性药物治疗**

对于肾功能正常或仅轻度受损、肾脏体积正常、病理类型较轻(轻度系膜增生性肾炎、早期膜性肾病等),而且尿蛋白较多、无禁忌证者可试用,但无效者应及时逐步撤去。

**处方 1**    泼尼松片,30 ~ 60mg/次,口服,1 次/日。

**处方 2**    雷公藤多苷,10 ~ 20mg/次,口服,3 次/日。

**五、中药辅助治疗**

**处方 1**    肾炎康复片,2400mg/次,口服,3 次/日。

**处方 2**    肾炎四味胶囊,4 ~ 8 粒/次,口服,3 次/日。

**处方 3**    金水宝胶囊,3 ~ 6 粒/次,口服,3 次/日。

**处方 4**    百令胶囊,1000mg/次,口服,3 次/日。

**处方 5**    黄葵胶囊,2500mg/次,口服,3 次/日。

**【注意事项】**

1. ACEI 或 ARB 除具有降血压作用外,还有减少蛋白尿和延缓肾功能恶化的肾保护作用,是治疗慢性肾炎高血压和(或)减少蛋白尿的首选药物。通常要达到减少蛋白尿的目的,应用剂量需高于常规的降压剂量。

2. 双侧肾动脉狭窄患者禁用 ACEI 或 ARB。肾功能不全患者应用 ACEI 或 ARB 要防止高钾血症,血肌酐 >

264μmol/L 时务必在严密观察下使用。少数患者应用 ACEI 有持续性干咳的副作用。

3. 慢性肾炎患者的血压控制目标为尿蛋白≥1g/24h 者,血压应控制在 125/75mmHg 以下;尿蛋白 <1g/24h 者,血压应控制在 130/80mmHg 以下,但降压不能过急、过猛。

# 第三节 肾病综合征

## 【疾病概要】

肾病综合征(NS)是以大量蛋白尿( >3.5g/d)、低蛋白血症( <30g/L)、水肿、高脂血症为基本特征的临床综合征。可分为原发性及继发性两大类,原发性的病因为各种不同病理类型的肾小球病。本节仅讲述原发性肾病综合征。

## 【治疗原则】

治疗原则为控制水肿,维持水、电解质平衡,预防和控制感染及并发症。以减少尿蛋白、提高血浆白蛋白为主要目标,同时需注意对症治疗及并发症的治疗。

## 【推荐处方】

### 一、利尿消肿治疗

**处方 1** 氢氯噻嗪,25~50mg/片,口服,2~3 次/日。

**处方 2** 呋塞米,20~40mg/片,口服或静脉注射,1~3 次/日。

**处方 3** 螺内酯,20~40mg/片,口服,2~3 次/日。

**处方 4** 低分子右旋糖酐注射液,250~500ml/次,静脉滴注,临时用。

**处方 5** 20% 人血白蛋白注射液,5~10g,静脉滴注,临时用。

### 二、免疫抑制治疗

**处方 1** 泼尼松,1mg/(kg·d),清晨顿服,维持 8~12

周后,每 1~2 周减原用量的 10%,减至 0.4~0.5mg/(kg·d)时再维持 6~8 周,之后应更缓慢减量,直至以最小有效剂量(≤10mg/d)维持半年或更长。

**处方 2**    环磷酰胺,2mg/(kg·d),口服,1~2 次/日;或 200mg,静脉注射,隔日 1 次;或 0.6~1.0g/次,静脉注射,1 次/月,累积量达 6~8g 后停药。

**处方 3**    氮芥注射液,1mg,静脉注射,隔日 1 次;每次加量 1mg,至 5mg 后静脉注射,2 次/周,累积量达 1.5~2.0mg/kg 后停药。

**处方 4**    环孢素,3~5mg/(kg·d),每 12 小时 1 次,服药 2~3 个月后缓慢减量,共服半年左右。监测血药浓度,维持谷值为 100~200ng/ml。

**处方 5**    霉酚酸酯,1.5~2.0g/d,口服,2 次/日,维持 3~6 个月;减量至 1.0g/d,口服,2 次/日,维持半年。

**处方 6**    他克莫司,成人起始治疗剂量为 0.1mg/(kg·d),口服,每 12 小时 1 次。监测血药浓度并维持在 5~15ng/ml,疗程为 12 周。若肾综缓解、尿蛋白转阴,减为 0.08mg/(kg·d)再持续 12 周。6 个月后减至 0.05mg/(kg·d)维持治疗。

(一)微小病变

1. 初始治疗

**处方**    泼尼松,1mg/kg(≤80mg),口服,1 次/日。如能达到完全缓解的患者,起始大剂量至少维持 4 周,未能达到完全缓解的患者起始大剂量最长可维持 16 周。

2. 适用于反复复发和激素依赖者

**处方 1**    环磷酰胺,2~2.5mg/(kg·d),口服,共 8 周。

**处方 2**    环孢素,3~5mg/(kg·d),口服(环磷酰胺治疗后仍复发或要求保留生育能力者)。

**处方 3**    他克莫司,0.05~0.1mg/(kg·d),口服(环磷酰胺治疗后仍复发或要求保留生育能力者)。

**处方 4**    霉酚酸酯,0.5~1.0g/次,口服,2 次/日,疗程为 1~2 年。

(二) 局灶节段性肾小球硬化

1. 初始治疗和复发治疗均同微小病变。

2. 适用于激素抵抗者

**处方** 环孢素,3～5mg/(kg·d),口服,2 次/日,疗程为 4～6 个月。如获得完全或部分缓解后,持续 12 个月后再缓慢减量。不能耐受环孢素治疗的激素抵抗患者,建议霉酚酸酯联合大剂量的地塞米松。

(三) 膜性肾病

**处方 1** (1)注射用甲泼尼龙,1g/d,静脉注射,疗程为 3 天。

(2)接甲泼尼龙,0.5mg/(kg·d),口服,疗程为 27 天。

(3)接苯丁酸氮芥,0.15～0.2mg/(kg·d),口服,疗程为 30 天。

(4)重复(1)～(3),疗程为 4 个月。

**处方 2** (1)注射液甲泼尼龙,1g/d,静脉注射,疗程为 3 天。

(2)接甲泼尼龙,0.5mg/(kg·d),口服,疗程为 27 天。

(3)接环磷酰胺,2.0mg/(kg·d),口服,疗程为 30 天。

(4)重复(1)～(3),疗程为 4 个月。

**处方 3** (1)环孢素,3～5mg/(kg·d),口服,每 12 小时 1 次,疗程为 6 个月。

(2)泼尼松,0.15mg/(kg·d),口服,疗程为 6 个月。

**处方 4** 他克莫司,0.05～0.075mg/(kg·d),每 12 小时 1 次,疗程为 6～12 个月。

(四) 膜增生型肾小球肾炎

**处方 1** (1)环磷酰胺,2～2.5mg/(kg·d),口服,疗程 <6 个月。

(2)泼尼松,0.15mg/(kg·d),口服,疗程 <6 个月。

**处方 2** (1)霉酚酸酯,0.5～1.0g/次,口服,2 次/日,疗程 <6 个月。

(2)泼尼松,0.15mg/(kg·d),口服,疗程 <6 个月。

### 三、调脂治疗

**处方 1** 辛伐他汀,20 ~ 40mg/次,每晚口服,1 次/日。

**处方 2** 阿托伐他汀,20 ~ 40mg/次,每晚口服,1 次/日。

**处方 3** 非诺贝特,100mg/次,口服,3 次/日。

**处方 4** 吉非贝齐,300 ~ 600mg/次,口服,2 次/日。

### 四、抗凝治疗

**处方 1** 低分子量肝素钙注射液,4100 IU,皮下注射,1 次/日。

**处方 2** 低分子量肝素钠注射液,5000 IU,皮下注射,1 次/日。

**处方 3** 肝素钠注射液,25mg,皮下注射,每 6 小时 1 次。

**处方 4** 双嘧达莫,50 ~ 100mg/次,口服,3 次/日。

**处方 5** 阿司匹林,50 ~ 300mg/次,口服,1 次/日。

**处方 6** 5% 葡萄糖注射液 100ml + 尿激酶 2 万 ~ 6 万 U,静脉滴注,1 次/日,疗程为 1 ~ 2 周。

### 五、降尿蛋白及降压治疗

**处方 1** 贝那普利,10 ~ 40mg/次,口服,1 次/日。

**处方 2** 福辛普利,5 ~ 40mg/次,口服,1 次/日。

**处方 3** 缬沙坦,80 ~ 160mg/次,口服,1 次/日。

**处方 4** 厄贝沙坦,150 ~ 300mg/次,口服,1 次/日。

**处方 5** 氨氯地平,5 ~ 10mg/次,口服,1 次/日。

**处方 6** 非洛地平缓释片,5 ~ 10mg/次,口服,1 次/日。

**处方 7** 硝苯地平控制片,30 ~ 60mg/次,口服,1 次/日。

**处方 8** 阿罗洛尔,5 ~ 10mg/次,口服,2 次/日。

**处方 9** 卡维地洛,6.25 ~ 25mg/次,口服,1 次/日。

### 六、防治骨质疏松治疗

**处方 1** 钙尔奇 D,0.6g/次,每晚口服,1 次/日。

**处方 2** 骨化三醇,0.25μg/次,每晚口服,1 次/日。

**处方 3** 阿法骨化醇,0.25 ~ 0.5μg/次,每晚口服,1

次/日。

## 【注意事项】

1. 长期应用糖皮质激素的患者易出现感染、骨质疏松、药物性糖尿病等副作用，少数患者还可能发生股骨头无菌性缺血性坏死，需注意预防。

2. 环磷酰胺的主要不良反应为中毒性肝损害和骨髓抑制，并可出现性腺抑制、胃肠道反应、出血性膀胱炎、脱发、月经紊乱、无精子或精子减少及肺纤维化等并发症，使用过程中应定期检测血常规和肝功能。

3. 长期使用环孢素有肝肾毒性，并可引起高血压、高尿酸血症、牙龈增生及多毛症，需监测血药浓度，在血肌酐升高或 $Cr < 60ml/min$ 时不宜应用。

4. 肾病综合征患者使用利尿药时需注意水、电解质平衡，且不宜过快、过猛，否则易诱发血栓栓塞并发症。另外，噻嗪类利尿药可导致血尿酸增高，不适合已有高尿酸血症的患者。

5. 长期大量静脉输注白蛋白可引起肾小管上皮损伤，且过多、过快输入可导致急性左心衰竭，对老年或合并心脏病者慎用，输注结束时给予袢利尿药可加强利尿效果和预防急性左心衰竭。

6. 低分子右旋糖酐易与 Tamm-Horsfall 糖蛋白和尿中的白蛋白形成管型而堵塞肾小管，故在少尿患者应慎用。

7. 肾病综合征患者血容量不足时使用 ACEI、ARB 类药物可使肾小球滤过率进一步降低，导致血肌酐升高和高钾血症；他汀类降脂药可致肝损害和肌炎，应用时应监测肝功能及肌酸激酶。

# 第四节　尿路感染

## 【疾病概要】

尿路感染(UTI)是指各种病原微生物在泌尿系统中异常生长繁殖所致的尿路感染性疾病,多见于育龄女性、老年人、免疫力低下及尿路畸形者。根据感染发生的部位,可分为上尿路感染和下尿路感染,前者系指肾盂肾炎,后者包括膀胱炎和尿道炎。本节主要介绍细菌性尿路感染,革兰阴性杆菌为尿路感染最常见的致病菌,其中以大肠埃希菌最为常见。

## 【治疗原则】

抗感染是本病治疗的关键,用药原则包括选用致病菌敏感的抗生素,无病原学结果前一般首选针对革兰阴性菌的抗生素;抗生素在尿和肾内的浓度要高;选用肾毒性小、副作用少的抗生素;单一药物治疗失败、严重感染、混合感染、耐药菌株出现时应联合用药,对不同类型的尿路感染给予不同的治疗时间。

## 【推荐处方】

### 一、适用于急性膀胱炎者

**处方 1**　左氧氟沙星,0.2～0.5g/次,口服,1～2次/日,疗程为 3 天。

**处方 2**　环丙沙星,0.25g/次,口服,2 次/日,疗程为 3 天。

**处方 3**　阿莫西林,0.5g/次,口服,2 次/日,疗程为 3 天。

**处方 4**　头孢呋辛,0.25g/次,口服,2 次/日,疗程为 3 天。

**处方 5**　复方磺胺甲噁唑,2 片/次,口服,2 次/日,疗程为 3 天。

**二、适用于急性肾盂肾炎病情较轻者**

**处方 1**　左氧氟沙星,0.2～0.5g/次,口服,1～2 次/日,疗程为 10～14 天。

**处方 2**　环丙沙星,0.25g/次,口服,2 次/日,疗程为 10～14天。

**处方 3**　阿莫西林,0.5g/次,口服,2 次/日,疗程为 10～14天。

**处方 4**　头孢呋辛,0.25g/次,口服,2 次/日,疗程为 10～14天。

**处方 5**　复方磺胺甲噁唑,2 片/次,口服,2 次/日,疗程为 10～14 天。

**三、适用于急性肾盂肾炎者全身中毒症状明显者**

**处方 1**　0.9% 氯化钠注射液 100ml + 氨苄西林 1.0～2.0g,静脉滴注,每 4 小时 1 次。

**处方 2**　0.9% 氯化钠注射液 100ml + 头孢噻肟钠 2.0g,静脉滴注,每 8 小时 1 次。

**处方 3**　0.9% 氯化钠注射液 100ml + 头孢曲松钠 1.0～2.0g,静脉滴注,每 12 小时 1 次。

**处方 4**　左氧氟沙星注射液 0.2～0.3g,静脉滴注,2 次/日。

**四、适用于再发性尿路感染者**

**处方 1**　左氧氟沙星,0.2g/次,临睡前排尿后口服,1 次/日。

**处方 2**　呋喃妥因,50～100mg/次,临睡前排尿后口服,1 次/日。

**处方 3**　复方磺胺甲噁唑,1～2 片/次,临睡前排尿后口服,1 次/日。

【注意事项】

1. 急性期应注意休息、多饮水、勤排尿。发热者应给予易消化、高热量、富含维生素的饮食。尿路感染反复发作者应积极寻找病因,及时去除诱发因素。

2. 膀胱刺激症和血尿明显者,可口服碳酸氢钠片 1g,3 次/日,以碱化尿液、缓解症状、抑制细菌生长、避免血凝块形成,对应用磺胺类抗生素者还可增强药物活性,避免尿路结晶形成。

3. 急性膀胱炎患者在停服抗菌药物 7 天后需进行尿培养检查,如仍有真性细菌尿,应继续给予 2 周的抗生素治疗。

4. 急性肾盂肾炎患者经积极抗感染治疗仍有持续发热者,应注意有无肾盂积脓、肾周脓肿、败血症等并发症。

5. 喹诺酮类抗生素禁用于对喹诺酮过敏者、18 岁以下的患者、孕妇及哺乳期妇女,有中枢神经系统疾病及癫痫病史者慎用,严重的肾衰竭者应减量。

6. 妊娠期易发生无症状细菌尿,治疗宜选用毒性小的抗菌药物,如阿莫西林、呋喃妥因或头孢菌素等。孕妇急性膀胱炎的疗程为 3 ~ 7 天。急性肾盂肾炎应静脉滴注抗生素治疗,可选用半合成青霉素或第三代头孢菌素,疗程为 2 周。

# 第五节 肾小管性酸中毒

## 【疾病概要】

肾小管性酸中毒(RTA)是由于近端肾小管或(和)远端肾小管功能障碍引起的代谢性酸中毒。其临床特征为高氯性代谢性酸中毒,水、电解质紊乱,可有低钾血症或高钾血症、低钠血症、低钙血症及多尿、多饮、肾性佝偻病或骨软化症、肾结石等。根据发病部位和功能障碍特点,可分为远端、近端、混合性及全远端肾小管酸中毒 4 型。

## 【治疗原则】

积极治疗原发病,去除病因,对症治疗,纠正电解质及酸碱平衡紊乱,防治缺钙或骨病,禁用磺胺类、乙酰唑胺等药物。

## 【推荐处方】

### 一、适用于代谢性酸中毒者

**处方1** 碳酸氢钠,1.0~4.0g/次,口服,3~4次/日。

**处方2** 复方枸橼酸钠溶液(枸橼酸100g+枸橼酸钠140g+水1000ml),10~30ml/次,口服,4次/日。

**处方3** 5%碳酸氢钠注射液,100ml,静脉滴注,2次/日。

**处方4** 适用于远端肾小管酸中毒者。

(1)碳酸氢钠,1.0~4.0g/次,口服,3~4次/日。

(2)复方枸橼酸钠溶液(枸橼酸100g+枸橼酸钠140g+水1000ml),10~30ml/次,口服,4次/日。

(3)氢氯噻嗪,25mg/次,口服,2次/日。

### 二、适用于低钾血症者

**处方1** 枸橼酸钾溶液(枸橼酸100g+枸橼酸钠140g+枸橼酸钾50~100g+水1000ml),10~20ml/次,口服,3次/日。

**处方2** 5%葡萄糖注射液500ml+10%氯化钾注射液10~15ml,缓慢静脉滴注。

### 三、适用于高钾血症者

**处方1** 5%葡萄糖注射液20ml+10%葡萄糖酸钙注射液10~20ml,缓慢静脉注射。

**处方2** 5%碳酸氢钠注射液,100~250ml,静脉滴注。

**处方3** 50%葡萄糖注射液50~100ml+胰岛素6~12U,静脉滴注。

**处方4** 呋塞米,20~40mg,静脉注射,立即。

**处方5** 阳离子交换树脂,15~30g/次,口服,3次/日。

### 四、适用于低钙血症或肾性骨病者

**处方1** 苹果酸钙片,0.25~1.0g/次,口服,2~3次/日。

**处方 2**　葡萄糖酸钙,1.0g/次,口服,3 次/日。

**处方 3**　碳酸钙,1.0g/次,口服,3 次/日。

**处方 4**　钙尔奇 D,0.6g/次,口服,1 次/日。

**处方 5**　骨化三醇,0.25μg/次,口服,1 次/日。

## 【注意事项】

1. 在纠正低钾血症和代谢性酸中毒时,应先行补钾再行纠酸,否则在纠正酸中毒后血钾会进一步下降而诱发恶性心律失常。

2. 补钾不宜用氯化钾,以免加重高氯性酸中毒,仅在严重低钾时选用,并应严密监测电解质。

3. 对于 $HCO_3^- < 12mmol/L$ 或动脉血 $pH < 7.15 \sim 7.2$ 的严重酸中毒患者,及对于上述措施无效的高钾血症患者,应立即开始透析治疗。

# 第六节　急性肾损伤

## 【疾病概要】

急性肾损伤(AKI)是指由各种原因引起的肾功能在短时期内(几小时至几天)突然下降而出现的临床综合征。诊断标准为 48 小时内血清肌酐水平升高 ≥0.3mg/dl(≥26.5μmol/L)或超过基础值的 1.5 倍及以上;或持续 6 小时尿量 <0.5ml/(kg·h)。急性肾损伤可发生在原来无肾脏病的患者,也可发生在原有慢性肾脏病的基础上,主要表现为血尿素氮和肌酐迅速升高,水、电解质和酸碱失衡及全身各系统并发症。

## 【治疗原则】

尽早纠正可逆因素,及时采取干预治疗,避免肾脏受到进一步的损伤,维持水、电解质及酸碱平衡是急性肾损伤的治疗关键。

## 【推荐处方】

### 一、高钾血症的处理

**处方 1** 5% 葡萄糖注射液 20ml + 10% 葡萄糖酸钙 10~20ml,缓慢静脉注射。

**处方 2** 5% 碳酸氢钠注射液,100~250ml,静脉滴注。

**处方 3** 50% 葡萄糖注射液 50~100ml + 胰岛素 6~12U,静脉滴注。

**处方 4** 呋塞米注射液,20~40mg,静脉注射,立即。

**处方 5** 托拉塞米注射液,10~40mg,静脉注射,立即。

**处方 6** 阳离子交换树脂,15~30g/次,口服,3 次/日。

### 二、代谢性酸中毒的处理

**处方 1** 碳酸氢钠,1.0g/次,口服,3 次/日。

**处方 2** 5% 碳酸氢钠注射液,100~250ml,静脉滴注。

### 三、心力衰竭的处理

**处方 1** 5% 葡萄糖注射液 250ml + 硝普钠 50mg,静脉滴注,立即。

**处方 2** 呋塞米注射液,20~40mg,静脉注射,立即。

**处方 3** 5% 葡萄糖注射液 20ml + 毛花苷丙 0.2mg,缓慢静脉推注,立即。

## 【注意事项】

1. 应及时纠正急性肾损伤的可逆病因,包括处理血容量不足、休克、心力衰竭、控制感染,停用影响肾灌注或肾毒性的药物,解除梗阻因素等。

2. 少尿期应准确记录 24 小时出入水量,并监测电解质,维持水、电解质、酸碱平衡;多尿期要注意防治脱水、低钾等水、电解质失衡;每日补液量可按前一日尿量加 500ml 计算。

3. 急性肾损伤患者每日所需能量为 35kcal/kg,由碳水化合物和脂肪供应,蛋白质摄入量为 0.8~1.0g/(kg·d),接受透析治疗患者的摄入量应为 1.0~1.5g/(kg·d),行 CRRT 且伴高分解代谢的患者最高摄入量为 1.7g/(kg·d)。

优先选择肠内营养,不能口服的患者需静脉营养。

4. 非失血性休克的 AKI 高危患者或 AKI 患者,建议用等张晶体补液而非胶体补液(白蛋白、羟乙基淀粉)扩容。合并血管收缩性休克的 AKI 高危患者或 AKI 患者,推荐联合使用补液与升压药。围术期或脓毒性休克的高危患者,建议参照既定的血流动力学和氧合参数管理方案,避免 AKI 进展或恶化。

# 第七节  慢性肾脏病

## 【疾病概要】

慢性肾脏病(CKD)是指各种原因引起的肾脏损伤(肾脏结构或功能异常)≥3 个月,伴或不伴有肾小球滤过率(GFR)下降,或 GFR <60ml/(min · 1.73m²)≥3 个月,有或无肾脏损伤证据。根据 GFR 水平,慢性肾脏病可分为 5 期,CKD5 期即为终末期肾病,需行肾脏替代治疗。

## 【治疗原则】

有效治疗原发性疾病和消除引起肾功能恶化的可逆因素是 CKD 治疗的基础和前提,也是有效延缓肾衰竭进展、保护肾脏功能的关键。应按照 CKD 的不同阶段,选择不同的防治策略,早期、系统进行治疗(表 5-1)。

表 5-1  慢性肾脏病的分期和治疗计划

| 分期 | GFR[ml/(min · 1.73m²)] | 治疗计划 |
|---|---|---|
| 1 | ≥90 | 病因的诊断和治疗<br>并发症的治疗<br>延缓疾病进展<br>减少心血管疾患危险因素 |

续表

| 分期 | GFR[ml/<br>(min · 1.73m²)] | 治疗计划 |
|---|---|---|
| 2 | 60~89 | 估计疾病是否会进展和进展速度 |
| 3 | 30~59 | 评价和治疗并发症 |
| 4 | 15~29 | 准备肾脏替代治疗 |
| 5 | <15 或透析 | 肾脏替代治疗 |

【推荐处方】

**一、降压治疗**

**处方 1**　贝那普利,10~40mg/次,口服,1次/日。

**处方 2**　福辛普利,5~40mg/次,口服,1次/日。

**处方 3**　培哚普利,2~4mg/次,口服,1次/日。

**处方 4**　氯沙坦,50~100mg/次,口服,1次/日。

**处方 5**　缬沙坦,80~160mg/次,口服,1次/日。

**处方 6**　厄贝沙坦,150~300mg/次,口服,1次/日。

**处方 7**　氨氯地平,5~10mg/次,口服,1次/日。

**处方 8**　非洛地平缓释片,5~10mg/次,口服,1次/日。

**处方 9**　硝苯地平控制片,30~60mg/次,口服,1次/日。

**处方 10**　阿罗洛尔,10mg/次,口服,2次/日。

**处方 11**　卡维地洛,12.5~25mg/次,口服,1次/日。

**二、肾性贫血的治疗**

**处方 1**　多糖铁复合物,150~300mg/次,口服,1次/日。

**处方 2**　0.9%氯化钠注射液100ml + 蔗糖铁100mg,静脉滴注,1次/日。

**处方 3**　叶酸,5mg/次,口服,3次/日。

**处方 4**　重组人红细胞生成素注射液,1万U,皮下注射,1 次/周。

**处方5**　重组人红细胞生成素注射液,3000U,皮下注射,2～3 次/周。

**三、肾性骨病的治疗**

**处方1**　碳酸镧,500mg/次,口服,3 日/次(适用于高磷血症患者)。

**处方2**　司维拉姆,0.8～1.6g/次,口服,3 次/日。

**处方3**　碳酸钙,1～3g/次,口服,3 次/日(适用于低钙血症患者)。

**处方4**　骨化三醇,0.25μg/次,口服,1 次/日。

**四、促进尿毒症毒素排泄的治疗**

**处方1**　包醛氧淀粉胶囊,5g/次,口服,3 次/日。

**处方2**　尿毒清颗粒,5～10g/次,口服,3～4 次/日。

**处方3**　药用炭,5～10 粒/次,口服,3 次/日。

**处方4**　大黄苏打片,1～3 片/次,口服,3 次/日。

**五、适用于合并代谢性酸中毒者**

**处方1**　碳酸氢钠片,1～2g/次,口服,3 次/日。

**处方2**　5% 碳酸氢钠注射液,100～250ml,静脉滴注,立即。

**六、适用于合并高钾血症者**

**处方1**　5% 葡萄糖注射液 20ml + 10% 葡萄糖酸钙 10～20ml,静脉注射,立即。

**处方2**　5% 碳酸氢钠注射液,100～250ml,静脉滴注,立即。

**处方3**　50% 葡萄糖注射液 50～100ml + 胰岛素 6～12U,静脉滴注,立即。

**处方4**　呋塞米注射液,20～40mg,静脉注射,立即。

**处方5**　托拉塞米注射液,10～40mg,静脉注射,立即。

**处方6**　阳离子交换树脂,15～30g/次,口服,3 次/日。

**七、适用于合并急性左心衰竭肺水肿者**

**处方1**　呋塞米注射液,20～40mg,静脉注射,立即。

**处方2**　5% 葡萄糖注射液 20ml + 毛花苷丙 0.2mg,缓慢静脉推注,立即。

**处方3**  5% 葡萄糖注射液 250ml + 硝普钠 50mg,静脉滴注,立即。

## 【注意事项】

1 透析前患者的血压控制在 < 130/80mmHg,维持透析患者的血压不超过 140/90mmHg。ACEI、ARB 有钾升高及一过性血肌酐升高的作用,应注意监测。

2. 应用重组人红细胞生成素(ESA)时应同时补充铁剂,否则疗效不佳。对于血红蛋白(Hb)≥100g/L 的成人非透析患者,不建议开始 ESA 治疗。对于 Hb < 100g/L 的成人非透析患者,建议根据患者的 Hb 下降程度、先前对铁剂治疗的反应、输血的风险、ESA 治疗的风险和贫血合并症状等情况决定是否开始 ESA 治疗。对于成人 CKD5 期透析患者,建议 Hb 在 90 ~ 100g/L 时开始使用 ESA 治疗。

3. 当 GFR < 30ml/min 时,应限制磷摄入,可应用磷结合剂口服。对明显的高磷血症(血磷 > 7mg/dl)或血清 Ca、P 乘积 > 65mg/dl 者,应暂停钙剂。

4. 凡口服骨化三醇的患者,治疗中均需监测 Ca、P、PTH 浓度,使透析前患者的血 iPTH 保持在 35 ~ 110pg/ml;使透析患者的血钙磷乘积尽量 < 55mg/dl,血 PTH 保持在 150 ~ 300pg/ml。已有生成不良性骨病的患者,不宜应用骨化三醇或其类似物。

# 第六章

# 结缔组织与风湿性疾病

## 第一节 类风湿关节炎

### 【疾病概要】

类风湿关节炎（RA）是一种以致残性多关节滑膜炎为特征的自身免疫性疾病。其临床特征是慢性、对称性、破坏性多关节炎，以双手、腕、膝、踝和足关节受累最常见，还可出现发热、贫血、皮下结节、淋巴结肿大、血管炎、肺间质纤维化、胸膜炎、心包炎、神经系统损害等关节外表现。本病的发病高峰在 30~50 岁，女性发病率为男性的 2~3 倍。

### 【治疗原则】

RA 的治疗目标是改善症状与控制炎症，使患者达到并维持疾病缓解状态或低疾病活动度，预防和阻止关节损害与变形。治疗原则包括：①早期治疗：即早期应用缓解病情抗风湿药（disease modifying antirheumatic drugs，DMARDs）；②联合用药：对重症患者应联合应用两种以上的 DMARDs，以使病情完全缓解；③个体化治疗：根据患者的临床特点、对治疗的反应及药物不良反应等选择个体化治疗方案；④功能锻炼：在治疗的同时，应强调关节的功能活动。

【推荐处方】

一、非甾体抗炎药(NSAIDs),适用于各种关节炎和躯体轻、中度疼痛的治疗

**处方1**　布洛芬,0.4～0.8g/次,口服,3次/日。

**处方2**　萘普生,0.25～0.5g/次,口服,3次/日。

**处方3**　双氯芬酸,25～50mg/次,口服,3次/日。

**处方4**　美洛昔康,7.5～15mg/次,口服,1次/日。

**处方5**　塞来昔布,100～200mg/次,口服,1次/日。

二、改善病情抗风湿药(DMARDs),适用于滑膜炎症的治疗

**处方1**　甲氨蝶呤,7.5～20mg/次,口服或肌内注射或静脉注射,1次/周。

**处方2**　来氟米特,10～20mg/次,口服,1次/日。

**处方3**　柳氮磺吡啶,250～750mg/次,口服,3次/日。

**处方4**　羟氯喹,200mg/次,口服,2次/日。

**处方5**　硫唑嘌呤,1～2mg/(kg·d),口服,2次/日。

**处方6**　环孢素,1～3mg/(kg·d),口服,2次/日。

**处方7**　金诺芬,3mg/d,口服,2周后增至6mg/d维持治疗。

**处方8**　青霉胺,125～250mg/d,口服,逐渐增加至500～750mg/d。

三、生物DMARDS药物,适用于DMARDs治疗未能达标或存在预后不良因素者

**处方1**　依那西普注射液25～50mg,皮下注射,1～2次/周。

**处方2**　0.9%氯化钠注射液或5%葡萄糖注射液适量＋注射用英夫利昔单抗,3mg/kg,静脉滴注,第0、2、6周各1次,之后1次/4～8周。

**处方3**　阿达木单抗注射液,40mg,皮下注射,1次/2周。

**处方4**　妥珠单抗注射液(100mg本品稀释于0.9%氯

化钠注射液 250ml 中),4 ~ 10mg/kg,静脉滴注,1 次/4 周。

**处方 5**    阿那白滞素注射液,100mg/d,皮下注射。

**处方 6**    0.9%氯化钠注射液或 5%葡萄糖注射液适量+利妥昔单抗注射液 500 ~ 1000mg,静脉滴注,第 0、2、4 周各 1 次为第 1 个疗程,根据病情可在 6 ~ 12 个月后接受第 2 个疗程。

**处方 7**    阿巴西普注射剂,500mg(<60kg)或 750mg(60 ~ 100kg)或 1000mg(>100kg),静脉滴注,第 0、2、4 周各 1 次,之后 1 次/周。

**四、适用于病情活动性患者,尤其年迈难以忍痛者的治疗**

**处方**    泼尼松,5 ~ 15mg/d,病情患者解后减至 ≤ 7.5mg/d,口服。

**五、适用于难以控制的急性 RA 发作,以及并发血管炎的治疗**

**处方**    5%葡萄糖注射液 500ml+甲泼尼龙 100 ~ 1000mg,静脉滴注,1 次/日,可连续用 3 日。

**六、适用于以单关节炎为主的治疗**

**处方**    复方倍他米松注射剂,1ml,关节腔内注射。

## 【注意事项】

1. 非甾体抗炎药(NSAIDs)    此类药物主要通过抑制环氧化酶发挥抗炎、止痛作用,但不能阻止疾病的进展,因此应用此类药物控制症状的同时应加用 DMARDs 逐渐控制病情。其不良反应包括胃肠道症状、肝肾功能损害以及可能增加的心血管不良事件。NSAIDs 使用中应注意以下几点:注重 NSAIDs 种类、剂量和剂型的个体化;尽可能用最低有效剂量、短疗程;避免同时服用 2 种或 2 种以上的 NSAIDs;有消化性溃疡病史者宜用选择性 COX-2 抑制剂或其他 NSAIDs 加质子泵抑制剂;心血管高危人群应谨慎选用 NSAIDs,如需使用,建议选用对乙酰氨基酚或萘普生;肾功能不全者应慎用 NSAIDs。

2. 甲氨蝶呤　常见的不良反应有恶心、口炎、腹泻、脱发、肺炎、肝功能异常,少数出现骨髓抑制,偶见肺间质病变,也可引起流产、畸胎和影响生育能力。因此,服药期间应适当补充叶酸,定期复查血常规和肝功能。

3. 来氟米特　主要用于病程较长、病情重及有预后不良因素的患者。不良反应有腹泻、瘙痒、氨基转移酶升高、皮疹、脱发、高血压和白细胞下降等。有致畸作用,孕妇禁用。服药期间应监测血常规和肝功能。

4. 柳氮磺吡啶　主要不良反应有恶心、呕吐、腹痛、腹泻、皮疹、氨基转移酶升高,偶有白细胞、血小板减少等。对磺胺类药物过敏者禁用。服药期间应定期复查血常规、肝功能等。

5. 金制剂　主要不良反应有腹泻、瘙痒、口炎、肝肾损伤、白细胞减少,偶见外周神经炎和脑病。服药期间应定期复查血、尿常规及肝肾功能等。

6. 青霉胺　不良反应有恶心、畏食、皮疹、口腔溃疡、味觉异常、肝肾损害和造血系统损害等。治疗期间应监测血、尿常规及肝肾功能等,有造血系统和肾功能损害者必须停药。对青霉素过敏的患者对该药可能有过敏反应,暂时停药数日再次用药时亦可能发生过敏反应,须又从小剂量开始。长期服用青霉胺片应加用维生素 $B_6$ 每日 25mg,以补偿所需要的增加量。

7. 下述情况可选用激素治疗　①伴有关节外表现的重症类风湿关节炎;②过渡治疗;③经正规缓解病情抗风湿药治疗无效的患者;④局部应用。

8. TNF-$\alpha$ 拮抗剂　不良反应包括注射部位反应或输液反应、可能增加感染和肿瘤的潜在风险,偶有药物诱导的自身免疫样综合征以及脱髓鞘病变等。用药前应筛查核,除外活动性感染和肿瘤。

9. 妥珠单抗　不良反应包括输液反应、感染、氨基转移酶升高、胃肠道穿孔、中性粒细胞减少,偶见血小板减少、血脂升高等。

10. RA 确诊后应尽快加用 DMARDs 治疗,活动性 RA 初次治疗应选用甲氨蝶呤,如存在甲氨蝶呤禁忌证或者不耐受,初始治疗方案应考虑选用柳氮磺吡啶或来氟米特。对于从未接受 DMARDs 治疗的患者,不论是否联用糖皮质激素,应考虑使用传统合成 DMARDs 单药或联合治疗。首次 DMARDs 方案未能达到治疗目标时,如果无预后不良因素,应考虑改用其他传统合成 DMARDs 方案;如果存在预后不良因素,可考虑加用一种生物 DMARDs。

11. 当一种 TNF-α 抑制剂治疗无效时,可换用另一种 TNF 抑制剂,或者阿巴西普、利妥昔单抗、妥珠单抗。当生物 DMARDs 治疗失败后可考虑使用托法替尼 5mg,口服,每日 2 次。

12. 如治疗后患者病情持续缓解,可考虑逐渐减药,首先减量或停用糖皮质激素,其次减生物制剂,特别是生物制剂与其他传统 DMARDs 联合使用时。

# 第二节　系统性红斑狼疮

## 【疾病概要】

系统性红斑狼疮(SLE)是自身免疫介导的,以免疫性炎症为突出表现的弥漫性结缔组织病,其主要临床特征是血清中出现以抗核抗体为代表的多种自身抗体和多系统受累。本病好发于育龄女性,多见于 15 ~ 45 岁,男女比例为 1:7 ~ 1:9。

## 【治疗原则】

SLE 目前尚不能根治,但恰当的治疗可使大多数患者病情缓解。强调早期诊断和早期治疗,以避免或延缓不可逆的组织脏器病理损害。应根据病情的轻重程度给予个体化治疗,病情活动且病重者应予积极的抗炎和免疫抑制治疗,病情缓解后予长期维持治疗。

## 【推荐处方】

### 一、适用于症状轻微,无内脏损害者

**处方1**　美洛昔康,0.75~1.5g/次,口服,1次/日(适用于关节炎者)。

**处方2**　泼尼松,≤10mg,口服,1次/日。

**处方3**　羟氯喹,0.1~0.2g/次,口服,1~2次/日(适用于有皮疹或光过敏者)。

**处方4**　氯喹,0.25g/次,口服,1次/日。

**处方5**　沙利度胺,50~100mg/次,口服,1次/晚(适用于抗疟药不敏感的顽固性皮损者)。

**处方6**　甲氨蝶呤,10mg/次,口服,1次/周(必要时)。

**处方7**　硫唑嘌呤,1~2mg/(kg·d),口服,2次/日(必要时)。

### 二、适用于中度活动型 SLE 患者

**处方1**　泼尼松,0.5~1mg/(kg·次),口服,1次/日。

**处方2**　环磷酰胺,1~2mg/(kg·d),口服,2次/日。

**处方3**　甲氨蝶呤,7.5~15mg/次,口服,1次/周。

**处方4**　硫唑嘌呤,1~2mg/(kg·d),口服,2次/日。

### 三、适用于重型狼疮患者

**处方1**　泼尼松,1mg/kg,口服,1次/日。病情稳定后2周或疗程8周后开始减量,每1~2周减少10%,至0.5mg/(kg·d)后按病情缓慢减量,最后以5~10mg/d维持治疗。

**处方2**　0.9%氯化钠注射液500ml+环磷酰胺0.5~1.0g/m²,连续静脉滴注,1次/4周,疗程为6~12个月;巩固治疗阶段,1次/3个月,疗程为1~2年。

**处方3**　霉酚酸酯,2~3g/d,口服,2次/日。

**处方4**　硫唑嘌呤,1~2mg/(kg·d),口服,2次/日。

**处方5**　环孢素,3~5mg/(kg·d),口服,2次/日。

### 四、适用于狼疮危象患者

**处方1**　(1)5%葡萄糖注射液250ml+甲泼尼龙

500~1000mg,连续静脉滴注,1次/日,疗程为3天。

(2)疗程间隔期5~30天,间隔期和冲击后,接泼尼松,0.5~1mg/kg,口服,1次/日。

**处方2**　免疫球蛋白注射剂,0.2~0.4g/kg,连续静脉滴注,1次/日,疗程为3~5天,必要时2~3周后可重复使用。

**处方3**　地塞米松注射液,10mg,鞘内注射,1次/周,疗程为2~3周(适用于神经精神狼疮者)。

**处方4**　灭菌注射用水2ml+甲氨蝶呤10mg,鞘内注射,1次/周,疗程为2~3周(适用于神经精神狼疮者)。

**处方5**　注射用长春新碱,1~2mg,连续静脉滴注,1次/周,疗程为3~6周(适用于重症血小板减少者)。

**五、适用于狼疮肾炎(LN)患者**

(一) Ⅰ和Ⅱ型LN

**处方1**　泼尼松,0.25~0.5mg/(kg·d),口服,1次/日。

**处方2**　硫唑嘌呤,1~2mg/(kg·d),口服,2次/日。

(二) Ⅲ和Ⅳ型LN

**处方1**　(1)5%葡萄糖注射液500ml+甲泼尼龙0.5~1.0g,静脉滴注,疗程为3天。

(2)接泼尼松,0.5~1.0mg/(kg·d),口服,几周后逐渐减量至最小有效维持量(≤10mg/d)。

**处方2**　0.9%氯化钠注射液500ml+环磷酰胺0.5~1.0g/m²,静脉滴注,1次/月,疗程为6个月;或500mg/次,静脉滴注,1次/2周,疗程为12个月。病情缓解后,1次/3个月,疗程为1~2年。

**处方3**　(1)霉酚酸酯,2~3g/d,口服,2次/日,疗程为6个月。

(2)若病情改善,改为霉酚酸酯,1~2g/d,口服,2次/日;或硫唑嘌呤,2mg/(kg·d),口服。

(3)如病情未改善,可行第二轮大剂量激素冲击治疗、重新序贯和减量,同时将环磷酰胺及霉酚酸酯方案互换,剂量同上,再治疗 6 个月。

(4)如仍未缓解,可考虑应用利妥昔单抗、贝利单抗或钙调磷酸酶抑制剂(如环孢素或他克莫司等)等二线治疗方案。

(三) V 型 LN

1. 对于合并 Ⅲ 或 Ⅳ 型的 V 型 LN,治疗推荐与单纯的 Ⅲ 或 Ⅳ 型一致。

2. 单纯的 Ⅳ 型 LN

**处方 1**　泼尼松,0.5mg/(kg·次),口服,1 次/日。

**处方 2**　(1)霉酚酸酯,1~1.5g/次,口服,2 次/日,疗程为 6 个月。

(2)如改善则改用霉酚酸酯 1~2g/d 或硫唑嘌呤 2mg/(kg·d)维持治疗。

(3)无改善改用环磷酰胺、钙调磷酸酶抑制剂或利妥昔单抗。

(四) Ⅵ 型 LN

以替代治疗为主。

(五)其他

对于抗磷脂抗体综合征相关肾病患者,需给予羟氯喹、抗凝、抗血小板治疗。血栓性微血管病患者首选血浆置换治疗。

**【注意事项】**

1. 系统性红斑狼疮的激素疗程较漫长,其副作用除感染外,还包括高血压、高血糖、高血脂、低钾血症、骨质疏松、缺血性骨坏死、白内障、体重增加、水钠潴留等。

2. 环磷酰胺冲击治疗的副作用包括白细胞减少,诱发感染、性腺抑制(尤其是女性卵巢功能衰竭)、胃肠道反应、脱发、肝功能损害、出血性膀胱炎以及远期致癌作用。

3. 羟氯喹可控制皮疹和减轻光过敏,主要不良反应为眼底病变和心肌损害,用药期间应定期检查眼底,用药超过 6 个月者可停药 1 个月。有心脏病病史,特别是心动过缓或有传导阻滞者禁用。

4. 甲泼尼龙冲击治疗必须与环磷酰胺冲击疗法配合使用,应密切注意有无感染发生,注意甲泼尼龙和环磷酰胺冲击疗法的常见不良反应。

5. 环孢素用药期间须注意肝肾功能、高血压、高尿酸血症、高血钾等,应监测血药浓度,调整剂量。其疗效不如环磷酰胺冲击治疗,停药后病情容易反跳。6 个月内无效或血清肌酐增倍者,则停药。牙龈增生一般可在停药 6 个月后消失。慢性、进行性肾中毒多于治疗后约 12 个月发生。

6. 红斑狼疮患者应注意休息,避免紫外线、日光照射,预防感染,避免精神刺激,育龄妇女应适当避孕。

# 第三节  强直性脊柱炎

## 【疾病概要】

强直性脊柱炎(AS)是一种慢性进展性炎症性疾病,多见于青少年,主要侵犯骶髂关节、脊柱骨突、脊柱旁软组织及外周关节,并可伴发关节外表现,严重者可发生脊柱畸形和关节强直。此病的 X 线表现为骶髂关节炎,后期脊柱呈"竹节样"改变。本病的患病率为 0.3% 左右,男女之比为 2:1 ~ 3:1。发病年龄通常在 13 ~ 31 岁,高峰为 20 ~ 30 岁。

## 【治疗原则】

目前尚无肯定的根治方法。主要为缓解症状,控制炎症,保持良好姿势,防止脊柱或关节变形,延缓病情进展。通过非药物、药物和手术等综合治疗,达到改善和提高患者生活质量的目的。

## 【推荐处方】

### 一、适用于改善症状的治疗

**处方 1**  吲哚美辛,25mg/次,口服,3 次/日。

**处方 2**　吲哚美辛栓剂,50～100mg/次,晚睡前塞肛,1次/日(夜间痛或晨僵显著者)。

**处方 3**　双氯芬酸缓释片,75mg/次,口服,1～2次/日。

**处方 4**　美洛昔康,15mg/次,口服,1次/日。

**处方 5**　塞来昔布,200mg/次,口服,2次/日。

**二、适用于中轴关节炎的治疗**

**处方 1**　沙利度胺,50mg/次,口服,1次/晚开始,每10～14天递增50mg,至150～200mg,维持1次/晚。

**处方 2**　依那西普注射液,25～50mg/次,皮下注射,1～2次/周。

**处方 3**　0.9%氯化钠注射液或5%葡萄糖注射液适量＋注射用英夫利昔单抗,一次5mg/kg,静脉滴注,第0、2、6周各1次,之后1次/6周。

**处方 4**　阿达木单抗注射液,40mg/次,皮下注射,2次/周。

**三、适用于伴有外周关节炎的治疗**

**处方 1**　柳氮磺吡啶,0.25g/次,口服,3次/日;每周递增0.25g,直至1.0g/次,口服,2次/日。

**处方 2**　甲氨蝶呤,7.5～10mg/次,口服,1次/周。

**处方 3**　依那西普注射液,25mg/次,皮下注射,2次/周;或50mg,皮下注射,1次/周。

**处方 4**　0.9%氯化钠注射液或5%葡萄糖注射液适量＋注射用英夫利昔单抗,3～5mg/(kg·次),静脉滴注,前3次为0、2、6周,而后每6～8周重复1次。

**处方 5**　阿达木单抗注射液,40mg/次,皮下注射,2次/周。

**【注意事项】**

1. 非甾体抗炎药(NSAIDs)　不良反应中较多见的是胃肠不适,少数可引起溃疡;较少见的有高血压、头痛、头晕、肝肾损伤、血细胞减少、水肿及过敏反应等。伴有胃肠道高风险的患者可用非选择性NSAIDs加上胃黏膜保护剂或选择性环氧化酶-2抑制剂。

2. 沙利度胺　不良反应有嗜睡、口渴、血细胞下降、氨基转移酶增高、镜下血尿及指端麻刺感等。用药初期应定期查血常规、尿常规和肝肾功能,长期用药者应定期做神经系统检查,以便及时发现可能出现的外周神经炎。

3. 抗肿瘤坏死因子(TNF)-α拮抗剂　不良反应包括注射部位反应、结核感染、肝炎病毒感染、其他感染、恶性肿瘤的发生率增加等。治疗前筛查结核可明显减少 TNF-α拮抗剂治疗相关的结核发病率,现已成为常规。

4. 柳氮磺吡啶　对磺胺过敏者禁用。不良反应包括消化系统症状、皮疹、血细胞减少、头痛、头晕以及男性精子减少和形态异常(停药可恢复)。

5. 糖皮质激素　对顽固性外周关节炎(如膝)积液可行关节腔内注射糖皮质激素治疗,重复注射应间隔 3～4周,一般不超过 2～3 次/年。对顽固性骶髂关节痛患者,可选择 CT 引导下的骶髂关节内注射糖皮质激素。

# 第四节　干燥综合征

## 【疾病概要】

干燥综合征(SS)是一种主要累及泪腺、唾液腺等外分泌腺体,以高度淋巴细胞浸润为特征的弥漫性结缔组织病。最常见的表现是口、眼干燥,且常伴有内脏损害而出现多种临床表现,其血清中存在多种自身抗体和高免疫球蛋白。本病可分为原发性和继发性两类。本节主要叙述原发性干燥综合征,以女性多发(男:女约为 1:9),发病年龄多在40～50岁,老年人群患病率可高达 3%～4%。

## 【治疗原则】

本病目前尚无根治方法,治疗目的不仅是缓解患者口、眼干燥的症状,更重要的是终止或抑制患者体内的异常免疫反应,保护脏器功能、阻止疾病发展和延长患者生存期。

**【推荐处方】**

**一、适用于以口、眼干燥为主要症状者**

**处方 1** 环戊硫酮,25mg/次,口服,3 次/日。

**处方 2** 毛果芸香碱,5mg/次,口服,3 次/日。

**处方 3** 西维美林,30mg/次,口服,3 次/日。

**处方 4** 羟甲基纤维素滴眼液,1～2 滴,滴眼,4～6 次/日。

**处方 5** 0.1% 透明质酸滴眼液,1～2 滴,滴眼,4～6 次/日。

**处方 6** 红霉素眼膏,适量,睡前点眼(适用于伴发眼睑炎、细菌性结膜炎、角膜溃疡者)。

**处方 7** 四环素眼膏,适量,睡前点眼。

**处方 8** 碱性成纤维细胞生长因子,1～2 滴,滴眼,4～6 次/日,疗程 <2 周(适用于有角膜上皮缺损者)。

**二、适用于以肌肉、关节痛为主要症状者**

**处方 1** 双氯芬酸缓释片,75mg/次,口服,1～2 次/日。

**处方 2** 布洛芬,0.3g/次,早、晚口服,2 次/日。

**处方 3** 白芍总苷,0.6g/次,口服,2～3 次/日。

**处方 4** 羟氯喹,200mg/次,口服,2 次/日。

**处方 5** 泼尼松,5～10mg/次,口服,1 次/日。

**三、适用于合并重要脏器损害者**

**处方 1** 泼尼松,0.2～0.5mg/(kg·次),口服,1 次/日。

**处方 2** 白芍总苷,0.6g/次,口服,2～3 次/日。

**处方 3** 环磷酰胺,0.5～1mg/kg,口服,2 次/日;或 0.5～1g/($m^2$·次),静脉滴注,1 次/4 周。

**处方 4** 羟氯喹,200mg/次,口服,2 次/日。

**处方 5** 甲氨蝶呤,10～15mg/次,口服,1 次/周。

**处方 6** 硫唑嘌呤,0.5～1mg/(kg·次),口服,2 次/日。

**处方 7**    环孢素,1.25 ~ 2.5mg/(kg·次),口服,2次/日。

**处方 8**    免疫球蛋白注射液,0.4g/kg,静脉滴注,1 次/日,疗程为 3 ~ 5 天(适用于出现神经系统受累或血小板减少者),需要时可以重复使用。

**处方 9**    利妥昔单抗注射液,375mg/m²,静脉滴注,1次/周(适用于对常规治疗效果不佳,且有严重的关节炎、严重的血细胞减少、周围神经病变以及相关的淋巴瘤者)。

**四、适用于肾小管酸中毒合并低钾血症者**

**处方 1**    5% 葡萄糖注射液 500ml + 10% 氯化钾 10 ~ 15ml,缓慢静脉滴注。

**处方 2**    20% 枸橼酸钾溶液,10 ~ 20ml,口服,3 次/日。

**处方 3**    碳酸氢钠,1.0 ~ 4.0g/次,口服,3 ~ 4 次/日。

**【注意事项】**

1. 注意保持口腔清洁,勤漱口,减少龋齿和口腔继发感染的可能。戒烟、戒酒以及避免服用引起口干的药物如阿托品等。

2. 毛果芸香碱的不良反应包括出汗、频繁排尿、肠激惹。消化道溃疡、哮喘和闭角型青光眼患者禁用。

3. 西维美林的不良反应包括过量出汗、恶心、鼻流涕、腹泻、尿频、头痛、视觉模糊、流泪、呼吸窘迫、胃肠道痉挛、呕吐、房室传导阻滞、心动过速、心动过缓等。未加控制的哮喘患者、闭角型青光眼或急性虹膜炎者禁用。

4. 糖皮质激素的使用应注意个体化外,同时应监测可能发生的副作用,激素减量过程应酌情掌握,大体遵循先快后慢的原则。患者多需要长时间的小剂量激素维持治疗。

5. 免疫抑制剂应酌情选择,必要时可选用两种免疫抑制剂联合治疗,同时严密监测副作用,适时调整。

6. 高球蛋白血症和近期出现或加重的肾小管酸中毒患者可行血浆置换治疗。

7. 注意排查恶性肿瘤,合并或进展为恶性淋巴瘤者宜积极、及时地进行化疗。

# 第五节 多发性肌炎和皮肌炎

## 【疾病概要】

多发性肌炎(PM)和皮肌炎(DM)均是由免疫介导的,以横纹肌受累为突出表现的特发性炎症性肌病。临床上以对称性近端肌无力为主要表现,DM 尚有特征性皮疹;实验室检查可见血清肌酶尤其是肌酸激酶的活性增高;肌电图呈肌源性损害;肌活检病理以横纹肌肌纤维变性和间质性炎症为特点。作为系统性疾病,PM/DM 常累及多脏器,伴发肿瘤和其他结缔组织病,患病率男女之比为 1:2,发病高峰为 10～15 岁和 45～60 岁两个时期。

## 【治疗原则】

药物治疗主要为糖皮质激素和免疫抑制剂,应注意个体化治疗。急性期应卧床休息,并适当进行肢体被动运动,以防肌肉萎缩,症状控制后适当锻炼。合并恶性肿瘤的患者应尽早切除肿瘤,术后肌炎症状可自行缓解。

## 【推荐处方】

### 一、轻症患者
**处方 1** 泼尼松,0.5mg/(kg·次),口服,1 次/日。
**处方 2** 羟氯喹,100～200mg/次,口服,2 次/日(适用于 DM 有皮损者)。

### 二、中、重症患者
**处方 1** 泼尼松,1～2mg/(kg·次),口服,1 次/日。
**处方 2** 甲氨蝶呤,7.5～20mg/次,口服,1 次/周。
**处方 3** 硫唑嘌呤,50mg/次,2 次/日,口服。
**处方 4** 0.9%氯化钠注射液 500ml + 环磷酰胺 0.8g,静脉滴注,1 次/4 周。

　　**处方 5**　环孢素,3~5mg/(kg·d),口服,2 次/日。
　　**三、危重症患者**
　　**处方 1**　5% 葡萄糖注射液 250ml + 甲泼尼龙 500~1000mg,静脉滴注,1 次/日,疗程为 3 天。
　　**处方 2**　免疫球蛋白注射液,0.4g/kg,静脉滴注,1 次/日,疗程为 3~5 天。

## 【注意事项】

　　1. 糖皮质激素是本病的首选药物,通常为晨起一次口服,重症者可分次口服,常在用药 1~2 个月症状开始改善后逐渐减量。激素的减量应遵循个体化原则,减量应缓慢,疗程一般不应少于 2 年。

　　2. 轻症患者在激素减量过程中如病情反复应及时加用免疫抑制剂。激素抵抗患者应联用免疫抑制剂,若一种无效则可联用两种,但需严密相关副作用,定期监测血常规、肝肾功能。

　　3. 甲氨蝶呤禁用于合并肺间质病变的患者;环磷酰胺单独应用对控制肌肉炎症无效,主要用于伴有肺间质病变者。

　　4. 危重病情指有严重肌病患者或伴严重呼吸困难、吞咽困难、心肌受累或进展性肺间质病变者,甲泼尼龙冲击 3 日后改为口服,再根据症状及肌酶水平逐渐减量。

　　5. 有呼吸肌、吞咽肌受累的患者,呼吸道的护理、必要时机械通气、抗生素的合理使用均至关重要。

# 第六节　系统性硬化症

## 【疾病概要】

　　系统性硬化症(SSc)曾被称为硬皮病、进行性硬化症,是一种原因不明,临床上以局限性或弥漫性皮肤增厚和纤维化为特征,也可累及内脏包括心、肺、肾和消化道等器官的弥漫性结缔组织疾病。本病女性多见,男女比例 1:3 ~ 1:4,发病高峰年龄为 30 ~ 50 岁。

## 【治疗原则】

本病尚无根治办法。一般治疗包括去除感染、加强营养、注意保暖和避免精神刺激。早期治疗的目的在于阻止新的皮肤和脏器受累,晚期治疗的目的在于改善已有的症状。治疗措施包括抗炎和免疫调节、改善血管病变及抗纤维化治疗 3 个方面,应注意治疗的个体化。

## 【推荐处方】

### 一、适用于轻症患者

**处方 1**　泼尼松,30 ~ 40mg/次,口服,1 次/日;2 ~ 4 周后逐渐减量,至维持量 5 ~ 10mg/次,1 次/日。

**处方 2**　积雪苷,12 ~ 24mg/次,口服,3 次/日。

**处方 3**　青霉胺,125mg/次,口服,1 ~ 2 次/日;无不良反应者每 2 ~ 4 周剂量加倍,至 500 ~ 750mg/d,待症状改善后减量维持。

**处方 4**　秋水仙碱,0.5 ~ 1mg/次,口服,3 次/日。

### 二、适用于重症患者伴脏器受累者

**处方 1**　泼尼松,30 ~ 40mg/次,口服,1 次/日。

**处方 2**　0.9% 氯化钠注射液 250ml + 环磷酰胺 0.4 ~ 0.6mg,静脉滴注,1 次/4 周(适用于肺间质纤维化患者)。

**处方 3**　硫唑嘌呤,1 ~ 2mg/(kg·d),口服,2 次/日。

**处方 4**　环孢素,2.5 ~ 5mg/(kg·d),口服,2 次/日。

**处方 5**　甲氨蝶呤,7.5 ~ 15mg/次,口服或肌内注射,1 次/周。

### 三、适用于有雷诺现象和指端溃疡者(在方案二的基础上加用)

**处方 1**　硝苯地平,10 ~ 20mg/次,口服,3 次/日。

**处方 2**　卡托普利,6.25 ~ 12.5mg/次,口服,2 ~ 3 次/日。

**处方 3**　贝那普利,5～10mg/次,口服,1 次/日。

**处方 4**　福辛普利,5～10mg/次,口服,1 次/日。

**处方 5**　0.9%氯化钠注射液 100ml + 前列地尔 10μg,静脉滴注,1 次/日,疗程为 10～14 天。

**处方 6**　伊洛前列素,2.5～5μg,吸入,6～9 次/日。

**处方 7**　阿司匹林,75～100mg/次,口服,1 次/日。

**四、适用于有肺动脉高压者**(在方案二的基础上加用)

**处方 1**　硝苯地平,10mg/次,口服,3 次/日。

**处方 2**　地尔硫草,30mg/次,口服,3 次/日。

**处方 3**　0.9%氯化钠注射液 100ml + 前列地尔 10μg,静脉滴注,1 次/日,疗程为 10～14 天。

**处方 4**　伊洛前列素,2.5～5μg,吸入,6～9 次/日。

**处方 5**　波坦生,62.5mg/次,口服,2 次/日;4 周后增加至维持量 125mg/次,2 次/日。

**处方 6**　西地那非,20mg/次,口服,3 次/日。

**五、适用于有反流性食管炎者**(在方案二的基础上加用)

**处方 1**　泮托拉唑,40mg/次,口服,1 次/日。

**处方 2**　兰索拉唑,30mg/次,口服,1 次/日。

**处方 3**　多潘立酮,10mg/次,口服,3 次/日。

【注意事项】

1. 禁止吸烟,注意手足保暖严防冻伤,避免皮肤受损,避免精神紧张和过度劳累。

2. 糖皮质激素可减轻系统性硬化病早期或急性期皮肤水肿,但不能阻止皮肤纤维化。对炎性肌病、间质性肺部疾病的炎症期有一定疗效;但与肾危象的风险增加有关,应用时需监测血压和肾功能。

3. 存在肺动脉高压的系统性硬化症患者,只有急性血管扩张药物试验结果阳性者才能应用钙离子拮抗剂治疗。基础心率较慢者选择二氢吡啶类,如硝苯地平;基础心率较快者则选择地尔硫草。应从小剂量开始,在血压没有明显变化的情况下逐渐递增剂量,争取数周内增加到最大耐受剂量,然后维持应用。

4. 肾危象患者应用血管紧张素转化酶抑制剂(ACEI)治疗可能有效,肾衰竭患者可行血液透析或腹膜透析治疗,且仍应继续使用 ACEI。

5. 青霉胺的主要不良反应有胃肠道功能紊乱、味觉减退、血小板减少等。波坦生的不良反应主要表现为肝功能损害。西地那非的常见不良反应有头痛、面部潮红等。

# 第七章

# 血液系统疾病

## 第一节　贫　血

### 一、缺铁性贫血

**【疾病概要】**

　　缺铁性贫血是指由于体内的储存铁消耗殆尽,不能满足正常红细胞生成的需要时发生的贫血。缺铁性贫血的特点是骨髓及其他组织中缺乏可染铁,血清铁蛋白及转铁蛋白饱和度均降低,呈现小细胞低色素性贫血。

**【治疗原则】**

　　首先病因治疗,应尽可能地去除导致缺铁的病因,单纯的补充铁剂只能使血象恢复,如对原发病忽视,不能使贫血得到彻底的治疗;其次补充铁剂治疗。缺铁性贫血大多数可以预防。疾病预后取决于原发病是否能治疗。

**【推荐处方】**

　　**处方1**　硫酸亚铁复合维生素缓释片,1片/次,口服,1次/日。

　　**处方2**　琥珀酸亚铁片,1~2片/次,口服,3次/日。

　　**处方3**　多糖铁复合物,1~2粒/次,口服,1次/日。

　　**处方4**　右旋糖酐铁或山梨醇铁,首次给药须用50mg作为试验剂量,1小时后无过敏反应可给足量治疗,注射用铁的总需量按公式计算:补铁总量(mg) = [需达到的血红蛋白浓度(g/L) – 患者的血红蛋白浓度(g/L)] × 0.33 × 患者体重(kg)。此为注射铁剂,在口服铁剂不能耐受或胃肠道正常解剖部位发生改变而影响铁的吸收时应用。

**【注意事项】**

1. 铁剂于进餐时或餐后服用,以减少药物对胃肠道的刺激。

2. 铁剂忌与茶同服,否则易与茶叶中的鞣酸结合成不溶解的沉淀,不易吸收。钙盐、镁盐亦可抑制铁的吸收,应避免同时服用。

3. 在血红蛋白恢复正常后,铁剂仍需继续服用,待血清铁蛋白恢复到 50μg/L 再停药。如无法用血清铁蛋白监测,则应在血红蛋白恢复正常后继续服用铁剂 2~3 个月,以补充体内的储存铁。

## 二、溶血性贫血

(一)自身免疫性溶血性贫血

**【疾病概要】**

自身免疫性溶血性贫血(autoimmune hemolytic anemia, AIHA)是免疫调节功能发生异常,产生抗自身红细胞抗体致使红细胞破坏的一种溶血性贫血贫血(HA)。可以根据有无病因分为原发性和继发性自身免疫性溶血性贫血,根据致病抗体的最佳活性温度分为温抗体型和冷抗体型自身免疫性溶血性贫血。冷抗体型 AIHA 包括冷凝集素介导的冷凝集素综合征(CAS)及 D-L 抗体介导的阵发性冷性血红蛋白尿症(PCH)。

**【治疗原则】**

1. 温抗体型自身免疫性溶血性贫血 ①病因治疗;②免疫抑制剂单用或联合应用;③脾切除;④对症支持治

疗;⑤单克隆抗体治疗。

2. 冷抗体型自身免疫性溶血性贫血　①病因治疗;
②保暖;③急性发作期应加强对症支持治疗。

【推荐处方】

1. 适用于温抗体型自身免疫性溶血性贫血治疗

**处方1**　肾上腺皮质激素,首选药物为按泼尼松计算
$1 \sim 1.5 mg/(kg \cdot d)$,顿服,1 次/日。

**处方2**　硫唑嘌呤,$2 \sim 2.5 mg/(kg \cdot d)$,口服。

**处方3**　环磷酰胺,$1.5 \sim 2 mg/(kg \cdot d)$,口服。

**处方4**　环孢素,$4 \sim 6 mg/(kg \cdot d)$,口服,每 12 小时
1 次。

**处方5**　霉酚酸酯,$500 \sim 1000 mg/d$,口服,2 次/日。

**处方6**　大剂量的静脉人免疫球蛋白注射液,0.4g/
$(kg \cdot d)$,静脉滴注,1 次/日,疗程为 5 天。

**处方7**　单克隆抗体治疗,如注射用美罗华,375mg/
$(m^2 \cdot w)$,疗程为 4 周(肾上腺皮质激素和脾切除无效的难
治性 AIHA 的有效治疗选择)。

2. 适用于冷抗体型自身免疫性溶血性贫血治疗

**处方1**　苯丁酸氮芥,$2 \sim 4 mg/d$,口服,疗程不短于 3
个月。

**处方2**　环磷酰胺,$250 mg/d$,口服,疗程为 4 天,$2 \sim 3$
周后重复 1 次。

【注意事项】

1. 自身免疫性溶血性的治疗尤其强调病因治疗,临床
上超过半数的温抗体型 AIHA 患者为继发性,治疗原发病
最为关键。如继发于淋巴系统增殖性疾病者应行化疗、放
疗或造血干细胞移植等;继发于结缔组织病者应予免疫抑
制治疗后,AIHA 方可缓解。临床上约 90% 的冷凝集素综
合征(CAS)均可找到继发因素,病因治疗对于冷凝集素综
合征(CAS)和阵发性冷性血红蛋白尿症(PCH)亦是关键。

2. 肾上腺皮质激素治疗期间应密切注意防治其副作用,如感染机会增加、药物诱发的消化性溃疡、血压升高、血糖升高、骨质疏松等。免疫抑制剂应用期间应积极防治感染。

3. 虽然糖皮质激素、脾切除术是温抗体型 AIHA 首选的一和二线治疗方案,但这两种治疗措施不推荐用于冷凝集素综合征和阵发性冷性血红蛋白尿,多数冷凝集素综合征仅表现为慢性溶血过程,保暖为其主要的治疗手段。

4. 急性重型 CAS 和 PCH 患者在积极保暖及支持治疗下,可联合血浆置换和单采疗法,但同时应配合给予免疫抑制治疗减少冷抗体的产生。

5. 自身免疫溶血性贫血均应尽量避免输血,易导致严重的输血反应,甚至加重溶血。必须输血时输注洗涤红细胞,并注意下列事项:①必须经过严格的交叉配血;②避开具有与患者自身抗体的血型抗原;③输血速度宜慢;④CAS及 PCH 输注时,红细胞最好预温至 37℃,并注意患者保暖。

(二)阵发性睡眠性血红蛋白尿

**【疾病概要】**

阵发性睡眠性血红蛋白尿是一种获得性的造血干细胞疾病,由于红细胞膜缺陷,而对激活补体异常敏感,引起慢性血管内溶血,常在睡眠时加重,伴间歇发作的血红蛋白尿和全血细胞减少。

**【治疗原则】**

治疗原则包括输血控制溶血发作、刺激血细胞生成和血管栓塞的防治。有条件者可进行骨髓移植,适用于年轻、有骨髓增生低下或血栓形成者。

**【推荐处方】**

1. 一般支持治疗 输洗涤红细胞 3 次。

2. 适用于控制溶血发作

**处方1** 泼尼松片,10mg/次,口服,3 次/日。

**处方2** 6% 右旋糖酐注射液,500ml/次,静脉滴注,1 次/日(急性溶血发作期)。

**处方3** 碳酸氢钠片,1g/次,口服,3 次/日(急性溶血发作期)。

3. 适用于刺激血细胞生成

**处方** 雄激素类,如司坦唑醇,2 ~ 4mg/次,口服,3 次/日。

4. 适用于血管栓塞的防治

**处方** 华法林片,10mg/次,口服,1 次/日(3 天之后复查 INR 调增药量,使 INR 保持在 2.0 ~ 3.0)。

# 三、再生障碍性贫血

## 【疾病概要】

再生障碍性贫血(AA)简称再障,是指由化学、物理、生物因素或不明原因引起的骨髓造血功能衰竭,以骨髓造血细胞增生减低和外周血全血细胞减少为特征,骨髓无异常细胞浸润和网状纤维增多,临床以贫血、出血和感染为主要表现。分为极重型再障(VSAA)、重型再障(SAA)和非重型再障(NSAA)。

## 【治疗原则】

再障的治疗大体上分为支持治疗和疾病针对性目标治疗。支持治疗的目的是预防和治疗血细胞减少的相关并发症,如预防感染、避免出血、纠正贫血、控制出血、控制感染、护肝治疗等。目标治疗则是针对发病机制的治疗,如免疫抑制剂(IST)、促进造血、造血干细胞移植(SCT)治疗等。SAA/VSAA 预后差,一旦确立诊断,及早进行联合免疫移植治疗或骨髓移植。NASAA 以雄激素治疗为主,视病情辅以其他综合治疗。

## 【推荐处方】

（一）适用于 SAA 治疗

**处方 1**　抗淋巴细胞球蛋白（ALG），如马 ALG，10 ~ 15mg/（kg·d），疗程为 5 天（主要用于重型再障）。

**处方 2**　抗胸腺细胞球蛋白（ATG），如兔 ATG，3 ~ 5mg/（kg·d），疗程为 5 天（主要用于重型再障）。

（二）适用于所有 AA 治疗

**处方 1**　环孢素，3 ~ 5mg/（kg·d），口服，疗程一般长于 1 年。

**处方 2**　雄激素类药物，如十一酸睾酮，40 ~ 80mg/次，口服，3 次/日。

**处方 3**　粒细胞集落刺激因子或者粒单系集落刺激因子注射液，5μg/（kg·d），皮下注射，1 次/日。

**处方 4**　红细胞生成素注射液，50 ~ 100U/（kg·d），皮下注射，1 次/日。

## 【注意事项】

1. 再障治疗中对症支持治疗十分重要，应注意预防感染（注意饮食及环境卫生），SAA 行保护性隔离；避免出血（防止创伤及剧烈活动）；避免应用对骨髓有损伤作用和抑制血小板功能的药物。

2. 血红蛋白低于 60g/L 且患者对贫血耐受较差时，输注红细胞纠正贫血。使用促凝血药控制出血，必要时输注浓缩血小板控制因血小板减少引起的严重出血。

3. 控制感染，应用广谱抗生素，对可疑感染部位行病原学检查，待病原学检查结果出来后，根据药敏试验结果再换用敏感窄谱的抗生素；有真菌感染给予抗真菌治疗，必要时可酌情预防性给予抗真菌治疗。

4. 环孢素使用时应个体化，参照患者造血功能和 T 细胞免疫恢复情况、药物不良反应（如肝、肾功能损害、牙龈增生及消化道反应）、血药浓度等调整剂量和疗程。

5. 年龄 <30 岁、无特殊禁忌证、有 HLA 相合同胞供者的重型再障患者应首选造血干细胞移植；无 HLA 相合同胞供者或年龄 >40 岁者则首选强烈免疫治疗，同时启动 HLA 相合无关供者筛选。

# 四、巨幼细胞贫血

## 【疾病概要】

巨幼细胞贫血由于脱氧核苷酸合成障碍所致的一组贫血，主要是由于体内缺乏维生素 $B_{12}$ 和（或）叶酸所致，亦可因遗传性或药物等获得性 DNA 合成障碍引起。其特点是大红细胞性贫血。

## 【治疗原则】

巨幼细胞贫血约 95% 的病例是由于叶酸和（或）维生素 $B_{12}$ 缺乏所致的营养性巨幼细胞贫血。少部分是由于胃黏膜萎缩、内因子分泌缺乏，导致维生素 $B_{12}$ 吸收减少所致的恶性贫血。治疗上首先应去除病因，积极治疗原发病，并补充所缺乏的叶酸或（和）维生素 $B_{12}$。

## 【推荐处方】

（一）适用于营养性巨幼细胞贫血

1. 单纯叶酸缺乏者的治疗

**处方 1**    叶酸片,5~10mg/次,口服,3 次/日。

**处方 2**    亚叶酸钙注射液,肌内注射,3~6mg/d（适用于不能口服叶酸或者肠道吸收不良者）。

2. 单纯维生素 $B_{12}$ 缺乏者的治疗

**处方**    维生素 $B_{12}$ 注射液,100μg/次,肌内注射,1 次/日,疗程为 2 周;以后改为 100μg/次,肌内注射,2 次/周。

3. 不能明确是叶酸缺乏或维生素 $B_{12}$ 缺乏或两者均缺乏的治疗    维生素 $B_{12}$ 和叶酸联合应用。

（二）适用于恶性贫血

**处方**　维生素 $B_{12}$ 注射液，$100\mu g/$次，肌内注射，1 次/日；以后改为维持量，每月 $100\mu g$，需终身维持。

## 【注意事项】

1. 补充叶酸时注意，大剂量的叶酸能对抗苯妥英钠、苯巴比妥的抗癫痫作用，从而增加癫痫患者的发作次数。长期应用避孕药、镇痛药、类固醇、柳氮磺吡啶的患者均可增加叶酸需要量。营养性巨幼细胞贫血常合并缺铁，故应同时补铁。

2. 维生素 $B_{12}$ 参与神经髓鞘中脂蛋白的形成，维持鞘神经纤维功能的完整性，补充维生素 $B_{12}$ 可纠正神经损害症状。

# 第二节　骨髓增生异常综合征

## 【疾病概要】

骨髓增生异常综合征（MDS）是一组造血干细胞克隆异常的恶性疾病。其特点为骨髓多增生性活跃或明显活跃，出现病态造血，外周血一系或多系血细胞减少，临床出现贫血、出血和感染等症状，部分患者最后发展为急性白血病。1982 年 FAB 将其分为 5 型，即难治性贫血、难治性贫血伴环形铁粒幼细胞增多、难治性贫血伴原始细胞增多、慢性粒单白血病、转化型难治性贫血伴有原始细胞过多。

## 【治疗原则】

目前对于 MDS 缺乏有效的治疗，故支持治疗很重要。严重贫血者给予输血；对血小板减少而又出血严重者输注血小板悬液；有感染者应用有效抗生素。对于不同类型的 MDS 治疗方法不尽相同，有条件者可以考虑异基因骨髓移植。

## 【推荐处方】

### 一、适用于难治性贫血

**处方 1**　司坦唑醇,2mg/次,口服,3 次/日。

**处方 2**　(1)丙酸睾酮注射液,50mg/次,肌内注射,1
次/日。

(2)全反式维 A 酸片,20mg/次,口服,2～3 次/日。

(3)叶酸片,5～10mg/次,口服,3 次/日。

### 二、适用于难治性贫血伴环状铁粒幼细胞增多

**处方 1**　(1)5%～10% 葡萄糖注射液或 0.9% 氯化钠
注射液 250～500ml + 维生素 $B_6$ 注射液 100～200mg,静脉
滴注,1 次/日,疗程为 3～4 周。

(2)司坦唑醇,2mg/次,口服,3 次/日。

(3)全反式维 A 酸片,20mg/次,口服,2～3 次/日。

**处方 2**　(1)5%～10% 葡萄糖注射液或 0.9% 氯化钠
注射液 250～500ml + 维生素 $B_6$ 注射液 100～200mg,静脉
滴注,1 次/日,疗程为 3～4 周。

(2)丙酸睾酮注射液,50mg/次,肌内注射,1 次/日。

(3)全反式维 A 酸片,20mg/次,口服,2～3 次/日。

### 三、适用于难治性贫血伴有原始细胞增多、转化型难治性贫血伴原始细胞过多、慢性粒单细胞白血病

(一)一般治疗

**处方**　维 A 酸片,20mg/次,口服,2～3 次/日。

(二)适用于中青年、病情严重、各种治疗无效且有转
化为白血病趋势者

治疗方案可参照急性白血病联合化疗。

(三)适用于老年人或一般情况较差者

**处方 1**　阿糖胞苷注射液,10～15mg/(m² · 次),皮下
注射或静脉滴注,每 12 小时 1 次,疗程为 14～21 天,间歇 2
周可重复使用。

**处方 2**　高三尖杉酯碱注射液,0.5～1mg/d,疗程为
10～15天,间歇半个月重复。

## 第三节 淋巴瘤

见肿瘤学部分。

## 第四节 白细胞减少和粒细胞缺乏症

### 【疾病概要】

白细胞减少(leukopenia)指外周血白细胞计数持续 < $4.0 \times 10^9$/L。

中性粒细胞减少(neutropenia)指外周血中性粒细胞绝对计数在成人 < $2.0 \times 10^9$/L,在儿童≥10 岁 < $1.8 \times 10^9$/L 或 <10 岁 < $1.5 \times 10^9$/L。

粒细胞缺乏症(agranulocytosis)指外周血中性粒细胞绝对计数 < $0.5 \times 10^9$/L。

### 【治疗原则】

继发性减少者应积极治疗原发病,病情缓解或控制后粒细胞可恢复正常。对可疑的药物或其他致病因素应立即停止接触;促进粒细胞生成;积极控制感染。

### 【推荐处方】

**处方 1** 重组人粒细胞集落刺激因子(rhG-CSF)或重组人粒细胞-巨噬细胞集落刺激因子(rhGM-CSF),2 ~ 10μg/(kg·d),皮下注射,1 次/日。

**处方 2** 维生素 B 族(维生素 $B_4$、维生素 $B_6$),20mg/次,口服,3 次/日。

**处方 3** 鲨肝醇,50mg/次,口服,3 次/日。

**处方 4** 利血生,20mg/次,口服,3 次/日。

**处方 5** 泼尼松,1mg/(kg·d),口服,1 次/日(对部分患者如抗中性粒细胞抗体阳性或由细胞毒 T 细胞介导的患者有效)。

**处方 6** 硫唑嘌呤,100mg/次,口服,1 次/日(对部分患者如抗中性粒细胞抗体阳性或由细胞毒 T 细胞介导的患者有效)。

**【注意事项】**

1. 白细胞减少或中性粒细胞减少、缺乏的治疗主要是病因治疗,中性粒细胞减少的主要表现是感染,尤其粒细胞缺乏患者极易发生严重感染,应采取无菌隔离措施,积极控制感染,感染者应行病原学检查,以明确感染类型和部位,致病菌未明确前可经验性给予广谱抗生素控制感染,之后根据病原学检查和药敏试验结果调整用药。

2. 静脉用免疫球蛋白有助于重症感染的治疗。

# 第五节 慢性白血病

**【疾病概要】**

白血病(leukemia)是一类造血干祖细胞的恶性克隆性疾病,因白血病细胞自我更新增强、增殖失控、分化障碍、凋亡受阻,而停滞在细胞发育的不同阶段。在骨髓和其他组织中,白血病细胞大量累积,使正常造血受抑制并浸润其他器官和组织。根据白血病细胞的分化成熟程度和自然病程,将白血病分为急性和慢性两大类,根据主要受累的细胞系列可将白血病分为急性淋巴细胞白血病(ALL)、急性非淋巴细胞白血病(AML)、慢性髓系细胞白血病(CML)、慢性淋巴细胞白血病(CLL)及少见类型的白血病。本节主要介绍慢性白血病(慢粒、慢淋)的常见处方用药。

慢性髓系细胞白血病(chronic myelocytic leukemia, CML)是一种起源于多能干细胞的髓系增殖性肿瘤,t(9, 22)(q34;q11)是 CML 特征性染色体改变并在分子水平上导致 BCR/ABL 融合基因形成的。慢性淋巴细胞白血病

(chronic lymphocytic leukemia)是一种进展缓慢的 B 淋巴细胞增殖性疾病,以外周血、骨髓、脾脏和淋巴结等淋巴组织中出现大量克隆性 B 淋巴细胞为特征。

## 【治疗原则】

慢性髓系细胞白血病的治疗目的是尽快达到完全细胞遗传学反应(CCyR)以及更深的分子学反应、提高生活质量和功能性治愈,治疗应着重于慢性期早期,避免疾病转化,一旦患者进入加速期或急变期则预后不良。

慢性淋巴细胞白血病的治疗主要依据患者的年龄及身体的适应性、预后(主要是 FISH)对有症状患者进行分层治疗。既往 CLL 多为姑息治疗,以减轻肿瘤负荷、改善症状为目的。近年发现,治疗后获得完全缓解的患者生存期较部分缓解和无效者长,因此治疗应致力于提高完全缓解率并尽可能清除微小残留病。

## 【推荐处方】

### 一、适用于慢性髓细胞白血病的治疗

(一)适用于慢性期患者的初始治疗

**处方 1** 甲磺酸伊马替尼,400mg/d,口服,1 次/日。

**处方 2** 羟基脲,初始治疗为 3.0g/d,口服,3 次/日;当白细胞减至 $20 \times 10^9$/L 左右时剂量减半,减至 $10 \times 10^9$/L 时改为 $0.5 \sim 1.0$g/次,口服,1 次/日,维持治疗。

**处方 3** 干扰素注射液,300 万~500 万 U/(m²·d),皮下或肌内注射,3~7 次/周,坚持使用(目前用于不适合 TKI 和 allo-HSCT 的患者)。

**处方 4** 第二代 TKI 药物,如尼洛替尼,400mg/次,口服,2 次/日(适用于患者对第一代 TKI 治疗反应次佳、治疗失败、不耐受等情况)。

(二)适用于慢性髓系白血病进展期的治疗

**处方** (1)尼洛替尼,400mg/次,口服,2 次/日。

(2)达沙替尼,70mg/次,口服,2 次/日。

**二、适用于慢性淋巴细胞白血病的治疗**

（一）适用于初治慢淋患者的一线治疗

**处方**　苯丁酸氮芥，4～8mg/（m² · d），口服，疗程为4～8周；或0.4～0.8mg/kg，1次/日或1次/4日，每2～4周重复1次。

根据《中国慢性淋巴细胞白血病诊治指南》推荐，建议分层治疗：

无17p-或11q-患者的治疗推荐：①对存在严重伴随疾病的虚弱患者（不能耐受氟达拉滨类似物）推荐苯丁酸氮芥±泼尼松、环磷酰胺±泼尼松、单用利妥昔单抗和皮质类固醇冲击疗法；②对≥70岁或存在严重伴随疾病<70岁的患者，推荐苯丁酸氮芥±泼尼松±利妥昔单抗、环磷酰胺±泼尼松±利妥昔单抗、利妥昔单抗、FR（氟达拉滨+利妥昔单抗）和氟达拉滨；③对<70岁或≥70岁但无严重伴随疾病的患者，推荐FCR（氟达拉滨+环磷酰胺+利妥昔单抗）、FC（氟达拉滨+环磷酰胺）、氟达拉滨、苯丁酸氮芥±泼尼松±利妥昔单抗和环磷酰胺±泼尼松±利妥昔单抗。

伴17q-患者的治疗推荐：尚无有效方案，首选临床试验。可选择FCR、FR、HDMP（大剂量的甲泼尼龙）±利妥昔单抗、FC、氟达拉滨、苯丁酸氮芥±泼尼松±利妥昔单抗、环磷酰胺±泼尼松±利妥昔单抗。

伴11q-患者的治疗推荐：①对≥70岁或存在严重伴随疾病<70岁的患者，推荐苯丁酸氮芥±泼尼松±利妥昔单抗、环磷酰胺±泼尼松±利妥昔单抗、低剂量的FCR、利妥昔单抗、FR、和氟达拉滨；②对<70岁或≥70岁但无严重伴随疾病的患者，推荐FCR、FC、氟达拉滨、苯丁酸氮芥±泼尼松和环磷酰胺±泼尼松。

（二）适用于复发难治慢淋的治疗

**处方**　无17p-或11q-患者的治疗推荐：对持续缓解<2年且年龄<70岁或年龄≥70岁但无严重伴随疾病的患者，推荐化学免疫治疗，如FCR、CHOP±利妥昔单抗、HyperCVAD±利妥昔单抗、剂量调整的ECHOP±利妥昔单抗和

奥沙利铂+氟达拉滨+阿糖胞苷±利妥昔单抗、苯丁酸氮芥±泼尼松、环磷酰胺±泼尼松。

伴17q-患者的治疗推荐：CHOP±利妥昔单抗、Hyper CVAD±利妥昔单抗、奥沙利铂+氟达拉滨+阿糖胞苷±利妥昔单抗、大剂量的甲泼尼龙+利妥昔单抗、新鲜冷冻血浆+利妥昔单抗、苯丁酸氮芥±泼尼松和环磷酰胺±泼尼松。

伴11q-患者的治疗推荐：同17q-患者的治疗方案。

**【注意事项】**

1. CML的治疗目的是尽快达到完全细胞遗传学反应（CCyR）以及更深的分子学反应、提高生活质量和功能性治愈。异基因造血干细胞移植（allo-HSCT）是唯一有望治愈CML的方法，但TKI的出现使移植治疗的一线地位受到挑战。TKI作为一线治疗药物使CML患者的10年生存率达到85%~90%。在CML的治疗中，详细、全面评估患者的情况后，向其推荐优势治疗选择。

2. CML患者TKI治疗早期的分子学反应至关重要，治疗期间定期监测血液学、细胞及分子遗传学反应，根据《中国慢性髓系细胞白血病诊断与治疗指南（2013版）》治疗反应标准进行治疗反应评估，调整治疗方案。

3. CML及CLL治疗过程中，密切观察药物所致的骨髓抑制及其他药物毒副作用。

# 第六节　出血性疾病

## 一、过敏性紫癜

**【疾病概要】**

过敏性紫癜又称亨-舒综合征（Henoch-Schonleinpurpura，HSP），是一种以毛细血管和小静脉炎症为主要病变的血管炎综合征,好发于学龄前及学龄期儿童,男孩发病率高于女孩。其病因尚不明了,目前认为该病与接触感染原或过敏原有关,并有一定的遗传倾向。临床上多以皮肤紫癜作为首发症状,也可以消化道症状、关节症状为主,分别称"皮肤型"、"腹型"及"关节型";还可同时出现多种症状,即"混合型"。约有 1/3 的患儿可并发肾脏病变,多在起病 1 个月内出现,也可以肾脏表现为首发症状出现,均为紫癜性肾炎。

**【治疗原则】**

主要为减轻并发症、缩短病程和防止疾病复发。急性期应卧床休息,积极寻找并去除病因,彻底清除感染灶;寻找到敏原,慎用或禁食可能导致本病的药物及食物,并可适当进行抗过敏治疗;对于腹痛和关节痛难以缓解者可小剂量应用肾上腺皮质激素如泼尼松等;重症紫癜性肾炎患者可酌情加用免疫抑制剂如环磷酰胺、硫唑嘌呤或雷公藤多苷片等。

**【推荐处方】**

(一) 适用于单纯皮肤型病例的治疗

**处方 1**　(1) 氯雷他定,1 ~ 2 岁的儿童 2.5mg/次,口服,1 次/日;2 ~ 12 岁的儿童体重≤30kg 者 5mg/次,口服,1 次/日;2 ~ 12 岁的儿童体重 > 30kg 者 10mg/次,口服,1 次/日。

(2) 维生素 C,0.1g/次,口服,3 次/日。

(3) 葡萄糖酸钙,0.5g/次,口服,3 次/日。

**处方 2**　(1) 氯雷他定,1 ~ 2 岁的儿童 2.5mg/次,口服,1 次/日;2 ~ 12 岁的儿童体重≤30kg 者 5mg/次,口服,1 次/日;2 ~ 12 岁的儿童体重 > 30kg 者 10mg/次,口服,1 次/日。

(2) 维生素 C,0.1g/次,口服,3 次/日。

(3) 10% 葡萄糖注射液 250 ~ 500ml + 西咪替丁 20mg/

(kg·d),静脉滴注,2 次/日。

(二)适用于腹型紫癜性病例的治疗

**处方 1** (1)氯雷他定,1~2 岁的儿童 2.5mg/次,口服,1 次/日;2~12 岁的儿童体重≤30kg 者 5mg/次,口服,1 次/日;2~12 岁的儿童体重 > 30kg 者 10mg/次,口服,1 次/日。

(2)泼尼松,1~2mg/(kg·d),最大剂量不超过 60mg/d,口服,3 次/日,症状缓解后减停。

**处方 2** (1)氯雷他定,1~2 岁的儿童 2.5mg/次,口服,1 次/日;2~12 岁的儿童体重≤30kg 者 5mg/次,口服,1 次/日;2~12 岁的儿童体重 > 30kg 者 10mg/次,口服,1 次/日。

(2)10% 葡萄糖注射液 250~500ml + 氢化可的松 5~10mg/(kg·d),静脉滴注,1 次/日。

(3)10% 葡萄糖注射液 250~500ml + 西咪替丁 20mg/(kg·d),静脉滴注,2 次/日。

## 【注意事项】

1. 长期大量使用肾上腺皮质激素可出现库欣貌、肌肉萎缩无力、伤口愈合不良、蛋白质营养不良、水钠潴留、高血糖、尿糖等代谢紊乱症状,消化性溃疡和精神欣快感等精神症状,生长停滞,易发生感染或诱发结核灶的活动,急性肾上腺皮质功能不全,戒断综合征等。肾上腺皮质激素不能预防肾脏损害的发生,亦不能改善预后。

2. 氯雷他定的副作用较少见,可有乏力、头痛、嗜睡、口干、胃肠道不适等。婴儿期应用本品的安全性和疗效尚未确定。

3. 合并感染者应予以抗感染治疗;怀疑某种药物或食物过敏时应停用或忌用;腹痛明显时可应用解痉剂;伴消化道出血时应禁食,必要时输血。

4. 严重病例可用大剂量的丙种球蛋白冲击治疗。肾脏受累呈肾病综合征表现时,按肾病治疗。对肾功能不全者可采用血液透析等处理。紫癜性肾炎采用其他方法无效时可用免疫抑制剂如环磷酰胺或硫唑嘌呤等,与肾上腺皮质激素合用常能提高疗效。单纯血尿或轻型肾炎可加雷公藤多苷 $1 \sim 1.5mg/(kg \cdot d)$。

# 二、特发性血小板减少性紫癜

## 【疾病概要】

特发性血小板减少性紫癜(idiopathic thrombocytopenic purpura,ITP)是一种复杂的多种机制共同参与的获得性自身免疫性疾病。该病的发生是由于患者对自身血小板抗原的免疫失耐受,产生体液免疫和细胞免疫介导的血小板过度破坏和血小板生成受抑,出现血小板减少,伴或不伴皮肤黏膜出血的临床表现。

## 【治疗原则】

本病的治疗主要目的应该是止血而不是将血小板提升至正常,是否需要治疗也应该主要取决于患者的出血严重程度而不宜过多关注血小板计数。血小板计数超过 $30 \times 10^9/L$ 而无症状者不需治疗。治疗措施包括:①紧急处理;②常规治疗:糖皮质激素、免疫抑制剂、血小板生成素受体激动剂、脾切除等。

## 【推荐处方】

(一) 紧急处理

**处方 1**　输注单采血小板,$1 \sim 2$ 个治疗剂量,静脉输注。

**处方 2**　静脉丙种球蛋白注射液,$0.4g/(kg \cdot d)$,静脉注射,疗程为 5 天;或 $1.0g/(kg \cdot d)$,静脉注射,疗程为 2 天。

**处方 3**　注射用甲泼尼龙,$1g/d$,静脉注射,疗程为 $3 \sim 5$ 天。

（二）首次诊断 ITP 的一线治疗

**处方** 糖皮质激素，首选泼尼松，1mg/（kg·d），顿服，血小板达到正常或接近正常后，1 个月内快速将泼尼松减量至最小维持剂量 5～10mg/d，维持 3～4 周后可考虑停药。泼尼松治疗 4 周仍无效者，必须迅速减量直至停药，维持治疗不宜超过 6 个月。

（三）ITP 的二线治疗或慢性难治性 ITP 的治疗

**处方 1** 注射用长春新碱，1.4mg/m²（最大剂量为 2mg），静脉注射，1 次/周，疗程为 4～6 周。

**处方 2** 环孢素，5mg/（kg·d），口服，每 12 小时 1 次，维持剂量为 50～100mg/d，疗程为半年（用于难治性 ITP 的治疗）。

**处方 3** 硫唑嘌呤，1～2mg/（kg·d），口服，2～3 次/日。

**处方 4** 环磷酰胺，2～4mg/（kg·d），口服，2～3 次/日。

**处方 5** 达那唑，400～800mg/d，口服，2～3 次/日。

**处方 6** 抗 CD20 单克隆抗体，375mg/m²，静脉注射，1 次/周，疗程为 4 周。

**处方 7** 重组人血小板生成素注射液，300U/（kg·d），皮下注射，1 次/日。

**处方 8** 血小板生成素受体激动剂，25mg/d，口服，根据血小板计数调整剂量，维持 PLT ≥ 50 × 10⁹/L，最大剂量不超过 75mg/d。

**【注意事项】**

1. 成人 ITP 自发缓解者很少，约 1/3 的患者对糖皮质激素及脾切除无效。

2. 糖皮质激素治疗期间应密切注意防治其副作用，如感染机会增加、药物诱发的消化性溃疡、血压升高、血糖升高、骨质疏松等。

3. 妊娠合并 ITP 首先必须明确 ITP 是否是导致其血小

板减少的原因,在妊娠早期,治疗原则与一般成人 ITP 相同,但脾切除术应尽可能延期进行,静脉注射免疫球蛋白可作为一种替代治疗措施。

# 三、血友病

## 【疾病概要】

血友病(hemophilia)是一组因遗传凝血活酶生成障碍引起的出血性疾病,包括血友病 A(凝血因子Ⅷ缺乏)、血友病 B(凝血因子Ⅸ缺乏),其中以血友病 A 较为常见。血友病以阳性家族史、幼年发病、自幼或轻度创伤后出血不止、血肿形成及关节出血为特征。

## 【治疗原则】

治疗原则为以替代治疗为主的综合治疗,包括:①加强自我保护,预防损伤出血极为重要;②尽早有效处理患者出血,避免并发症的发生和发展;③禁用阿司匹林、非甾体抗炎药及其他可能干扰血小板聚集的药物;④家庭治疗及综合性血友病诊治中心的定期随访;⑤出血严重者提倡预防治疗。

## 【推荐处方】

**处方 1**　血友病 A 首选人基因重组 FⅧ制剂或病毒灭活的血源性 FⅧ制剂,1U/kg 可使体内 FⅨ:C 提高 1%,静脉输注,每 8~12 小时 1 次。具体治疗方案见表 7-1 和表 7-2。

**处方 2**　血友病 B 首选基因重组 FⅨ制剂或病毒灭活的血源性凝血酶原复合物,无条件者可输新鲜冷冻血浆,每 24 小时 1 次。具体治疗方案见表 7-1 和表 7-2。

**处方 3**　1-去氨基-8-D-精氨酸加压素 0.3μg/kg + 0.9% 生理盐水 50ml,缓慢静脉滴注,每 12 小时,疗程为 1~3 天(主要用于轻型血友病 A,用药期间监测 FⅧ:C)。

表 7-1 血友病患者获取凝血因子不受限制时的替代治疗方案

| 出血部位及手术 | 血友病 A | 血友病 B |
|---|---|---|
| 关节 | FⅧ：C 40%～60%，疗程为 1～2 天，反应不充分可延长 | FⅨ：C40%～60%，疗程为 1～2 天，反应不充分可延长 |
| 表层肌（除髂腰肌），无神经血管损伤 | FⅧ：C 40%～60%，疗程为 2～3 天，反应不充分可延长 | FⅨ：C 40%～60%，疗程为 2～3 天，反应不充分可延长 |
| 髂腰肌和深层肌，有神经血管损伤或大量失血 | FⅧ：C 第 1～2 天 80%～100%，第 3～5 天 30%～60%（物理治疗期间可延长） | FⅨ：C 第 1～2 天 60%～80%，第 3～5 天 30%～60%（物理治疗期间可延长） |
| 中枢神经系统头部 | FⅧ：C 第 1～7 天 80%～100%，第 8～21 天不低于 50% | FⅨ：C 第 1～7 天 60%～80%，第 8～21 天不低于 30% |
| 咽喉和颈部 | FⅧ：C 第 1～7 天 80%～100%，第 8～14 天不低于 50% | FⅨ：C 第 1～7 天 60%～80%，第 8～14 天不低于 30% |

续表

| 出血部位及手术 | 血友病 A | 血友病 B |
| --- | --- | --- |
| 胃肠道 | FⅧ：C 80%~100%，7~14 天，维持疗程视情况而定不低于 50% | FⅨ：C 60%~80%，7~14 天；维持疗程视情况而定不低于 30% |
| 肾脏 | FⅧ：C 不低于 50%，疗程为 3~5 天 | FⅨ：C 不低于 40%，疗程为 3~5 天 |
| 深部裂伤 | FⅧ：C 不低于 50%，疗程为 5~7 天 | FⅨ：C 不低于 40%，疗程为 5~7 天 |
| 大手术 | FⅧ：C 术前 80%~100%，术后第 1~3 天 60%~80%，第 4~6 天 40%~60%，第 7~14 天 30%~50% | FⅨ：C 术前 60%~80%，术后第 1~3 天 40%~60%，第 4~6 天 30%~50%，第 7~14 天 20%~40% |
| 小手术 | FⅧ：C 术前 50%~80%，术后第 1~5 天（依手术类型而定）30%~80% | FⅨ：C 术前 50%~80%，术后第 1~5 天（依手术类型而定）30%~80% |

表 7-2 血友病患者获取凝血因子受限时的替代治疗方案

| 出血部位及手术 | 血友病 A | 血友病 B |
| --- | --- | --- |
| 关节 | FⅧ: C 10%~20%, 疗程为1~2天, 反应不充分可延长 | FIX: C 10%~20%, 疗程为1~2天, 反应不充分可延长 |
| 表层肌（除髂腰肌）, 无神经血管损伤 | FⅧ: C 10%~20%, 疗程为2~3天, 反应不充分可延长 | FIX: C 10%~20%, 疗程为2~3天, 反应不充分可延长 |
| 髂腰肌和深层肌, 有神经血管损伤或大量失血 | FⅧ: C 第1~2天 20%~40%, 第3~5天 10%~20%（物理治疗期间可延长） | FIX: C 第1~2天 15%~30%, 第3~5天 10%~20%（物理治疗期间可延长） |
| 中枢神经系统/头部 | FⅧ: C 第1~3天 50%~80%, 第4~7天 30%~50%, 第8~14天 20%~40% | FIX: C 第1~3天 50%~80%, 第4~7天 30%~50%, 第8~14天 20%~40% |
| 咽喉和颈部 | FⅧ: C 第1~3天 30%~50%, 第4~7天 10%~20% | FIX: C 第1~3天 30%~50%, 第4~7天 10%~20% |

续表

| 出血部位及手术 | 血友病 A | 血友病 B |
|---|---|---|
| 胃肠道 | FⅧ：C 第 1~3 天 30%~50%，第 4~7 天 10%~20% | FⅨ：C 第 1~3 天 30%~50%，第 4~7 天 10%~20% |
| 肾脏 | FⅧ：C 20%~40%，疗程为 3~5 天 | FⅨ：C 15%~30%，疗程为 3~5 天 |
| 深部裂伤 | FⅧ：C 20%~40%，疗程为 5~7 天 | FⅨ：C 15%~30%，疗程为 5~7 天 |
| 大手术 | FⅧ：C 术前 60%~80%，术后第 1~3 天 30%~40%，第 4~6 天 20%~30%，第 7~14 天 10%~20% | FⅨ：C 术前 50%~70%，术后第 1~3 天 30%~40%，第 4~6 天 20%~30%，第 7~14 天 10%~20% |
| 小手术 | FⅧ：C 术前 40%~80%，术后第 1~5 天（依手术类型而定）20%~50% | FⅨ：C 术前 40%~80%，术后第 1~5 天（依手术类型而定）20%~50% |

**【注意事项】**

1. 血友病的治疗原则是以替代治疗为主的综合治疗，若出现替代治疗效果不如既往，应该考虑患者可能产生了抑制物，应进行凝血因子抑制物滴度测定。此外，患者接受手术前必须检测抑制物。

2. 抑制物处理　①急性出血的治疗，血友病 A 患者：低滴度者可加大 FⅧ制剂的剂量，高滴度者使用人基因重组的活化 FⅦ制剂或凝血酶原复合物；血友病 B 患者：低滴度者可以加大 FⅨ制剂的剂量，高滴度者使用人基因重组的活化 FⅦ制剂控制出血。②免疫耐受诱导（ITI）治疗，一般情况下应待凝血因子抑制物滴度降至 10BU/ml 以下才开始 ITI 治疗。

3. 预防治疗是血友病规范治疗的重要组成部分，预防治疗以维持正常关节和肌肉功能为目标。目前国际上应用的两种预防治疗方案均有长期统计数据支持：①Malö 方案：每次 25～40U/kg，血友病 A 患者每周给药 3 次，血友病 B 患者每周 2 次）；②Utrecht 方案：每次 15～30U/kg，血友病 A 患者每周 3 次，血友病 B 患者每周 2 次。

4. 家庭治疗，血友病患者在发生出血后自行或由家属输注凝血因子，可实现理想的早期治疗，达到缓解疼痛、减少功能障碍以及远期残疾的发生。物理治疗和康复训练可以促进肌肉、关节的积血吸收，维持和增强肌肉力量，维持和改善关节功能。上述治疗应在专业医师的指导下进行。

# 第八章

# 内分泌疾病与
# 代谢性疾病

## 第一节　巨人症和肢端肥大症

**【疾病概要】**

巨人症(gigantism)和肢端肥大症(acromegaly)是由于垂体生长激素腺瘤或垂体生长激素细胞增生,使腺垂体持久性过多分泌生长激素所致的一组慢性进展性内分泌系统疾病。在青春期前,骨骺尚未闭合时出现生长激素分泌过多表现为巨人症,临床主要特征为身材过快生长、骨龄延迟、身高和体重增加远超同龄人;发生于青春期后,骨骺已融合者出现生长激素分泌过多表现为肢端肥大症,其发展慢,以骨骼、软组织、内脏的增生肥大为主要特征,伴有内分泌代谢紊乱。

**【治疗原则】**

恢复正常的生长激素作用、控制肿瘤体积、减轻疾病相关症状和体征、预防和缓解疾病相关并发症、降低病死率是治疗巨人症和肢端肥大症的基本原则。

目前巨人症和肢端肥大症的治疗手段有 3 种:手术、放射治疗和药物。对于微腺瘤及具有占位效应的大腺瘤患者,手术是一线治疗方案;对无占位效应的大腺瘤或推断手术治愈率低的患者,推荐减瘤术后联合药物治疗或首选药物治疗；放射治疗仅作为常规治疗的辅助手段。临床用药时，生长抑素类似物为一线治疗药物；血浆胰岛素样生长因子-1（insulin-like growth factors-1，IGF-1）水平较低的垂体瘤或分泌生长激素和泌乳素的垂体混合腺瘤患者可选用多巴胺受体激动剂；对于生长抑素类似物不能有效降低血清 IGF-1 的患者，应改用生长激素受体阻断药培维索孟。

**【推荐处方】**

**一、适用于预期手术无法完全切除的大腺瘤且无肿瘤压迫症状、不愿意接受手术以及不适合接受手术的巨人症和肢端肥大症的治疗**

**处方 1**　奥曲肽注射液，0.05～0.1mg，皮下注射，3 次/日。根据血液 GH、IGF-1、临床症状及耐受性调整剂量，一日最大剂量不能超过 1.5mg。

**处方 2**　兰瑞肽缓释制剂，30mg/次，1 次/10～14 日，可持续治疗 19 个月。疗效不佳者适当增量至 60mg/次，1 次/10～14 日。

**二、适用于伴有泌乳素水平明显升高或 IGF-1 水平较低的巨人症和肢端肥大症的治疗**

**处方 1**　卡麦角林，1～3.5mg/次，口服，1 次/周。

**处方 2**　溴隐亭，开始剂量为 5.0～7.5mg/d，逐渐增量至 20～30mg/d，口服，2～4 次/日。

**三、适用于对生长抑素类似物治疗有部分反应的巨人症和肢端肥大症的治疗**

**处方 1**　（1）奥曲肽注射液，0.05～0.1mg，皮下注射，3 次/日；或兰瑞肽缓释制剂，30mg/次，1 次/10～14 日。

（2）卡麦角林，1～3.5mg/w，1 次/周，口服。

**处方 2**　（1）奥曲肽注射液，0.05～0.1mg，皮下注射，3 次/日；或兰瑞肽缓释制剂，30mg/次，1 次/10～14 日。

（2）溴隐亭，开始剂量为 5.0～7.5mg/d，逐渐增量至 20～30mg/d，口服，2～4 次/日。

**四、适用于生长抑素类似物和多巴胺受体激动剂治疗无效的巨人症和肢端肥大症的治疗**

**处方**　培维索孟注射液,10mg/次,皮下注射,1 次／日,通过检测血浆 IGF-1 浓度调整剂量,最大维持剂量不超过 30mg/d。

【注意事项】

1. 溴隐亭对生长激素的抑制不完全,停药后可复发,故宜在术后、放疗尚未达效前应用,以缓解临床症状。副作用有头晕、乏力、恶心、呕吐、便秘、直立性低血压、幻觉、随意运动障碍等。

2. 奥曲肽为生长抑素类似物,可抑制生长激素脉冲式分泌达 8 小时,可降低血浆生长激素水平。经数周后可迅速改善临床症状,如多汗、头痛、乏力、感觉异常等;较长时期治疗后软组织肿胀消失、肿瘤缩小,亦可减轻心血管并发症如心力衰竭、高血压、心律失常等;长期奥曲肽治疗可缩小腺瘤,以便经蝶鞍手术。副作用为恶心、腹部不适、腹泻和胆石症等。

3. 培维索孟为生长激素受体拮抗剂,可能提高胰岛素敏感性,与胰岛素或口服降血糖药合用应适当降低降血糖药的剂量。在用药的头 6 个月应每月监测肝功能,每年通过磁共振监测垂体肿瘤的大小。对于垂体恶性肿瘤、术后有明显的肿瘤残余和已行放疗的患者,应慎用培维索孟。

4. 巨人症和肢端肥大症患者为达到满意治疗往往需要多种治疗途径的相互配合,以提高治疗效果。

# 第二节　生长激素缺乏性侏儒症

【疾病概要】

生长激素缺乏性侏儒症( growth hormone deficiency dwarfism, GHD) 又称垂体性侏儒症( pituitary dwarfism), 指

在出生后或儿童期起病,因生长激素缺乏或生长激素不敏感而导致生长缓慢、身材矮小,但比例均匀的一类内分泌系统疾病。根据其病因可分为特发性和继发性两类,按病变部位可分为垂体性和下丘脑性两类。大多数患儿出生时身高、体重正常,随着年龄增长表现为生长迟缓、身材矮小,成年后仍保持儿童外貌和矮小体型但智力与年龄相称,往往伴第二性征发育迟延或不发育。

【治疗原则】

外源性给予生长激素替代治疗,促进患者的正常生长发育,使患儿尽量达到正常身高是治疗生长激素缺乏性侏儒症的基本原则。首选重组人生长激素进行治疗,配合给予足够的营养、睡眠及运动,在 12 岁以后确诊的生长激素缺乏性侏儒症患者可采用苯丙酸诺龙治疗,经其他药物治疗后无效的患儿最终可采用人绒毛膜促性腺激素治疗。

【推荐处方】

**处方 1**　重组人生长激素注射液,0.5~0.7U/(kg·w),分 6~7 次于睡前 30~60 分钟皮下注射,疗程为 3 个月。

**处方 2**　生长激素释放激素注射液,24μg/(kg·d),睡前皮下注射,1 次/日,疗程为 6 个月。

**处方 3**　胰岛素样生长因子-1 注射剂,40~80μg/次,皮下注射,2 次/日。

**处方 4**　苯丙酸诺龙注射液,10~12.5mg/次,肌内注射,1 次/周,疗程为 1 年。

**处方 5**　人绒毛膜促性腺激素注射液,500~1000μg/次,肌内注射,2~3 次/周,疗程为 2~3 个月,疗程间歇为 2~3 个月。

【注意事项】

1. 重组人生长激素初用时效果较好,身高增长速度可达每年 10cm,以后疗效渐减。

2. 胰岛素样生长因子-1 早期治疗者效果较好,生长速度每年可增加 4cm 以上,不良反应有低血糖等,但其长期治疗的安全性不明确。

3. 苯丙酸诺龙一般在患者 12 岁以后小剂量间歇应用,第 1 年可长高 10cm 左右,但以后生长减慢,最终身材仍矮小。

4. 人绒毛膜促性腺激素能促使黄体的形成与分泌,或促进睾丸间质细胞分泌睾酮,只适用于年龄已达青春期、经其他治疗身高不再增长者,过早应用可引起骨骺融合,影响生长,对男孩可引起乳腺发育。

# 第三节　尿 崩 症

## 【疾病概要】

尿崩症(diabetes insipidus)是指由于下丘脑-垂体功能降低,致精氨酸加压素(arginine vasopressin,AVP;又称 antidiuretic hormone,ADH)分泌和释放不足,或肾脏对 AVP 不敏感,致肾小管吸收水障碍,引起以多尿、烦渴、多饮、低比重尿、低渗尿为特征的一组临床综合征。病变源于下丘脑-垂体时,即可称为中枢性尿崩症或垂体性尿崩症;病变仅发生于肾脏时,则可称为肾性尿崩症。

## 【治疗原则】

轻度尿崩症患者仅需多饮水,如长期多尿,每天尿量 > 4000ml 时因可能造成肾脏损害致肾性尿崩症,而需要补充 AVP 制剂治疗。目前最广泛用于治疗尿崩症的药物为脱氨加压素(DDAVP),系首选药物;由药物引起的或代谢紊乱所致的肾性尿崩症只要停用药物,纠正代谢紊乱,就可以恢复正常;如果为家族性的,治疗相对困难,可限制钠盐摄入,应用噻嗪类利尿药、前列腺素合成酶抑制剂如吲哚美辛等。

## 【推荐处方】

### 一、适用于中枢性尿崩症的治疗

（一）适用于颅脑手术及创伤后发生的病情变化迅速的及并发严重失水和昏迷的急性中枢性尿崩症的治疗,不宜长期替代治疗

**处方** 垂体后叶素注射液,5～10U/次,皮下注射,每6小时1次。

（二）适用于慢性中枢性尿崩症的长期替代治疗

**处方** 鞣酸加压素注射液,2～3U/次,肌内注射,1次/日或1次/隔日。

（三）适用于一般中枢性尿崩症的治疗

**处方1** DDAVP注射液,10～20μg/次,皮下注射,2次/日。

**处方2** 氢氯噻嗪,25～50mg/次,口服,3次/日。

**处方3** 氯磺丙脲,125mg/次,口服,1次/日。

**处方4** 卡马西平,100～200mg/次,口服,3次/日。

**处方5** 吲达帕胺,2.5～5.0mg/次,口服,2次/日。

### 二、适用于肾性尿崩症的治疗

**处方1** 氢氯噻嗪,25～50mg/次,口服,3次/日。

**处方2** 阿米洛利,10～20mg/次,口服,3次/日。

**处方3** 吲哚美辛,25～50mg/次,口服,2～3次/日。

### 三、适用于尿崩症的中药治疗

**处方** 缩泉丸,成分为山药、益智(盐炒)、乌药,用于补肾缩尿。规格为每20粒重1g。3～6g/次,饭前口服,3次/日。

## 【注意事项】

1. 卡马西平为抗癫痫药,服药24～48小时后尿量即明显减少,对神经性烦渴、多尿综合征和正常人也有抗利尿作用,但对肾性尿崩症无效。

2. 对因使用AVP过量或注射AVP后仍大量饮水引起

的低渗综合征患者,应予限水、排水。排水可用 20% 甘露醇 250ml 快速静脉滴注或注射呋塞米同时滴注高渗盐水。

# 第四节　单纯性甲状腺肿

## 【疾病概要】

单纯性甲状腺肿(simple goiter)又称非毒性甲状腺肿,是由于缺碘、碘过量、致甲状腺肿物质或先天性缺陷等因素导致的甲状腺代偿性肿大,但通常不会合并甲状腺功能异常。根据发病的流行情况,可分为地方性和散发性甲状腺肿两类。前者流行于我国西南、西北、华北等地区,主要为缺碘所致;后者散发分布,多发生于青春期、妊娠期、哺乳期和绝经期妇女。早期除甲状腺肿大外,患者的其他自觉症状不明显,病情加重时可致颈前部增粗、出现喉头紧迫感、干咳或活动后气急等。

## 【治疗原则】

抑制甲状腺肿的生长、缩小甲状腺体积并维持正常的甲状腺功能是治疗单纯性甲状腺肿的基本原则。

1. 地方性甲状腺肿　碘盐补充是最基本、最有效的治疗措施之一。但补充碘剂的剂量不宜过大,以防引起碘甲亢。

2. 散发性甲状腺肿　可采用促甲状腺激素(thyroid stimulating hormone,TSH)抑制治疗,即用外源性甲状腺激素抑制内源性 TSH 的分泌,从而防治甲状腺肿的生长。首选左甲腺素钠片,剂量应以不使 TSH 浓度减低与不发生甲状腺重症,而可使肿大的甲状腺缩小为宜。因停用左甲状腺素片易复发甲状腺肿,故应长期治疗。

## 【推荐处方】

### 一、适用于地方性甲状腺肿的治疗

处方 1　碘化钾,10~30mg/次,口服,1~2 次/日。

**处方2** 复方碘液,2滴/次,口服,1~2次/日。

**二、适用于中度以上甲状腺肿大、伴有压迫症状时的治疗**

**处方** 左甲腺素钠片,12.5~25μg/次,口服,2次/日。

**三、适用于单纯性甲状腺肿的中药治疗**

**处方** 小金丸,成分为人工麝香、木鳖子(去壳去油)、制草乌、枫香脂、乳香(制)、没药(制)、五灵脂(醋炒)、当归(酒炒)、地龙、香墨,用于痰气凝滞所致的瘰疬、瘿瘤、乳岩、乳癖。规格为每100丸重3g。20~50丸/次,打碎后口服,2次/日。注意:本品含制草乌,不宜过量久服。

## 【注意事项】

1. 一般而言,单纯性甲状腺肿不宜行外科手术治疗。但若是腺体过于肿大,特别是巨大结节性甲状腺肿,或出现甲状腺功能变化,或引起压迫症状,或疑有癌变者,宜手术治疗。为防止甲状腺肿的复发,术后应给予甲状腺激素替代治疗。

2. 许多单纯性甲状腺肿患者甲状腺肿生长缓慢,局部无症状,甲状腺功能正常,可不予特殊治疗,临床密切随访即可。

# 第五节　甲状腺结节

## 【疾病概要】

甲状腺结节(thyroid nodules)是指甲状腺内散在的并能和周围甲状腺组织清楚分界的局限性肿块,是临床上较为常见的一种内分泌系统疾病。一般人群中,甲状腺触诊结节的检出率为1.0%~1.5%,超声检出率为3%。甲状腺结节患病率随年龄增长而增加。临床上甲状腺结节分为良性甲状腺结节和甲状腺癌两类。大多数良性甲状腺结节患者没有临床症状,合并甲状腺功能异常时可出现相应的临床表现;甲状腺癌则可表现为单个且坚硬的结节,固定并与周围组织粘连,结节生长迅速,伴持续性声音嘶哑、发音困难,伴吞咽或呼吸困难,伴颈部淋巴结肿大、硬而固定,远距离组织转移(包括肺和骨骼)。

## 【治疗原则】

多数良性甲状腺结节仅需定期随访,不需要特殊治疗,需每 6~12 个月随诊 1 次。少数情况下,符合手术适应证的良性甲状腺结节患者可选择手术治疗,具有自主摄取能力并伴有甲状腺功能亢进(甲亢)的良性甲状腺结节患者可选择 $^{131}$I 治疗,手术治疗和 $^{131}$I 治疗后如发生甲状腺功能减退(甲减)应及时给予左甲状腺素替代治疗;甲状腺癌的治疗方法主要包括手术治疗、术后 $^{131}$I 治疗和促甲状腺激素(thyroid stimulating hormone,TSH)抑制治疗,甲状腺癌患者在术后采用 $^{131}$I 清除残留的甲状腺组织( $^{131}$I 清甲)24~72 小时后开始(或继续)左甲状腺素治疗,为补充甲状腺癌患者所缺乏的甲状腺激素和抑制甲状腺癌细胞生长,在甲状腺癌术后,患者需经 TSH 抑制治疗,用药首选左甲状腺素口服制剂,降低甲状腺癌的复发、转移率和相关病死率,减少外源性临床甲亢是 TSH 抑制治疗的基本原则。

## 【推荐处方】

### 一、适用于符合左甲状腺替代治疗的良性甲状腺结节患者的治疗

处方    左甲腺素钠片,起始剂量 12.5~50μg/d,每隔 2~4 周调整剂量,直至维持正常代谢为止。

### 二、适用于甲状腺癌术后的 TSH 抑制治疗

处方 1    左甲腺素钠片,起始剂量为 12.5~50μg/d,每隔 4 周调整剂量,直至维持 TSH 于目标范围。

处方 2    (1)左甲腺素钠片,起始剂量为 12.5~50μg/d,每隔 4 周调整剂量,直至维持 TSH 于目标范围。

(2)普萘洛尔,10~20mg/次,口服,1 次/日。

### 三、适用于甲状腺结节的中药治疗

**处方** 小金丸,成分为人工麝香、木鳖子(去壳去油)、制草乌、枫香脂、乳香(制)、没药(制)、五灵脂(醋炒)、当归(酒炒)、地龙、香墨,用于痰气凝滞所致的瘰疬、瘿瘤、乳岩、乳癖。规格为每100丸重3g。20~50丸/次,打碎后口服,2次/日。注意:本品含制草乌,不宜过量久服。

### 【注意事项】

1. 左甲状腺素的起始剂量因患者的年龄和伴发病情况而异。以甲状腺已完全清除者为例,年轻患者直接启用目标剂量;年龄50岁以上的患者,如无心脏病及其倾向,起始剂量为$50\mu g/d$;如患者有冠心病或其他高危因素,起始剂量为$12.5~50\mu g/d$,甚至更少,增量更缓,调整间期更长,并严密监测心脏状况。

2. 早餐前空腹顿服左甲状腺素最利于维持稳定的TSH水平。如有漏服,应服用双倍剂量,直至补足全部漏服剂量。

3. 应在间隔足够时间后服用某些特殊药物或食物。与维生素、滋补品间隔1小时;与含铁、钙丰富的食物或药物间隔2小时;与奶、豆类食品间隔4小时;与考来烯胺或降脂树脂间隔12小时。

4. 对需要将TSH抑制到低于TSH正常参考范围下限的甲状腺癌患者(特别是绝经后妇女),评估治疗前基础骨矿化状态和定期检测。

5. 对需要将TSH抑制到低于TSH正常参考范围下限的甲状腺癌患者,评估治疗前基础心脏情况;定期监测心电图,必要时进行动态心电图和超声心动图检查;定期进行血压、血糖和血脂水平监测,必要时可测定颈动脉内膜中层厚度以协助评估动脉粥样硬化的危险性,以防治TSH抑制治疗期间的心血管系统副作用。

## 第六节    甲状腺功能亢进症

### 【疾病概要】

甲状腺功能亢进症(hyperthyroidism,简称甲亢)是一种因甲状腺激素合成和分泌过量引起的,以基础代谢率增高和神经兴奋性增强为主要表现的一类常见内分泌系统疾病。甲状腺功能亢进症可在任何年龄发病,并以 20～40 岁女性的发病率最高,临床上主要表现为怕热、多汗、消瘦、食欲亢进、心动过速、情绪紧张、脾气急躁、甲状腺肿大及眼球突出等。

### 【治疗原则】

甲状腺功能亢进症的治疗可采用抗甲状腺药物治疗、放射性碘治疗和手术治疗,其中抗甲状腺药物治疗以其无创、安全、方便、疗效可靠等特点成为三大疗法中最主要和最基本的疗法。抗甲状腺药物治疗的治疗原则主要为:

1. **长期持续服药**    甲亢是一种自身免疫性疾病,甲状腺刺激性抗体是导致本病的主要原因。抗甲状腺药物虽然能在短期内(2～3 个月)使甲状腺功能恢复正常,但要使血甲状腺刺激性抗体转阴却需要较长时间。服药治疗的时间越长,停药后病情复发的可能性也就越小。因此在病情控制后尚需持续用药 2～3 年,少年患者疗程更长。故在治疗过程中,患者应坚持按医嘱服药,不可任意中止用药。

2. **按疗程服药**    甲亢的药物治疗一般可分为 3 个阶段:初始阶段、药物减量阶段及用药维持阶段。患者在治疗过程中需遵医嘱依据各个时期的用药特点用药,不可擅自更改剂量或停药。

【推荐处方】

**一、适用于初始阶段及减量维持阶段甲亢患者的治疗**

**处方1** （1）丙硫氧嘧啶，100～150mg/次，口服，2～3次/日。

（2）普萘洛尔，10mg/次，口服，3次/日（目标心率为80次/分左右）。

**处方2** （1）甲巯咪唑，10～15mg/次，口服，2～3次/日。

（2）普萘洛尔，10mg/次，口服，3次/日（目标心率为80次/分左右）。

**二、适用于经方案一治疗后甲状腺功能和临床表现正常的维持阶段甲亢患者的治疗**

**处方1** （1）丙硫氧嘧啶，50～100mg/次，口服，2～3次/日。

（2）普萘洛尔，10mg/次，口服，3次/日。

**处方2** （1）甲巯咪唑，5～10mg/次，口服，2～3次/日。

（2）普萘洛尔，10mg/次，口服，3次/日。

**三、适用于甲亢浸润性突眼病例的治疗**

**处方** （1）原抗甲亢治疗方案。

（2）可加氢化可的松滴眼液，5ml/次，滴眼，4次/日。

（3）可加泼尼松，10～20mg/次，口服，3次/日（显效后可减量5～20mg/d或隔日给以最小维持量后逐渐停药）。

（4）可加左甲状腺素，25～50μg/次，口服，1次/日（甲状腺功能基本正常的情况下适用）。

（5）可加氢氯噻嗪，25mg/次，口服，3次/日。

【注意事项】

1. 抗甲状腺药物无论是硫氧嘧啶类还是咪唑类都有引起粒细胞减少、过敏、嗜睡、发热、恶心、呕吐、肝功能异常等副作用。其中，最为严重和最为常见的是粒细胞减少。

粒细胞减少可使人体的抗病能力下降,使人易患感染性疾病。故当服用抗甲状腺药物的患者在出现发热、咽痛、咳嗽等感染症状时,应及时到医院诊治。在使用药物治疗甲亢的初期应每周检查 1 次血常规,以后应每 2 ~ 4 周检查 1 次血常规。当患者外周血中的白细胞计数低于 $3 \times 10^9/L$ 或中性粒细胞计数低于 $1.5 \times 10^9/L$ 时,应考虑停药,并应服用使白细胞升高的药物,如维生素 $B_4$、利血生等。待患者的白细胞恢复正常后,可试用另一种抗甲状腺药物治疗。

2. 治疗过程中出现甲减或甲状腺明显肿大可酌情加用左甲状腺素,减少抗甲状腺药物的剂量。一般从减量阶段开始加用甲状腺素制剂,抑制促甲状腺激素的分泌,避免甲状腺肿大和突眼加重。

# 第七节　甲状腺功能减退症

## 【疾病概要】

甲状腺功能减退症(hypothyroidism,简称甲减)是一种由于甲状腺激素合成和分泌减少或组织利用不足导致的全身代谢减低综合征。临床甲减的患病率为 1% 左右,女性较男性多见,随年龄增加患病率上升。根据病变发生的部位分为 3 种类型:①原发性甲减:由于甲状腺腺体本身病变引起的甲减,此类甲减占全部甲减的 95% 以上;②中枢性甲减或继发性甲减:由于下丘脑和垂体病变引起的促甲状腺激素释放激素(thyrotropin-releasing hormone,TRH)或者促甲状腺素(thyroid stimulating hormone,TSH)产生和分泌减少所致的甲减;③甲状腺激素抵抗综合征:由于甲状腺激素在外周组织实现生物效应障碍引起的甲减。严重甲减在寒冷、感染、手术或使用镇静、麻醉药物时可出现黏液性水肿昏迷,临床表现为嗜睡、低体温、呼吸浅慢、心动过缓及血压下降等,重症患者可出现昏迷、休克而危及生命。一旦发现,应及早抢救。

## 【治疗原则】

临床甲减症状和体征消失,使 TSH、血清总 $T_4$($TT_4$)、游离 $T_4$($FT_4$)值维持在正常范围是治疗甲状腺功能减退症的基本原则。左甲腺素是本病的主要替代治疗药物,一般需要终身替代。

## 【推荐处方】

**一、适用于成年甲状腺功能减退症的治疗**

**处方**　左甲腺素钠片,起始剂量为 $25 \sim 50 \mu g/d$,每隔 $2 \sim 4$ 周增加 $25 \sim 50 \mu g/d$,直至维持正常代谢为止,一般维持剂量为 $50 \sim 200 \mu g/d$。

**二、适用于老年或有心血管疾病的甲状腺功能减退症的治疗**

**处方**　左甲腺素钠片,起始剂量为 $12.5 \sim 25 \mu g/d$,每隔 $3 \sim 4$ 周增加 $12.5 \sim 25 \mu g/d$,直至维持正常代谢为止。

**三、适用于儿童甲状腺功能减退症的治疗**

(一)适用于 $0 \sim 6$ 个月儿童的甲状腺功能减退症的治疗

**处方**　左甲腺素钠片,$25 \sim 50 \mu g/d$,每隔 $2 \sim 4$ 周增加 $12.5 \sim 25 \mu g/d$,直至维持正常代谢为止。

(二)适用于 $7 \sim 12$ 个月儿童的甲状腺功能减退症的治疗

**处方**　左甲腺素钠片,$50 \sim 70 \mu g/d$,每隔 $2 \sim 4$ 周增加 $12.5 \sim 25 \mu g/d$,直至维持正常代谢为止。

(三)适用于 $2 \sim 5$ 周岁儿童的甲状腺功能减退症的治疗

**处方**　左甲腺素钠片,$75 \sim 100 \mu g/d$,每隔 $2 \sim 4$ 周增加 $12.5 \sim 25 \mu g/d$,直至维持正常代谢为止。

(四)适用于 $6 \sim 12$ 周岁儿童的甲状腺功能减退症的治疗

**处方**　左甲腺素钠片,$100 \sim 150 \mu g/d$,每隔 $2 \sim 4$ 周增

加 12.5~25μg/d,直至维持正常代谢为止。

（五）适用于 12 岁以上儿童的甲状腺功能减退症的治疗

**处方**  左甲腺素钠片,150~200μg/d,每隔 2~4 周增加 12.5~25μg/d,直至维持正常代谢为止。

（六）适用于严重甲减发生黏液性水肿昏迷的治疗

**处方 1**  碘塞罗宁注射液,40~120μg,静脉注射,继之 5~15μg/次,每 6 小时 1 次。患者清醒后改为口服。

**处方 2**  左甲状腺素注射液,100~200μg,静脉注射,继之 50~100μg/次,1 次/日。患者清醒后改为口服。

【注意事项】

1. 甲状腺功能减退症的治疗起始剂量和达到完全替代剂量所需时间需根据年龄、体重和心脏状态确定。50 岁以上、既往无心脏病病史的患者可以尽快达到完全替代剂量;50 岁以上的患者服用左甲状腺素前要常规检查心脏状态。患缺血性心脏病者的起始剂量宜小、调整剂量宜慢,防止诱发和加重心脏病。

2. 左甲状腺素应于餐前服用,与其他药物的服用间隔应当在 4 小时以上,因为有些药物和食物会影响 $T_4$ 的吸收和代谢,如肠道吸收不良及氢氧化铝、碳酸钙、硫糖铝、硫酸亚铁等均可影响小肠对左甲状腺素的吸收;苯巴比妥、苯妥英钠、卡马西平、利福平、异烟肼、洛伐他汀、胺碘酮、舍曲林、氯喹等药物可以加速左甲状腺素的消除,甲减患者同时服用这些药物时需要增加左甲状腺素的用量。

# 第八节  甲状腺炎

【疾病概要】

甲状腺炎(thyroiditis)是因自身免疫功能紊乱,或细菌、病毒感染,导致甲状腺滤泡结构破坏的一组异质性疾病。其分型和分类的方法很多,但最常见的主要为亚急性甲状腺炎和慢性淋巴细胞性甲状腺炎。亚急性甲状腺炎多由病毒感染或病毒感染后的变态反应引起,起病时患者常有上呼吸道感染,典型者整个病期可分为早期伴甲状腺功能亢进(简称甲亢)、中期伴甲状腺功能减低(简称甲减)以及恢复期;慢性淋巴细胞性甲状腺炎是甲状腺炎中最常见的临床类型,属于自身免疫性疾病,具有一定的遗传倾向,主要表现为甲状腺肿大,初诊患者中约20%的患者以甲状腺功能减退为首发症状。

## 【治疗原则】

1. 减轻炎症反应、缓解疼痛、维持甲状腺功能正常是治疗亚急性甲状腺炎的基本原则。轻度炎症可用阿司匹林、非甾体消炎药或环氧酶-2抑制剂,糖皮质激素适用于疼痛剧烈、体温持续显著升高、水杨酸或其他非甾体消炎药治疗无效者,永久性甲减需甲状腺激素长期替代治疗。

2. 减小甲状腺肿以及维持甲状腺功能正常是治疗慢性淋巴细胞性甲状腺炎的基本原则。如果甲状腺功能正常,患者只需每半年到1年随访1次,主要检查甲状腺功能。如果发生甲减或亚临床甲减,则采用甲状腺激素替代疗法。

## 【推荐处方】

### 一、适用于亚急性甲状腺炎的治疗

(一)适用于轻度亚急性甲状腺炎的治疗

**处方1**　阿司匹林,300~500mg/次,口服,3次/日。

**处方2**　布洛芬,0.3g/次,口服,2次/日。

**处方3**　对乙酰氨基酚,0.5g/次,口服,3~4次/日。

**处方4**　吲哚美辛,25~50mg/次,口服,2~3次/日。

**处方5**　双氯芬酸钠,25mg/次,口服,3次/日。

(二)适用于中、重度亚急性甲状腺炎的治疗

**处方**　泼尼松片,10~20mg/次,口服,2次/日。

（三）适用于甲状腺毒症的治疗

**处方**　普萘洛尔，10～20mg/次，口服，3次/日。

（四）适用于伴甲减的甲状腺炎的甲状腺激素替代治疗

**处方**　左甲腺素钠片，起始剂量为12.5～50μg/d，每隔2～4周调整剂量，直至维持促甲状腺素（thyroid stimulating hormone，TSH）于目标范围内。

**二、适用于伴甲减的慢性淋巴细胞性甲状腺炎的甲状腺激素替代治疗**

**处方**　左甲腺素钠片，起始剂量为12.5～50μg/d，每隔2～4周调整剂量，直至维持TSH于目标范围内。

## 【注意事项】

1. 亚急性甲状腺炎合并甲亢者一般不用抗甲状腺药物，为控制甲亢症状可应用β受体阻断药。

2. TSH＞10mU/L时加用左甲状腺素钠，以控制TSH＜5mU/L为宜，病情稳定1～2个月后可试着逐渐停用，如停用后TSH再次升高，提示需要长期服用甲状腺激素替代治疗。

3. 及时应用糖皮质激素治疗能够明显缓解局部甲状腺的疼痛，治疗10天以后逐渐减至维持剂量。

# 第九节　糖　尿　病

## 【疾病概要】

糖尿病是一种在遗传和环境因素的长期共同作用下，由于胰岛素分泌绝对不足或相对不足导致的以长期高血糖为主要特征的内分泌系统疾病。糖尿病主要有2种类型：1型糖尿病（胰岛素依赖型），自身免疫反应损害B细胞，胰岛素分泌绝对不足，需要外源性给予胰岛素治疗；2型糖尿病（非胰岛素依赖型），B细胞功能低下，胰岛素相对缺乏与胰岛素抵抗。

## 【治疗原则】

合理控制血糖,有效预防和治疗糖尿病并发症是治疗糖尿病的基本原则。

1. 2型糖尿病  采用降糖、降压、调脂、抗凝、控制体重和改善生活方式等综合性治疗策略。其中降糖治疗又包括饮食控制、合理运动、血糖监测、糖尿病自我管理教育和应用降血糖药物等综合性治疗措施。生活方式干预是基础治疗措施,如单纯改变生活方式不能使血糖达标,应首选二甲双胍治疗;如无禁忌证,二甲双胍应一直保留在糖尿病的治疗方案中。不适合二甲双胍治疗者可选择胰岛素促分泌剂或 α-糖苷酶抑制剂(尤其适用单纯餐后血糖增高)。如仍不能达标,再采取进一步措施。糖尿病需要终身用药治疗。

2. 1型糖尿病  常规治疗为定期注射胰岛素。

## 【推荐处方】

### 一、适用于1型糖尿病的治疗

**处方1**  短效与中效胰岛素的混合物,0.5~1.0U/(kg·d),早餐及晚餐前30min皮下注射,2次/日。

**处方2**  (1)超短效胰岛素类似物和短效胰岛素,起始剂量0.2U/(kg·d),餐前30min皮下注射,3次/日,3~5天调整1次剂量,每次调整1~4U;

(2)中效或长效胰岛素,起始剂量0.2U/(kg·d),睡前皮下注射1次,3~5天调整1次剂量,每次调整1~4U。

### 二、适用于2型糖尿病的治疗

(一)适用于2型糖尿病的基础治疗

**处方1**  二甲双胍缓释片,500~2000mg/次,随晚餐服用,1次/日;或1000mg/次,随早餐及晚餐服用,2次/日。

**处方2**  格列本脲片,5~15mg/d,餐前口服,2~3次/日。

**处方3**  格列吡嗪片,2.5~30mg/d,餐前口服,2~3

次/日。

**处方 4**  格列美脲片,1～8mg/次,餐前口服,1 次/日。

**处方 5**  阿卡波糖片,50～200mg/次,餐前立即服用,3 次/日。

(二) 适用于经方案(一)治疗后,血糖控制不达标(HbA1c>7.0%)的 2 型糖尿病治疗

**处方 1**  (1)二甲双胍缓释片,500～2000mg/次,随晚餐服用,1 次/日。

(2)格列本脲片,5～15mg/d,餐前口服,2～3 次/日;或格列吡嗪片,2.5～30mg/d,餐前口服,2～3 次/日;或格列美脲片,1～8mg/次,餐前口服,1 次/日。

**处方 2**  (1)二甲双胍缓释片,500～2000mg/次,随晚餐服用,1 次/日。

(2)阿卡波糖片,50～200mg/次,餐前立即服用,3 次/日。

(三) 适用于经方案(二)治疗后,血糖控制不达标(HbA1c>7.0%)的 2 型糖尿病治疗

**处方 1**  (1)中效或长效胰岛素类似物,起始剂量为 0.2U/(kg·d),睡前皮下注射 1 次,每 3～5 天调整 1 次剂量,每次调整 1～4U。

(2)二甲双胍缓释片,500～2000mg/次,随晚餐服用,1 次/日。

(3)格列本脲片,5～15mg/d,餐前口服,2～3 次/日;或格列吡嗪片,2.5～30mg/d,餐前口服,2～3 次/日;或格列美脲片,1～8mg/次,餐前口服,1 次/日。

**处方 2**  (1)中效或长效胰岛素类似物,起始剂量为 0.2U/(kg·d),睡前皮下注射 1 次,每 3～5 天调整 1 次剂量,每次调整 1～4U。

(2)二甲双胍缓释片,500～2000mg/次,随晚餐服用,1 次/日。

(3)阿卡波糖片,50～200mg/次,餐前立即服用,3 次/日。

**处方 3**　（1）短效与中效胰岛素的混合物,起始剂量为 0.2U/（kg·d）,晚餐前 30 分钟注射 1 次,每 3~5 天调整 1 次,每次调整 1~4U。

（2）二甲双胍缓释片,500~2000mg/次,随晚餐服用,1 次/日。

（3）格列本脲片,5~15mg/d,餐前口服,2~3 次/日;或格列吡嗪片,2.5~30mg/d,餐前口服,2~3 次/日;或格列美脲片,1~8mg/次,餐前口服,1 次/日。

**处方 4**　（1）短效与中效胰岛素的混合物,起始剂量为 0.2U/（kg·d）,晚餐前 30 分钟注射 1 次,每 3~5 天调整 1 次,每次调整 1~4U。

（2）二甲双胍缓释片,500~2000mg/次,随晚餐服用,1 次/日。

（3）阿卡波糖片,50~200mg/次,餐前立即服用,3 次/日。

**处方 5**　（1）短效与中效胰岛素的混合物,起始剂量为 0.2~0.4U/（kg·d）,按 1:1 的比例早餐及晚餐前 30 分钟各注射 1 次,每 3~5 天调整 1 次,每次调整 1~4U。

（2）二甲双胍缓释片,500~2000mg/次,随晚餐服用,1 次/日。

（3）格列本脲片,5~15mg/d,餐前口服,2~3 次/日;或格列吡嗪片,2.5~30mg/d,餐前口服,2~3 次/日;或格列美脲片,1~8mg/次,餐前口服,1 次/日。

**处方 6**　（1）短效与中效胰岛素的混合物,起始剂量为 0.2~0.4U/（kg·d）,按 1:1 的比例早餐及晚餐前 30 分钟各注射 1 次,每 3~5 天调整 1 次,每次调整 1~4U。

（2）二甲双胍缓释片,500~2000mg/次,随晚餐服用,1 次/日。

（3）阿卡波糖片,50~200mg/次,餐前立即服用,3 次/日。

（四）适用于经方案（三）治疗后,血糖控制不达标（HbA1c>7.0%）的 2 型糖尿病治疗

**处方 1**　短效与中效胰岛素的混合物,0.5～1.0U/(kg·d),早餐、晚餐前30分钟及睡前皮下注射,3次/日。

**处方 2**　(1)超短效胰岛素类似物和短效胰岛素,起始剂量为0.2U/(kg·d),餐前30分钟皮下注射,3次/日,每3～5天调整1次剂量,每次调整1～4U。

(2)中效或长效胰岛素类似物,起始剂量为0.2U/(kg·d),睡前皮下注射1次,每3～5天调整1次剂量,每次调整1～4U。

**三、糖尿病的中药治疗**

**处方 1**　消渴丸,成分为葛根、天花粉、黄芪、生地黄、玉米须、南五味子、山药、格列本脲,用于气阴两虚所致的消渴病。规格为每10丸重2.5g(含格列本脲2.5mg)。5～10丸/次,餐前温开水送服,2～3次/日。注意:1型糖尿病和2型糖尿病伴酮症酸中毒、昏迷、严重烧伤、感染和重大手术者等禁用。

**处方 2**　参芪降糖胶囊,成分为人参茎叶皂苷、五味子、黄芪、山药、地黄、覆盆子、麦冬、茯苓、天花粉、泽泻、枸杞子,益气养阴、滋脾补肾,用于2型糖尿病。规格为0.35g/粒。3粒/次,口服,3次/日,疗程为1个月。注意:有实热症者禁用。

## 【注意事项】

1. 低血糖是糖尿病治疗过程中最主要的不良反应,可危及生命。低血糖的临床表现与血糖水平以及血糖下降速度有关,可表现为交感神经兴奋(如心悸、焦虑、出汗、饥饿感等)和中枢神经症状(如神志改变、认知障碍、抽搐和昏迷)。也有无症状性低血糖。

2. 胰岛素、磺脲类和非磺脲类胰岛素促泌药均可引起低血糖。其他降血糖药与上述药物合用也可增加发生低血糖风险。除此以外,双胍类的不良反应主要是胃肠道反应,严重的出现乳酸性酸中毒,心、肝、肾功能损害者不宜用。

3. 为避免低血糖导致严重的后果,糖尿病患者应常规备用含糖食物,以便及时食用。血糖≤3.9mmol/L,则需补充葡萄糖或含糖食物。严重的低血糖需要根据患者的意识和血糖情况给予相应的治疗和监护,意识清楚者口服15～20g糖类食品(以葡萄糖为佳),意识模糊者给予50%葡萄糖注射液20ml静脉推注或胰高血糖素0.5～1mg肌内注射,并每15分钟检测1次血糖。

# 第十节　高脂蛋白血症

## 【疾病概要】

高脂蛋白血症(hyperlipoproteinemia)即循环血中脂蛋白的合成增多或降解减少,从而伴有相应的转运脂质、胆固醇和甘油三酯浓度增高。临床上高脂蛋白血症可按病因分为原发性和继发性两类,前者是由遗传基因缺陷、基因突变所致;后者则是某些原发性疾病(如2型糖尿病、甲状腺功能减退症、肾病综合征等)所致。本病早期患者发病隐匿,多无任何临床症状;发展至晚期时即能导致高血压、动脉硬化、冠心病、心肌梗死、脑卒中以及脂肪肝等并发症。

## 【治疗原则】

合理控制血脂,有效预防和治疗高脂蛋白血症并发症是治疗高脂蛋白血症的基本原则。

采用药物治疗以及改善生活方式并行的治疗策略。其中改善生活方式是基本治疗措施,即减少饱和脂肪酸和胆固醇的摄入,减少总热量及控制体重。如改善生活方式后的血清各项脂蛋白浓度仍处在中度或高度危险以上者,需要进行药物治疗。

临床常用的降脂药主要有他汀类和贝特类两大类,其次还有胆酸结合树脂类和烟酸类。针对不同类型的高脂蛋白血症采用不同的药物进行治疗:他汀类药物以降低胆固醇为主,可降低血中低密度脂蛋白的含量,对肝脏具有高度选择性;贝特类药物以降低甘油三酯为主,升高高密度脂蛋白的水平强于他汀类。混合型高脂蛋白血症如以胆固醇升高为主,可用他汀类;如以甘油三酯升高为主,则用贝特类;如胆固醇和甘油三酯均显著增高,可选择贝特类加胆酸结合树脂类,或胆酸结合树脂类加烟酸类,谨慎采用他汀类和贝特类或烟酸类合并使用。

## 【推荐处方】

### 一、适用于胆固醇升高的高脂蛋白血症的治疗

**处方 1**　辛伐他汀,20mg/次,口服,1 次/日。

**处方 2**　阿托伐他汀,10～80mg/次,口服,1 次/日。

**处方 3**　洛伐他汀,40mg/次,口服,1 次/日。

**处方 4**　普伐他汀,20mg/次,口服,1 次/日。

**处方 5**　氟伐他汀,30mg/次,口服,1 次/日。

### 二、适用于甘油三酯升高的高脂蛋白血症的治疗

**处方 1**　非诺贝特,0.1g/次,口服,3 次/日。

**处方 2**　吉非贝齐,0.6g/次,口服,3 次/日。

**处方 3**　苯扎贝特,0.2～0.4g/次,口服,3 次/日。

### 三、适用于胆固醇和甘油三酯均显著升高的高脂蛋白血症的治疗

**处方 1**　(1)非诺贝特,0.1g/次,口服,3 次/日;或吉非贝齐,0.6g/次,口服,3 次/日;或苯扎贝特,0.2～0.4g/次,口服,3 次/日。

(2)考来烯胺,4～24g/d,口服,1～2 次/日。

**处方 2**　(1)烟酸,0.1g/次,口服,3 次/日。

(2)考来烯胺,4～24g/d,口服,1～2 次/日。

**处方 3**　(1)辛伐他汀,20mg/次,口服,1 次/日;或阿托伐他汀,10～80mg/次,口服,1 次/日;或洛伐他汀,40mg/次,口服,1 次/日;或普伐他汀,20mg/次,口服,1 次/日;或氟伐他汀,30mg/次,口服,1 次/日。

（2）非诺贝特，0.1g/次，口服，3次/日；或吉非贝齐，0.6g/次，口服，3次/日；或苯扎贝特，0.2～0.4g/次，口服，3次/日；或烟酸，0.1g/次，口服，3次/日。

#### 四、适用于高脂蛋白血症的中药治疗

**处方** 血脂康胶囊，成分为红曲，洛伐他汀。规格为每粒装0.3g（含洛伐他汀不少于2.5mg）。2粒/次，早、晚饭后温开水送服，2次/日。注意：活动性肝炎或无法解释的血清氨基转移酶升高者禁用。

## 【注意事项】

1. 大多数人对他汀类药物的耐受性良好，副作用通常较轻且短暂，包括头痛、失眠、抑郁，以及消化不良、腹泻、腹痛、恶心等消化道症状。有0.5%～2.0%的病例发生肝脏氨基转移酶如丙氨酸氨基转移酶（ALT）和天冬氨酸氨基转移酶（AST）升高，且呈剂量依赖性。由他汀类药物引起并进展成肝衰竭的情况罕见。

2. 他汀类药物可引起肌病，包括肌痛、肌炎和横纹肌溶解。当大剂量使用或与其他药物合用时，包括环孢素、贝特类、大环内酯类抗生素、某些抗真菌药和烟酸类，肌炎的发生率增加。因此，同其他与CYP药物代谢系统有关的药物同用时会发生不利的药物相互作用。联合使用他汀类和贝特类有可能会增加发生肌病的危险，必须合用时要采取谨慎、合理的方法。

3. 贝特类药物的常见不良反应为消化不良、胆石症等，也可引起肝脏血清酶升高和肌病。绝对禁忌证为严重的肾病和严重的肝病。

4. 降血脂药物都需要长期服用，当血脂降到接近期望水平，应适当减少用药的剂量，即应长期小剂量维持治疗，有的患者甚至要终身服药。晚上服用降脂药能获得最好的降脂疗效，可使心脑血管疾病的患病率、病死率、致残率明显降低。

# 第十一节　肥　胖　症

## 【疾病概要】

肥胖症(adiposity)是一类由多因素引起的慢性代谢性疾病。肥胖症患者的一般特点为体内脂肪细胞的体积和细胞数增加,体脂占体重的百分比(体脂百分数)异常高,并在某些局部过多沉积脂肪。无内分泌疾病或找不出可能引起肥胖的特殊病因的肥胖症为单纯性肥胖,占肥胖症总人数的95%以上。估计肥胖程度的最实用的人体测量学指标是体重指数和腰臀比。根据《中国成人超重和肥胖症预防与控制指南》标准,体重指数(body mass index,BMI) = 体重(kg)/[身高(m)]$^2$,BMI≥28 可诊断为肥胖;以腰臀比对肥胖症进行评估,腰臀比男性≥0.95、女性≥0.85 即可称为中心性肥胖。

## 【治疗原则】

合理控制体重,有效预防和治疗肥胖症进一步加重及相关的并发症是治疗肥胖症的基本原则。生活方式干预(控制饮食、增加活动量等)是基础治疗措施,如经过 3～6 个月单纯改变生活方式不能使体重减轻 5% ,甚至体重仍有上升趋势者,BMI < 30kg/m$^2$,伴有糖尿病、冠心病、高血压及高脂血症,可考虑进行药物辅助治疗。BMI > 30kg/m$^2$ 的,采用强化膳食控制、强化体力活动及药物治疗。

## 【推荐处方】

**处方 1**　西布曲明,5～10mg/次,口服,2 次/日。
**处方 2**　奥利司他,120mg/次,餐前口服,3 次/日。

## 【注意事项】

1. 以往肥胖症患者采用中枢性作用药物芬氟拉明降

低食欲,由于芬氟拉明对心脏瓣膜损害的副作用得到证实,我国卫计委已规定在保健食品中禁止加入芬氟拉明。

2. 药物治疗仅适用于因肥胖而致疾病危险性增高的患者,而不应该用于美容的目的,对于低危的肥胖者应首选膳食和运动疗法。

3. 如果在用药物减重治疗的最初 6 个月内有效,可以考虑继续使用,但中枢性药物治疗一定要在医师的指导下进行。对患者加强随访,检查和监测血压、心率和各项相关因素指标的变化,在治疗最初至少每 2~4 周随访 1 次,3 个月后可以改为每月 1 次。

# 第十二节　高尿酸与痛风

## 【疾病概要】

高尿酸血症(hyperuricemia)是指 37℃时血清中的尿酸含量男性超过 $420\mu mol/L$,女性超过 $360\mu mol/L$ 的一种病理状态。痛风(gout)则是由于持续、显著的高尿酸血症,在多种因素影响下,过饱和状态的单水尿酸钠微小结晶析出,沉积于关节内、关节周围、皮下、肾脏等部位,引发急、慢性炎症和组织损伤,出现一系列临床症状和体征的一类代谢性疾病。高尿酸血症是痛风最重要的生化基础,5% ~ 18.8%的高尿酸血症可发展为痛风。根据高尿素水平和尿尿酸排泄情况可将高尿酸血症分为 3 类:尿酸排泄不良型、尿酸生成过多型及混合型;而根据病程可将痛风分为无症状高尿酸血症期、急性发作期、间歇发作期及慢性痛风石病变期。

## 【治疗原则】

合理控制血尿酸水平,有效预防和治疗高尿酸血症及痛风并发症是治疗高尿酸血症和痛风的基本原则。

1. 单纯高尿酸血症　采用降尿酸治疗、改善生活方式等综合性治疗策略。其中生活方式改变包括健康饮食、限制烟酒、坚持运动和控制体重等。生活方式干预是基础治疗措施,如单纯改变生活方式 3~6 个月后不能使血尿酸水平达标,应选择降尿酸药物进行治疗,使血尿酸水平长期控制在 <360μmol/L。降尿酸药物针对不同类型的高尿酸血症进行治疗,代表药物有抑制尿酸合成的药物别嘌醇和增加尿酸排泄的药物苯溴马隆等。

2. 高尿酸血症合并痛风  采用非药物治疗和药物治疗并行的综合性治疗策略。其中非药物治疗包括进行低嘌呤饮食、多饮水、急性期休息等。在进行非药物治疗的同时按照痛风的自然病程分期进行药物治疗,使血尿酸水平长期控制在 <300μmol/L。急性期治疗药物有非甾体抗炎药、秋水仙碱及糖皮质激素类,间歇期和慢性期后开始降尿酸治疗。

**【推荐处方】**

**一、适用于单纯高尿酸血症,促进尿酸排泄的治疗**

**处方1**  (1)苯溴马隆,初始剂量为 50mg/次,早餐后口服,1 次/日,用药 1~3 周检查血尿酸浓度,后续治疗中剂量可为 50~100mg/d。

(2)碳酸氢钠,1g/次,口服,3 次/日。

**处方2**  (1)丙磺舒,初始剂量为 0.25g/次,2 次/日,口服;用药 1 周后可增至 0.5g/次,2 次/日。

(2)碳酸氢钠,1g/次,口服,3 次/日。

**处方3**  (1)磺吡酮,0.1g/次,口服,3 次/日。

(2)碳酸氢钠,1g/次,口服,3 次/日。

**二、适用于单纯高尿酸血症,抑制尿酸合成的治疗**

**处方1**  别嘌醇,初始剂量为 50mg/次,口服,2~3 次/日;用药 2~3 周可增至 200~400mg/次,2~3 次/日。

**处方2**  非布索坦,40~80mg/次,口服,1 次/日。

**三、适用于痛风急性发作期的治疗**

**处方1**  秋水仙碱,1mg/次,口服,每 2 小时 1 次,维持

24～48 小时,总量不超过 48 小时,若有恶心、呕吐时要立即停药。

**处方2**　双氯芬酸,25mg/次,口服,2～3 次/日。

**处方3**　布洛芬,0.1g 次,口服,3 次/日。

**处方4**　吲哚美辛,25mg/次,口服,2～3 次/日。

**处方5**　泼尼松,20～30mg/d,口服。

**四、适用于痛风间歇期和慢性期的治疗**

**处方1**　(1)秋水仙碱,0.5mg/次,口服,1～2 次/日。

(2)苯溴马隆,初始剂量为 50mg/次,早餐后口服,1 次/日,用药 1～3 周检查血尿酸浓度,后续治疗中剂量可为 50～100mg/d。

(3)碳酸氢钠,1g/次,口服,3 次/日。

**处方2**　(1)秋水仙碱,0.5mg/次,口服,1～2 次/日。

(2)丙磺舒,初始剂量为 0.25g/次,口服,2 次/日;用药 1 周后可增至 0.5g/d,2 次/日。

(3)碳酸氢钠,1g/次,口服,3 次/日。

**处方3**　(1)秋水仙碱,0.5mg/次,口服,1～2 次/日。

(2)磺吡酮,0.1g/次,口服,3 次/日。

(3)碳酸氢钠,1g/次,口服,3 次/日。

**处方4**　(1)秋水仙碱,0.5mg/次,口服,1～2 次/日。

(2)别嘌醇,初始剂量为 50mg/次,2～3 次/日;用药 2～3 周可增至 200～400mg/d,口服,2～3 次/日。

(3)碳酸氢钠,1g/次,口服,3 次/日。

**处方5**　(1)秋水仙碱,0.5mg/次,口服,1～2 次/日。

(2)非布索坦,40～80mg/次,口服,1 次/日。

(3)碳酸氢钠,1g/次,口服,3 次/日。

**五、高尿酸与痛风的中药治疗**

**处方1**　复方风湿宁胶囊,成分为两面针、野木瓜、宽筋藤、过岗龙、威灵仙、鸡骨香,用于风湿性关节炎、类风湿关节炎、痛风、软组织损伤引起的疼痛等。规格为每粒装 0.3g。5 粒/次,温开水送服,3～4 次/日。

**处方2**　舒筋活血丸,成分为土鳖虫、红花、桃仁、牛膝、骨碎补、续断、熟地黄、白芷、栀子、赤芍、桂枝、三七、乳香(制)、苏木、自然铜(醋煅)、大黄、儿茶、马钱子(制)、当归、冰片,用于痰瘀阻络型痛风、急性痛风性关节炎。规格为每丸重6g。口服,1 丸/次,温开水或黄酒送服,2 次/日。

## 【注意事项】

1. 当尿 pH 6.0 以下时,需碱化尿液。尿 pH 6.2 ~ 6.9有利于尿酸盐结晶溶解和从尿液排出,但尿 pH >7.0 易形成草酸钙及其他类结石。因此碱化尿液过程中要监测尿 pH。

2. 碳酸氢钠在胃中可产生二氧化碳,增加胃内压,并可引起嗳气和继发性胃酸分泌增加,长期大量服用可引起碱血症,并因钠负荷增加诱发充血性心力衰竭和水肿。

3. 痛风急性期时发作禁用降尿酸药进行治疗,因为降尿酸药物不仅没有消炎抗痛作用,而且还会使血尿酸下降过快,促使关节内痛风石表面溶解,形成不溶性结晶而加重炎症反应,但已服用降尿酸药者出现急性期发作不需要停药。

4. 别嘌醇的严重不良反应与所用剂量相关,当使用最小有效剂量能够使血尿酸达标时,尽量不增加剂量。密切监测别嘌醇的超敏反应,主要发生在最初使用的几个月内,最常见的是剥脱性皮炎。

5. 增加尿酸排泄的药物可抑制尿酸盐在肾小管的主动再吸收,增加尿酸盐的排泄,从而降低血中尿酸盐的浓度,可缓解或防止尿酸盐结晶的生成,减少关节的损伤,亦可促进已形成的尿酸盐结晶的溶解,在使用此类药物时要注意多饮水和使用碱化尿液的药物。此外,在使用此类药物之前要测定尿尿酸的排出量,如果患者的 24 小时尿尿酸的排出量已经增加( >3.54mmol)或有泌尿系统结石,则禁用此类药物。

# 第十三节 低钾血症

## 【疾病概要】

低钾血症(hypokalemia)是血清钾含量低于 3.5mmol/L 的一类临床上常见的电解质紊乱疾病。患者可出现疲倦、神情淡漠、肌张力减低、恶心、呕吐、腹胀、腹痛、心律失常、心功能下降等,重者可出现昏迷、呼吸困难,甚至心脏收缩期停搏,导致死亡。根据血钾浓度,可将低钾血症分为轻、中、重度 3 型。轻度低钾血症:血钾浓度为 3.0 ~ 3.5mmol/L;中度低钾血症:血钾浓度为 2.5 ~ 3.0mmol/L;重度低钾血症:血钾浓度 < 2.5mmol/L。

## 【治疗原则】

纠正电解质紊乱,使血钾维持在正常水平是低钾血症的治疗原则。轻度缺钾一般采用口服给予补钾药物;中、重度缺钾在采用口服钾制剂的同时应给予静脉补钾。若需静脉补钾,中度缺钾患者补钾浓度不宜超过 0.6%,5 ~ 10g/d;重度缺钾患者补钾浓度可达 0.6% ~ 1.0%,12 ~ 18g/d,加入生理盐水或葡萄糖中静脉滴注。

## 【推荐处方】

一、适用于轻度低钾血症(血钾浓度为 3.0 ~ 3.5mmol/L)的治疗

**处方 1** 10% 氯化钾,10ml/次,口服,3 次/日,监测血钾水平。

**处方 2** 10% 枸橼酸钾,10ml/次,口服,3 次/日,监测血钾水平。

**处方 3** 氯化钾缓释片,0.6g/次,口服,2 ~ 3 次/日,监测血钾水平。

二、适用于中、重度低钾血症(血钾浓度 < 3.0mmol/L)的治疗

**处方1**　(1)0.9% 氯化钠注射液 500ml + 10% 氯化钾 15ml,静脉滴注。

(2)10% 枸橼酸钾,20ml/次,口服,3 次/日,监测血钾水平。

**处方2**　(1)0.9% 氯化钠注射液 500ml + 31.5% 谷氨酸钾 20ml,静脉滴注。

(2)10% 枸橼酸钾,20ml/次,口服,3 次/日,监测血钾水平。

【注意事项】

1. 对中、重度低钾血症,为防止出现严重的并发症,需紧急采用缓慢静脉滴注进行补钾时,含钾液体的浓度不能超过 40mmol/L,并应限制在每小时 20mmol/L 以内,包括口服补钾的时间也应限定在 6 ~ 18 日。

2. 在补钾过程中必须严密监测患者尿量、电解质和心电图的改变。

3. 禁用高渗葡萄糖稀释钾盐,因高渗葡萄糖可增加胰岛素释放,使钾向细胞内转移而加重低钾血症。因此,稀释液以生理盐水为宜,或加用少量 5% 葡萄糖溶液。

4. 常规补钾方法限制补钾浓度和速度是为了防止血钾升高过快,防止心肌毒性和对静脉壁的刺激性。随着心电监护、血钾快速测定及输液泵的普及应用,使得对于那些因严重低钾血症而危及生命的患者采取超常规高浓度快速静脉补钾成为可能。但高浓度快速静脉补钾具有一定的危险性,须做好以下监护:①尿量 > 30ml/h 后再开始快速静脉补钾;②持续心电监护,观察低钾引起的心电图变化是否好转;③监测血电解质及血气分析的变化,每小时测血电解质,血钾接近 3.5mmol/L 应改用 0.3% 氯化钾静脉滴注,血钾接近 5.0mmol/L 应停止静脉补钾。

5. 钾进入细胞内较缓慢,静脉补钾后 15 小时血钾才

能与细胞内钾达到平衡,完全纠正缺钾至少需要 4 天,主张早期补钾浓度、速度略快,一旦症状缓解,补钾速度宜慢。低钾血症纠正后,还需按常规方法继续静脉补钾 4～6 日,能口服者尽量改为口服补钾。

# 第十四节　代谢性酸中毒

## 【疾病概要】

代谢性酸中毒(metabolic acidosis)是常见的一种酸碱平衡紊乱,以原发性 $HCO_3^-$ 降低($<21mmol/L$)和 pH 降低($<7.35$)为特征。代谢性酸中毒是酸性物质产生及排泄失衡的结果,主要由于胃肠道和尿道丢失过多的碱或代谢性物质增加所导致的动脉血 pH 降低和败血症。代谢性酸中毒的临床表现不特异,可见恶心、呕吐、呼吸加速,甚至神志恍惚和昏迷。代谢性酸中毒可分为阴离子间隙正常型和阴离子间隙增大型。阴离子间隙正常的代谢性酸中毒由肾小管分泌 $H^+$ 减少,$HCO_3^-$ 从体内丢失或摄入酸性物质过多引起;阴离子间隙增大的代谢性酸中毒时,内源性酸性物质产生过多或外源性可产生酸的物质进入体内过多,以及肾衰竭导致酸性物质不能充分排泄。

## 【治疗原则】

治疗引起代谢性酸中毒的原发病,纠正脱水和电解质紊乱是代谢性酸中毒的治疗原则。代谢性酸中毒的治疗应依其原发病和酸中毒的程度不同而异,在合适的时机进行补碱治疗。

## 【推荐处方】

### 一、适用于轻度代谢性酸中毒的治疗

**处方**　碳酸氢钠片,0.5～1g/次,口服,3 次/日。

**二、适用于中、重度代谢性酸中毒的治疗**

**处方 1**    5%碳酸氢钠溶液,补5%碳酸氢钠量(ml) = (二氧化碳结合力 $CO_2CP$ 正常值 − $CO_2CP$ 测得值)× 体重(kg)× 0.3/2.24,静脉滴注,立即。

**处方 2**    11.2%乳酸钠溶液,补11.2%乳酸钠溶液量(ml) = (二氧化碳结合力 $CO_2CP$ 正常值 − $CO_2CP$ 测得值)× 体重(kg)× 0.2/2.24,静脉滴注,立即。

**处方 3**    3.5%三羟甲基氨基甲烷溶液,补3.5%三羟甲基氨基甲烷溶液量(ml) = (二氧化碳结合力 $CO_2CP$ 正常值 − $CO_2CP$ 测得值)× 体重(kg)× 2/2.24,静脉滴注,立即。

**【注意事项】**

1. 补充碱剂时,按计算量的 1/3 ~ 1/2 补充,观察患者的反应和实验室检查结果后进行调整,一般以达到20mmol/L、pH 到 7.2 为宜。补充碱性液的速度宜缓慢,以防碱化过快使钙离子化受到影响,出现低钙手足抽搐,万一发生应及时静脉注射 10% 葡萄糖酸钙10 ~ 20ml。

2. 糖尿病酮症酸中毒只有当 pH 低至 7.0 ~ 7.1 或血 $HCO_3^-$ 低于 4.5 ~ 7mmol/L 时才适量缓慢静脉补碱,且补碱绝不可使用乳酸钠进行,若有必要,也可选择血液透析配合治疗。

3. 本病合并呼吸性酸中毒时,通常不宜选择碳酸氢钠进行补碱,以防治疗不当导致缺氧和呼吸衰竭加剧。

4. 肝功能不全或组织缺氧时,不宜选用乳酸钠溶液进行补碱治疗。

# 第十五节    代谢性碱中毒

**【疾病概要】**

代谢性碱中毒(metabolic alkalosis)是各种疾病引起

的人体细胞外液大量 $H^+$ 丢失或发生大量碱性物质的吸收所致,其主要特征是血浆 $HCO_3^-$ 浓度增高、$PaCO_2$ 代偿性上升。代谢性碱中毒的症状有手指麻木、刺痛、腕足疼挛和心律失常,但常为原发病所掩盖。根据尿 $Cl^-$ 的浓度,可将代谢性碱中毒分为氯敏感性代谢性碱中毒和氯抵抗性代谢性碱中毒两类。盐水反应性碱中毒多见于呕吐、胃液引流或使用利尿药后,尿氯浓度多在 $10mmol/L$ 以下,生理盐水治疗有效;盐水抵抗性碱中毒多见于原发性醛固酮增多、严重的低钾全身性水肿或库欣综合征,尿氯浓度多在 $20mmol/L$ 以上,生理盐水治疗无效。

## 【治疗原则】

纠正已存在的碱过剩、治疗继续发生的碱过剩和导致代谢性碱中毒的病因是治疗代谢性碱中毒的基本原则。盐水反应性碱中毒以补 $Cl^-$ 为主,再根据细胞外液容量,心、肝、肾功能和是否失钾选择药物的种类;盐水抵抗性碱中毒以补钾和治疗原发病为主。

## 【推荐处方】

### 一、适用于盐水反应性碱中毒的治疗

(一) 适用于一般性盐水反应性碱中毒的治疗

**处方** 0.9%氯化钠注射液,3～5L,静脉滴注,监测血氯、尿 pH 和尿氯,根据监测结果调整治疗剂量。

(二) 适用于合并失钾的盐水反应性碱中毒的治疗

**处方** (1)0.9%氯化钠注射液,3～5L,静脉滴注,监测血氯、尿 pH 和尿氯,根据监测结果调整治疗方案;

(2)10～20mmol/L KCl 注射液,静脉滴注,监测血钾,根据监测结果调整治疗方案。

(三) 适用于伴心功能不全的盐水反应性碱中毒的治疗

**处方 1** 氯化铵片,1.0～2.0g/次,口服,3 次/日。

**处方 2** 10% 盐酸 5ml + 温开水 200ml,混合后分次口服,2 ~ 3 次/日。

(四)适用于伴肝功能不全的盐水反应性碱中毒的治疗

**处方 1** 5% 葡萄糖氯化钠注射液 250ml + 盐酸精氨酸 20g,静脉滴注。

**处方 2** (1)乙酰唑胺,250mg/次,口服,3 次/日。

(2)10% 氯化钾合剂,10ml/次,口服,3 次/日。

(五)适用于伴肾功能不全的盐水反应性碱中毒的治疗

**处方** 150mmol/L 灭菌氯化钠溶液进行腹膜透析。

**二、适用于盐水抵抗性碱中毒的治疗**

(一)适用于低血钾伴轻、中度盐水抵抗性碱中毒的治疗

**处方** KCl,40 ~ 60mmol/次,4 ~ 5 次/日。

(二)适用于低血钾伴心律失常的盐水抵抗性碱中毒的治疗

**处方** KCl,静脉滴注,浓度不大于 60mmol/L,监测血钾变化以及进行心电图监护,根据监测结果调整治疗,在危及生命时刻以 40mmol/h 的速度输注。

(三)其他疾病导致的盐水抵抗性碱中毒的治疗

需对原发病进行治疗。

**【注意事项】**

1. 轻度的代谢性碱中毒通常不需处理,只要患者肾功能完好,肾脏都能将多余的 $HCO_3^-$ 排出体外,除非肾排泄 $HCO_3^-$ 有缺陷。

2. 为患者提供酸性药物补给的时机一定要根据血气分析的结果。

3. 使用氯化铵、盐酸精氨酸等药物有可能增加细胞内的 pH,使用需注意。

4. 碱中毒伴发低钙抽搐时,还需注意加强补钙治疗。

5. 由于不需肝肾参与代谢,盐酸缓冲液适用于氯化铵和乙酰唑胺禁忌者。静脉滴注时,因为盐酸渗透会腐蚀血管周围组织,治疗宜在重症监护室中进行。用药期间需监测血清电解质、动脉血 pH 和 $PCO_2$,每 4～6 小时 1 次。

# 第九章

# 神经系统疾病

## 第一节 偏头痛

### 【疾病概要】

偏头痛是一种反复发作的表现为单侧(少数双侧)头部剧烈搏动性疼痛的疾病。可有或无先兆,持续数分钟到数天,常伴恶心、呕吐,须排除器质性病变。多起病于儿童和青春期,中青年期达发病高峰,常有遗传背景,女性患病率高于男性。其发病机制尚不明确,可能与5-羟色胺含量下降、神经肽类物质聚集、前列腺素改变等因素有关。

### 【治疗原则】

治疗以对症治疗为主。治疗的目的是减轻或终止头痛发作,缓解并发症状,预防头痛复发。治疗可分为发作期治疗和预防性治疗。

1. 发作期治疗 临床治疗偏头痛时为了取得最佳疗效,通常应在症状起始时立即服药。治疗药物包括非特异性止痛药如非甾体抗炎药(NSAIDs)和阿片类药物、特异性药物如麦角类制剂和曲普坦类药物。药物选择应根据头痛程度、伴随症状、既往用药情况等综合考虑,可采用阶梯法、分层选药,进行个体化治疗。

2. 预防性治疗 适用于频繁发作、急性期治疗失败或可能导致永久性神经功能缺损的特殊变异型偏头痛患者。预防性治疗应首先消除诱发因素。临床用于偏头痛预防的药物主要包括:①β 肾上腺素能受体阻断药;②钙离子拮抗剂;③抗癫痫药;④抗抑郁药;⑤5-HT 受体拮抗剂。其中普萘洛尔、阿米替林和丙戊酸是预防性治疗的支柱,一种药物无效可选用另一种药物。

【推荐处方】

**一、适用于轻、中度偏头痛发作期治疗**

**处方 1** 对乙酰氨基酚,0.25g/次,口服,3 次/日。

**处方 2** 阿司匹林,0.3~0.6g/次,口服,3 次/日。

**处方 3** 萘普生,0.25g/次,口服,3 次/日。

**处方 4** 布洛芬,0.2g/次,口服,3 次/日。

**二、适用于中、重度偏头痛发作期治疗**

**处方** (1)麦角胺咖啡因,2mg/次,口服,1 次/日。

(2)二氢麦角胺,1mg/次,口服,1 次/日。

(3)舒马曲普坦,50mg/次,口服,1 次/日;或佐米曲普坦,2.5mg/次,口服,1 次/日。

(4)尼莫地平,10mg/次,口服,2 次/日。

**三、适用于重度偏头痛发作期治疗**

**处方 1** 二氢麦角胺注射液,1mg/次,肌内注射,1 次/日。

**处方 2** 哌替啶注射液,100mg/次,肌内注射,1 次/日。

**处方 3** 加巴喷丁,第 1 日,300mg/次,口服,1 次/日;第 2 日,300mg/次,口服,2 次/日;第 3 日,300mg/次,口服,3 次/日;根据缓解疼痛的需要,可逐渐增加剂量至 600mg/次,口服,3 次/日。

**四、适用于偏头痛的预防**

**处方** 氟桂利嗪,5mg/次,睡前口服,1 次/日。

【注意事项】

1. 避免诱因,发作时休息。长期治疗期间应定期检查血象及肝功能。

2. 麦角胺有为国家第二类精神药品,务必严格遵守

《精神药品管理办法》的管理条例使用。

# 第二节  三叉神经痛

## 【疾病概要】

三叉神经痛是发生在面部三叉神经分布区内反复发作的阵发性剧烈神经痛。疼痛性质如电击样、烧灼样、针刺样及刀割样疼痛,并且存在明显的诱发因素,如刷牙、洗脸、说话、咀嚼和咽下。三叉神经痛分为原发性三叉神经痛和继发性三叉神经痛,其中原发性较常见。原发性三叉神经痛是指具有临床症状,但未发现与发病有关的器质性病变,可能是由于三叉神经核产生阵发性异常放电所致;继发性三叉神经痛经常是由于颅内肿瘤、炎症、血管畸形等病变对三叉神经刺激所致。

## 【治疗原则】

首选卡马西平,疼痛停止后可考虑逐渐减量。如卡马西平无效可考虑选用苯妥英钠,同时辅用大剂量的 B 族维生素。治疗的同时应注意避免情绪低落、心情抑郁和过度疲劳;防止感染,讲究卫生。

## 【推荐处方】

**处方 1**  (1)卡马西平,0.2g/次,口服,3 次/日。

(2)地巴唑,20mg/次,口服,3 次/日。

(3)维生素 $B_1$,20mg/次,口服,3 次/日。

(4)维生素 $B_{12}$,0.5mg/次,口服,3 次/日;或维生素 $B_{12}$ 注射液,3mg/次,肌内注射,2 次/周。

**处方 2**  (1)苯妥英钠,0.1g/次,口服,3 次/日。

(2)地巴唑,20mg/次,口服,3 次/日。

(3)维生素 $B_1$,20mg/次,口服,3 次/日。

(4)维生素 $B_{12}$,0.5mg/次,口服,3 次/日。

**处方 3**　加巴喷丁,第 1 日,300mg/次,口服,1 次/日;第 2 日,300mg/次,口服,2 次/日;第 3 日,300mg/次,口服,3 次/日;根据缓解疼痛的需要,可逐渐增加剂量至 600mg/次,口服,3 次/日。

## 【注意事项】

1. 卡马西平最常见的不良反应有头晕、嗜睡、焦虑、恶心、呕吐、复视、共济失调、幻觉、高血压、心率减慢等,出现以上严重反应时应当立即停药,并提供有效的对症治疗。

2. 长期服用苯妥英钠后或血药浓度达 30μg/ml 可能引起恶心、呕吐甚至胃炎,饭后服用可减轻。神经系统不良反应与剂量相关,常见眩晕、头痛,严重时可引起眼球震颤、共济失调、语言不清和意识模糊,调整剂量或停药可消失。

# 第三节　面神经炎

## 【疾病概要】

面神经炎又称 Bell 麻痹,是指茎乳孔以上面神经管段内面神经的一种急性非化脓性炎症。面神经炎可发于任何年龄,无明显的性别差异、季节差异,多为单侧。病前常有面部受凉史,刚发病时常有患侧外耳道、耳后或下颌角区疼痛,常表现为突发的患侧面部表情肌瘫痪、面部僵硬、耳周疼痛、味觉减退、听觉过敏及泪腺分泌障碍。

## 【治疗原则】

面神经炎的治疗原则是改善局部血液循环,减轻面神经的炎症、水肿,缓解神经受压,并促进神经功能的恢复。目前多主张急性期(1~2 周)尽早使用一个疗程的皮质类固醇激素治疗,可用地塞米松或泼尼松。如系带状疱疹感染引起的可联合阿昔洛韦连服 7~10 天。此外,适当联用维生素 B 族药物可促进神经髓鞘的恢复。

## 【推荐处方】

### 一、急性期治疗

**处方1**　(1)泼尼松,30mg/次,口服,1次/日;或地塞米松注射液,5~10mg,静脉注射,1次/日。

(2)三磷酸腺苷,20mg/次,口服,3次/日。

(3)地巴唑,20mg/次,口服,3次/日。

(4)维生素$B_1$,100mg/次,口服,3次/日。

(5)维生素$B_{12}$,0.1mg/次,口服,3次/日。

**处方2**　(1)阿昔洛韦,200mg/次,口服,4次/日。

(2)泼尼松,30mg/次,口服,1次/日;或地塞米松注射液,5~10mg,静脉注射,1次/日。

(3)甲钴胺注射液,0.5mg/次,肌内注射,1次/日。

(4)维生素$B_1$注射液,100mg/次,肌内注射,1次/日。

(5)地巴唑,20mg/次,口服,3次/日。

### 二、轻型病例或作为辅助性治疗

**处方**　(1)新斯的明,15mg/次,口服,3次/日。

(2)地巴唑,10mg/次,口服,3次/日。

(3)三磷酸腺苷,20mg/次,口服,3次/日。

(4)维生素$B_1$,100mg/次,口服,3次/日。

(5)维生素$B_{12}$,0.1mg/次,口服,3次/日。

## 【注意事项】

1. 泼尼松和地塞米松均为糖皮质激素,对肾上腺皮质激素过敏者、真菌和病毒感染患者禁用;高血压、急性心力衰竭、心肌梗死或其他心脏病、糖尿病、骨质疏松、高脂蛋白血症、血栓症、胃与十二指肠溃疡、精神病、电解质异常、内脏手术、青光眼等疾病患者一般不宜使用。较大剂量易引起糖尿病、消化道溃疡和类库欣综合征症状,对下丘脑-垂体-肾上腺轴的抑制作用较强。并发感染为主要不良反应。

2. 甲钴胺为内源性的辅酶$B_{12}$,与其他维生素$B_{12}$相比,甲钴胺对神经元的传导有良好的改善作用。从事汞及其化合物工作的人员不宜长期大量服用本药。偶有食欲缺乏、恶心、呕吐、腹泻等不良反应。

3. 当面瘫超过 1 年仍未治愈时,推荐采取面部整容治疗,以及施以舌下神经与副神经吻合术进行矫正。

# 第四节 急性吉兰-巴雷综合征

## 【疾病概要】

急性吉兰-巴雷综合征又称急性脱髓鞘性多发性神经根神经炎,是一种急性起病,以神经根、外周神经损害为主,伴有脑脊液中蛋白-细胞分离为特征的综合征。任何年龄和男女均可得病,但以男性青壮年多见。该病以肢体对称性弛缓性瘫痪为主要临床特征,具体表现为运动障碍、感觉障碍、反射障碍、自主神经功能障碍等。病程自限,大多会在数周内完全恢复,但严重者急性期可死于呼吸肌麻痹。

## 【治疗原则】

保持呼吸道通畅,防止继发性感染是治疗的关键。急性期可用免疫抑制剂。在无严重感染、血液病、心律失常等禁忌证的急性期患者可用血浆置换,每次按照 40ml/kg 血浆容量计算。此外,应增强机体免疫功能。尽早静脉应用丙种球蛋白,同时适当应用神经营养药物,扩张微循环使受损的残余神经得到充分的血供,预防病情继续发展。

## 【推荐处方】

**处方** (1)兰他敏注射液,10mg/次,肌内注射,1次/日。

(2)地巴唑,10mg/次,口服,3 次/日。

# 第五节 缺血性脑血管疾病

## 【疾病概要】

广义上，缺血性脑血管疾病包括由于椎基底动脉系统和颈内动脉系统的脑血管病变所引起的脑功能障碍。椎基底动脉系统又称后循环缺血（posterior circulation ischemia，PCI），由椎动脉、基底动脉和大脑后动脉组成，主要供血给脑干、小脑、丘脑、海马、枕叶、部分颞叶及脊髓。PCI 的临床表现多样，出现一侧脑神经损害和另一侧运动感觉损害的交叉表现是 PCI 的特征表现。脑栓塞是指各种栓子随血流进入颅内动脉系统使血管腔急性闭塞引起的相应供血区脑组织缺血坏死及脑功能障碍。脑血栓形成通常是指主干或其皮质支因动脉粥样硬化及各类动脉炎等血管病变，导致血管的管腔狭窄或闭塞，造成脑局部供应区血流中断，发生脑组织缺血、缺氧、软化坏死，出现相应的神经系统症状和体征。

## 【治疗原则】

缺血性脑血管疾病急性期的治疗原则是尽快遏止脑血栓或缺血面积扩展、减少脑梗死范围、改善血液循环、控制脑水肿，从而促进各项神经功能的恢复。包括：①超早期治疗；②个体化治疗；③防治并发症；④整体化治疗。具有溶栓适应证且不具有溶栓禁忌证的患者尽早进行溶栓治疗，超早期治疗中常用的溶栓药物有尿激酶、链激酶、重组的组织性纤溶酶原激活剂。根据患者年龄、缺血性卒中类型、病情程度和基础疾病等采取最适当的脑保护治疗、抗凝治疗、降纤治疗、抗血小板聚集治疗，必要时争取早期进行康复治疗，尽可能对卒中的危险因素如高血压糖尿病和心脏病等及时采取预防性干预，减少复发率和降低病残率。

【推荐处方】

**一、适用于可溶栓后循环缺血患者**

**处方** (1)注射用阿替普酶以灭菌注射用水适量溶解后,再以 0.9%氯化钠注射液稀释为 0.2mg/ml 的阿替普酶溶液,0.9mg/(kg·次),10% 静脉推注,剩余 90% 静脉滴注 90 分钟。

(2)溶栓 24 小时后,阿司匹林,100mg/次,口服,1 次/日。

(3)0.9%氯化钠 250ml + 依达拉奉注射液 30mg,静脉滴注,2 次/日。

(4)尼莫地平,20mg/次,口服,1 次/晚。

(5)丁苯酞软胶囊,0.2g/次,口服,3 次/日。

(6)胞磷胆碱,0.5g/次,静脉滴注,1 次/日。

(7)溶栓后,阿司匹林,100mg/次,口服,1 次/日。

**二、适用于未溶栓后循环缺血患者**

**处方** (1)阿司匹林,100mg/次,口服,3 次/日。

(2)2 天后,阿司匹林,100mg/次,口服,1 次/日。

(3)尼莫地平,20mg/次,口服,1 次/晚。

(4)丁苯酞软胶囊,0.2g/次,口服,3 次/日。

**三、适用于脑血栓形成的溶栓治疗**

**处方 1** 注射用阿替普酶以灭菌注射用水适量溶解后,再以 0.9%氯化钠注射液稀释为 0.2mg/ml 的阿替普酶溶液,0.9mg/(kg·次),10% 静脉推注,剩余 90% 静脉滴注 90 分钟。

**处方 2** 0.9%氯化钠注射液 100ml + 尿激酶 100 万 ~ 150 万 U,静脉滴注。

**四、适用于脑栓塞与脑血栓形成的抗凝治疗**

**处方 1** 低分子肝素钠注射液,0.4ml/次,皮下注射,2 次/日。

**处方 2** 华法林钠,3mg/次,口服,1 次/日。

**五、适用于脑栓塞与脑血栓形成的抗血小板聚集治疗**

**处方 1** 阿司匹林,100mg/次,口服,1 次/日。

**处方 2** 氯吡格雷,75mg/次,口服,1 次/日。

**六、适用于脑栓塞与脑血栓形成的脱水降颅压治疗**

**处方 1** 甘油果糖注射液,500ml/次,静脉滴注,1～2次/日。

**处方 2** 20% 甘露醇注射液,250ml/次,快速静脉滴注,2～4 次/日。

**处方 3** 20% 白蛋白注射液,10g/次,静脉滴注,1～2次/日。

**处方 4** 呋塞米注射液,20～40mg/次,静脉注射,2～4次/日。

**七、适用于脑血栓形成的稳定斑块治疗**

**处方** 阿托伐他汀钙,20mg/次,口服,睡前 1 次;或辛伐他汀,20mg/次,口服,睡前 1 次;或瑞舒伐他汀钙,10mg/次,口服,睡前 1 次。

**八、适用于脑栓塞与脑血栓形成神志不清患者的促醒治疗**

**处方 1** 纳洛酮注射液,0.2～0.4mg/次,静脉注射,每2～4 小时 1 次;或 0.9% 氯化钠注射液 250ml + 纳洛酮2.4～4.8mg,静脉滴注,1～2 次/日。

**处方 2** 0.9% 氯化钠注射液 500ml + 醒脑静 20～40ml,静脉滴注,1 次/日。

**【注意事项】**

1. 严格掌握溶栓治疗的时间窗、适应证及禁忌证,以免增加出血风险。

2. 使用阿替普酶或尿激酶溶栓 24 小时后方可使用抗血小板药物。

3. 依达拉奉有加重急性肾功能不全或肾衰竭而致死的病例,因此在给药过程中应进行多次肾功能检测,同时在给药结束后继续密切观察,出现肾功能下降的表现或少尿等症状的情况下立即停止给药,尤其是高龄患者。

4. 餐后服用丁苯酞软胶囊影响药物吸收,故应餐前服用。

5. 心源性脑栓塞的梗死区极易出血,且血栓不易被溶栓药物溶解,因此一般不予溶栓、降纤治疗,根据病情慎用抗凝药物。抗凝药物对预防心脏血栓所致的脑栓塞效果较抗血小板药物好,为首选。

# 第六节　脑　出　血

## 【疾病概要】

脑出血俗称脑溢血,是原发性指非创伤性脑实质内血管破裂引起的出血,占全部脑卒中的 10% ~ 30% 。最常见的病因是高血压、脑动脉硬化、颅内血管畸形等,常因用力、情绪激动等因素诱发,故大多在活动中突然发病。患者一旦发生脑出血和血肿即容易形成脑水肿及脑组织受压、移位、软化和坏死等,严重者可能出现脑疝而死亡。

## 【治疗原则】

脑出血的治疗原则为防止再出血;控制脑水肿;维持生命功能和防治并发症。脑出血急性期一般不应用降压药物降压,当收缩压超过 200mmHg 或舒张压超过 110mmHg 时可适当给予作用温和的降压药。止血药和凝血药仅用于并发消化道或凝血障碍时,常用氨甲环酸或酚磺乙胺;大脑半球出血量在 30ml 以上和小脑出血量在 10ml 以上者,可考虑手术治疗。

## 【推荐处方】

**一、适用于小量出血、神志清醒时的治疗**

**处方 1**　吡拉西坦氯化钠注射液,20g/(100ml · 次),

静脉滴注,1 次/日。

**处方 2**    5% 葡萄糖注射液 500ml + 氨基己酸 10～12g,静脉滴注,1 次/日。

**处方 3**    20% 甘露醇注射液,150ml,快速静脉滴注,1～2次/日。

**二、适用于中等量出血、神志清醒时的治疗**

**处方 1**    (1)尼莫地平注射液,10mg/(50ml·次),静脉滴注,1 次/日。

(2)20% 甘露醇注射液,150～250ml,快速静脉滴注,2～4次/日。

(3)维生素 $B_{12}$ 注射液,0.1mg/次,肌内注射,2 次/日。

(4)维生素 $B_1$ 片,10mg/次,口服,3 次/日。

**处方 2**    (1)20% 甘露醇注射液,150～250ml,快速静脉滴注,2～4 次/日。

(2)0.9% 氯化钠注射液 500ml + β-七叶皂苷钠 20mg,静脉滴注,1 次/日。

**三、适用于大量出血或脑干小脑出血昏迷时的治疗**

**处方**    (1)甘油果糖注射液,250ml,静脉滴注,2 次/日。

(2)20% 甘露醇注射液,250ml,快速静脉滴注,4次/日。

(3)5% 葡萄糖注射液 500ml + 尼卡地平 10mg,静脉滴注,1～2 次/日。

**【注意事项】**

1. 目前研究认为,脑出血使用止血药治疗无效,只是针对出血患者的一项安慰性措施,不会带来明显的效果。

2. 甘露醇和甘油果糖均为高渗制剂,两者合用既可以快速产生降颅压作用的效果,又可以维持长时间的降颅压作用。因此发生颅内压增高时,认为使用甘油果糖的脱水作用虽然不及 20% 甘露醇大,但是甘油果糖更安全。

# 第七节　蛛网膜下腔出血

## 【疾病概要】

蛛网膜下腔出血是指由于多种病因所致的脑底部或脑及脊髓表面血管破裂,大量血液直接进入蛛网膜下腔的急性出血性脑血管病。蛛网膜下腔出血占脑卒中的 6% ~ 8%。当血液进入蛛网膜下腔后,主要积聚于脑底部各脑池及脑沟中,亦可引起脑膜的轻度炎症反应及脑水肿。此外,血液进入蛛网膜下腔后,直接刺激血管或血细胞破坏产生多种缩血管物质刺激血管,使部分患者发生脑血管痉挛,严重时导致脑梗死。

## 【治疗原则】

蛛网膜下腔出血的治疗原则是控制继续出血,防治脑血管痉挛,降低颅内压,减轻脑水肿及防止水、电解质紊乱,去除病因和防止复发。有手术指征者应尽早手术或介入治疗。再出血是蛛网膜下腔出血的常见、致命性并发症,多发生于发病 1 个月内,尤其多见于发病前 2 周,因此病情平稳后患者仍需绝对卧床、情绪平稳。

## 【推荐处方】

**一、适用于蛛网膜下腔出血的降颅内压治疗**

**处方 1**　甘油果糖注射液,500ml/次,静脉滴注,1 ~ 2 次/日。

**处方 2**　20% 甘露醇注射液,250ml/次,快速静脉滴注,2 ~ 4 次/日。

**处方 3**　20% 白蛋白注射液,10g/次,静脉滴注,1 ~ 2 次/日。

**处方 4**　呋塞米注射液,20 ~ 40mg/次,静脉注射,2 ~ 4 次/日。

**二、适用于蛛网膜下腔出血的抗纤维蛋白溶解治疗**

处方　（1）5% 葡萄糖注射液 1000ml + 氨基己酸 30g，静脉滴注，维持 24 小时。

（2）接 5% 葡萄糖注射液 1000ml + 氨基己酸 24g，静脉滴注，1 次/日，疗程为 7 ~ 10 天。

**三、适用于蛛网膜下腔出血的预防脑血管痉挛治疗**

处方 1　尼莫地平，20 ~ 40mg/次，口服，3 次/日。

处方 2　尼莫地平注射液，30mg/次，静脉滴注，2 次/日。

**四、适用于蛛网膜下腔出血的预防脑膜粘连治疗**

处方　5% 葡萄糖注射液 250ml + 地塞米松 5 ~ 10mg，静脉滴注，1 次/日，5 ~ 7 天后减量停用。

【注意事项】

对有明确手术指征的蛛网膜下腔出血，应当尽早实施神经外科手术治疗。

# 第八节　急性脊髓炎

【疾病概要】

急性脊髓炎是一组原因不明的急性炎症性损害的脊髓疾病，亦称急性横贯性脊髓炎，有时也被认为是急性播散性脑脊髓炎的一种局限性类型，常导致病损平面以下肢体瘫痪、各种感觉缺失、膀胱和直肠为主的自主神经功能障碍等，是神经科常见的脊髓疾病之一。急性横贯性脊髓炎的临床特点是急性起病，病变水平以下运动、感觉和自主神经功能障碍，病变常局限于散在节段；如脊髓内有 2 个以上的散在病灶，称为播散性脊髓炎；如病变 1 ~ 2 天甚至数小时内迅速上升至延髓，瘫痪由下肢迅速波及上肢或延髓支配肌群，出现吞咽困难、构音不清、呼吸肌瘫痪，甚至可致死亡，称为上升性脊髓炎。

【治疗原则】

及时治疗、精心护理、预防并发症和早期康复训练对功能恢复及改善预后具有重要意义。治疗药物主要有 3 类：皮质类固醇激素、免疫球蛋白、维生素 B 族。

【推荐处方】

**处方 1**  （1）5% 葡萄糖注射液 500ml + 甲泼尼龙 500 ~ 1000mg，静脉滴注，1 次/日。

（2）连用 3 ~ 5 次后接泼尼松，40 ~ 60mg/次，口服，1 次/日。

（3）免疫球蛋白注射液，15 ~ 20g/次，静脉滴注，1 次/日，疗程为 3 ~ 5 天。

（4）维生素 $B_1$，100mg/次，口服，3 次/日。

（5）维生素 $B_{12}$，0.1mg/次，口服，3 次/日。

（6）5% 葡萄糖注射液 500ml + 胞磷胆碱注射液 0.5g，静脉滴注，1 次/日。

**处方 2**  （1）5% 葡萄糖注射液 500ml + 地塞米松注射液 10 ~ 20mg，静脉滴注，1 次/日。

（2）连用 10 天后接泼尼松，40 ~ 60mg/次，口服，1 次/日。

（3）免疫球蛋白注射液，15 ~ 20g/次，静脉滴注，1 次/日，疗程为 3 ~ 5 天。

（4）维生素 $B_1$，100mg/次，口服，3 次/日。

（5）维生素 $B_{12}$，0.1mg/次，口服，3 次/日。

（6）0.9% 氯化钠注射液 250ml + 依达拉奉注射液 30mg，静脉滴注，2 次/日。

**处方 3**  （1）5% 葡萄糖注射液 500ml + 甲泼尼龙 1g，静脉滴注，1 次/日。

（2）甲钴胺，0.5mg/次，口服，3 次/日。

（3）维生素 B，10mg/次，口服，3 次/日。

（4）法莫替丁，20mg/次，口服，2 次/日。

（5）碳酸钙，750mg/次，口服，2 次/日。

## 【注意事项】

1. 皮质类固醇激素控制病情发展，临床明显改善通常出现在 3 个月之后，病情好转可于 1～2 个月后逐步减量停用。

2. 在使用糖皮质激素的同时，应补充足够的钾盐和钙剂，给予支持疗法以保证营养。

3. 护理极为重要，预防各种并发症是保证功能恢复的前提。应勤翻身、拍背，改善肺泡通气量，防止坠积性肺炎；在骶尾部、足跟及骨隆起处放置气圈，保持皮肤干燥清洁，经常按摩皮肤及活动瘫痪肢体；皮肤发红可用 70% 乙醇或温水轻揉，涂以 3.5% 安息香酊；已发生压疮者应局部换药并加强全身营养，促进愈合；忌用热水袋以防烫伤。排尿障碍应行无菌导尿，留置尿管，预防尿路感染。高位脊髓炎吞咽困难者应放置胃管。瘫痪肢体及足应保持功能位，防止肢体痉挛及关节挛缩。

4. 康复治疗应早期进行。肢体被动活动与按摩，改善肢体血液循环，部分肌力恢复时应鼓励患者主动活动。

# 第九节    多发性硬化

## 【疾病概要】

多发性硬化是一种由自身免疫功能异常而引起的慢性疾病。病理上以中枢神经系统多处白质的炎症、脱髓鞘和胶质瘢痕（硬化）为特征。最常累及的部位为脑室周围白质、视神经、脊髓、脑干和小脑。大多数患者以缓解复发为特征。最初复发的恢复几乎是完全性，但接下来逐渐出现神经功能残疾。因此，病变在空间上和时间上都是多发的。

## 【治疗原则】

目前尚无有效根治多发性硬化的措施,治疗的主要目的是抑制急性期炎症脱髓鞘病变的进展,尽可能减少复发次数。治疗的基本原则包括:①个体化治疗;②"简单化、短期化"原则;③联合用药原则,强调急性期联合应用小剂量的免疫抑制剂;④重视缓解期治疗的原则。皮质类固醇是多发性硬化急性发作和复发的主要治疗药物,能改善轴索传导,促进血脑屏障的恢复,缩短急性期和复发期病程,但不能防止复发,且对进展型多发性硬化疗效不佳。

## 【推荐处方】

**处方 1**　(1)5% 葡萄糖注射液 500ml + 甲泼尼龙 1g,静脉滴注,1 次/日,疗程为 3 天。

(2)10% 枸橼酸钾,20ml/次,口服,3 次/日。

(3)法莫替丁,20mg/次,口服,2 次/日。

(4)钙尔奇 D,1 片/次,口服,2 次/日。

**处方 2**　人免疫球蛋白注射液,0.4g/kg,静脉滴注,1 次/日,疗程为 5 天。

## 【注意事项】

1. 糖皮质激素用于急性期多发性硬化的标准治疗可缩短急性期和复发期病程,主张大剂量短期疗法,应用激素的同时有必要给予补钾、补钙、保护胃黏膜等治疗,防止低钾血症、骨质疏松、股骨头坏死、胃溃疡等并发症的发生。

2. 静脉大剂量免疫球蛋白可通过多种途径对免疫系统进行调节,对复发缓解型多发性硬化有效,能减少复发率和病灶数目。静脉注射人免疫球蛋白使大多数患者的血液黏滞性增高,输注时应注意减慢速度,保证溶液量充足,以防发生脑卒中、肺栓塞或心肌梗死。

3. 硫唑嘌呤具有潜在的危险性,只有当确保患者在整个治疗期间能够得到充分的不良反应监测时方可用药。用药期间应观察血象,如红细胞、白细胞、血小板下降至正常水平以下,应及时停用,并予对症处理。

# 第十节　癫　痫

## 【疾病概要】

癫痫是由于脑部神经元阵发性过度放电而引起的慢性反复发作性脑功能失调综合征,表现为运动、感觉、意识、行为或自主神经方面的异常。癫痫是神经系统常见疾病之一,患病率仅次于脑卒中。按病因癫痫病分为原发性和继发性。按临床发作症状表现可分为全身强直阵挛发作(大发作)、失神发作(小发作)、单纯部分性发作、自主神经性发作、精神运动性发作等。

## 【治疗原则】

癫痫的治疗可分为控制发作、病因治疗、外科治疗、一般卫生及预防 5 个方面。其中最重要的是控制发作,目前以药物治疗为主。根据癫痫发作类型选择安全、有效、价廉和易购的药物,主张单一用药、长期用药。治疗癫痫大发作和局限性发作首选苯妥英钠;卡马西平是精神运动性发作的首选药,对大发作和局限性发作也有疗效;小发作首选乙琥胺;癫痫持续状态首选地西泮。

## 【推荐处方】

### 一、适用于全面强直阵挛发作的治疗

**处方 1**　卡马西平,0.1g/次,口服,3 次/日。

**处方 2**　苯妥英钠,0.2g/次,口服,3 次/日。

**处方 3**　加巴喷丁,0.3g/次,口服,3 次/日。

### 二、适用于失神发作的治疗

**处方 1**　乙琥胺,0.25g/次,口服,3 次/日。

**处方 2**　丙戊酸钠,0.2g/次,口服,3 次/日。

**处方3** 氯硝西泮,2mg/次,口服,3 次/日。

**三、适用于单纯部分性发作的治疗**

**处方1** 卡马西平,0.2g/次,口服,3 次/日。

**处方2** 苯妥英钠,0.1g/次,口服,3 次/日。

**处方3** 托吡酯,25mg/次,口服,3 次/日。

**四、适用于精神运动、颞叶癫痫发作的治疗**

**处方1** 卡马西平,0.2g/次,口服,3 次/日。

**处方2** 苯妥英钠,0.1g/次,口服,3 次/日。

**处方3** 扑米酮,0.25g/次,口服,3 次/日。

**五、适用于癫痫肌阵挛发作的治疗**

**处方1** 拉莫三嗪,0.2g/次,口服,3 次/日。

**处方2** 乙琥胺,250mg/次,口服,2 次/日。

**处方3** 氯硝西泮,2mg/次,口服,3 次/日。

**六、适用于解除癫痫持续状态的治疗**

**处方1** (1)地西泮注射液,10mg/次,缓慢静脉注射。

(2)立即接苯巴比妥钠注射液,0.1～0.2g/次,肌内注射,3 次/日。

**处方2** (1)地西泮注射液,10mg/次,缓慢静脉注射。

(2)立即接异戊巴比妥钠注射液,0.25～0.5g/次,稀释为 10ml 缓慢静脉注射,3 次/日。

**处方3** (1)地西泮注射液,10mg/次,缓慢静脉注射。

(2)立即接 10% 水合氯醛溶液,30ml/次,保留灌肠。

**七、适用于难治性癫痫持续状态的治疗**

**处方1** 咪达唑仑注射液,0.1～0.3mg/kg,静脉注射;维持剂量为 0.05～0.4mg/(kg·h)静脉滴注。

**处方2** 丙泊酚注射液,首次剂量为 1～3mg/kg,静脉注射;维持剂量为 2～12mg/(kg·h)。

**【注意事项】**

1. 对于任何一类癫痫发作的临床处理都应包括根除病因和持久控制发作两个重要环节。

2. 药物剂量从常用量的低限开始,逐渐增至发作控制理想而又无严重的毒副作用为宜。一般不随意更换或间断用药,癫痫发作完全控制 2~3 年后,且脑电图正常,方可逐渐减量停药。

3. 苯妥英钠的常见不良反应为齿龈增生,儿童发病率高;如发生剥脱性皮炎、淋巴结肿大则需撤换;宜在饭后服药,减轻症状;也可影响造血系统,长期使用应定期检测血象。服用苯妥英钠的个体差异较大,应定期监测血药浓度,避免药物中毒,血药浓度应控制在 10~20μg/ml 为宜。

4. 卡马西平用药过程中可出现嗜睡、眩晕、复视、白细胞减少,应及时报告医师并定期复查血象(每月)和肝、肾功能(每季)。为达到最佳药物治疗目的,可定期监测卡马西平的血药浓度,根据浓度结果调整药物给药剂量,以浓度在 4~12μg/ml 为宜。

5. 托吡酯是一个由氨基磺酸酯取代单糖的新型抗癫痫药物,适用于成人和儿童部分性发作、全身性发作、顽固性癫痫。不良反应包括过敏反应、认知障碍、感觉异常等,偶见消化系统、神经系统、泌尿系统、血液系统不良反应。

6. 拉莫三嗪的不良反应主要为皮疹,其他不良反应包括头痛、疲倦、恶心、头晕、嗜睡和失眠。服用拉莫三嗪时应尽量遵循等时间间隔服药,例如每日服药 3 次,则应该尽量每 8 小时服药 1 次。

7. 丙戊酸钠多用于其他抗癫痫无效的各型癫痫。常见的不良反应表现为胃肠道反应,偶有过敏反应。长期服用偶见胰腺炎及急性肝坏死,应定期检查血象。对肝功能有损害,服用 2 个月应检查肝功能。

# 第十一节　阿尔茨海默病

## 【疾病概要】

阿尔茨海默病是一种起病隐匿的进行性发展的神经系统退行性疾病,是慢性进行性中枢神经系统变性病导致的痴呆。阿尔茨海默病以渐进性记忆障碍、认知功能障碍、人格和行为改变以及执行功能障碍等全面性痴呆表现为特征。65 岁以前发病者称早老性痴呆;65 岁以后发病者称老年性痴呆。

## 【治疗原则】

早期治疗须鼓励患者尽量参与各种日常活动,维持个人的生活能力。辅助性药物治疗可选用改善脑血流和糖代谢以及提高认知功能的药物等。

## 【推荐处方】

### 一、一般治疗

**处方** (1)阿米三嗪,2 片/次,口服,2 次/日;或吡拉西坦,0.8g/次,口服,3 次/日;或石杉碱甲,5 ~ 10mg/次,口服,3 次/日。

(2)维生素 E,50mg/次,口服,3 次/日。

### 二、适用于轻度阿尔茨海默病的治疗

**处方** (1)石杉碱甲,0.1mg/次,口服,2 次/日。

(2)茴拉西坦,0.1g/次,口服,3 次/日。

(3)尼麦角林,30mg/次,口服,1 次/日。

### 三、适用于中度阿尔茨海默病的治疗

**处方** (1)多奈哌齐,5mg/次,口服,1 次/日。

(2)茴拉西坦,0.2g/次,口服,3 次/日。

(3)尼麦角林,30mg/次,口服,1 次/日。

(4)劳拉西泮,0.5mg/次,临睡前口服,1 次/日。

### 四、适用于中度阿尔茨海默病伴精神行为症状的治疗

**处方** (1)利培酮,0.25 ~ 0.5mg/次,口服,2 次/日。

(2)茴拉西坦,0.2g/次,口服,3 次/日。

(3)尼麦角林,30mg/次,口服,1 次/日。

### 五、适用于中、重度阿尔茨海默病的治疗

**处方** (1)利培酮,0.25 ~ 0.5mg/次,口服,2 次/日。

(2)美金刚,5mg/次,口服,1 次/日。

（3）石杉碱甲，0.1mg/次，口服，2 次/日。

（4）茴拉西坦，0.2g/次，口服，3 次/日。

（5）尼麦角林，30mg/次，口服，1 次/日。

## 【注意事项】

1. 阿尔茨海默病的预后不及血管性痴呆，易伴发压疮和肺部感染。

2. 多奈哌齐可逆性抑制乙酰胆碱能酯酶，可增加激越和失眠等兴奋症状，最好早饭前服用。初始剂量一般为5mg，至少维持 1 个月，达到稳态血药浓度，数月后可将剂量增加至国内推荐的最大剂量 10mg。应慎用于癫痫、心脏病、哮喘或其他阻塞性肺疾病患者。

3. 利培酮可用来缓解各型痴呆患者伴随的各种精神样的阳性症状（如幻觉、幻想、思维紊乱、敌视、怀疑）和阴性症状（如反应迟钝、少语、情绪以及社交淡漠）。常见的不良反应有头晕、头痛、焦虑、口干、嗜睡、疲劳、便秘、尿失禁等，可能引起肌紧张、震颤、运动迟缓、静坐不能、急性肌张力障碍等锥体外系症状。

4. 美金刚可阻止具有神经毒性作用的钙离子过度内流，从而改善痴呆症状。因此，可作为一种神经保护剂，尤其适用于中至重度痴呆患者。主要不良反应有幻觉、意识混沌、头晕、头痛、疲倦等。

# 第十二节    帕金森病

## 【疾病概要】

帕金森病又称震颤麻痹，是一种影响患者活动能力的中枢神经系统慢性疾病，多发生在 50 岁以后，约 3/4 的患者起病于 50~60 岁，有家族史者起病年龄较轻。本病起病隐匿，缓慢进行性加重，以震颤、肌强直及运动徐缓为主要临床表现。本病病因未明，目前认为可能为多因素共同参与所致。有研究认为帕金森病是由于中脑的黑质神经元变性所致,使纹状体系统的多巴胺含量减少,而乙酰胆碱含量则相对增高,乙酰胆碱功能相对亢进。

## 【治疗原则】

早期尽量采取理疗、体疗等方法治疗。当患者的症状显著影响日常生活、工作,采取药物治疗。药物治疗主要提高脑内多巴胺的含量及其作用以及降低乙酰胆碱的活力,多数患者的症状可得到缓解,但不能阻止病变的自然进展。药物治疗应个体化,根据患者的年龄、症状类型和严重程度、预期效果和副作用以及职业、经济状况等选择药物。抗帕金森药物均需从小剂量开始,缓慢增量,进行"剂量滴定",达到用最小有效剂量维持最佳效果。单药治疗不能维持疗效时,可以联合用药,但不能突然停用药物。若出现不良反应,应逐步减量或停药,一般根据"后上先撤"的原则,按以下先后顺序撤药:苯海索-金刚烷胺-司来吉兰-多巴胺受体激动剂-左旋多巴。

## 【推荐处方】

### 一、适用于震颤明显而较年轻患者的治疗

**处方** (1)苯海索,2mg/次,口服,2 次/日。

(2)金刚烷胺,100mg/次,口服,2 次/日。

### 二、适用于帕金森病伴焦虑抑郁的治疗

**处方 1** 吡贝地尔,50mg/次,口服,早饭后 1 次;7 天后早、晚各 50mg。

**处方 2** (1)多巴丝肼,0.25g/次,口服,3 次/日。

(2)普拉克索,0.125mg/次,口服,3 次/日。

### 三、适用于震颤、肌强直与运动迟缓时的治疗

**处方 1** (1)多巴丝肼,0.25g/次,口服,3 次/日。

(2)司来吉兰,5mg/次,口服,2 次/日。

**处方 2** 左旋多巴/苄丝肼,0.125g/次,口服,3 次/日。

**处方 3** 左旋多巴/卡比多巴,0.25g/次,口服,3

次/日。

**处方4** 左旋多巴,0.25g/次,口服,3次/日。

## 【注意事项】

1. 苯海索的常见不良反应有口干,唾液、汗液分泌减少,肠鸣音减弱,排尿困难,瞳孔调节功能不良等。闭角型青光眼及前列腺肥大患者禁用。

2. 金刚烷胺的副作用较少见,有不安、意识模糊、下肢水肿、口干等不良反应。也有研究表明治疗帕金森日剂量超过200mg,疗效不增,毒性作用增加,特别是老年患者,可出现幻觉、谵妄。金刚烷胺与苯海索合用可推迟左旋多巴的应用。

3. 普拉克索为非麦角类合成的多巴胺受体激动剂,不但对帕金森病具有良好的疗效,而且对控制帕金森的精神并发症也有益,单用或与多巴丝肼合用可显著减少多巴丝肼的有效剂量和副作用。普拉克索主要以原形通过肾脏排出,使用时应逐渐加量至最有效且可耐受的最大剂量。最高剂量不宜超过1.5mg,3次/日。常见的不良反应有直立性低血压、神志模糊、头晕、幻觉、恶心、嗜睡等。

4. 司来吉兰抑制脑内单胺氧化酶-B(MAO-B)和多巴胺(DA)的重摄取,增加内源性多巴胺浓度,可以改善帕金森病的临床症状。

5. 长期服用多巴丝肼易出现"剂末现象及开-关现象",若出现"剂末现象及开-关现象"可加用司来吉兰,司来吉兰通过延长左旋多巴的作用时间,延长"开"状态,使"关"期缩短,明显改善剂末现象、开关现象,同时显著降低左旋多巴的使用剂量和发生不良反应的风险。

# 第十三节　重症肌无力

## 【疾病概要】

重症肌无力是一种由神经肌肉接头处传递功能障碍所

引起的自身免疫性疾病,由 T 细胞介导,通过 B 细胞分泌乙酰胆碱受体(AChR)抗体,并在补体的参与下,与突触后膜的 AChR 产生免疫应答,破坏了大量的 AChR,不能产生足够的终板电位,导致突触后膜传递障碍而发病。临床主要表现为部分或全身骨骼肌无力和易疲劳,活动后症状加重,经休息后症状减轻。

## 【治疗原则】

治疗重症肌无力的药物包括:①胆碱酯酶抑制剂:应从小剂量渐增,常用的有甲硫酸新斯的明、溴吡斯的明;②免疫抑制剂:肾上腺皮质类固醇激素、硫唑嘌呤、环孢素、环磷酰胺等;③免疫球蛋白。

## 【推荐处方】

### 一、适用于眼肌型或轻度全身型肌无力的治疗

**处方 1**　(1)溴吡斯的明,15 ~ 30mg/次,口服,3 次/日。

(2)10% 氯化钾,10ml/次,口服,3 次/日。

(3)5% 免疫球蛋白注射液,50ml/次,静脉注射,2 次/日。

**处方 2**　(1)新斯的明,15 ~30mg/次,口服,3 次/日。

(2)10% 氯化钾,10ml/次,口服,3 次/日。

(3)5% 免疫球蛋白注射液,50ml/次,静脉注射,2 次/日。

### 二、适用于对治疗不敏感或胸腺切除以后的治疗

**处方 1**　泼尼松,60mg/次,早晨口服,1 次/日;连用 8 ~12 周后较快减至 60mg/次,隔日早晨口服,1 次/日;逐渐减至 20 ~40mg/次,隔日早晨口服,1 次/日。

**处方 2**　泼尼松,15 ~20mg/次,早晨口服,1 次/日;每 2 ~3 天增加 5mg 逐渐增至 60mg/次,早晨口服,1 次/日;连用 8 ~12 周后较快减至 60mg/次,隔日早晨口服,1 次/日;逐渐减至 20 ~40mg/次,隔日早晨口服,1 次/日。

### 三、适用于对激素不敏感重症肌无力的治疗

**处方1**　硫唑嘌呤,2mg/(kg·d),疗程为1~2年,症状改善后维持6~9个月,逐渐减至维持剂量0.8mg/(kg·d)。

**处方2**　环孢素,3~5mg/(kg·d),口服,疗程为3个月~1年。

【注意事项】

1. 应用肾上腺糖皮质激素可以抑制患者自身的免疫反应等,如果患者没有用药禁忌,应当选择肾上腺糖皮质激素治疗,尤其是那些重症病例或胸腺切除术后的患者。使用激素初期患者病情可能加重,应做好防范准备,同时应重视激素本身的不良反应。

2. 治疗本病时需注意休息,避免使用普萘洛尔、苯妥英钠、普鲁卡因、四环素或氨基糖苷类抗生素等可能破坏神经肌肉接头处化学传递的药物。

## 第十四节　周期性瘫痪

【疾病概要】

周期性瘫痪也称为周期性麻痹,以反复发作性的骨骼肌弛缓性瘫痪为主要表现,多伴有钾离子代谢异常。根据发作时血清钾水平的高低可分为低钾型周期性瘫痪、高钾型周期性瘫痪和正常钾型周期性瘫痪,以低钾性周期性麻痹最常见。周期性瘫痪病因可能与肌细胞膜功能异常有关,发作时细胞膜的 $Na^+$-$K^+$ 泵兴奋性增加,使大量 $K^+$ 内移至细胞内引起细胞膜的去极化和对电刺激的无反应性,导致瘫痪发作。

【治疗原则】

1. **低钾型周期性瘫痪**　发作时血钾低,发作时可一次口服或鼻饲氯化钾。发作较频繁者发作间歇期可坚持低碳

水化合物、高钾低钠饮食,同时口服乙酰唑胺或螺内酯控制发作。

2. **高钾型周期性瘫痪**　发作时血钾水平高,发作时可采用葡萄糖加胰岛素或潴钠排钾类药物降钾,因钙离子可直接对抗高血钾对心脏的毒性作用,高钾型周期性瘫痪发作时还可选用含钙制剂;间歇期应控制钾盐的摄入,给予高碳水化合物饮食,避免过冷、饥饿、过度运动,对发作频繁者可适当服用潴钠排钾类药物以预防。

3. **正常钾型周期性瘫痪**　发作期可用 0.9% 氯化钠注射液或 5% 葡萄糖盐水 1000~2000ml 静脉滴入,平时应用高盐高糖饮食,发作频繁者可适当服用排钾潴钠类药物,以预防或减少其发作。

## 【推荐处方】

### 一、适用于低钾型周期性瘫痪发作期治疗

**处方 1**　10% 氯化钾,20~50ml/次,口服,1 次/日;接 10~20ml/次,口服,3 次/日。

**处方 2**　0.9% 氯化钠注射液 500ml + 10% 氯化钾 10~15ml,静脉滴注。

### 二、适用于低钾型周期性瘫痪间歇期治疗

**处方 1**　乙酰唑胺,125mg/次,口服,2 次/日。

**处方 2**　螺内酯,20mg/次,口服,2 次/日。

### 三、适用于低钾型周期性瘫痪伴心律失常患者

**处方**　5% 葡萄糖注射液 1000ml + 10% 氯化钾 30ml + 胰岛素 10U,静脉滴注。

### 四、适用于高钾型周期性瘫痪发作期治疗

**处方 1**　10% 葡萄糖酸钙注射液,10~20ml/次,静脉注射,必要时。

**处方 2**　10% 葡萄糖注射液 500ml + 胰岛素 10~20U,静脉滴注。

**处方 3**　5% 碳酸氢钠溶液 250ml,静脉滴注。

**处方 4**　氢氯噻嗪,25mg/次,口服,2 次/日。

**处方5** 呋塞米注射液,20～40mg/次,静脉注射,必要时。

**五、适用于正常钾型以及高钾型周期性瘫痪间歇期治疗**

**处方** 乙酰唑胺,250mg/次,口服,2次/日。

**六、适用于正常钾型周期性瘫痪患者**

**处方** 0.9%氯化钠注射液或5%葡萄糖盐水1000～2000ml,静脉滴注。

【注意事项】

1. 低钾型周期性瘫痪伴心律失常者禁用洋地黄类药物,缺钾时心脏对洋地黄的敏感性增高,易出现洋地黄中毒。

2. 静脉氯化钾严禁直接静脉推注,静脉滴注浓度不得高于3%。补液应尽量少用糖水和胰岛素,否则会影响补钾效果。静脉补钾时需严密监测血钾浓度。

3. 服用乙酰唑胺时不宜同时服用磺胺类药物,并定期做B超检查,以防肾结石形成。

# 第十五节　病毒性脑炎

【疾病概要】

病毒性脑炎是指各种病毒感染引起的脑实质或脑膜急性炎症性疾病,临床以发热、头痛、呕吐、嗜睡及脑膜刺激征为主要表现。约80%的病毒性脑膜炎由微小核糖核酸病毒科肠道病毒引起,肠道病毒有60多个不同亚型,包括脊髓灰质炎病毒、柯萨奇病毒A和B、埃可病毒等。病程一般为2周左右,大多呈良性过程。

【治疗原则】

本病是一种自限性疾病,主要治疗包括:①抗病毒治疗:首选阿昔洛韦,也可选用更昔洛韦;②免疫治疗:糖皮质激素对减轻炎症反应和减轻炎症区域水肿具有一定疗效,对病情较重患者可酌情选用;③脱水治疗:病毒性脑炎患者大都有脑部水肿,可适当选用脱水药物,如甘露醇、复方甘油果糖、呋塞米,病情严重有条件者可加用白蛋白;④对症治疗:有精神症状患者加用抗精神药物,有抽搐者加用相应的抗癫痫药物;⑤一般治疗:病情较重者给予吸氧、吸痰,监测生命体征,必要时甚至考虑气管切开和呼吸机辅助呼吸。

## 【推荐处方】

### 一、适用于病毒性脑炎抗病毒治疗

**处方 1**　0.9% 氯化钠注射液 250ml + 阿昔洛韦 0.5g,静脉滴注,3 次/日。

**处方 2**　0.9% 氯化钠注射液 250ml + 更昔洛韦 0.2g,静脉滴注,2 次/日。

### 二、适用于病毒性脑炎降颅压治疗

**处方 1**　20% 甘露醇注射液,125 ~ 250ml/次,快速静脉滴注,3 次/日。

**处方 2**　呋塞米注射液,20 ~ 40mg/次,静脉注射,2 次/日。

**处方 3**　复方甘油果糖注射液,250ml/次,静脉滴注,1 ~ 2次/日。

**处方 4**　白蛋白注射液,10g/次,静脉滴注,1 ~ 2 次/日。

### 三、适用于病毒性脑炎抗癫痫治疗

**处方 1**　卡马西平,0.1 ~ 0.2g/次,口服,3 次/日。

**处方 2**　丙戊酸钠,0.2 ~ 0.4g/次,口服,3 次/日。

**处方 3**　苯妥英钠,0.1g/次,口服,3 次/日。

**处方 4**　托吡酯,25 ~ 100mg/次,口服,2 次/日。

### 四、适用于病毒性脑炎抗精神症状治疗

**处方 1**　氯丙嗪,12.5mg/次,口服,2 次/日。

**处方 2**　奥氮平,5mg/次,口服,1 次/日。

**五、适用于病毒性脑炎免疫调节治疗**

**处方 1**   5% 葡萄糖注射液 500ml + 地塞米松 10 ~ 20mg,静脉滴注,1 次/日。

**处方 2**   免疫球蛋白注射液,0.4g/(kg.d),静脉滴注,1 次/日。

## 【注意事项】

1. 阿昔洛韦注射给药只能缓慢滴注,每次滴注时间应持续 1 ~ 2 小时,不可快速推注,也不可肌内及皮下注射。一般 14 ~ 21 天为 1 个疗程,过早停药易复发。使用过程(尤其是疗程较长时)中应注意水和电解质平衡,监测肝、肾功能。

2. 病毒性脑炎引起的症状性癫痫需要长期口服抗癫痫药物控制,临床常规对于继发性癫痫给予丙戊酸钠或者卡马西平治疗。

# 第十六节   睡眠障碍

## 【疾病概要】

睡眠是一种生理过程,也是一种能力。睡眠障碍是指睡眠的量、质或定时的异常,或者是在睡眠中或睡眠觉醒转换时发生异常的行为或生理事件,包括失眠症、嗜睡症、睡眠-觉醒节律障碍、睡行症、夜惊症、梦魇症等,以失眠症最常见。环境因素、生理因素、心理社会因素、躯体疾病、精神疾病、药物因素等多种因素可能影响睡眠质量。医学上根据病程长短将失眠分为:①急性失眠:病程 <4 周;②亚急性失眠:病程 >4 周,<6 个月;③慢性失眠:病程 >6个月。

## 【治疗原则】

失眠的治疗方法包括病因治疗、睡眠卫生和认知-行为指导、药物治疗以及其他辅助疗法。目前常用的催眠药可分为:①巴比妥类和醛类:司可巴比妥、苯巴比妥、水合氯醛等催眠效果好,但容易产生耐受性,需不断加大剂量才能达到初期效果,长期使用可引起慢性中毒,目前少用。②苯二氮䓬类:为目前使用最广泛的催眠药,有短效、中效、长效之分。短效(半衰期为 1.5 ~ 3 小时)包括咪达唑仑、三唑仑等,适用于入睡困难的患者,短效药物易产生依赖性和撤药后的反跳性失眠;中效(半衰期为 10 ~ 20 小时)包括艾司唑仑、阿普唑仑等,适用于睡眠不实、睡眠中反复觉醒患者;长效(半衰期为 20 ~ 50 小时)包括地西泮、硝西泮、氯硝西泮等,适用于睡眠不实和早醒患者,起效慢、疗效长,易产生蓄积和延续反应,容易产生次日困倦感、乏力。③非苯二氮䓬类:为新一代安眠药,由于其安全和较少的依赖性和撤药后的反跳性失眠,加之不影响睡眠结构,目前广泛应用于临床,包括唑吡坦、佐匹克隆、扎来普隆等。慢性失眠患者多合并存在焦虑和抑郁,在治疗失眠的同时需要合并抗抑郁治疗。失眠的药物治疗时间长短遵循"按需服用"原则。

**【推荐处方】**

**一、适用于短期一过性失眠时的治疗**

**处方 1** 唑吡坦,5mg/次,睡前口服,1 次/日。

**处方 2** 佐匹克隆,3.75 ~ 7.5mg/次,睡前口服,1 次/日。

**处方 3** 扎来普隆,5 ~ 10mg/次,睡前口服,1 次/日。

**处方 4** 咪达唑仑,15mg/次,睡前口服,1 次/日。

**二、适用于睡眠不深、易觉醒失眠时的治疗**

**处方 1** 艾司唑仑,1mg/次,睡前口服,1 次/日。

**处方 2** 阿普唑仑,0.4 ~ 0.8mg/次,睡前口服,1 次/日。

**三、适用于早醒失眠时的治疗**

**处方 1** 地西泮,5 ~ 10mg/次,睡前口服,1 次/日。

**处方 2**　硝西泮,5~10mg/次,睡前口服,1 次/日。

**处方 3**　氯硝西泮,0.5~1mg/次,睡前口服,1 次/日。

**四、适用于失眠伴焦虑或抑郁时的治疗**

**处方 1**　(1)帕罗西汀,10mg/次,口服,1 次/日。

(2)吡唑坦,5~10mg/次,睡前口服,1 次/日。

**处方 2**　(1)舍曲林,50mg/次,口服,1 次/日。

(2)艾司唑仑,1~2mg/次,睡前口服,1 次/日。

**五、适用于抑郁伴阻塞性睡眠呼吸障碍时的治疗**

**处方**　(1)氟西汀,20mg/次,睡前口服,1 次/日。

(2)吡唑坦,10mg/次,睡前口服,1 次/日。

**【注意事项】**

1. 药物治疗的同时,应对患者进行心理疏导,使之心情舒畅,客观对待现实生活中可能遇到的问题,积极参加体育锻炼,养成起居有序的生活习惯。

2. 佐匹克隆初次用药的患者或老年患者宜从 3.75mg 开始使用,无效可增加至 7.5mg,睡前 30 分钟服用。长期服药后突然停药会出现戒断症状,因半衰期短,戒断症状出现较快,可能有较轻的激动、焦虑、肌痛、震颤、反跳性失眠及噩梦、恶心及呕吐等。

3. 长效催眠药(半衰期为 20~50 小时)容易产生次日困倦、乏力,建议服药时间可以提前到睡前 1 小时或更早点服用以减轻次日药物的残余作用。

4. 帕罗西汀具有抗焦虑、抗抑郁功效,在治疗焦虑或抑郁伴失眠患者时早期联合使用非苯二氮䓬类催眠药改善睡眠,对增加患者依从性、缓解失眠继发焦虑有明显疗效。帕罗西汀停药反应明显,不可突然停药,若短期治疗,需 4 周以上的时间缓慢减量至停药;若患者长期用药维持治疗,则需 6 个月以上的时间缓慢减量至停药。帕罗西汀宜餐后服用。

5. 阻塞性睡眠呼吸障碍引起的失眠应先处理睡眠呼吸暂停综合征,避免使用睡眠诱导药物,特别是具有肌肉松弛作用的苯二氮䓬类催眠药,尽量选择对呼吸影响小的非苯二氮䓬类催眠药。

6. 多数催眠药与乙醇存在相互作用,服用药物期间应避免饮酒。

# 第十章

# 精神系统疾病

## 第一节　精神分裂症

### 【疾病概要】

精神分裂症是一种严重的精神疾病,多起病于青壮年,症状为思考方式及情绪反应出现崩溃。常见病症包括幻觉、妄想及胡言乱语,严重者会有自毁及伤人的倾向,并出现社会或职业功能退化。根据临床现象学将精神分裂症划分为偏执型、紧张型、青春型和单纯型。

### 【治疗原则】

消除症状、防止危害自身和他人的行为、提高生活质量是精神分裂症的治疗目标。精神分裂症的治疗坚持早期、全程策略,急性期(4~8周)以控制症状为主,巩固期(3~6个月)以巩固疗效为主,维持期(2~5年)以预防复发为主。抗精神病药物治疗原则是安全、及时、有效、经济、个体化、单一、系统和长期。可供选择的抗精神病药物包括典型抗精神病药物如氯丙嗪、奋乃静、舒必利、氟哌啶醇及长效制剂以及非典型抗精神病药物如氯氮平、利培酮、喹硫平、奥氮平、阿立哌唑等。

### 【推荐处方】

一、适用于急性期、症状明显者的治疗

**处方1**　氯丙嗪,初始剂量为50mg/次,治疗剂量为

200mg/次,每日中、晚口服,2 次/日。

**处方 2** 氟哌啶醇,初始剂量为 1 ~ 2mg/次,治疗剂量为 3 ~ 10mg/次,每日中、晚口服,2 次/日。

**处方 3** 氯氮平,初始剂量为 2 ~ 4mg/次,治疗剂量为 8 ~ 30mg/次,每日中、晚口服,2 次/日。

**二、适用于急性期、症状不明显者的治疗**

**处方** 利培酮,初始剂量为 1mg/次,治疗剂量为 2mg/次,口服,2 ~ 3 次/日。

## 【注意事项】

1. 治疗时,根据患者的靶症状选择一或两种有效的抗精神病药物治疗,倘若使用两种以上的药物一起治疗时,须将各自的用量酌减。

2. 儿童和老年患者的药物耐受性较低,故使用剂量应偏小。

# 第二节 情感障碍

## 【疾病概要】

情感障碍是指以心境或情感异常改变为主要临床特征的一组精神障碍,主要临床特征为躁狂状态或者抑郁状态,甚至表现为两者交替发作。躁狂状态表现为情感高涨、精力旺盛、言语增多、活动增多;抑郁状态表现为情感低落、快感缺乏、精力下降、兴趣减少、活动减少;严重时伴有幻觉、妄想、紧张症状等精神病性症状。导致情感障碍的病因不清,至今还没有确切的实验室检查或者化验结果支持临床进行诊断。诊断的确定只能依据病史、精神症状检查,及结合病程进展的规律综合考虑。

## 【治疗原则】

情感障碍需要积极治疗,若不治疗,易反复发作,长期的反复发作导致患者疾病慢性化、人格改变和社会功能受损。情感障碍的治疗应遵循：①早期识别，早期治疗，足量、足疗程治疗，全程治疗，可以减少急性期痛苦，改善远期预后；②采取综合治疗，包括药物治疗、物理治疗、心理社会干预和危机干预，以提高疗效，改善治疗依从性，预防自伤自杀，提高社会功能；③长期治疗，双相障碍复发率很高，需要树立长期治疗的理念；④患者和家属共同参与治疗，因需要家庭给予患者支持、帮助。

## 【推荐处方】

**一、适用于躁狂发作时的治疗**

**处方**　碳酸锂，初始剂量为 500mg/次，治疗剂量为 750mg/次，口服，2 次/日。

**二、适用于抑郁发作时的治疗**

**处方 1**　阿米替林，初始剂量为 25mg/次，治疗剂量为 75mg/次，口服，2～3 次/日。

**处方 2**　氟西汀，20mg/次，口服，2 次/日。

**处方 3**　帕罗西汀，20mg/次，口服，1 次/日。

## 【注意事项】

1. 一般对严重的急性躁狂患者先与氯丙嗪或氟哌啶醇合用，急性症状控制后再单用碳酸锂维持。

2. 由于锂有利尿作用，因此患者服药期间要检查尿量。如果患者服药时感到恶心，可以在服药同时吃点食物，以减少恶心的感觉。

3. 碳酸锂易中毒，表现为恶心、呕吐、腹泻、头痛、头晕、嗜睡、视力障碍、口唇、四肢震颤、抽搐和昏迷等，有条件者应对血液锂浓度进行监测。

# 第三节　焦　虑　症

## 【疾病概要】

焦虑症以广泛和持续性焦虑或反复发作的惊恐为主要临床表现,常伴有头晕、胸闷、心悸、呼吸困难、口干、尿频、尿急、出汗、震颤和运动性不安等症状,其焦虑并非由实际威胁所引起,或其紧张惊恐程度与现实情况不相称。焦虑症包括广泛性焦虑障碍(慢性焦虑症)和惊恐障碍(急性焦虑症),发病机制目前还不清楚。

## 【治疗原则】

需要时用药,选择性地使用药物可以快速控制症状,对心理治疗无效的患者有帮助。焦虑症的治疗药物有作用于 γ-氨基丁酸(GABA)受体的苯二氮䓬类药物,小剂量即有抗焦虑作用,可显著改善紧张、忧虑和失眠症状;作用于5-HT系统的药物如丁螺环酮、帕罗西汀、文拉法辛等。

## 【推荐处方】

### 一、适用于治疗焦虑症的躯体症状
**处方1**　(1)谷维素片,20mg/日,口服,3 次/日;
(2)地西泮,2.5mg/次,口服,2 次/日。
**处方2**　(1)谷维素片,20mg/日,口服,3 次/日;
(2)阿普唑仑,0.4mg/次,口服,2 次/日。
### 二、适用于焦虑症的治疗
**处方1**　帕罗西汀,20mg/次,口服,1 次/日。
**处方2**　西酞普兰,20mg/次,口服,1 次/日。
**处方3**　氟西汀,20mg/次,口服,1 次/日。
**处方4**　氟伏沙明,100mg/次,口服,1 次/日。
**处方5**　舍曲林,50mg/次,口服,1 次/日。

**处方 6**　盐酸丁螺环酮,10～20mg/次,口服,2 次/日。

**处方 7**　文拉法辛,初始剂量为 75mg/次,治疗剂量为 150～275mg/次,口服,1 次/日。

**三、适用于焦虑症的负性情绪和认知治疗**

**处方 1**　盐酸丙米嗪,25～75mg/次,口服,2 次/日。

**处方 2**　曲唑酮,75～150mg/次,口服,2 次/日。

**处方 3**　奥沙西泮,15mg/次,口服,3 次/日。

**【注意事项】**

1. 服药期间不宜饮酒。长期使用苯二氮䓬类药物可能出现药物依赖、记忆功能减退与周身软弱无力等,应避免长期使用。

2. 文拉法辛在部分患者中可出现血压增高,特别是当每日剂量＞300mg 时,因此应定期监测血压。若出现血压持续升高,应减少剂量或停药。高血压患者慎用。

3. 曲唑酮最常见的不良反应为嗜睡,其他有皮肤过敏、视力模糊、便秘、口干、低血压、心律不齐等,偶见有粒细胞减少,若有发热及喉痛应停药。

# 第四节　酒精中毒性精神障碍

**【疾病概要】**

酒精中毒性精神障碍是由于长期或大量饮酒对中枢神经系统造成损害,导致发生精神症状。酒精中毒性精神障碍分为急性和慢性两种类型。急性酒精中毒性精神障碍又有普通醉酒和病理性醉酒之分。普通醉酒是一次大量饮酒产生的急性中毒,分为兴奋期和麻痹期,能自然恢复,无后遗症;病理性醉酒是小量饮酒就出现意识障碍,发生突然,伴有幻觉和妄想,表现为意识模糊,有强烈的兴奋性和攻击行为和(或)数小时不等的幻觉和妄想,能自然清醒。慢性酒精中毒时的精神障碍是长期饮酒引起的中枢神经系统严重损害,表现为逐渐加重的人格改变和智能衰退,并常伴有各种内脏器官的严重病变。

【治疗原则】

治疗主要包括戒酒和对症支持治疗。长期饮酒可导致胃肠功能紊乱,直接影响维生素和其他营养物质的吸收,造成营养代谢障碍、脑细胞代谢紊乱,从而导致神经元生物电异常。对症支持治疗可以适当给予维生素 C、维生素 $B_1$、维生素 $B_{12}$、维生素 $B_6$、叶酸等营养制剂,ATP、辅酶 A、吡拉西坦等扩大脑代谢药物,同时给予保肝治疗和纠正电解质及酸碱平衡;心理治疗;康复治疗。治疗一般以戒酒和大量补充维生素 $B_1$ 为主。

【推荐处方】

**一、适用于急性酒精中毒的精神障碍**

**处方**　(1)胰岛素注射液,20U/次,皮下注射,1 次/日。

(2)维生素 $B_1$,10mg/次,口服,1 次/日。

(3)维生素 $B_6$ 注射液,50mg/次,肌内注射,1 次/日。

(4)烟酸注射液,100mg/次,肌内注射,1 次/日。

**二、适用于一般酒精中毒的精神障碍**

**处方**　(1)奋乃静片,4mg/次,口服,3 次/日。

(2)地西泮,2.5mg/次,口服,3 次/日。

(3)氟桂利嗪,5mg/次,口服,3 次/日。

(4)维生素 $B_1$,10mg/次,口服,1 次/日。

(5)维生素 $B_6$ 注射液,50mg/次,肌内注射,1 次/日。

**三、适用于慢性酒精中毒的精神障碍**

**处方**　(1)氟哌啶醇,2mg/次,口服,3 次/日。

(2)维生素 C,200mg/次,口服,3 次/日。

(3)烟酸片,100mg/次,口服,3 次/日。

**四、适用于急性中毒昏迷患者的促醒和脑保护治疗**

**处方**　纳洛酮注射液,0.4~0.8mg/次,缓慢静脉注射(必要时)。

【注意事项】

1. 对烦躁不安或过度兴奋的患者,治疗时选用奋乃静和氟哌啶醇之类的抗精神病药物,用药时采取最小剂量、最佳疗效的原则,待酒精中毒的精神障碍症状减轻后要及时减量或停药,不可长时间应用。

2. 患者抑郁症状明显时可适当增加抗抑郁药物,如阿米替林、丙米嗪等;有癫痫症状者根据癫痫发作类型选择相应的抗癫痫药物。

3. 整个治疗过程中,需增加营养和补充多种维生素,并注意保持水和电解质平衡等。

# 第五节　癔症(分离性障碍)

【疾病概要】

癔症是一种以解离症状和转换症状为主的精神障碍,主要表现为各种各样的躯体症状,意识范围缩小,选择性遗忘或情感暴发等精神症状,这些症状没有证实的器质性病变基础。本障碍可有癔症性人格基础,起病受心理、社会环境因素的影响。除癔症性精神病或癔症性意识障碍有自知力障碍外,自知力基本完整。癔症病程多反复迁延,常见于青春期和更年期,女性较多。

【治疗原则】

对怀疑癔症的患者应尽快完善相关必要检查以确定其无器质性损害,癔症的治疗以心理治疗为主,包括催眠疗法、精神分析疗法、行为疗法、认知治疗等,其中以催眠疗法、精神分析疗法最有效。药物治疗可针对癔症患者的焦虑、抑郁、失眠、疼痛等症状进行治疗,从而改善患者的情绪,减轻患者的躯体不适感。

【推荐处方】

**一、适用于结合暗示的替代品治疗**

**处方** 葡萄糖酸钙注射液,10ml/次,静脉注射,立即。

**二、适用于患者情绪较为激动或焦虑的治疗**

**处方 1** 地西泮,2.5mg/次,口服,3 次/日;或 10mg/次,肌内注射,2 次/日。

**处方 2** 阿普唑仑,0.4mg/次,口服,3 次/日。

**三、适用于存在幻觉或妄想等精神症状的治疗**

**处方 1** 氯丙嗪注射液,50mg/次,肌内注射;立即接氯丙嗪片,50mg/次,口服,3 次/日。

**处方 2** 奋乃静片,2mg/次,口服,3 次/日。

**四、适用于发作后伴有头晕、头痛、失眠的治疗**

**处方** 阿普唑仑,0.4mg/次,口服,3 次/日。

**五、适用于有抑郁或消极症状的治疗**

**处方** 阿米替林,25mg/次,口服,3 次/日。

**六、适用于癔症性痉挛发作的治疗**

**处方** (1)氯丙嗪注射液,50mg/次,肌内注射,立即。

(2)地西泮注射液,10mg/次,肌内注射,立即。

(3)奥氮平口崩片,10mg/次,口服,立即。

【注意事项】

1. 此病的药物治疗均为辅助性或对症处理,采取更为适当的暗示治疗可能是消除患者躯体障碍的更为有效的手段。

2. 若长期应用药物治疗,一定要防止不良反应,氯丙嗪和奋乃静等可导致直立性低血压、肝功能损害、粒细胞减少以及易于出现锥体外系反应症状等。

3. 阿米替林等三环类抗抑郁药禁用于青光眼,避免与单胺氧化酶抑制药合用。

4. 癔症症状带有明显的情感色彩,可以在暗示或自我暗示下发病,也可在暗示下好转。在选择合理药物治疗的同时,尽量平息紧张气氛,避免过分关心,保持平常心,可有意识地转移患者的注意力,给予患者正面暗示。

# 第十一章
# 外科疾病

## 第一节 急性乳腺炎

### 【疾病概要】

急性乳腺炎是乳腺的急性化脓性感染,是乳腺管内和周围结缔组织炎症,其致病菌多见于金黄色葡萄球菌,其次是链球菌,多发生于产后哺乳期的妇女,尤其是初产妇更为多见。哺乳期的任何时间均可发生,但以产后 3~4 周最为常见,故又称产褥期乳腺炎。

患者多有乳头创伤或乳头发育不良史,以乳房胀痛开始,局部出现硬结,进而红、肿、热、压痛;甚至产生局部搏动性疼痛,伴患侧腋窝淋巴肿大、压痛、畏寒、发热等全身表现,形成脓肿则有波动感,感染表浅者可自行破溃。实验室检测白细胞及中性粒细胞计数明显增高。B 超检查炎症肿块,边界不甚清楚,内部回声增厚增强,光点不均匀;若有脓肿形成,声像显示内部不均匀的液体暗区,边缘模糊,肿块局部有增厚,有时有分层现象,脓肿后方回声增强。根据典型的局部临床表现及相关检查容易诊断,不典型者需排除慢性乳腺炎、浆细胞性乳腺炎、乳腺脂肪坏死、炎性乳腺癌等疾病。

### 【治疗原则】

本病治疗的关键是促使乳汁通畅排出、切开排脓和及时应用敏感的抗生素。中医认为本病是"肝气郁结,内热壅滞"所致,应以"疏肝利气,清热解毒"治疗为原则。

本病虽然有特效治疗,但发病后患者非常痛苦,乳腺组织破坏引起乳房变形,影响喂奶。因此,对本病的预防重于治疗。良好的哺乳习惯、保持乳房整洁、避免乳汁淤积可预防此病的发生。

## 【推荐处方】

### 一、适用于脓肿形成前的治疗

**处方** (1)灭菌注射用水 2ml + 青霉素 80 万 U,肌内注射,2~3 次/日;或 0.9% 氯化钠注射液 100ml + 青霉素 800 万 U/d,静脉滴注,2~4 次/日;或灭菌注射用水 2ml + 苯唑西林钠,1.0~1.5g/次,肌内注射,4 次/日;或 0.9% 氯化钠注射液 100ml + 苯唑西林钠,4~8g/d,静脉滴注,2~4 次/日。

(2)25% 硫酸镁溶液,50ml,局部热敷,3 次/日。

### 二、适用于对青霉素过敏者的治疗

**处方** (1)灭菌注射用水 1ml + 头孢噻肟钠 1g/次,肌内注射,2 次/日或 0.9% 氯化钠注射液 100ml + 头孢噻肟钠 1g/次,静脉滴注,2 次/日;或灭菌注射用水 1ml + 头孢哌酮钠 2g/次,肌内注射,2 次/日或 0.9% 氯化钠注射液 100ml + 头孢哌酮钠 2g/次,静脉滴注,2 次/日。

(2)红霉素片,0.25g/次,口服,3 次/日。

### 三、适用于需要回乳者的治疗

**处方 1** 己烯雌酚,1~2mg/次,口服,3 次/日,疗程为 3 天。

**处方 2** 苯甲酸雌二酚注射液,2mg/次,肌内注射,1 次/日,收乳后为止。

**处方 3** 炒麦芽 100g,将麦芽洗净,晾干,置锅内干,炒至焦脆,研成粉末。用开水送服,每次 25g。

### 四、适用于脓肿形成后的抗感染治疗

**处方 1** 注射用水 20ml + 头孢唑林 2.0g,静脉注射,3

次/日,疗程为 7 天。

**处方 2**　注射用水 20ml + 头孢哌酮钠 2.0g,静脉注射,3 次/日,疗程为 7 天。

**五、中药治疗**

**处方**　(1)局部治疗:芙蓉膏外敷。芙蓉膏有清热解毒、活血化瘀消肿的作用。

(2)汤饮治疗:如五味消毒饮,金银花、蒲公英、地丁各 30g,连翘、野菊花、板蓝根、赤芍各 15g。水煎服,每天 1 付。本方主要有清热解毒、消肿散结、活血祛瘀作用,为控制全身中毒症状的有效方剂。

**【注意事项】**

1. 药物选择的基本原则　急性乳腺炎药物治疗的主要原则是适当使用抗生素控制感染。

2. 药物的毒副作用比较　因为患者均为哺乳期妇女,在选择抗生素时应该考虑到哺乳期的特点,尽量不使用可能从乳汁中分泌的抗生素。

3. 其他注意事项　①在乳腺脓肿形成前,暂停患侧乳房哺乳,以保证婴儿健康,并按摩结合吸乳器吸乳以避免发生大量积乳等。②避免使用可以通过乳汁而影响婴儿的抗生素,如四环素、氨基糖苷类、甲硝唑和磺胺类制剂等。③局部水肿明显时,还可配合使用硫酸镁湿热敷,每次 20~30分钟,以便于早期控制感染扩散。④对因感染严重或由于脓肿引流而合并乳瘘的患者,必须及时终止乳汁分泌和停止母乳喂养。⑤如有脓肿形成需要切开引流时,注意取压痛明显或较低部位做切口,切口应循乳管方向行放射状切开,且不要切入乳晕内,以防乳瘘形成。位于乳晕下的脓肿,为防止乳晕下皮脂腺损伤,应沿乳晕边缘做弧状切口。位于乳房后的脓肿或乳房周边脓肿,可在乳房周边(即乳房基底的胸乳皱处)做弧形切口,经乳房后间隙引流,以免损伤乳腺管造成乳漏,又利于引流。腺叶间脓肿多有间隔,为数个脓肿所组成,故需用示指探查脓腔,并将脓腔间隔分开。

# 第二节　乳腺小叶增生症

## 【疾病概要】

乳腺小叶增生症是乳腺增生性疾病中常见的一种非肿瘤、非炎症性的增生性病变,又称乳腺囊性增生病、乳腺结构不良症。可发生于青春期以后的任何年龄的妇女。

本病的特点是乳腺组成成分的增生,在结构、数量及组织形态上表现出异常。常见于 30～50 岁的妇女,与卵巢功能失调、体内激素比例失衡有关。临床上主要表现为月经来潮前 5～7 天乳房胀满疼痛,月经来潮乳房胀痛缓解乃至消失,待下次月经来潮前又出现周期性的变化。

## 【治疗原则】

本病绝大多数可以用非手术治疗,目的在于缓解疼痛,应注意休息,调节情绪,用乳罩托起乳房,合理应用药物控制疼痛;对于小叶增生影响生活工作、病灶较局限、伴有上皮不典型增生、怀疑癌变者应予手术治疗。

单纯性的囊性增生病很少有恶变,如果伴有上皮不典型增生,特别是重度者,则恶变的可能性较大,属于癌前病变。

## 【推荐处方】

### 一、适用于一般情况的治疗

**处方 1**　逍遥丸,9g/次,口服,2 次/日。

**处方 2**　乳癖消片,5 片/次,口服,3 次/日。

**处方 3**　乳宁颗粒,15g/次,口服,3 次/日。

### 二、适用于绝经前期疼痛明显者的治疗

**处方 1**　甲睾酮,5mg/次,月经前口服,3 次/日。

**处方 2**　黄体酮,5~10mg/次,月经期口服,1 次/日。

## 【注意事项】

1. 药物治疗的基本原则　缓解乳腺的经前疼痛。

2. 药物的毒副作用比较　应用激素治疗要慎重,特别是年轻妇女,可能导致月经失调,甚至停经,有时会导致男性性征发育。

3. 绝大多数可以用非手术治疗,应注意休息,调节情绪,合理应用药物控制疼痛。

# 第三节　感染和脓毒血症

## 【疾病概要】

感染是指在一定条件下,病原微生物入侵机体组织,在其中生长繁殖并与机体相互作用,引起一系列局部和(或)全身炎症反应等病理变化过程,其中需要外科治疗的感染称外科感染。外科感染科分为局灶性感染和全身性感染,后者包括菌血症、败血症、脓毒症、严重脓毒症、脓毒性低血压和脓毒性休克等。

感染的临床特点:①常发生在创伤和手术之后,与体表皮肤和黏膜完整性的破坏密切相关;②常为多种细菌的混合感染,且多为内源性条件致病菌;③大多不能自愈或单靠抗菌药物治愈,常需进行外科处理,如引流、清创、切除,否则将继续发展,严重时危及患者生命。

## 【治疗原则】

消除感染病因和毒性物质,制止病菌生长,增强人体抗感染能力以及促进组织修复。从局部处理与全身性治疗两个方面着手,对于轻度感染,有时仅需局部治疗即可治愈。

【推荐处方】

**一、适用于一般软组织感染**(疖、痈、急性蜂窝织炎、丹毒、淋巴管炎等)

**处方1** 复方磺胺甲噁唑,1.0g/次,口服,2 次/日。

**处方2** 乙酰螺旋霉素,0.2~0.4g/次,口服,3 次/日。

**处方3** 诺氟沙星,0.2g/次,口服,3 次/日。

**处方4** 头孢拉定,0.25g/次,口服,3 次/日。

**二、适用于有全身毒血症状的软组织感染**(疖、痈、急性蜂窝织炎、丹毒、淋巴管炎)

**处方1** 0.9% 氯化钠注射液 100ml + 青霉素 480 万 U,静脉滴注,2 次/日。

**处方2** 0.2% 诺氟沙星注射液 100ml,静脉滴注,2 次/日。

**处方3** 0.9% 氯化钠注射液 100ml + 头孢唑林 2.0g,静脉滴注,2 次/日。

**处方4** 0.9% 氯化钠注射液 100ml + 头孢曲松钠 1.0g,静脉滴注,1 次/日。

**三、适用于甲沟炎、脓性指头炎的治疗**

**处方1** 复方磺胺甲噁唑,1.0g/次,口服,2 次/日。

**处方2** 氧氟沙星,0.2g/次,口服,2 次/日。

**处方3** 阿莫西林,0.5g/次,口服,3 次/日。

**四、适用于破伤风的治疗**

**处方** (1)5% 葡萄糖注射液 500~1000ml + 破伤风抗毒素 5 万 U,静脉滴注,立即;以后 1 万 U/d,静脉滴注,总剂量可用到 15 万~20 万 U。

(2)0.9% 氯化钠注射液 100ml + 青霉素 1000 万~4000 万 U/d,静脉滴注,2~4 次/日,疗程为 7~10 天。

(3)甲硝唑注射液,5000mg/次,口服,每 4 小时 1 次。

(4)必要时接苯巴比妥注射液,0.1g/次,肌内注射,1 次/日;或地西泮注射液,10mg/次,肌内注射或静脉滴注,1 次/日。

**五、适用于气性坏疽的治疗**

**处方 1** (1)0.9%氯化钠注射液 100ml + 青霉素 2000万 U,静脉滴注,2 次/日。

(2)甲硝唑注射液,0.5g/次,静脉滴注,2 次/日。

**处方 2** (1)0.9%氯化钠注射液 100ml + 头孢曲松钠2.0,静脉滴注,2 次/日。

(2)甲硝唑注射液,0.5g/次,静脉滴注,2 次/日。

**六、适用于狂犬病的治疗**

**处方** (1)狂犬病免疫血清注射液,10~20ml/次,肌内注射,1 次/日或 1 次/隔日。

(2)破伤风抗毒素注射液,1500U/次,肌内注射,1 次/日。

**【注意事项】**

1. 药物的毒副作用比较 抗生素可以治疗各种病原菌引起的感染性疾病,但也可引起各种不良反应。如过敏反应,肝损害,肾损害,白细胞、红细胞、血小板减少,甚至再生障碍性贫血、溶血性贫血。还会导致恶心、呕吐、腹胀、腹泻和便秘等消化道反应,以及神经系统损害。

2. 急性外科感染的抗生素治疗一般都是在尚未获得细菌培养和药物敏感试验结果的情况下开始的,属于经验性用药。一旦获得细菌培养及药物敏感试验结果,就要重新审视原有的用药方案,进行目标(针对性)治疗,但要避免盲目地根据检查报告对号入座。

3. 在抗菌治疗的同时,要密切观察临床反应,并坚持以临床为主的原则。要特别注意是否存在必须进行外科干预的情况,积极寻找感染灶,必要时进行引流、清创或其他外科处理。

4. 急性感染症状、体征消失,体温和白细胞计数正常 3天后可以停药。如果感染只是得到基本控制,并未完全消除,可以考虑停用或减少广谱、高效的药物,改用相对窄谱、价廉的抗菌药物,直到感染完全消除。

5. 严重的全身性感染(严重脓毒症)需采取综合措施改善患者的全身情况,增强对感染的防御能力,防治脓毒性低血压或脓毒性休克。

# 第四节　严重全身化脓性感染

## 【疾病概要】

全身化脓性感染是指致病菌侵入人体血液循环,生长繁殖,产生毒素,引起严重的全身感染症状或中毒症状,称为全身化脓性感染。多发生于有严重创伤、大面积烧伤后感染、皮肤的疖肿、弥漫性腹膜炎、胆道或泌尿生殖系统感染等,常见的致病菌是金黄色葡萄球菌和革兰染色阴性杆菌。败血症和脓血症都属全身性感染,而以败血症最为常见,伴有多发性脓肿者称脓毒血症。临床上,败血症、脓血症和毒血症多为混合型,难以截然分开。败血症本身就已包含毒血症,而败血症和脓血症可同时存在,称为脓毒败血症。

临床特点:①患者起病急骤、病情危笃、进展迅速,出现明显的全身性症状,如头痛、头晕、寒战、高热、神志淡漠、脉速,严重时出现昏迷或休克。部分经血路扩散到身体其他部位或器官,并引起迁徙性脓肿。②实验室检测有白细胞计数改变、血小板减少或弥散性血管内凝血、血糖升高、乳酸中毒、C反应蛋白(CRP)增高、降钙素原(PCT)增高。③脓毒症的诊断一般根据原发感染灶及典型的临床表现,诊断不难。但对于原发感染灶比较隐蔽或临床表现不典型的患者,有时诊断可发生困难,应综合考虑患者的易患因素、症状、体征及实验室指标等进行判断。

脓毒症是危重患者重要的死亡原因之一,若发生感染性休克,病死率可高达50%以上。虽然在不断地改善医疗支持手段,提高抗生素的疗效,但脓毒症的病死率一直居高不下。相反,随着人口老龄化、先进的支持技术等,使得更多衰弱患者的生存得以延续。介入性治疗引起的感染机会增加,以及广谱抗生素的广泛使用引起的耐药菌株和菌群紊乱,脓毒症的发病率还有增加趋势,而且成了 ICU 危重病患者的主要死因。

**【治疗原则】**

正确选择有效抗生素及时控制各种病原菌的感染、积极处理原发病灶及进一步提高患者自身的抵抗力。

**【推荐处方】**

**一、适用于革兰阳性细菌感染的治疗**

**处方** (1)注射用水 20ml + 头孢唑林 0.5g,静脉注射,3 次/日。

(2)注射用水 500ml + 庆大霉素 24 万 U,静脉滴注,1 次/日。

**二、适用于革兰阴性细菌感染的治疗**

**处方 1** (1)注射用水 200ml + 哌拉西林 2.0g,静脉滴注,3 次/日,疗程为 7 天。

(2)注射用水 500ml + 庆大霉素 24 万 U,静脉滴注,1 次/日,疗程为 7 天。

**处方 2** (1)注射用水 100ml + 头孢哌酮 2.0g,静脉滴注,3 次/日,疗程为 7 天。

(2)注射用水 500ml + 庆大霉素 24 万 U,静脉滴注,1 次/日,疗程为 7 天。

**三、适用于厌氧菌感染的治疗**

**处方 1** (1)甲硝唑注射液,250mg/次,静脉滴注,2 次/日。

(2)氧氟沙星注射液,400mg/次,静脉滴注,2 次/日。

**处方 2** (1)替硝唑注射液,500mg/次,静脉滴注,2 次/日。

(2)氧氟沙星注射液,400mg/次,静脉滴注,2 次/日。

## 【注意事项】

1. 药物的毒副作用比较　抗生素可以治疗各种病原菌引起的感染性疾病,但也可引起各种不良反应。如过敏反应,肝损害,肾损害,白细胞、红细胞、血小板减少,甚至再生障碍性贫血、溶血性贫血。还会导致恶心、呕吐、腹胀、腹泻和便秘等消化道反应,以及神经系统损害。滥用抗生素导致的细菌耐药是人类面临的严峻挑战。如肺炎链球菌,过去对青霉素、红霉素、磺胺等药品都很敏感,现在耐药率明显上升;还有些细菌如铜绿假单胞菌、不动杆菌、金黄色葡萄球菌等,有些情况下几乎无药可治。

2. 此病必须选择大剂量的有效抗生素治疗,有条件时可根据细菌培养结果选用广谱抗生素,用量要大、时间要长些,应在临床症状好转、体温下降至正常、局部病源控制1～2周后方可停药。

3. 叮嘱患者卧床休息,高热量饮食,多进食富含多种维生素的食品,必要时可多次输少量新鲜血液制品或适量的糖皮质激素,注意纠正电解质紊乱和酸碱失衡。

4. 及早处理好局部病灶,确保感染灶的引流通畅,条件许可时可行病灶切开或切除术。

# 第五节　破伤风感染

## 【疾病概要】

破伤风是由破伤风杆菌侵入人体伤口,在厌氧条件下生长繁殖,产生毒素所引起的一种急性特异性感染,常和创伤相关联。

轻型破伤风仅有局限性的肌肉痉挛,如张口困难、“苦笑”面容、颈部强直、反射亢进等,而无角弓反张、全身性肌肉抽搐强直等表现。重型破伤风有角弓反张、全身性抽搐,但发作时间短、间隙时间长,无呼吸肌痉挛、缺氧等,呼吸功能基本正常。有下列表现之一者应考虑危重型破伤风:创伤史明确,潜伏期<6 天;发病后 2 天内出现了角弓反张或全身性抽搐;单次角弓反张及抽搐时间>2 分钟,间隔时间<3 小时者;出现缺氧、呼吸功能障碍者;持续角弓反张及全身抽搐者。

破伤风的残废率约为 10%。

## 【治疗原则】

破伤风是一种极为严重的疾病,要采取积极的综合治疗措施,包括消除毒素来源、中和游离毒素、控制和解除痉挛、保持呼吸道通畅和防治并发症等。

破伤风杆菌感染的药物治疗的主要原则是使用抗毒素中和进入体内的毒素,使用抗生素预防其他感染,选择适当的镇静剂和肌肉松弛剂进行抗痉挛治疗。

## 【推荐处方】

### 一、消除毒素来源

**处方** 3% 过氧化氢或 1∶1000 高锰酸钾溶液,冲洗和经常湿敷。

### 二、使用破伤风抗毒素中和游离的毒素

**处方** 5% 葡萄糖注射液 500～1000ml＋2 万～5 万 IU 破伤风抗毒素,缓慢静脉滴入。

### 三、对清创不够彻底的患者及严重患者

**处方** 破伤风抗毒素注射液,1 万～2 万 IU/次,肌内注射或静脉滴注,1 次/日,疗程为 3～5 天。

### 四、新生儿破伤风

**处方** 5% 葡萄糖注射液 500～1000ml＋破伤风抗毒素 2 万 IU,静脉滴注。

### 五、使用镇静剂和安眠药物,以减少患者对外来刺激的敏感性

**处方 1** 地西泮注射液,10mg/次,静脉注射,3～4 次/日。

**处方 2**  10%水合氯醛溶液,20~40ml/次,直肠灌注,3次/日。

**六、抑制破伤风杆菌,并预防其他感染**

**处方**  0.9%氯化钠注射液 100ml + 青霉素 80 万~100万 U,肌内注射,每 4~6 小时 1 次。

【注意事项】

1. 药物的毒副作用比较  每次注射抗毒素前应询问有无过敏史,并做皮内过敏试验:用 0.1ml 抗毒素加等渗盐水稀释成 1ml,在前臂屈面皮内注射稀释液 0.1ml,另在对侧前臂相同部位,注射同等剂量的注射稀释液,如出现潮红、微隆起的硬块则为阳性,应进行脱敏法注射。但此法并不能完全避免过敏反应的发生,故最好不用这种抗毒素做注射。脱敏法注射是将 1ml 抗毒素用等渗盐稀释 10 倍,分为 1、2、3 和 4ml,每半小时依次皮下注射 1 次。每次注射后,注意观察有无反应。如患者发生面苍白、软弱、荨麻疹或皮肤瘙痒、打喷嚏、咳嗽、关节疼痛甚至休克者,应立即皮下注射麻黄碱 50mg 或肾上腺素 1mg(成人剂量),并停止抗毒素注射。

2. 选择适当的镇静剂和肌肉松弛剂进行抗痉挛治疗,能有效地减轻肌强直及阵发性肌痉挛。这不仅减轻患者痛苦,又能有效地预防喉痉挛和减轻肺部感染。镇静剂常选用氯丙嗪及异丙嗪,肌肉松弛剂则首选地西泮。剂量应根据病情和患者对药物的反应而随时调整。方法为定时肌内注射或持续静脉滴注,以药物能均匀进入体内,维持患者能安静入睡,但呼之能应为最适浓度。镇静不够无法有效控制阵发性痉挛,镇静过度则不利患者排痰,并可能抑制患者呼吸。

3. 破伤风患者因吞咽肌组痉挛常不能顺利进食,加之持续性肌强直、肌痉挛和交感神经兴奋造成大量能量消耗,使患者迅速消瘦和发生营养不良。因此,除加强静脉补液外,有条件时可给予静脉高营养,补充脂肪乳剂注射液(脂肪乳)、氨基酸和人血白蛋白(白蛋白),或在患者阵发性痉挛基本控制后尽早管喂饮食。由于安放鼻饲管可刺激诱发喉痉挛,对病情较重尚未做气管切开者宜暂缓安放。即使痉挛已获控制,亦应在充分镇静下,由有经验的专科护士小心安放。经鼻饲可给予高热量流质饮食以补充必需的营养。部分患者在管喂饮食后常发生腹泻,因此,管喂的内容及数量应视患者的反应而调整。

4. 破伤风患者常因外部刺激而诱发痛苦的痉挛,甚至喉痉挛窒息死亡。因而,病室环境应绝对安静避光,各种诊治措施操作应轻柔,尽量减少对患者的各种刺激。最好能设专门病房由专职护士守护,严密观察病情变化,特别注意喉痉挛的发生以便及时处理。同时,做好镇静药物维持和调整、定时翻身、管喂饮食,以及气管切开术后的护理工作。

# 第六节  血栓闭塞性脉管炎

## 【疾病概要】

血栓闭塞性脉管炎(thromboangiitis obliterans,TAO)又称 Buerger 病,是肢体中、小动脉和静脉节段性炎性和增殖性病变引起的阻塞性、缺血性疾病。是发生于中、小动脉(同时累及静脉及神经)的慢性进行性节段性炎症性血管损害;病变累及血管全层,导致管腔狭窄、闭塞。

本病的诊断仍以临床为主,如果有肢体缺血的证据,伴游走性浅表性血栓性静脉炎,结合年龄、性别等特点,应考虑血栓闭塞性脉管炎的诊断。

1. 疼痛  疼痛是本病最突出的症状。病变早期,由于血管痉挛,血管壁和周围组织神经末梢受到刺激而使患肢(趾、指)出现疼痛、针刺、灼心、麻木等异常感觉。随着病变进一步发展,肢体动脉狭窄逐渐加重,即出现缺血性疼痛。轻者行走一段路程以后,患肢足部或小腿胀痛,休息片刻疼痛即能缓解,再次行走后疼痛又会出现,这种现象称为间歇性跛行。重者即使肢体处于休息状态,疼痛仍不能缓解,称为静息痛。此时疼痛剧烈、持续,尤以夜间为甚。患肢抬高疼痛加重,下垂后则略有缓解。患者常屈膝抱足而坐,或将患肢下垂于床旁,以减轻患肢疼痛,形成血栓闭塞性脉管炎的典型体位。一旦患肢发生溃疡、坏疽、继发性感染,疼痛更为剧烈。

2. 发凉  皮温降低,患肢发凉、怕冷,对外界寒冷敏感是血栓闭塞性脉管炎常见的早期症状。随着病情的发展,发凉的程度加重,并可出现动脉闭塞远端的肢体皮肤温度降低。

3. 皮肤色泽改变  患肢缺血常使皮肤颜色呈苍白色,肢体抬高后更为明显。

4. 游走性血栓性浅静脉炎  急性发作时,肢体浅表静脉呈红色条索、结节状,伴有轻度疼痛和压痛。2~3周后红肿疼痛消退,但往往留有色素沉着。经过一段时间,相同部位或其他部位又可重新出现。

5. 肢体营养障碍  患肢缺血可引起肢体营养障碍,常表现为皮肤干燥、脱屑、皲裂;汗毛脱落、出汗减少;趾(指)甲增厚、变形、生长缓慢;肌肉萎缩、肢体变细;严重时可出现溃疡、坏疽。开始多为干性坏疽,继发感染后形成湿性坏疽。

6. 肢体动脉搏动减弱或消失  根据病变累及的动脉不同,可出现足背动脉、胫后动脉、腘动脉或尺动脉、桡动脉、肱动脉等动脉搏动减弱或消失。

7. 坏疽和溃疡  脉管炎的后期如果治疗不及时,加之误治、创伤、热敷等,很容易形成溃疡和干性坏死。根据溃疡、坏疽的范围可分为3级。Ⅰ级,溃疡、坏疽局限于趾(指)部;Ⅱ级,溃疡、坏疽超过跖趾(掌指)关节;Ⅲ级,溃疡、坏疽超过踝(腕)关节。

## 【治疗原则】

血栓闭塞性脉管炎的治疗原则是防止病变发展,改善患肢血供,减轻患肢疼痛,促进溃疡愈合。

## 【推荐处方】

**处方 1**　银花 30g,玄参、当归、丹参各 20g,红花、蒲公英、紫花地丁各 10g,制乳香、制没药各 7.5g,生甘草 5g。用法为 1 剂/日,水煎服,2 次/日。

**处方 2**　苄唑啉,25mg,口服,3 次/日;或 25mg,肌内注射,2 次/日。

**处方 3**　烟酸,50mg/次,口服,3 次/日。

**处方 4**　盐酸罂粟碱注射液,30mg/次,口服或皮下注射,3 次/日。

**处方 5**　低分子右旋糖酐注射液,500ml,静脉滴注,1～2 次/日,疗程为 10～15 天,间隔 7～10 天可重复使用。

**处方 6**　95% 二氧化碳,2ml/kg,肱动脉注射,1 次/周,疗程为 4～8 周,一般治疗 1～2 个疗程。

## 【注意事项】

1. 氢化麦角碱禁用于以下患者,如老年人、肾功能不全者、低血压、严重的动脉硬化、心脏有器质性损害者;烟酸禁用于溃疡病患者;己酮可可碱禁用于孕妇、急性心肌梗死、严重的冠心病及低血压者;罂粟碱应充分稀释后静脉滴注或可缓慢静脉推注,如静脉注射过量或过快可致房室传导阻滞、心室颤动,甚而危及生命;环扁桃酯可引起头晕、心悸、低血压等症状,处于脑血管意外急性期的患者禁用,重症冠心病、脑动脉硬化、青光眼或有出血倾向者慎用;长春西汀不能与肝素同时应用;哮喘患者慎用倍他司汀;有出血倾向者禁用依前列醇;血管舒缓素(舒血管素)禁用于肿瘤、颅内高压及心力衰竭患者。

2. 避免寒冷刺激,冬季宜穿长筒棉套,使患肢保暖。

穿着宽大舒适的鞋袜,避免因局部摩擦、挤压而引起创伤。

3. 注意卫生,患肢常用温水或肥皂清洗。经常修剪趾(指)甲,积于趾间的污垢尤其要去除。

4. 除有严重的组织坏死、剧烈疼痛的患者外,均应下床活动,以不感疲劳为宜;节制性生活。

5. 饮食宜清淡而富有营养,多进瘦肉、豆制品、新鲜蔬菜、水果等。可选用一些温性食物,如牛肉、羊肉、鸡肉等,有利于温通经络。还可选食山楂、马兰头、柿、油菜、芹菜等扩张血管的食品和绿豆、海带、淡菜、荞麦面等能软化血管的食品。忌食生冷的食物,禁食辛辣刺激性食物,如辣椒、大蒜等。有吸烟习惯的患者必须戒烟。

6. 保持心情愉快,情绪乐观,增强战胜疾病的信心,积极主动地配合治疗,避免精神刺激和忧愁思虑。

# 第七节　先天性血管瘤

## 【疾病概要】

先天性血管瘤是一类发生于人体血管及其附属结构组织的良性肿瘤,主要表现为病损区血管的数量、结构及功能显著异常。可发生于身体任何部位,多见于皮肤和皮下组织,其次为口腔黏膜和肌肉,再次为肝、骨骼、脾及神经组织等。近年临床研究证明大部分属于先天性疾病,因而出生时即被发现,极少数在成年期出现。

按血管瘤的特征(颜色、部位、形状)将其分为:

1. 毛细血管瘤　通常发生于皮肤、皮下、口腔内黏膜及嘴唇,呈粉红色、深红或暗红色,微隆起,边界较清晰,边缘呈不规则地图样,无包膜,瘤体扁平,大小不等,按压一般可褪色,褪色后皮肤周围与正常皮肤相似,放松后迅速复原。病损部位皮温高于周围皮肤,有热灼感。冬季及气温低时出现局部淤血发绀样改变而使其颜色呈绛紫色或紫黑色。表面破损后出血明显。在面部的毛细血管瘤常常于青春期后伴发有明显的病症样改变出现"黑头粉刺",严重者在皮肤表面形成独立的球样赘生改变,而导致局部畸形。临床上所称的鲜红斑痣、毛细血管扩张症、老年性性皮肤血管瘤均属于此型。

2. 海绵状血管瘤  常见于皮肤、黏膜及其深层组织中,也可见于内脏,如肝、脾血管瘤。肉眼可见,瘤体柔软,外观紫色或表面肤色正常。由于其瘤体血管粗大,互相流通呈网眼状,致其切面呈海绵状,内含大量血液。挤压可明显缩小,放松后呈灌流状复原,临床上称为灌注征。如做穿刺可较易获得鲜红或脂红色全血。根据其临床特点,可分为单纯性、弥漫性或混合性海绵状血管瘤。

3. 蔓状血管瘤  由曲张、蜿蜒、盘曲如肠袢状的异常血管组成,常见于头部、口唇部、舌体、四肢部位,皮下黏膜下。表面基本平整,质软,有明显的可压缩性,灌注征阳性。其边缘与周围组织分界不清,呈树根样扩张延伸。组织解剖特点是扩张的静脉血管团网中,混杂有明显扩张增粗的供血动脉或形成动静脉瘘,其末端伸入正常组织中,有明显的扩展性。

4. 草莓样血管瘤  位于皮肤表面由大小不等的圆形或椭圆形红色颗粒样血管瘤相互融合成团块状,高出于皮肤,挤压放不能褪色,外观似草莓,故称草莓样血管瘤。从临床观察出现此类血管瘤蔓延速度较快,需及时治疗。

不同程度地压迫、破坏周围组织器官的功能和形态,影响人体的生长发育。有的可以反复出血、感染,极少数人会产生恶变,甚至危及生命。

【治疗原则】

血管瘤的治疗应按照其分类选择不同的治疗原则和方法。常见的治疗方法有手术切除、冷冻治疗、放射与放射性核素治疗、硬化剂治疗、激光治疗、介入治疗、注射平阳霉素治疗、铜针留置疗法、超声高能电生化效应场治疗、激素治疗和干扰素治疗等。

药物治疗的主要原则是早期治疗控制病变范围的扩大。

## 【推荐处方】

### 一、适用于瘤体较小的海绵状血管瘤的治疗

**处方**　5%鱼肝油酸钠或平阳霉素,适量,局部注射。

### 二、适用于难治性、多发性及危重的婴幼儿草莓状血管瘤的治疗

**处方**　泼尼松,4mg/kg,隔日早晨顿服,共8周;以后每周减量一半,多数可给药2或3个疗程,间隔2~3周。

## 【注意事项】

1. 平阳霉素存在①肺毒性:主要系肺纤维化而致肺功能不全;②皮肤黏膜毒性:大多在用药后2~3周出现;③发热;④反复多次注射偶尔可出现过敏性休克、高热、恶心、呕吐等;⑤同时应用地塞米松、吲哚美辛、泼尼松、阿胶浆等可减轻症状。

2. 泼尼松属于中效的糖皮质激素类药,在肝脏内经过酶的转化生成泼尼松龙方能起效。主要的不良反应有:①类肾上腺皮质功能亢进综合征,如满月脸、水牛背等;②肾上腺皮质功能减退综合征、肾上腺皮质萎缩等;③反跳现象;④停药反应综合征。

# 第八节　脂　肪　瘤

## 【疾病概要】

脂肪瘤是体表常见的一种良性肿瘤,由正常脂肪瘤细胞集积而成,占软组织良性肿瘤的80%左右,可呈单发、多发及对称性表现。

脂肪瘤好发于颈、肩、背、大腿及臀部,大小不一,呈扁平团块状或分叶状;生长缓慢,多无自觉症状;查体可扪及质地软而有弹性,有假性波动感,与表面皮肤无粘连;好发于女性,极少数转成恶性,成为脂肪肉瘤。

## 【治疗原则】

诊断脂肪瘤一般无困难,治疗时唯一有效的方法是手术切除;无明显症状或多发性脂肪瘤则可采取保守方针,不予处理。

## 【推荐处方】

无特殊用药。

## 【注意事项】

应准确把握手术指征,选择适当的手术方式。

# 第九节　急性阑尾炎

## 【疾病概要】

急性阑尾炎是最常见的急腹症。其临床表现为持续伴阵发性加剧的右下腹痛、恶心、呕吐,多数患者白细胞和中性粒细胞百分比计数增高。而右下腹阑尾(麦氏点)压痛是本病重要的一个体征。急性阑尾炎一般分4种类型:急性单纯性阑尾炎、急性化脓性阑尾炎、坏疽及穿孔性阑尾炎和阑尾周围脓肿。

临床特点:①转移性右下腹疼痛:典型者腹痛多自中上腹部或脐周围开始,数小时后转移至右下腹,为持续性疼痛,有阵发性加剧。②右下腹阑尾点有局限性不同程度的压痛、反跳痛和肌紧张。后位阑尾可有腰大肌刺激症,使患者左侧卧位,右大腿强度后伸,出现右下腹疼痛加剧。③有时可出现发热,伴有畏食、恶心、呕吐等症状,血中白细胞增加、中性粒细胞比例升高。④若体温升高、腹痛加剧、压痛增重及局部体征明显,可能发生阑尾坏疽或穿孔。如可触到压痛包块,则可能阑尾穿孔后,周围形成脓包。

绝大多数急性阑尾炎一旦确诊,应早期行阑尾切除术。早期手术系指阑尾炎症还处于管腔阻塞或仅有充血水肿时就手术切除,此时手术操作较简易、术后并发症少、预后好。

## 【治疗原则】

急性阑尾炎的唯一有效的治疗方法是手术治疗。药物治疗的主要原则是控制感染,提高机体免疫力。

手术治疗:化脓性、穿孔性阑尾炎原则上应立即实施急诊手术,切除病理性阑尾。非手术治疗:主要适应于急性单纯性阑尾炎、阑尾脓肿、妊娠早期和后期急性阑尾炎、高龄合并。

## 【推荐处方】

**一、适用于单纯性阑尾炎、阑尾脓肿**

**处方** (1)0.9%氯化钠注射液100ml + 头孢西丁钠2g,静脉滴注,2次/日。

(2)接奥硝唑氯化钠注射液,100ml,静脉滴注,2次/日。

(3)同时接5%葡萄糖注射液250ml + 东莨菪碱10mg,静脉滴注,1次/日。

**二、适用于单纯性阑尾炎**

**处方** 金银花、败酱草、蒲公英、大青叶、薏苡仁、生石膏各25g,大黄、牡丹皮、桃仁各15g,川楝子、延胡索各12g。煎服,1剂/日,疗程为5~7天。

**三、适用于单纯性阑尾炎及化脓性穿孔性阑尾炎**

**处方** 尽快行急诊手术治疗。

**【注意事项】**

1. 抗生素可以治疗各种病原菌引起的感染性疾病,但也可引起各种不良反应。如过敏反应,肝损害,肾损害,白细胞、红细胞、血小板减少,甚至再生障碍性贫血、溶血性贫血。还会导致恶心、呕吐、腹胀、腹泻和便秘等消化道反应,以及神经系统损害。滥用抗生素导致的细菌耐药是人类面临的严峻挑战。如肺炎链球菌,过去对青霉素、红霉素、磺胺等药品都很敏感,现在耐药率明显上升;还有些细菌如铜绿假单胞菌、不动杆菌、金黄色葡萄球菌等,有些情况下几乎无药可治。

2. 单纯性阑尾炎药物选用保守治疗,腹痛症状无缓解、白细胞及中性粒细胞无明显下降时应尽早手术治疗。切除术后 12 小时,或坏疽性或穿孔性阑尾炎切除术后,如置有引流管,待血压平稳后应改为半卧或低姿半卧位,以利于引流和防止炎性渗出液流入腹腔。手术当天禁食,术后第 1 天流质,第 2 天进软食,在正常情况下第 3～4 天可进普食。术后 3～5 天禁用强泻剂和刺激性强的肥皂水灌肠,以免增加肠蠕动,而使阑尾残端结扎线脱落或缝合伤口裂开,如术后便秘可口服轻泻剂。术后 24 小时可起床活动,促进肠蠕动恢复,防止肠粘连发生,同时可增进血液循环,加速伤口愈合。

3. 老年患者术后注意保暖,经常拍背帮助咳嗽,预防坠积性肺炎。

# 第十节　急性腹膜炎

**【疾病概要】**

急性腹膜炎是脏层和壁层腹膜对细菌、化学、物理或异物损害所产生的急性炎症反应,是一种常见的外科急腹症。根据病因可分为继发性化脓性腹膜炎和原发性腹膜炎:

①继发腹膜炎:腹腔内器官穿孔内脏破裂、手术污染或吻合口漏等是急性化脓性腹膜炎最常见的原因;②原发性腹膜炎:由血源性引起的,病因多为溶血性链球菌或肺炎双球菌。

临床特点:①腹痛是最主要的临床表现。腹痛为持续性,一般都很剧烈,在深呼吸、咳嗽、转动身体时疼痛加剧。疼痛范围多自原发病变部位开始,随炎症扩散至全腹。②恶心、呕吐。③体温、脉搏:开始正常,以后即逐渐升高。④感染中毒:当腹膜炎进入严重阶段时就出现高热、脉速、呼吸浅快、大汗、口干,后期出现面色灰白、四肢发凉、呼吸急促、口唇发绀、脉细微弱、体温骤升或下降、血压下降、神志不清。⑤腹部体征:明显腹胀、腹式呼吸减弱或消失、腹胀加重是病情加重的一项重要标志,腹肌紧张、压痛和反跳痛是腹膜炎的主要标志,通常遍及全腹,在原发部位最为明显。

辅助检查:血常规显示白细胞计数及中性粒细胞比例增高。病情险恶或机体反应能力低下的患者白细胞计数不增高,仅中性粒细胞比例增高,甚至有中毒颗粒出现。腹部立卧位 X 线平片可观察有无胃肠穿孔所致的膈下游离气体,有无绞窄性肠梗阻的 X 线表现。B 超检查显示腹内有不等量的液体,但不能鉴别液体的性质,B 超指导下腹腔穿刺抽液或腹腔灌洗可帮助诊断。

腹腔穿刺方法:诊断性腹腔穿刺有极重要的作用。根据叩诊或 B 超检查进行定位,在两侧下腹部髂前上嵴内下方进行诊断性腹腔穿刺抽液,根据抽出液的性质来判断病因。抽出液可为透明、浑浊、脓性、血性、含食物残渣和粪便等几种情况。结核性腹膜炎为草绿色透明腹水。胃十二指肠急性穿孔时抽出液呈黄色、浑浊、含胆汁、无臭气。饱食后穿孔时可含食物残渣。急性重症胰腺炎时抽出液为血性,胰淀粉酶含量高。急性阑尾炎穿孔时抽出液为稀脓性、略带臭气。绞窄性肠梗阻抽出液为血性、臭气重。如抽出的是全血,要排除是否刺入脏器或血管。抽出液还可以做涂片及细菌培养。腹内液体少于 100ml 时,腹腔穿刺往往抽不出液体,可注入一定量的 0.9% 氯化钠注射液后再进行抽液检查。

CT 检查对腹腔内实质性脏器病变(如急性胰腺炎)的诊断帮助较大,对评估腹腔内的溶液量也有一定帮助。如直肠指检发现直肠前壁饱满、触痛,提示盆腔已有感染或形成盆腔脓肿。已婚女性患者可做阴道检查或后穹隆穿刺检查。

急性弥漫性腹膜炎因年龄、炎症程度及是否存在相关的基础性疾病等因素而预后有所不同。一般而言,老年人或小儿抵抗力低,易引起内分泌、肾、肺、心、脑代谢等一系列改变。最常发生的是代谢性酸中毒、急性肾衰竭和成人型呼吸窘迫综合征,最终导致不可逆性休克和患者死亡。同时,对于大多数继发性腹膜炎,严格把握手术指征和时机也是影响预后的一个非常重要的因素;还有术后的处理和围术期治疗。

## 【治疗原则】

继发性腹膜炎大多为混合感染,致病菌主要为大肠埃希菌、肠球菌和厌氧菌(以杆菌为主)。在选用抗生素时,应考虑致病菌的种类。根据细菌培养出的菌种及药敏试验结果选用抗生素才是较为合理的。

## 【推荐处方】

**处方** (1) 0.9% 氯化钠注射液 100ml + 头孢地嗪 1mg,静脉滴注,2 次/日。

(2) 接奥硝唑氯化钠注射液,100ml,静脉滴注,2 次/日。

## 【注意事项】

原发性腹膜炎经抗生素治疗,常能得到控制,一般不需要手术治疗。

# 第十一节　急性腹腔脓肿

## 【疾病概要】

腹腔内感染的液体集聚于腹腔内的某些间隙,逐渐被周围的纤维组织或脏器包裹而形成脓肿。

临床特点:①腹腔脓肿的病原菌和化脓性腹膜炎一样,多来自于胃肠道,以大肠埃希菌为主;②腹腔脓肿位置隐蔽,诊断治疗复杂;③腹腔脓肿一般分为膈下脓肿、盆腔脓肿、腹腔内其他脓肿。

膈下脓肿即使治疗得法,至今仍有 5% 左右的病死率;盆腔脓肿及腹腔内其他脓肿预后较前者好,有转化为慢性炎症的可能。

## 【治疗原则】

控制感染,提高机体免疫力。

## 【推荐处方】

**处方 1**　糠甾醇片,6~8 片/次,口服,3 次/日;维持量为 2~4 片/次,口服,3 次/日。

**处方 2**　人工牛黄甲硝唑胶囊,2 粒/次,口服,3 次/日。

**处方 3**　甘草、白术、当归、白芷、桔梗、皂角刺各 10g,赤芍 12g、党参、生黄芪、茯苓各 15g、银花 25g。如有低热,可加鱼腥草 15g、蒲公英 10g,以清热解毒。

**处方 4**　穿山甲、皂角刺、当归尾、甘草、赤芍、乳香、没药、天花粉、防风、贝母、白芷各 3g,金银花、陈皮各 9g。若白带量多、色黄味臭,加黄柏 10g、薏苡仁 30g,以清利湿热。

**处方 5**　(1)0.9% 氯化钠注射液 250ml + 头孢西丁 2g,静脉注射,每 6 小时 1 次。

(2)多西环素,100mg/次,口服,每 12 小时 1 次,症状缓解体温已下降至正常后,尚须继续用药 1 周以上以巩固疗效。

## 【注意事项】

药物的应用一般仅限于治疗较早的腹腔脓肿。如经药物治疗虽取得疗效,但所遗留的包块尚大时,常需再用手术将病灶切除。在药物治疗的过程中必须随时警惕脓肿破裂的可能性。如脓肿突然发生自发性破裂,脓液大量溢入腹腔中,可以危及生命,此时必须立即进行手术治疗,而不应消极等待。

# 第十二节 急性肠梗阻

## 【疾病概要】

急性肠梗阻为肠内容物不能正常运行、顺利通过肠管,主要表现为腹痛、呕吐、腹胀及停止自肛门排气排便。按其发生的基本原因分 3 类:①机械性肠梗阻;②动力性肠梗阻;③血运性肠梗阻。

根据引发肠梗阻的原因不同其预后各异,除恶性肿瘤引发的肠梗阻外,其他原因引发的肠梗阻经积极治疗,预后尚可。

## 【治疗原则】

通过药物使肠内容物顺利通过肠管,解除梗阻。

## 【推荐处方】

### 一、适用于粘连性肠梗阻的治疗

**处方** 芒硝 6g(冲服),厚朴、元胡、赤芍、枳壳各 9g,乌药、川楝子、当归、炒莱菔子各 12g,大黄 15g(后下)。1 剂/日,水煎服,2 次/日。

## 二、适用于蛔虫性肠梗阻的治疗

**处方**　大黄9~15g(后下),芒硝6~9g(冲服),川朴、枳实、乌梅各6g,川椒2g,川连3g。1剂/日,煎服,2次/日。第1剂服后4~6小时未见好转或无便意者,可加服1剂。亦可配合使用本方灌肠,以本方1剂,煎取300~500ml,5岁以下灌300ml,5岁以上灌500ml。呕吐不甚、腹胀不著、能配合治疗者不用插胃管,可直接口服;反之则需插胃管,一是做胃肠减压用,二是便于灌服中药。

### 【注意事项】

1. 肠梗阻的治疗应以通里攻下为主,辅以理气开郁及活血化瘀等法。

2. 药物治疗的同时,应注意观察患者的腹部体征及相关症状,如①阵发性腹绞痛,多为单纯性肠梗阻或不完全性肠梗阻。持续性腹痛伴阵发性加重,可为绞窄性肠梗阻早期的特点。病情发展还可出现剧烈的持续性绞痛,甚至出现休克症状。②高位梗阻呕吐常较频繁,低位梗阻呕吐出现较晚。③腹胀、肛门无排便排气。④腹部可见肠型、蠕动波、肠鸣音亢进和气过水声。绞窄性肠梗阻多有局限性腹膜炎体征,腹部外形不对称。⑤X线检查可见肠胀气及气液面。⑥常有脱水、电解质及酸碱失衡,应立即行手术治疗,防止肠管坏死。

# 第十三节　急性坏死性肠炎

### 【疾病概要】

急性坏死性肠炎别名急性出血性坏死性肠炎、急性出血性肠炎、急性节段性出血坏死性肠炎。急性坏死性肠炎是一种好发于小肠的局限性急性出血坏死性炎症,病变主要在空肠或回肠,甚至整个小肠,偶尔累及结肠。病因不清,其发病与肠道缺血、感染等因素有关,以夏秋季节发病为多。

临床特点：①起病急骤，1/3 可有不洁饮食史。临床表现为急性腹痛，多由脐周或上中腹开始，疼痛性质为阵发性绞痛，或者呈持续性疼痛伴有阵发性加剧。可有发热、恶心、呕吐、腹泻、便血及全身中毒症状。病变主要累及小肠，呈节段性，但少数病例可有全部小肠及结肠受累，以出血、坏死为特征，重症可出现败血症和中毒性休克。粪便可为鲜血、洗肉汤样、果酱样或黑便，并常混有腐烂组织及特殊的腥臭味。②实验室检测血象增高、白细胞核左移，大便潜血阳性。X 线检查可见小肠间隙增宽、肠管僵直，部分病例还可伴有机械性肠梗阻等。③本病尚未有统一的诊断标准，也无特殊的诊断方法。诊断主要依据临床表现及腹腔穿刺、超声和 X 线检查等。

大多数坏死性肠炎在早诊断、精心治疗下是可治愈的，但需手术治疗者往往疗效不佳，病死率为 10% ~40%。

【治疗原则】

一般采用非手术治疗。主要是包括禁食，胃肠减压，使用大剂量的广谱抗生素，纠正水、电解质紊乱，防治休克等。当患者出现以下情况则考虑手术治疗：①非手术治疗 48 小时肠梗阻症状未缓解，出现肠麻痹；②有明显的腹膜刺激征；③腹腔穿刺为血性与脓性液；④多次大量血便并出现出血性休克；⑤中毒性休克经综合治疗病情无好转；⑥不能排除其他需要手术治疗的急腹症。

药物治疗的主要原则为使用大剂量的广谱抗生素，纠正水、电解质紊乱，防治休克。

【推荐处方】

**一、一般性的常规治疗**

处方 1　（1）氯丙嗪注射液，25mg/次，肌内注射，1次/日。

（2）5% 葡萄糖氯化钠注射液 500ml + 庆大霉素 24 万 U,静脉滴注,1 次/日。

（3）接 5% 葡萄糖氯化钠注射液 500ml + 氨苄西林 4.0g,静脉滴注,1 次/日。

**处方 2**　（1）山莨菪碱注射液,20mg/次,静脉注射,1 次/日。

（2）5% 葡萄糖氯化钠注射液 500ml + 庆大霉素 24 万 U,静脉滴注,1 次/日。

（3）接 5% 葡萄糖氯化钠注射液 500ml + 氨苄西林 4.0g,静脉滴注,1 次/日。

**二、适用于厌氧菌感染的防治**

**处方 1**　甲硝唑,0.4g/次,口服,3 次/日,疗程为 7 天。

**处方 2**　0.4% 替硝唑注射液,100 ~ 200ml,静脉滴注,2 次/日。

**三、用于重症患者的止血和抗休克治疗**

**处方**　（1）5% 葡萄糖氯化钠注射液 500ml + 酚磺乙胺 2.0g,静脉滴注,1 次/日。

（2）5% 葡萄糖氯化钠注射液 500ml + 氢化可的松 200mg,静脉滴注,1 次/日。

（3）新鲜全血或血浆 250ml,静脉滴注,1 次/日或隔日 1 次。

**【注意事项】**

患者症状轻微和无药物过敏时,仅口服复方磺胺甲噁唑(复方新诺明)或肌内注射青霉素钠即可。若患者病情十分严重时,一定要加强监护措施,以改善中毒症状,有效控制感染,纠正水、电解质平衡失调,抢救休克为主。若患者出现肠穿孔、完全性肠梗阻、大量肠出血或坏死时,须尽早手术治疗,采取更加积极而有效的挽救生命的方案。

# 第十四节　促胃液素瘤

## 【疾病概要】

促胃液素瘤即卓-艾综合征(Zollinger-Ellision 综合征),又称胃泌素瘤,是一种少见的胰岛细胞瘤,临床以顽固性溃疡病和腹泻为特点。

临床特点:①本病可发生于任何年龄。②促胃液素瘤的好发部位依次为十二指肠、胰腺、淋巴结及其他部位,90% 的病灶位于促胃液素瘤三角区内。临床症状典型的病例,60% ~70% 的肿瘤为恶性,肿瘤较小,故有时肿瘤的准确定位较为困难。③90% 的患者有消化性溃疡的临床症状,溃疡部位常可不典型;60% 的患者有出血、穿孔或幽门梗阻等溃疡病并发症,常有外科治疗溃疡病的手术后复发史。④胃酸和胃液分泌极度增高(夜间 12 小时胃液总量 >1000ml,游离酸 >100mmol/L,基础胃酸排出量/最大胃酸排出量 >0.6)。化验血促胃液素明显增高( >正常值 250pg/ml)。钙刺激促胃液素分泌试验、试餐试验、胰泌素试验等可帮助诊断。⑤B 超、CT、MRI 和选择性血管造影等有助于肿瘤定位和发现转移灶,生长抑素受体核素显像(SRS)是目前最敏感的定位诊断方法。

本病应用一般的制酸和抗胆碱能药物只能取得暂时的疗效,很难完全治愈。肿瘤多为恶性(约 2/3),可伴有淋巴结或肝脏等转移。如肿瘤无远处转移,肿瘤切除后可达到治愈。非手术治疗的患者死亡原因约半数是溃疡病的并发症。

## 【治疗原则】

本病确诊后,首选手术治疗:①能用 $H_2$ 受体拮抗剂控制者行高选择性迷走神经切除术;②不能用 $H_2$ 受体拮抗剂控制,但能定位肿瘤者行肿瘤切除术;③不能用 $H_2$ 受体拮抗剂控制,也不能定位肿瘤者行全胃切除术;④肿瘤不能完全切除者,加高选择性迷走神经切除术,或术后长期服用 $H_2$ 受体拮抗剂。

药物治疗的主要原则是控制由于促胃液素高出现的并发症。

**【推荐处方】**

**一、适用于术前准备或无法手术治疗者的长期治疗**

**处方 1**　西咪替丁片,800mg/次,每晚口服,1 次/日。

**处方 2**　雷尼替丁片,150mg/次,每晚口服,1 次/日。

**处方 3**　奥美拉唑镁,20mg/次,每晚口服,1 次/日。

**二、适用于症状发作时的治疗**

**处方 1**　硫糖铝混合液,15ml/次,口服,3 次/日。

**处方 2**　磷酸铝凝胶,20g/次,口服,2 次/日。

**三、适用于症状较重者的治疗**

**处方**　0.9% 氯化钠注射液 100ml + 奥美拉唑钠 42.6mg,静脉滴注,2 次/日。

**【注意事项】**

本病的治疗力求肿瘤定位后手术切除,但较困难。

# 第十五节　慢性胰腺炎

**【疾病概要】**

慢性胰腺炎是由于胆道疾病或乙醇中毒等因素导致的胰腺实质发生各种不可逆的组织病理学改变(主要为大量纤维组织增生),伴有不同程度的胰腺外分泌与内分泌功能失调。

临床特点:

1. 症状上表现为:①腹痛:90% 以上的患者的主要症

状为腹痛,平时为隐痛,发作时疼痛剧烈,持续性痛,无阵发性加剧,且疼痛发作持续时间长,往往以天计算。疼痛位于上腹部剑突下或稍偏左,向腰背部放射,呈束腰带状,患者为缓解疼痛,喜蜷曲位。随发作次数增加,间歇期逐渐变短,以至于疼痛持续不止。②消瘦:晚期患者体重明显减轻。③消化不良:食欲缺乏、饱胀、暖气、脂肪泻。④血糖增高或出现糖尿病。⑤黄疸:为胰头纤维增生压迫胆总管下端所致。

2. 查体少有阳性体征,少数患者有上腹部深压痛,偶尔在患者上腹偏左可触及界限不清的包块,常为增厚的胰体或胰腺囊肿形成。

3. B 超、CT、ERCP 或 MRCP 等可帮助诊断,常可见腺形态不规则、体积大或缩小,时常可见局部结节、囊肿、结石和胰管扩张、胰管狭窄、胰腺结石和胆道病变等。

4. 化验血尿淀粉酶、血脂肪酶以及血糖可有异常。

治疗要点:

1. 一般处理　①戒酒;②低蛋白、低脂肪、高纤维素饮食;③发作时禁食。

2. 药物治疗　如补充胰酶、镇静止痛、营养支持等。

3. 手术治疗　①原则:纠正原发病,解除胰管梗阻,解除或缓解疼痛;②适应证:经非手术治疗不能解除的难以忍受的顽固性疼痛,并发胆总管梗阻者,并发直径 >5cm 的胰腺囊肿,并发十二指肠梗阻者,并发脾静脉栓塞或胃底静脉曲张者和无法排除胰腺癌者;③手术方式:胰管切开取石、胰腺部分切除、胰管-空肠 Roux-Y 吻合、保留十二指肠的胰头切除、腰交感神经切除、胰周神经切除等。

预后:积极治疗者可缓解症状,但不易根治。晚期多死于并发症,极少数可演变为胰腺癌。

## 【治疗原则】

病因治疗,控制症状,治疗并发症。

## 【推荐处方】

**一、适用于一般患者的治疗**

**处方**  (1)山莨菪碱,10mg/次,口服,3 次/日。

(2)多酶片(每片含胰蛋白酶 160U、胰淀粉酶 1900U、胰脂肪酶 200U),8 片/次,口服,3 次/日。

**二、适用于上腹痛明显者的治疗**

**处方**  (1)复合酶片,8 片/次,口服,3 次/日。

(2)吲哚美辛肠溶片,25mg/次,口服,3 次/日;或布洛芬缓释片,0.3g/次,口服,2 次/日。

**三、适用于上腹痛较严重者的治疗**

**处方**  (1)多酶片,8 片/次,口服,3 次/日。

(2)布桂嗪,30mg/次,口服,2 次/日;或曲马多缓释片,50 ~ 100mg/次,口服,2 次/日。

**四、适用于合并糖尿病者的治疗**

**处方 1**  格列齐特,80mg/次,口服,2 次/日。

**处方 2**  胰岛素注射液,8U/次,餐前 15 分钟皮下注射,3 次/日。

## 【注意事项】

1. 药物的毒副作用比较  吲哚美辛肠溶片的副作用:①胃肠道:出现消化不良、胃痛、胃烧灼感、恶心、反酸等症状,出现溃疡、胃出血及胃穿孔;②神经系统:出现头痛、头晕、焦虑及失眠等,严重者可有精神行为障碍或抽搐等;③肾:出现血尿、水肿、肾功能不全,在老年人中多见;④各型皮疹,最严重的为大疱性多形红斑(Stevens-Johnson 综合征);⑤造血系统受抑制而出现再生障碍性贫血、白细胞减少或血小板减少等;⑥过敏反应、哮喘、血管性水肿及休克等。

2. 慢性胰腺炎病程迁延,胰腺功能损害无法恢复,应教育患者树立战胜疾病的信心,积极治疗,生活上必须禁酒,避免过食、饱餐,以免进一步损伤胰腺功能。

3. 急性发作时应按急性胰腺炎做进一步处理,无急性发作也应嘱患者定期到医院检查。

4. 掌握手术指征,必要时行外科手术治疗。

# 第十六节　胆囊炎胆石症

## 【疾病概要】

胆石症包括发生在胆囊和胆管的结石,其胆囊结石直接损伤受压部位的黏膜引起初期炎症反应,后因胆汁淤滞继发细菌感染。

急性发作主要是上腹部疼痛,开始时上腹胀痛不适,逐渐发展至呈阵发性绞痛;夜间发作常见,饱餐、进食肥腻食物诱发发作;疼痛放射右肩、肩胛和背部,伴恶心、呕吐、畏食、便秘等;如出现畏寒、发热、黄疸,表明病情严重,如胆囊坏疽、穿孔或胆囊积脓。

治疗要点:①非手术治疗:禁食,输液,营养支持,补充维生素,纠正水、电解质及酸碱代谢失衡,并予以抗炎、解痉止痛、消炎利胆;②手术治疗。

大多数患者经综合治疗,预后好;10%～20%的患者可出现轻度黄疸,10%～15%可合并胆总管结石。

## 【治疗原则】

控制症状,纠正水、电解质失衡。

## 【推荐处方】

**处方 1**　金钱草柴胡汤:金钱草 30g,柴胡、枳实、白芍、郁金、乌贼骨、浙贝母各 9g,炙甘草 3g。1 剂/日,水煎服,并可随证加减。主治慢性胆囊炎、胆石症。证见上腹部间歇作痛,右胁疼痛尤剧,或呕吐苦水,或嗳气、泛酸、恶心,舌苔薄白,脉弦。

**处方2** 柴胡百合汤:柴胡、百合、郁金、丹金各15g,川楝子、黄芩各10g,金钱草30g,乌药13g。1剂/日,水煎服。具有疏肝、清胃、活血之功效。主治慢性胆囊炎,适用于肝郁气滞、中焦湿热之患者。若胸背痛甚者,加瓜蒌壳、薤白各15g;嗳气频者,加陈皮、广木香各10g;泛酸者,加乌贼骨10g;若有黄疸者,加茵陈20g。

**处方3** 利湿消肿汤:茵陈、金银花各60g,蒲公英、连翘各40g,赤芍30g,柴胡、鸡内金、黄芩、大黄、姜半夏、生甘草各10g,猪胆汁2ml。1剂/日,水煎服。具有清热解毒、利湿消肿之功效,主治急性胆囊炎。

**处方4** 金钱草赤芍汤:金钱草、赤芍、薏苡仁、茵陈各15g,大黄、白术、川楝子各12g,柴胡、蒲黄、五灵脂、黄芩、枳壳、鸡内金、青皮各9g,木香(后下)、元明粉(另冲)、胆草各6g。1剂/日,2次/日。具有疏肝气、去湿热之功效,主治急性胆囊炎。证见右上腹持续疼痛,阵发性加重,并向右肩放射,伴口苦咽干、纳呆,或有不同程度的畏寒、发热、恶心、呕吐,或见黄疸。

**【注意事项】**

1. 药物的毒副作用比较 中药一般不会有副作用。采用以清热利湿、行气止痛、利胆排石的中草药为主的中西医结合治疗,但是在用药的同时应该积极监测肝功能。当肝功能受损时,应停用中药。

2. 其他注意事项 药物治疗只是能作为治疗胆结石的一个辅助治疗,至于治疗胆结石的最佳方法,还是要根据自己的病情以及自身情况而定。应准确把握急诊手术的适应证,急性结石性胆囊炎最终需采用手术治疗。

## 第十七节　胆道蛔虫病

【疾病概要】

胆道蛔虫病是蛔虫从小肠逆行进入胆道,引起胆管和奥迪括约肌痉挛,以患者突然发作的上腹部疼痛为主要临床特征。蛔虫进入胆道后,多数停留在胆总管,因胆囊管与胆总管之间角度较大,蛔虫很少进入胆囊,但可钻入左、右肝胆管之中。

临床特点:①以儿童和青年人多见。主要症状是腹痛,可以突然发生剧烈的上腹部疼痛,呈阵发性,持续一定时间后可自行缓解,间隙期可以完全不痛。常可伴恶心、呕吐,常见有吐出蛔虫者。当合并胆道感染时,出现胆管炎症状,严重者表现为重症型胆管炎。因蛔虫所致的胆道梗阻多不完全,故黄疸少见或较轻。单纯性胆道蛔虫病一般仅剑突下或稍右方有轻度深压痛,若并发胆道感染、胰腺炎、肝脓肿时,则会出现相应的体征。②实验室检测白细胞计数多正常或轻度升高,嗜酸性粒细胞计数多有增加。大便中查到蛔虫卵。B超示胆管内有平行强光带,偶可见蛔虫在胆管内蠕动。内镜逆行胰胆管造影偶可见胆总管开口处有蛔虫。③本病一般诊断不难。剧烈的腹痛与腹部体征轻微的不对称是本病的特点和诊断要点,结合B超和ERCP检查可明确诊断。

治疗要点:以非手术疗法为主,中西医结合,解痉止痛,消炎利胆,抗感染。排蛔,并驱除肠道蛔虫为主要目标。也可在内镜直视下驱蛔虫。

胆道蛔虫病经中西医结合治疗,大多能治愈,预防本病必须先要预防肠道蛔虫病。要全社会动员做好管水、管粪等卫生防治工作,积极宣传,每个人要养成良好的卫生习惯,不吃不洁之生菜果,防止病从口入。有肠道蛔虫症时,给予定期驱蛔治疗,如得了胆道蛔虫病,应遵医嘱彻底治疗,以免虫卵、虫体残骸在胆道内滞留导致胆结石。

## 【治疗原则】

解痉止痛,消炎利胆,抗感染。

## 【推荐处方】

### 一、适用于紧急情况下的对症处理

**处方** (1)33% 硫酸镁合剂,10ml/次,口服,3 次/日。

(2)阿托品注射液,0.5mg/次,肌内注射;或山莨菪碱注射液,0.1mg/次,肌内注射,立即。

(3)曲马多注射液,0.1g/次,肌内注射,立即;或哌替啶注射液,50mg/次,肌内注射,立即。

(4)5% 葡萄糖氯化钠注射液 500ml + 维生素 C 注射液 2.0g,静脉滴注,1 次/日。

(5)5% 葡萄糖氯化钠注射液 500ml + 维生素 $B_6$ 注射液 0.2g + 维生素 $K_1$ 30mg,静脉滴注,1 次/日。

(6)10% 葡萄糖注射液 1000ml + 10% 氯化钾合剂 20ml,静脉滴注,1 次/日。

### 二、适用于抗感染或驱除蛔虫的治疗

**处方** (1)注射用水 20ml + 氨苄西林 2.0g,静脉注射,2~3 次/日。

(2)0.2% 甲硝唑注射液,250ml,静脉滴注,1 次/日。

(3)哌嗪,3.0g/次,睡前口服,连服 2 天;或阿苯达唑,0.4g/次,口服,1 次/日。

## 【注意事项】

1. 药物的毒副作用比较　服用阿苯达唑:①少数患者有轻度头痛、头昏、恶心、呕吐、腹泻、口干、乏力等不良反应,无需处理可自行消失;②急性病、蛋白尿、化脓性或弥漫性皮炎、癫痫等患者以及孕妇、哺乳期妇女不宜应用;③有严重的肝、肾、心功能不全及活动性溃疡病者慎用;④少数患者服药后可能在 3~10 日始出现驱虫效果;⑤部分患者

会出现不同程度的头晕、头痛、发热、荨麻疹等反应。

2. 当重症不易缓解或易出现重大并发症时,应及时采取手术治疗。

3. 如果需要进行驱除蛔虫治疗时,最好选择在急性临床症状缓解后进行,也可将患者置于 X 线监视下采用内镜胆道取虫。

4. 本病适合于采用针刺上脘、鸠尾、太冲、足三里、肝俞、内关穴治疗,若能结合穴位针刺治疗,将更有助于患者腹痛症状的缓解。

# 第十八节　蛔虫性肠梗阻

## 【疾病概要】

蛔虫性肠梗阻是因蛔虫聚结成团引起肠管机械性的堵塞所致,是一种单纯性机械性肠梗阻。以 2 ~ 10 岁的蛔虫病患儿更为常见,驱虫不当常是导致梗阻形成的诱因。

临床特点:①最多见于儿童,农村发病率较高,可有便蛔虫或吐蛔虫的病史。临床表现为脐周阵发性腹痛和呕吐,一般无发热,腹胀不显著,梗阻多为不完全性,也无腹肌紧张,腹部常可扪及变形、变位的条索状团块,肠鸣音可亢进或正常。少数患者可因过大蛔虫团引起肠壁坏死穿孔,大量蛔虫进入腹腔引起腹膜炎。②实验室检测白细胞计数多正常。腹部 X 线平片上可见小肠充气或有液平面,有时可看到肠腔内成团的虫体阴影。③诊断一般不难,但应注意与肠套叠相鉴别。

初次发生单纯性蛔虫阻塞但不伴严重的并发症时,可采取非手术治疗,如禁食、解痉止痛、驱虫、维持水和电解质平衡等。患者一旦合并发热、肠扭转或其他较为明显的腹膜刺激征时,须及时考虑手术治疗。

经过积极的早期治疗,本病预后良好,但应采取综合措施,包括控制传染源、进行普查普治。感染率超过 70% 的地区可集体治疗,降低土地的虫卵密度以减少传播机会,加强粪便管理,改变个人卫生习惯,饭前便后洗手,不吃生菜或未洗净的甘薯、胡萝卜等。学校、幼儿园可以定期服用驱虫药,以预防感染,家庭亦可以每隔 1 个季度给儿童服 1 次驱虫药以预防之。

## 【治疗原则】

解痉止痛、驱虫、维持水和电解质平衡。

## 【推荐处方】

**一、适用于解痉和消炎的治疗**

**处方** (1)山莨菪碱注射液,10mg/次,肌内注射,3 次/日。

(2)庆大霉素 16 万 U + 维生素 C 2.0g + 10% 氯化钾合剂 10ml,静脉注射,2 次/日;或 5% 葡萄糖氯化钠注射液 500ml + 0.2% 甲硝唑 250ml,静脉滴注,1 次/日。

(3)10% 葡萄糖注射液 1000ml + 维生素 $B_6$ 0.2g + 10% 氯化钾合剂 20ml,静脉滴注,2 次/日。

**二、适用于及时的驱虫治疗**

**处方** 哌嗪,3.0g/次,睡前口服,1 次/日,疗程为 2 天;或阿苯达唑,0.4g/次,口服,1 次/日。

## 【注意事项】

1. 药物的毒副作用比较　服用阿苯达唑:①少数患者有轻度头痛、头昏、恶心、呕吐、腹泻、口干、乏力等不良反应,无需处理可自行消失;②急性病、蛋白尿、化脓性或弥漫性皮炎、癫痫等患者以及孕妇、哺乳期妇女不宜应用;③有严重的肝、肾、心功能不全及活动性溃疡病者慎用;④少数患者服药后可能在 3 ~ 10 日始出现驱虫效果;⑤部分患者会出现不同程度的头晕、头痛、发热、荨麻疹等反应。

2. 此病可选择结合胃肠减压后胃管注氧驱虫治疗,即通过胃管缓慢注入氧气,成年人每次注入 500 ~ 800ml,儿童每 1 周岁每次注入 100ml,最大注气量为 2000ml;待注入氧气 1 小时后,再经由胃管注入液化石蜡或豆油 100 ~ 200ml,旨在产生驱虫、排虫作用,同时解除由"蛔虫团"产生的梗阻。

3. 注意口服哌嗪的剂量每日不可超过 4.0g,而总量超过 6.0g 时容易发生共济失调和震颤等。

4. 另外对 12 岁以下的儿童,应将阿苯达唑的剂量减半口服,谨防患儿用药过量而中毒。

# 第十九节 腹股沟疝

## 【疾病概要】

腹股沟疝是指腹腔内脏器通过腹股沟区的缺损向体表突出所形成的疝,俗称"疝气"。根据疝环与腹壁下动脉的关系,腹股沟疝分为腹股沟斜疝和腹股沟直疝两种。

腹股沟疝发生于男性者占多数,男女发病率之比为 15∶1,右侧比左侧多见。老年患者中直疝的发生率有所上升,但仍以斜疝为多见。临床表现可因疝囊大小或有无并发症而异。基本表现是腹股沟区出现一可复性肿块,开始肿块较小,仅在患者站立、劳动、行走、跑步、剧咳或患儿啼哭时出现,平卧或用手压时肿块可自行回纳,消失不见。患者述有轻度坠胀感,其疝内容物如为肠袢,则肿块柔软、表面光滑、叩之呈鼓音、回纳时常先有阻力;一旦开始回纳,肿块即较快消失,并常在肠袢进入腹腔时发出咕噜声。内容物如为大网膜,则肿块坚韧无弹性、叩之呈浊音、回纳缓慢。当疝块较大或不能还纳时容易发生嵌顿现象,极容易发生急性肠梗阻,此时疝块张力增高、质地变硬、触痛明显,嵌顿时间较长可以产生肠绞窄,表现为发热、心率增快,甚至出现中毒性休克的症状等。实验室检测一般并无异常,但当出现肠绞窄时可有白细胞计数升高。彩超检查可见可复性疝疝囊壁较薄呈线状,囊颈较宽或加大腹压后增宽,平卧位加压探头,向腹腔侧推压肿物,疝内容物可还纳;若疝内容物为肠管,则肠管大小正常,肠壁层次清晰,厚度正常。嵌顿性疝疝囊较厚,多 >3mm,囊颈窄,囊内回声杂乱,疝内容物大部分不可还纳。并可根据其与精索及腹壁下动、静脉的关系,准确分出斜疝和直疝,据其血供情况判断是否嵌顿或绞窄。根据可靠的病史、典型的症状及外科查体,本病的诊断一般不难,但要确定是腹股沟斜疝还是直疝,有时并不容易。

婴幼儿腹肌可随躯体生长逐渐强壮,疝有自行消失的可能,半岁以下的婴幼儿可保守治疗,包括疝带、疝托、中医、中药等。成人腹股沟疝是不可自愈的,手术是治疗成人腹股沟疝的唯一的可靠方法。手术的基本原则是关闭疝门,加强或修补腹股沟管壁。手术方法主要有单纯疝囊高位结扎术和疝修补术。

以传统的 Bassini 疝修补术为代表的传统手术方式将联合腱膜与腹股沟韧带用丝线强行缝合闭合内环,加强腹股沟管后壁,忽视了对腹横筋膜的修补,破坏了原有组织的生理解剖结构;而且由于缝合时张力较大,增加了患者的术后疼痛和牵扯感,造成了患者术后较长时间内不能正常行走;同时术后复发率较高。但腹股沟疝无张力,修补术简单,复发率低,并发症少。

## 【治疗原则】

中药提补中气。

## 【推荐处方】

### 一、适用于发生嵌顿或绞窄的支持治疗

处方 (1)山莨菪碱注射液,10mg/次,肌内注射,2次/日。

（2）5% 葡萄糖氯化钠注射液 500ml + 庆大霉素 16 万 U + 维生素 C 2.0g + 10% 氯化钾合剂 10ml，静脉注射，2 次/日。

（3）接，10% 葡萄糖注射液 500ml + 维生素 $B_6$ 0.2g + 10% 氯化钾合剂 100ml，静脉滴注，1～2 次/日。

**二、适用于儿童疝块能还纳者的治疗**

**处方**　配合疝带治疗，以软垫压迫疝环，阻止疝内容物外突。

【注意事项】

1. 此病以手术根治为主，对已发生嵌顿和绞窄的患者需紧急手术。

2. 婴幼儿患者行单纯疝囊高位结扎术常能获得满意疗效，无需施行修补术；绞窄性斜疝因肠坏死而局部有严重干扰，通常也采取单纯疝囊高位结扎避免施行修补术，因感染常使修补失败，其腹壁缺损应在以后另做择期手术加强之；但单纯疝囊高位结扎不足以预防成人腹股沟疝的复发，常用的手术方法有传统的疝修补术、无张力修补术和腹腔镜疝修补术。

# 第二十节　内 外 痔

【疾病概要】

内痔是肛垫的支持结构、静脉丛及动静脉吻合支发生病理性改变或移位。外痔是齿状线远侧皮下静脉丛的病理性扩张或血栓形成。内痔通过丰富的静脉丛吻合支和相应的外痔相互融合为混合痔。

内痔临床表现为出血和脱出、无痛性间歇性便后出鲜血；外痔临床表现为肛门不适、潮湿不洁，有时有瘙痒，如发生血栓形成及皮下血肿有剧痛；混合痔临床表现为呈环状脱出肛门外，脱出的痔块在肛周呈梅花状，脱出痔块若被痉挛的括约肌嵌顿，可致水肿、淤血及坏死。

内外痔为肛管良性病变,其预后良好。

## 【治疗原则】

无症状的痔无需治疗;有症状的痔重在减轻或消除症状,而非根治;以保守治疗为主。

药物治疗的主要原则为保持大便通畅、缓解疼痛等并发症。

## 【推荐处方】

### 一、外痔

**处方 1**    地骨皮、地榆、槐花各 60g,升麻 9g,桃仁 12g,野菊花、败酱草、五倍子各 30g。用法:将上药水煎后去除药渣,趁热熏洗肛门数十分钟,2 ~ 3 次/日,可连续使用 1 周。

**处方 2**    硫黄 94g,红枣 12 枚。用法:将硫黄放入砂锅中,加热熔化,放入红枣。待硫黄化尽、红枣成炭时,取下研为细末,分为 12 份,每晨前服 1 份,开水冲下。1 ~ 2 年的患者服 1 剂,3 ~ 5 年的患者服 2 剂,6 年以上的患者服 3 ~ 4 剂。

### 二、内痔

**处方 1**    党参 30g,茯苓 12g,黄芪 15g,白术、当归、白及、槐花炭各 9g,黄芩炭、阿胶(烊化冲服)各 6g,三七末 3g(冲服)。水煎服,1 剂/日。

**处方 2**    生地黄 15g,赤芍、枳壳、黄芩、黄连、荆芥、牡丹皮各 9g,槐花、地榆各 12g,甘草、防风各 6g。水煎服,1 剂/日。

## 【注意事项】

1. 长期吃中药有副作用,不但对胃有影响,更主要的是对肝、肾的损坏,因为大部分的药物代谢都是通过这两个主要的脏器进行的。胃的吸收功能会影响药物的吸收,而肝、肾的代谢功能直接影响疗效甚至危及生命。在服用重要期间注意自己的身体情况,及时进行全方位的调理。

2. 经相关药物治疗,内外痔其症状可治愈,但应改变不良的大便习惯,保持大便通畅,防止便秘和腹泻;防止其复发。

# 第二十一节　肛　裂

## 【疾病概要】

肛裂为齿状线以下肛管皮肤破裂形成棱形裂口或溃疡,是一种常见的肛管疾病,好发于青壮年,儿童也可发生,老年人较少。

肛裂常发生于肛门后、前正中,以肛门后部居多,在两侧的较少。初起仅在肛管皮肤上有一小裂口,有时可裂到皮下组织或直至括约肌浅层。裂口呈线形或棱形,如将肛门张开,即见溃疡面,呈圆形或椭圆形,新发生的肛裂边缘整齐、软、溃疡底浅,无瘢痕组织,色红、易出血。慢性肛裂深而硬,灰白色,不易出血,裂口下方为"前哨痔"。肛裂的典型症状是疼痛、便秘、出血。排便时干硬粪便直接挤擦溃疡面和撑开裂口,造成剧烈疼痛,粪便排出后疼痛短暂缓解,经数分钟后由于括约肌反射性痉挛,引起较长时间的强烈疼痛,有的需用止痛剂方可缓解。因此肛裂患者恐惧排便,使便秘更加重,形成恶性循环。创面裂开可有少量出血,在粪便表面或便后滴血。

早期及时治疗可痊愈,常反复发作,难以愈合。

## 【治疗原则】

保持大便通畅、局部清洁热浴,必要时手术治疗。
药物治疗的主要原则为缓解肛裂的疼痛症状。

## 【推荐处方】

**一、适用于一般情况**

**处方**　高锰酸钾液1∶5000,便后坐浴,3次/日。

**二、适用于缓解疼痛**

**处方1**　局部涂丁卡因胶浆。

**处方2**　利多卡因注射液,5ml/次,肛门后方(裂下)注射。

**处方3**　硝苯地平,10mg/次,口服,3次/日。

## 【注意事项】

1. 高锰酸钾是强氧化剂、外用杀菌剂,使用的浓度只能是1∶5000的,并且育龄妇女肛裂时不能长期坐浴使用,容易导致真菌性阴道炎。

2. 肛裂药物治疗时禁用吗啡类,以防止便秘。

# 第二十二节　肛　瘘

## 【疾病概要】

肛瘘又称"肛门直肠瘘",是指肛门周围的肉芽肿性管道,大部分肛瘘由肛门直肠脓肿破溃或切开排脓后形成,是常见的直肠肛管疾病。由内口、瘘管、外口三部分组成,内口大多位于齿线附近,多为一个;外口位于肛门周围皮肤上,可为一个或多个;按瘘管的位置高低可分为低位肛瘘和高位肛瘘。

任何年龄均可发病,多见于青壮年男性,大部分该病由肛管直肠周围脓肿引起。临床表现为肛门部潮湿、瘙痒,有时形成湿疹,瘘外口流出少量脓性、血性、黏液性分泌物为主要症状;较大的高位肛瘘因瘘管位于括约肌外,不受括约肌控制,常有粪便及气体排出;当外口愈合,瘘管中有脓肿形成时,可感到明显疼痛,同时伴有发热、寒战、乏力等全身感染的症状,当脓肿穿破或切开引流后,症状缓解。上述症状的反复发作就是肛瘘的临床特点。肛周检查时在肛周皮肤上可见到单个或多个外口,挤压时有脓液或脓血性分泌物排出;内口处有轻度压痛,有时可扪及硬结样内口及索样瘘管。实验室检测白细胞计数可升高或正常,经外口注入30%~40%碘油并经 X 线检查,即能证实瘘管的走行与姿态。根据患者的病史、体征及肛周检查,本病容易诊断,关键是确定内口位置。

肛瘘不能自愈,只有手术治疗才能根治。肛瘘的手术是以瘘管全部切开、清除肛瘘原发病灶及其周围的瘢痕组织为原则,而且应根据肛瘘的走向、空腔的大小、内外口的位置、分支管道的重叠及途径、部位以及内口与直肠的关系来选择手术方法。单纯性低位肛瘘可采取肛瘘切除术或切除缝合术;复杂性低位肛瘘可采取肛瘘切除部分缝合术;高位肛瘘内口位于直肠环上 1/3 的则需行切开挂线术,无内口的可考虑切开旷置术;高位复杂性肛瘘则可采用切开挂线、缝合、对口引流等多种方法同时使用,以保证肛门功能不被破坏。

目前理论上没有不能治愈的肛瘘,但肛瘘术后复发依然是一个令人困扰的问题,肛瘘术后的治愈时间的长短与瘘管的大小、病情的复杂程度、患者的体质情况及手术方法有密切关系。

## 【治疗原则】

预防感染,促进伤口愈合。

## 【推荐处方】

### 一、适用于局部的冲洗治疗

**处方** 1:5000 温高锰酸钾溶液,坐浴治疗,3 次/日。

### 二、适用于急性期的抗感染治疗

**处方** (1)氨苄西林钠胶囊,0.5g/次,口服,3 次/日;或头孢拉唑胶囊,0.5g/次,口服,3 次/日。

（2）甲硝唑片，0.4g/次，口服，3 次/日。

## 【注意事项】

1. 高锰酸钾是强氧化剂、外用杀菌剂，使用的浓度只能是 1∶5000 的，并且育龄妇女肛裂时不能长期坐浴使用，容易导致真菌性阴道炎。且抗生素可以治疗各种病原菌引起的感染性疾病，但也可引起各种不良反应。如过敏反应，肝损害，肾损害，白细胞、红细胞、血小板减少，甚至再生障碍性贫血、溶血性贫血。还会导致恶心、呕吐、腹胀、腹泻和便秘等消化道反应，以及神经系统损害。

2. 肛瘘与肛裂不同，只靠非手术治疗并不能自行愈合，几乎所有的病例都必须采用外科手术治疗。基本的手术治疗是准确找到内口，把瘘管全程切开，必要时还应同时切除瘘管周围的其他瘢痕组织，以便伤口自基底向上逐渐愈合；其次是依据瘘管深浅和曲直的状况，选用挂线疗法或者切除术治疗，行瘘管切除的同时最大限度地保护肛门功能。与此同时，还应兼治有可能导致本病不能愈合的全身性疾病如糖尿病、肺结核等。

# 第十二章
# 男科常见疾病

## 第一节　前列腺炎

### 【疾病概要】

前列腺炎是指前列腺特异性和非特异性感染所致的急、慢性炎症,从而引起全身或局部症状,可分为四型:Ⅰ型急性细菌性前列腺炎、Ⅱ型慢性细菌性前列腺炎、Ⅲ型慢性非细菌性前列腺炎和Ⅳ型慢性骨盆疼痛综合征。此病以青壮年男性多见,急性前列腺炎可有畏寒、发热、乏力等全身症状;局部症状是会阴或耻骨上区域有重压感,久坐或排便时加重,且向腰部、下腹、背部及大腿等处放射,若有小脓肿形成,疼痛加剧而不能排便;排尿时有烧灼感、尿急、尿频,可伴有排尿终末血尿或尿道脓性分泌物;可以合并有会阴胀痛、便意和排便感,大便时尿道口可流出白色分泌物。

### 【治疗原则】

1. 急性前列腺炎患者需多休息,多饮水,清淡饮食,避免刺激性食物,使用敏感广谱抗生素。

2. 慢性前列腺炎患者疗程需更长,治愈率低,必要时可加用止痛药物及 $\alpha_1$ 受体阻断药。

### 【推荐处方】

**一、适用于Ⅰ和Ⅱ型前列腺炎的治疗**

**处方 1**　米诺环素,100mg/次,口服,2 次/日。

**处方 2**　罗红霉素,1500mg/次,口服,2 次/日。

**处方 3**　氧氟沙星,200mg/次,口服,3 次/日。

**处方 4**　阿奇霉素,250mg/次,口服,1 次/日。

**处方 5**　头孢呋辛酯,250mg/次,口服,2 次/日。

**处方 6**　环丙沙星注射液,200mg/次,静脉滴注,2 次/日。

**处方 7**　5% 葡萄糖注射液 250ml + 多西环素 100mg,静脉滴注,2 次/日。

**二、适用于Ⅲ和Ⅳ型前列腺炎的治疗**

**处方 1**　米诺环素,100mg/次,口服,2 次/日。

**处方 2**　罗红霉素,150mg/次,口服,2 次/日。

**处方 3**　氧氟沙星,200mg/次,口服,3 次/日。

**处方 4**　阿奇霉素,250mg/次,口服,1 次/日。

**处方 5**　溴丙胺太林,15mg/次,口服,3 次/日。

**处方 6**　吲哚美辛,25mg/次,口服,3 次/日。

**处方 7**　盐酸黄酮哌酯,200mg/次,口服,3 次/日。

**处方 8**　坦洛新缓释胶囊,0.2mg/次,睡前口服,1 次/日。

**【注意事项】**

1. 药物选择的基本原则　药物选择应根据尿培养 + 药敏试验结果。前列腺炎常见为大肠埃希菌、葡萄球菌、支原体、衣原体感染。可选择喹诺酮类药物治疗,如氧氟沙星、诺氟沙星、环丙沙星等,可抑制细菌 DNA 和 RNA 合成,具有抗菌谱较广的特点。还可以选择大环内酯类药物,对大多数细菌性前列腺炎有效。

2. 药物的毒副作用比较

(1)喹诺酮类药物:①胃肠道反应:恶心、呕吐、不适、疼痛等;②中枢反应:头痛、头晕、睡眠不良等,并可致精神症状;③可诱发癫痫,有癫痫病史者慎用;④可影响软骨发育,孕妇、未成年的儿童应慎用;⑤产生结晶尿,尤其在碱性尿中更易发生;⑥大剂量或长期应用本类药物可致肝损害。

（2）大环内酯类药物：①胃肠道反应；②过敏性皮疹；③肝脏损害。

3. 其他注意事项 ①避免会阴部摩擦。②不可憋尿，要勤排尿。③要养成多喝开水的习惯。④饮食宜清淡，多食富含水分的新鲜蔬菜、瓜果等，禁食葱、韭菜、蒜、胡椒、生姜等辛辣刺激性食物，减少对尿路的刺激；戒烟、禁酒；忌食温性食物，如羊肉、狗肉、兔肉及肥甘油腻之品。⑤加强体育锻炼，增强体质。

# 第二节　前列腺增生症

## 【疾病概要】

前列腺增生症（BPH）为组织学的定义，是一种前列腺体积逐渐增大并压迫前列腺尿道部，造成膀胱出口梗阻而出现排尿困难的疾病。临床以老年男性常见，主要表现为下尿路刺激症状，尿频尿急、排尿无力、尿流滴沥，需用力排尿和夜尿增多。此病需与前列腺癌相鉴别，可查前列腺特异性抗原。

## 【治疗原则】

此病确诊以后：①轻度以上以及中度下尿路症状同时生活质量尚未受到明显影响的患者可以采用观察等待，定时随访；②下尿路刺激症状严重患者可选择药物治疗，如 α 受体阻断药和 $5\alpha$-还原酶抑制剂，可以联合使用；③药物治疗 1 年后下尿路症状无明显改善及明显影响生活质量的患者可考虑外科手术治疗。

## 【推荐处方】

**处方 1**　坦洛新缓释胶囊，0.2mg/次，睡前口服，1次/日。

**处方 2**　非那雄胺，5mg/次，口服，1 次/日。

**处方 3**　普适泰，1 片/次，口服，2 次/日。

**处方4**　特拉唑嗪,2mg/次,睡前口服,1次/日。

**处方5**　多沙唑嗪,4mg/次,睡前口服,1次/日。

## 【注意事项】

1. **药物选择的基本原则**　一般来说,对于病情不重或高龄不能耐受手术者,药物治疗仍是首先选用的方法。目前,临床治疗良性前列腺增生的药物主要有以下两类:α肾上腺素能受体阻断药和5α-还原酶抑制剂。

2. **药物的毒副作用比较**

(1)α肾上腺素能受体阻断药:①神经精神系统:偶见头晕、蹒跚感等;②循环系统:偶见血压下降、心率加快等;③过敏反应:偶尔可出现皮疹,出现这种症状时应停止服药;④消化系统:偶见恶心、呕吐、胃部不适、腹痛、食欲缺乏等;⑤肝功能:偶见 ALT、AST、LDH 升高,停药后可恢复正常。

(2)5α-还原酶抑制剂:①少数患者可出现性功能障碍,包括勃起功能障碍、性欲减低、射精量减小;②乳房增大和压痛;③过敏反应,包括口唇肿胀和皮疹。

3. **其他注意事项**　①防止性生活过度或性交中断不射精,以免引起前列腺充血;②如果合并有慢性前列腺炎、尿道炎、膀胱炎,应注意联合治疗;③注意足够营养,适量饮水,重视劳逸结合,避免久坐和过度疲劳,勿憋尿,并随时保持一份好心情;④注意下半身保暖,避免受寒、受湿;⑤经常进行一些力所能及的户外活动与体育锻炼,可促进新陈代谢与血液循环,有利于健全脏器功能;⑥平时生活中要戒烟、忌酒,尤其不能长期饮酒与酗酒,辛、辣、酸等刺激性较强的食物也要少吃。

# 第三节　睾丸炎

## 【疾病概要】

睾丸炎是男科常见疾病,常为血源性感染或经淋巴途径感染,也可与多种急性传染病伴发,如流行性腮腺炎时常伴发睾丸炎;有尿路感染时,细菌沿输精管逆行感染引起。因此,临床上主要分为急性化脓性睾丸炎和病毒性睾丸炎两种,其中以急性化脓性睾丸炎最为多见,它的特点是:①急性发作时出现一侧或双侧睾丸肿大,明显压痛。阴囊红肿,无尿路症状。患者体温有时可高达 39~40℃。急性睾丸炎发作时与附睾界限不清,有时继发急性睾丸鞘膜积液。②实验室检查血白细胞增高,小便常规正常或偶有蛋白,或镜下血尿。

## 【治疗原则】

此病确诊以后,需根据临床经验和(或)药敏试验结果足量、足疗程使用抗生素,以免出现再燃或复发。另需注意加强对症支持治疗,卧床休息,将阴囊托起等。

## 【推荐处方】

### 一、适用于感染性炎症的治疗

**处方 1**  0.9% 氯化钠注射液 100ml + 青霉素钠 240 万 U,静脉滴注,2 次/日。

**处方 2**  乳酸环丙沙星注射液,200mg/次,静脉滴注,2 次/日,疗程为 7 天。

**处方 3**  0.9% 氯化钠注射液 100ml + 头孢曲松 2g,静脉滴注,2 次/日。

**处方 4**  氧氟沙星,200mg/次,口服,3 次/日。

**处方 5**  阿奇霉素,500mg/次,口服,1 次/日。

### 二、适用于病毒感染的治疗

**处方 1**  利巴韦林,200mg/次,口服,3 次/日。

**处方 2**  吗啉胍,200mg/次,口服,3 次/日。

**处方 3**  10% 葡萄糖注射液 500ml + 利巴韦林 200~500mg,静脉滴注,1~2 次/日。

## 【注意事项】

1. 药物选择的基本原则  ①如果发生淋球菌或衣原体感染,首先选用氧氟沙星、盐酸四环素或红霉素治疗更佳;②有附睾疼痛明显患者,也可适当加服吲哚美辛;③有附睾结核患者的药物选择应采取正规抗结核药物治疗。

**2. 药物的毒副作用比较**

(1)喹诺酮类药物:①胃肠道反应:恶心、呕吐、不适、疼痛等;②中枢反应:头痛、头晕、睡眠不良等,并可致精神症状;③可诱发癫痫,有癫痫病史者慎用;④可影响软骨发育,孕妇、未成年的儿童应慎用;⑤产生结晶尿,尤其在碱性尿中更易发生;⑥大剂量或长期应用本类药物可致肝损害。

(2)头孢菌素类药物:①有胃肠道功能紊乱,如恶心、呕吐、腹泻以及皮疹、荨麻疹等;②长期应用可致菌群失调、二重感染和维生素缺乏;③和青霉素有部分交叉过敏性,对青霉素过敏者或有过敏体质的人慎用;④食物可延迟本品吸收,不影响吸收总量,但不宜空腹服用,空腹服用会导致腹泻,并对肠胃功能不好的患者造成损害。

(3)抗结核药物:对肝、肾功能影响较大,异烟肼还可引起周围神经炎。

**3. 其他注意事项** ①避免食用辛辣刺激性食物及饮酒;②注意避免受凉、房事过度;③保持大小便通畅;④避免长时间久坐;⑤宜温水坐浴,2 次/日,水温控制在 42 ~ 50℃,每次 20 ~ 30 分钟;⑥生活要规律,保持心情舒畅,勿过度劳累,应适当参加体育活动如气功、太极拳等增强体质,防止感冒;⑦加强健康教育,普及性传播疾病的防治知识,避免非婚性行为,提倡安全的性行为,正确使用安全套,防止发生与性传播病原体有关的尿道炎;⑧对有菌尿的男性,应积极寻找原发感染部位,如慢性细菌性前列腺炎、精囊炎等,及早治疗,避免引起急性附睾炎。

# 第四节　附睾炎

【疾病概要】

附睾炎常由泌尿系统感染和前列腺炎、精囊炎扩散而致,分为急性附睾炎及慢性附睾炎。急性附睾炎多见于中青年,慢性附睾炎多由急性附睾炎治疗不彻底而形成。附睾的感染和炎症常由下尿路感染逆行引起。儿童和老年组最常见的致病微生物是大肠埃希菌。临床特点为:①急性附睾炎和急性睾丸炎的临床表现十分相似:发病突然,全身症状明显,可有畏寒、高热。患侧阴囊明显肿胀,阴囊皮肤发红、发热、疼痛,并沿精索、下腹部以及会阴部放射。体格检查易发现局限性附睾触痛,精索常变得敏感且肿胀,有时肿胀的附睾很难和睾丸区分开。②慢性附睾炎患者常表现为附睾长期疼痛,显著影响患者的生活质量。附睾局限性增厚及肿大,较硬,呈结节状,与睾丸的界限清楚,精索、输精管可增粗,前列腺质地偏硬。③急性附睾炎应注意与附睾结核并发急性炎症及睾丸扭转等疾病相鉴别,慢性附睾炎需与结核性附睾炎相鉴别。

## 【治疗原则】

治疗应口服针对特异性病原菌的抗菌药物。注意卧床,阴囊抬高,必要时可应用镇痛药和神经阻滞减少疼痛。有脓肿形成则切开引流,严重感染的患者需住院和静脉药物治疗。特别需要注意的是性传播致病菌引起的附睾炎,应治疗他们的性伴侣以防再感染。对于慢性睾丸炎,经常复发和疼痛难耐的可行附睾切除术。

## 【推荐处方】

### 一、适用于细菌感染的治疗

**处方1**　头孢地尼,100mg/次,口服,3次/日。

**处方2**　盐酸多西环素,200mg/次,口服,3次/日。

**处方3**　0.9%氯化钠注射液100ml + 头孢曲松2g,静脉滴注,2次/日。

**处方4**　氧氟沙星注射液,200mg/次,静脉滴注,2次/日。

**二、适用于附睾结核患者的治疗**

**处方** （1）异烟肼，300mg/次，口服，1 次/日，疗程为 6~9个月。

（2）利福平，450mg/次，口服，1 次/日，疗程为 6~9 个月。

（3）乙胺丁醇，750mg/次，口服，1 次/日，疗程为 6~9 个月。

（4）维生素 $B_6$，10mg/次，口服，3 次/日。

## 【注意事项】

1. 药物选择的基本原则　同上节睾丸炎。

2. 药物的毒副作用比较　抗结核药物对肝、肾功能影响较大，异烟肼还可引起周围神经炎。其余同上节睾丸炎。

3. 其他注意事项　同上节睾丸炎。

# 第五节　包皮龟头炎

## 【疾病概要】

包皮龟头炎是指包皮内板与阴茎头的非特异性炎症。正常包皮腔内分泌一种类脂物质，在包皮过长或包茎时，此类物质可积聚成包皮垢刺激包皮和阴茎头引起包皮龟头炎；另有包皮龟头炎由创伤、药物过敏反应所致，也可能是来自于患者尿道或邻近组织器官发炎波及，反复发病均可导致患者尿道狭窄。

## 【治疗原则】

此病确诊以后：①保持局部清洁，防止继发感染。②组织糜烂可加用皮肤保护溶液湿敷。③过敏性包皮龟头炎须口服抗过敏药物。④感染明显、发热和淋巴结肿大，可全身应用敏感抗生素治疗。⑤因包茎或包皮水肿不能翻转浸洗、引流不畅,经一般治疗炎症仍不能消退时,可行包皮背侧切开术,以利于引流。待炎症完全消退后再行包皮环切术。

【推荐处方】

**一、适用于局部的清洗治疗**

**处方1** 0.02%高锰酸钾溶液100ml,浸敷龟头。

**处方2** 0.1%依沙吖啶溶液100ml,浸敷龟头。

**二、适用于细菌感染的治疗**

**处方1** 红霉素,300~500mg/次,口服,3次/日。

**处方2** 氧氟沙星,200mg/次,口服,3次/日。

**处方3** 头孢丙烯胶囊,250mg/次,口服,2次/日。

**处方4** 头孢氨苄,250~500mg/次,口服,3次/日。

**三、适用于药物过敏反应的治疗**

**处方1** 泼尼松片,300~500mg/次,口服,3次/日。

**处方2** 氨苯那敏,8mg/次,口服,3次/日。

**处方3** 苯海拉明,25mg/次,口服,3次/日。

【注意事项】

1. 药物选择的基本原则 应根据龟头、包皮上取材镜检或培养结果及各种类型的包皮龟头炎选择药物治疗。

2. 药物的毒副作用比较

(1)喹诺酮类药物:同第一节前列腺炎。

(2)头孢菌素类药物:①有胃肠道功能紊乱,如恶心、呕吐、腹泻以及皮疹、荨麻疹等;②长期应用可致菌群失调、二重感染和维生素缺乏;③和青霉素有部分交叉过敏性,对青霉素过敏者或有过敏体质的人慎用;④食物可延迟本品吸收,不影响吸收总量,但不宜空腹服用,空腹服用会导致腹泻,并对肠胃功能不好的患者造成损害。

(3)皮质类固醇药物:①内分泌及代谢系统:向心性肥胖、糖尿病、性欲减退、月经失调及多毛等;②并发或加重感染:因激素抑制机体防御反应,加之基础疾病等因素的影响,造成机体对多种病原体的抵抗能力下降。

3. 其他注意事项　①注意局部卫生,每日清洗龟头和包皮,及时清洁包皮垢,如包皮过长要及时治疗,必要时做包皮环切术。②夫妇一方患性传播疾病要暂停性生活,及时同时治疗。③避免不洁的性生活,洁身自好。④如形成溃疡或糜烂要及时换药,每日换药 2 次,避免不适的刺激。⑤对于急性包皮龟头炎要避免使用皮质类固醇激素药膏,以免引起更加严重的感染;防治包皮龟头炎要忌食辛辣燥热的食物,如烟、酒、辣椒。

# 第六节　男性勃起功能障碍

## 【疾病概要】

男性勃起功能障碍(ED)是指阴茎不能持续获得或维持充分的勃起以完成满意的性交。一般认为,病程至少应在 3 个月以上方能诊断为勃起功能障碍。勃起功能障碍是男性常见的疾病,其患病率随年龄的增长而增高。近年来,随着工作压力等精神心理因素以及糖尿病、高血压等疾病的患病率不断增高,ED 的患病率也呈现不断增高并出现年轻化的趋势。

## 【治疗原则】

1. 采用矫正引起 ED 的有关因素,包括:①改变不良生活方式和社会心理因素;②性技巧和性知识咨询;③更换引起 ED 的有关药物;④对引起 ED 的有关器质性疾病进行治疗,如雄激素缺乏者可用雄激素补充治疗。

2. 针对 ED 的直接治疗,包括:①性心理治疗,如性心理疗法或行为治疗等;②口服药物,PDE5 抑制剂为治疗 ED 的一线治疗,而睾酮替代治疗仅推荐用于已经证实睾酮浓度低的 ED 患者;③局部治疗、阴茎海绵体注射血管活性药物等;④手术治疗包括血管手术和阴茎假体手术,只有在其他治疗方法均无效的情况下才被采用。

**【推荐处方】**

**处方1**　西地那非,100mg/次,性交前1小时口服。

**处方2**　伐地那非,20mg/次,性交前1小时口服。

**处方3**　他达拉非,20mg/次,性交前1小时口服。

**处方4**　他达拉非,5mg/次,口服,1次/晚。

**处方5**　十一酸睾酮胶丸,40mg/次,口服,2次/日。

**【注意事项】**

1. **药物选择的基本原则**　应根据每个人疾病的具体情况选择药物治疗。

2. **药物的毒副作用比较**　①PED5抑制剂的不良反应通常很轻微,患者耐受性很好,最常见的是头痛,其次是皮肤潮红。他达拉非可能引起肌痛和身体其他部位的疼痛。PED5抑制剂尤其是西地那非与非动脉性视神经病变的直接联系尚不能确定。②由于可能增加严重低血压的危险,PED5抑制剂禁与硝酸酯类药物合用。在使用Ⅰ类抗心律失常药(如奎尼丁和普鲁卡因胺)和Ⅲ类抗心律失常药(如索他洛尔和胺碘酮)的患者,以及患有先天性Q-T间期延长综合征的患者,不建议使用伐地那非。使用α受体阻断药治疗高血压的患者,应慎用PED5抑制剂。

3. **其他注意事项**　①解除精神负担,保持愉快的心情,树立治愈勃起功能障碍的信心,如果情绪不佳时,就不要勉强过性生活,以免出现勃起功能障碍给以后的性生活留下阴影。②要进行适当的体育锻炼,戒除手淫习惯,夫妻暂时分居以减少性刺激,在勃起功能障碍的康复中,妻子对丈夫的理解、关心、鼓励十分重要。由于全身性疾病所致的勃起功能障碍者,应积极治疗原发病。③在康复过程中切忌滥用药物。勃起功能障碍给男人心理上的打击远超过生理上的,不过勃起功能障碍并非无药可医,勃起功能障碍并非不治之症,只要男性重视自身疾病,及时到正规的专业医院进行相关的治疗,服用一些正规的医药产品便能尽快恢复健康。

# 第七节　男性不育症

## 【疾病概要】

世界卫生组织(WHO)规定,夫妇不采用任何避孕措施生活 1 年以上,由于男方因素造成女方不孕者,称为男性不育症。男性不育症不是一种独立的疾病,而是由多种疾病或多种因素造成的结果,通常根据疾病和因素干扰或影响生殖环节的不同,分为睾丸前、睾丸和睾丸后三个环节,但是仍有高达 60% ~75% 的患者不能明确病因;根据生育能力分为绝对不育(无精子症)和相对不育(精子数量少或精子活力低等);按临床表现可分为原发性不育和继发性不育。

## 【治疗原则】

此病确诊后:①应先从病因入手,尽量做到个体化治疗及不育夫妇双方共同治疗;②应先用药物治疗,并且连续用药要坚持 3 ~6 个月无明显效果后再考虑手术或人工辅助生殖技术。

## 【推荐处方】

### 一、适用于少弱精子症的治疗

**处方 1**　生精胶囊,4 粒/次,口服,3 次/日。
**处方 2**　生精片,3/次,口服,3 次/日。
**处方 3**　维生素 E 胶丸,250mg/次,口服,3 次/日。
**处方 4**　左卡尼汀,1 支/次,口服,3 次/日。

**二、适用于特发性男性不育症缺乏明确病因的治疗**

**处方 1**　克罗米,50mg/次,口服,1 次/日。

**处方 2**　他莫昔芬,30mg/次,口服,1 次/日。

**处方 3**　十一酸睾酮胶丸,40mg/次,口服,2 次/日。

**三、适用于病因诊断明确、促性腺激素分泌不足的治疗**

**处方 1**　人绒毛膜促性腺激素(hCG),2000IU/次,皮下注射,2~3 次/周(用于后天性促性腺激素分泌不足)。

**处方 2**　纯重组人 FSH 注射液,37.5~75IU/次,肌内注射,3 次/周(用于先天性促性腺激素分泌不足)。

**四、适用于生殖系统感染引起的不育**

**处方 1**　左氧氟沙星,200mg/次,口服,2 次/日。

**处方 2**　阿奇霉素,500mg/次,口服,1 次/日。

**【注意事项】**

1. 药物选择的基本原则　①生殖器道感染引起的不育以抗生素抗感染治疗为主,辅以提高精子活力的药物;②无精子症、少精子症及特发性不育应以性激素类药物进行内分泌治疗为主;③精子活力低下者以提高精子活力的药物治疗为主;④精索静脉曲张,输精管道梗阻,隐睾、尿道上下裂导致不育者宜行手术治疗,辅以内分泌药物和其他辅助药物治疗;⑤绝对不育者(如无精子症)应考虑人工辅助生殖技术。

2. 药物的毒副作用比较

(1)克罗米芬和他莫昔芬的副作用:①常见的不良反应有肿胀、胃痛、盆腔或下腹部痛;②较少见的有视力模糊、复视、眼前感到闪光、眼睛对光敏感、视力减退、皮肤和巩膜黄染。

(2)大环内酯类药物:①胃肠道反应:腹泻、恶心、腹痛、稀便、呕吐等;②皮肤反应:皮疹、瘙痒等;③其他反应:如畏食、阴道炎、头晕或呼吸困难等。

3. 其他注意事项　①作息时间和饮食要规律:切忌熬夜,做到劳逸结合,加强体育锻炼;②不宜暴饮暴食或过分节食,注意营养均衡,适当增加蛋白质、微量元素锌和维生素的摄入;③性生活频率要适宜,提高性生活质量,平时不要纵欲,也不要有意克制性生活;④注意检查前禁欲的时间:精液采集前通常禁欲 2~7 天,采集精液的方式以手淫取精为佳,不得使用安全套、润滑油等,应完整采集后在保温(20~40℃)条件下尽快(1 小时内)送至实验室进行分析;⑤药物治疗应坚持疗程:提高精液质量的药物治疗常以3 个月为 1 个疗程,中途不宜间断或频繁更换药物。

# 第八节　男性更年期综合征

## 【疾病概要】

男性更年期综合征是部分中老年男子从中年步入老年过渡时期出现系列相关的临床症状和体征。一般表现出精神紧张或抑郁、易于疲倦、记忆力下降、注意力不集中、失眠、阵发性潮热、出汗、性欲下降和勃起功能障碍等现象,年龄越大,症状越显著,而 50~65 岁是该病发病的高峰年龄。国内外对"男性更年期综合征"的诊断均联合采用检测内分泌激素水平、相关症状评分(伊斯坦布尔心理学系的自我评分量表)以及诊断性治疗的方法,并以诊断性治疗有效为最终诊断依据,依靠临床实践来验证诊断。

## 【治疗原则】

1. 心理治疗　心理治疗对男性更年期综合征是一个不错的选择。只有正确认识更年期、消除紧张心理、增强信心,才能最终摆脱更年期的困扰。

2. 药物治疗　①激素治疗,主要是补充雄激素;②部分男性可选用镇静剂及对神经有调节功能的药物对症治疗,还可配用维生素类药物。药物治疗一定要在专科医师的指导下进行。

**【推荐处方】**

**一、适用于睾酮水平低的患者治疗**

**处方1**　十一睾酮胶丸,80mg/次,口服,2 次/日。

**处方2**　十一睾酮注射液,250mg/次,肌内注射,1 次/月。

**二、适用于睾酮水平正常的患者治疗**

**处方1**　地西泮,2.5mg/次,睡前口服,1 次/日。

**处方2**　阿普唑仑,0.4mg/次,睡前口服,1 次/日。

**处方3**　复合维生素片,2 片/次,口服,2 次/日。

**处方4**　谷维素,10mg/次,睡前口服,1 次/日。

**【注意事项】**

1. **药物选择的基本原则**　①睾酮低的患者可选择补充睾酮治疗,前列腺癌患者及可疑者禁用。②一般可选用镇静剂及对神经有调节功能的药物对症治疗。③如有明显的抑郁、忧虑、烦躁不安和失眠等,可用地西泮或镇静药物,以消除精神紧张和促进入睡;头痛、背痛、关节痛可服去痛片等;记忆力减退、神经过敏等可服维生素等。

2. **药物的毒副作用比较**

（1）十一睾酮胶丸:①可以出现阴茎异常勃起、精子减少、射精量减少;②性欲明显增强;③多毛、痤疮、食欲增高、体重增加等。

（2）苯二氮䓬类抗焦虑药:①有嗜睡、轻微头痛、乏力、运动失调,与剂量有关,老年患者更易出现以上反应,偶见低血压、呼吸抑制、视力模糊、皮疹、尿潴留、忧郁、精神错乱、白细胞减少,高剂量时少数人出现兴奋不安;②长期应用可致耐受与依赖性,突然停药有戒断症状出现,宜从小剂量用起;③青光眼、重症肌无力等患者慎用,粒细胞减少、肝肾功能不良者慎用。

3. **其他注意事项**　①养成良好的生活习惯,注意合理营养,戒烟限酒,遵守作息时间,节制房事,保持心情愉快,避免劳累,减少烦恼;②增加虾、淡菜、羊肉、羊肾、麻雀、韭菜、核桃等食物的摄入量,可以改善和增强性腺功能;③同时坚持体育锻炼,培养乐观的情绪,既可活跃生活,又可增强体质、延缓衰老;④用多个方面的情趣爱好来进行自我调节,分散男性更年期各种症状的注意力,以减轻不适感。

# 第十三章

# 妇产科常见疾病

## 第一节 外阴上皮内非瘤样病变

**【疾病概要】**

外阴上皮内非瘤样病变是指女性外阴皮肤和黏膜组织发生变性及色素改变的一组慢性疾病,因病变部位皮肤和黏膜多呈白色,故称为外阴白色病变,以往称外阴白色病损、外阴白斑或外阴营养不良。临床表现为外阴瘙痒、疼痛、外阴局部或弥散性皮肤黏膜脱色、变白;组织粗糙、肥厚、增生或角化变硬;或萎缩变薄、皲裂、弹性降低或消失,甚至组织粘连、溃疡、红肿溃烂。它包括外阴鳞状上皮增生、外阴硬化性苔癣、硬化性苔癣合并鳞状上皮增生。至今国内外对其病因的研究尚未彻底解决,因而是妇产科常见的难治之症。

**【治疗原则】**

外阴上皮内非瘤样病变的治疗原则包括病因治疗、药物治疗和外科治疗。

1. **病因治疗** 注意保持外阴清洁干燥,禁用刺激性大的药物或肥皂清洗外阴,忌穿不透气的化纤内裤,不食辛辣和易引起过敏的食物。对瘙痒症状明显以致失眠者,可加用镇静、安眠和抗过敏药物。

2. **药物治疗** ①外阴硬化性苔癣的常用药物有丙酮酸油膏及黄体酮油膏,也可选用糖皮质激素类软膏或免疫治疗。药物可以改善症状而不能痊愈,需长期用药。②外阴鳞状上皮增生可局部应用皮质激素控制瘙痒,多数患者治疗有效,但是需坚持长期用药。

## 【推荐处方】

### 一、外阴硬化性苔藓的治疗

**处方1**　2%丙酸睾酮油膏(200mg丙酸睾酮 + 10g凡士林油膏或软膏),适量涂擦患部,2~4次/日,连用3~4周后改用1~2次/日,连用3周,然后1次/日或1次/2日维持。

**处方2**　0.3%黄体酮油膏(黄体酮油剂100mg + 30g凡士林软膏),适量涂擦患部,3次/日(处方1出现局部男性化不良反应者可用)。

**处方3**　0.05%氯倍他索软膏,适量涂擦患部,最初1个月内2次/日,继而1次/日,连续2个月,最后2次/周,连用3个月,疗程为6个月。

### 二、外阴鳞状上皮增生的治疗

**处方1**　醋酸氟轻松软膏,适量涂擦患部,3~4次/日。

**处方2**　0.025%曲安奈德软膏,适量涂擦患部,3~4次/日。

**处方3**　1%醋酸氢化可的松软膏,适量涂擦患部,3~4次/日。

## 【注意事项】

1. 注意个人卫生,穿纯棉内裤并经常更换,保持外阴清洁、干燥等。

2. 保持外阴清洁干燥,不用热水烫洗,不用肥皂擦洗。

3. 忌乱用、滥用药物,忌抓搔及局部摩擦。

4. 忌酒及辛辣食物,不吃海鲜等及易引起过敏的药物。

5. 幼女硬化性苔藓至青春期可能自愈,一般不采用丙酸酮油膏治疗,以免出现男性化。可涂用1%氢化可的松软膏或0.3%黄体酮油膏,症状多可以缓解,但需要长期随访。

6. 外阴上皮内非瘤样病变的药物治疗可以改善症状而不能痊愈,需长期用药。用药1个月左右可出现疗效,继而一日1次共2个月,最后每周2次共用3个月至半年,瘙痒消失后的1~2年内用药次数可逐渐减少,直至每周1~2次的维持量。

# 第二节　外阴瘙痒症

## 【疾病概要】

外阴瘙痒症是常见的由多种原因引起的一种局部性瘙痒症,仅有瘙痒症状而无皮肤原发性损害,常发生在阴蒂、小阴唇、会阴及肛门周围,可发生在各年龄组,以中老年为多,热水烫洗或食用刺激性食物后常常加重。由于瘙痒部位在隐私处,当瘙痒严重时,患者搔抓不便,坐卧不安,影响工作、学习和生活,严重的可对心理、精神带来影响。

## 【治疗原则】

外阴瘙痒症的治疗原则:尽可能追寻病因,隔绝致敏原及各种不良刺激。治疗全身慢性疾病,如消化不良、肠道寄生虫、糖尿病、精神神经异常等。保持会阴部清洁干燥,勿用肥皂清洗皮损,不涂抹有刺激性的止痒药物。避免致敏食物如各种异种蛋白,勿饮酒及食用辛辣食品等。避免过度劳累和精神紧张。

1. 局部治疗　①急性期:以局部治疗为主,急性期用生理盐水冷湿敷;②亚急性期:湿疹皮肤有轻度浸润、结痂、脱屑时用糊剂、霜剂,也可选用各类皮质类固醇霜剂;③慢性期:慢性湿疹的治疗原则为止痒、抑制表皮细胞增生、促进真皮炎症吸收。

2. 全身治疗　针对病因进行治疗,保持外阴清洁,避免搔抓,注意休息,避免食用易致敏的食物。可口服抗组胺类等药物。

## 【推荐处方】

### 一、外阴瘙痒症的局部治疗

**处方 1**　氧化锌油膏,适量,外用,3 次/日(红斑、水疱、渗出不明显)。

**处方 2**　1% 含酚炉甘洗剂,适量,外洗,3 次/日(无渗出液或脓疱时)。

**处方 3**　1:5000 高锰酸钾溶液,适量,冷湿敷,3 次/日(有明显渗出时)。

**处方 4**　复方硫酸铜液,适量,外洗,3 次/日(如出现糜烂面,宜消炎)。

**处方 5**　0.5% 新霉素软膏,适量,外涂,3 次/日(继发细菌和真菌感染时)。

**处方 6**　醋酸曲安奈德霜,适量,外涂,3 次/日(结痂期)。

**处方 7**　氟芬那酸丁酯软膏,适量,外涂,3 次/日(慢性湿疹)。

**处方 8**　5%~10% 复方松馏油软膏,适量,外涂,3 次/日(慢性湿疹皮肤有肥厚浸润)。

### 二、外阴瘙痒症的全身治疗

(一)抗组胺等药物

**处方 1**　苯海拉明片,25mg/次,口服,3 次/日。

**处方 2**　氯苯那敏片,8mg/次,口服,3 次/日。

(二)钙剂

剧烈瘙痒者可用。

**处方**　10% 葡萄糖酸钙注射液,10ml/次,静脉注射,1 次/日。

### 三、中医疗法

**处方 1**　梧桐杓 500g + 野菊花 60g,水煎外洗,1 次/日。

**处方 2**　狼牙草 60g + 蛇床子 90g,水煎热洗,1 剂/日。

**处方 3**　无名精果实 60g,煎水熏洗外阴部,2～3次/日。

**处方 4**　乌桕叶 90g + 枯矾 30g,乌桕叶水煎,加入枯矾熏洗外阴,1 次/日;单用乌桕叶亦可。此方孕妇忌用。

**处方 5**　千里光,适量,水煎,洗外阴,1 次/日。

**处方 6**　蛇莓、麻油,各适量,蛇莓煎水,加入麻油,洗阴部,1 次/日。

**处方 7**　野菊花 30g + 蛇床子 30g + 猫爪刺 20g + 苦参20g,水煎,浸泡外阴部。

**处方 8**　白鲜皮 20g + 金银花 30g + 龙胆草 20g + 荆芥20g,煎水熏洗外阴部。

**处方 9**　马鞭草 30g + 土槿皮 10g + 艾叶 20g + 川椒6g,水煎,外洗患部。

**处方 10**　土茯苓 12g + 马齿苋 20g + 石榴皮 20g + 地龙30g,水煎服或熏洗外阴部。

**处方 11**　鲜桃叶,加水煎汤熏洗患部,2 次/日;或用洋桃叶适量捣烂,用纱布包好塞入阴道内,2 次/日,疗程为1 周。

**处方 12**　鲜一枝黄花全草,500g(干品减半),水煎,熏洗患部,2 次/日,疗程为 1 周。

**处方 13**　鲜杠板归全草 500g + 鲜桃叶 250g,水煎,熏洗患部,2 次/日,疗程为 1 周。

**处方 14**　荔枝草,90～120g,水煎,加枯矾 3g 溶化,先熏后洗。

**处方 15**　狼毒 10g + 威灵仙 15g + 龙胆草 10g + 白鲜皮15g + 鱼腥草 15g,煎汤熏洗患部,1～2 次/日。

**处方 16**　青葙茎叶,90～120g,加水煎汁,熏洗患处。

**处方 17**　酒药花 15～30g + 棉花子 9g,捣烂,制成栓剂,用布包好塞入阴道内。

**【注意事项】**

1. 注意经期卫生,行经期间勤换月经垫、勤清洗。

2. 保持外阴清洁干燥,不用热水烫洗,不用肥皂擦洗。

3. 忌乱用、滥用药物,忌抓搔及局部摩擦。

4. 忌酒及辛辣食物,不吃海鲜等及易引起过敏的药物。

5. 不穿紧身兜裆裤,内裤更须宽松、透气,并以棉制品为宜。

6. 局部如有破损、感染,可用 1 : 5000 高锰酸钾液(在温开水内加入微量的高锰酸钾粉末,使呈淡红色即可,不可过浓)浸洗,20 ~ 30 分钟/次,2 次/日。

7. 就医检查是否有真菌或滴虫,如有应及时治疗,而不要自己应用"止痒水"治疗。

8. 久治不愈者应做血糖检查。

# 第三节 前庭大腺炎

## 【疾病概要】

前庭大腺位于两侧大阴唇后部,腺管开口于小阴唇内侧靠近处女膜处,因解剖部位、发病部位的特点,在性交、分娩或其他情况污染外阴部时,病原体容易浸入而引起前庭大腺炎。炎症急性发作时首先侵犯腺管,导致前庭大腺导管炎,腺管开口往往肿胀、阻塞,使脓液不能外流而积存,造成前庭大腺脓肿。脓肿消退后,脓液逐渐转为清液形成囊肿。各种原因引发的外阴局部损伤,造成腺管阻塞,分泌物排出不畅,也可形成囊肿。本病多发于育龄妇女,常为混合感染,常见的病原体为葡萄球菌、大肠埃希菌、链球菌及肠球菌等,随着性传播疾病的发病率增加,淋病奈瑟菌及沙眼衣原体已成为常见的病原体。

## 【治疗原则】

前庭大腺炎急性期可用抗生素肌内注射或口服,卧床休息,局部热敷、坐浴或热疗法。脓肿形成后,可在大阴唇内侧波动明显处做一弧形切口排脓。较大的前庭大腺囊肿应考虑手术治疗。

### 【推荐处方】

前庭大腺炎急性期:全身性抗生素,治疗时应根据病原体选用抗生素

**处方 1**　灭菌注射用水 2ml + 青霉素 80 万 U,肌内注射,2 次/日,疗程为 3 ~ 5 天。

**处方 2**　环丙沙星,200mg/次,口服,3 次/日,疗程为 3 ~ 5 天。

### 【注意事项】

1. 保持外阴清洁是预防感染的主要方法。每日清洗外阴,不穿尼龙内裤,患外阴炎时及时治疗,在一定程度上能预防前庭大腺炎的发生。

2. 前庭大腺炎已形成脓肿应及时切开引流,前庭大腺囊肿则行囊肿造口术以保持前庭大腺的功能。

3. 局部可用 1:5000 高锰酸钾液,(在温开水内加入微量的高锰酸钾粉末,使呈淡红色即可,不可过浓)浸洗,20 ~ 30 分钟/次,2 次/日。

# 第四节　阴道炎症

### 【疾病概要】

阴道炎是女性生殖道感染最常见的疾病,是不同疾病引起的多种阴道黏膜炎性疾病的总称。最常见的阴道感染包括外阴阴道假丝酵母菌病(vulvovaginal candidiasis, VVC)、滴虫阴道炎(trichomonal vaginitis, TV)、细菌性阴道病(bacterial vaginosis, BV)和萎缩性阴道炎(atrophic vaginitis, AV)。

## 【治疗原则】

治疗阴道炎应注意明确病因；全程、足量、安全方便给药；消除诱因。阴道感染的具体治疗方案应遵循各疾病的诊治规范。

1. VVC 的治疗原则　①积极去除 VVC 的诱因；②规范化应用抗真菌药物，首次发作或首次就诊是规范化治疗的关键时期；③性伴侣无需常规治疗，但 RVVC 患者的性伴侣应同时检查，必要时给予治疗；④不主张常规阴道冲洗；⑤VVC 急性期间避免性生活；⑥同时治疗其他性传播疾病；⑦强调治疗的个体化；⑧长期口服抗真菌药物应注意监测肝、肾功能及其他有关的毒副作用。

2. 滴虫阴道炎的治疗原则　①常合并泌尿系统、前庭大腺的滴虫感染，因此治疗强调全身用药，不推荐局部用药；②对性伴侣应进行治疗，可提高患者的治愈率；③对孕妇进行治疗，国内将甲硝唑认定为禁用药物，故临床中应权衡利弊，知情选择。

3. 细菌性阴道病的治疗原则　①治疗指征：有症状的患者、妇科和产科手术前患者、无症状的孕妇；②对无症状的 BV 患者无须常规治疗，但应对拟进行妇产科手术的所有 BV 患者进行治疗，以避免术后感染；③BV 不是性传播疾病，无须常规治疗患者的性伴侣，但对复发性 BV 患者的性伴侣可考虑给予治疗。

萎缩性阴道炎的治疗原则为补充雌激素，增强阴道抵抗力，抑制细菌生长。对于无雌激素使用禁忌证的患者，应给予局部或全身使用雌激素来增加阴道抵抗力，而局部应用抗生素及阴道冲洗抑制细菌生长。

## 【推荐处方】

### 一、外阴阴道假丝酵母菌病(VVC)的治疗

(一) 单纯性 VVC 的治疗

首选阴道用药，其次是口服给药。

**处方1** 硝酸咪康唑栓,200mg/次,阴道给药,1 次/日,疗程为 7 天;或 400mg/次,阴道给药,1 次/日,疗程为 3 天;或 1200mg/次,阴道给药,1 次/日,疗程为 3 天。

**处方2** 克霉唑栓,150mg/次,阴道给药,1 次/日,疗程为 7 天;或 500mg/次,阴道给药,1 次/天。

**处方3** 制霉菌素泡腾片,10 万 U/次,阴道给药,1 次/晚,疗程为 14 天;或制霉菌素片,50 万 U/次,1 次/晚,疗程为 14 天。

**处方4** 氟康唑片,150mg/次,口服,1 次/日。

**处方5** 伊曲康唑胶囊,200mg/次,口服,2 次/日,疗程为 1 天。

（二）重度 VVC 的治疗

首选口服用药,症状严重者局部应用低浓度的糖皮质激素软膏或唑类乳膏。

**处方1** 伊曲康唑胶囊,口服,200mg/次,2 次/日,疗程为 2 天。

**处方2** 氟康唑片,150mg/次,口服,3 天后重复 1 次。

**处方3** 应在治疗单纯性 VVC 方案的基础上阴道给药,延长疗程。

（三）妊娠期 VVC 的治疗

早孕期权衡利弊慎用药物,选择对胎儿无害的唑类抗真菌药如氟康唑、伊曲康唑的阴道给药方式,而不选用口服抗真菌药物治疗。具体方案同单纯性 VVC。

（四）复发性 VVC 的治疗

包括强化治疗和巩固治疗。根据培养和药敏试验结果选择药物。在强化治疗达到真菌治愈后,给予巩固治疗至半年。

1. 强化治疗

**处方1** 伊曲康唑,200mg/次,口服,2 次/日,疗程为 2 ~ 3 天。

**处方2** 氟康唑,150mg/次,口服,3 天后重复 1 次。

**处方3** 咪康唑栓,400mg/次,阴道用药,1 次/晚,疗程为 6 天;或 200mg/次,阴道给药,1 次/晚,疗程为 7 ~ 14 天。

**处方 4**　克霉唑栓,500mg/次,阴道用药,3 日后重复 1 次;或 100mg/次,阴道给药,1 次/晚,疗程为 7 ~ 14 天。

2. 巩固治疗鉴于目前国内外没有成熟的方案,下列方案仅供参考。

**处方 1**　唑类抗真菌药,口服小剂量,长疗程 6 个月。

**处方 2**　咪康唑栓,400mg/次,阴道给药,1 次/日,3 ~ 6 天/月,疗程为 6 个月。

**处方 3**　克霉唑栓,500mg/次,阴道给药,1 次/周,疗程为 6 个月。

**二、滴虫阴道炎的治疗**

(一)初次滴虫阴道炎的治疗

**处方 1**　甲硝唑,2g/次,口服,1 次/日;或 400mg/次,口服,2 次/日,疗程为 7 天。

**处方 2**　替硝唑,2g/次,口服,1 次/日;或 500mg/次,口服,2 次/日,疗程为 7 天。

**处方 3**　甲硝唑阴道泡腾,200mg/次,局部用药,1 次/晚,疗程为 7 天。

(二)初次治疗滴虫阴道炎失败者的治疗

**处方 1**　甲硝唑,400mg/次,口服,2 ~ 3 次/日,疗程为 7 天。

**处方 2**　处方 1 治疗失败后改用,甲硝唑,2g/次,口服,1 次/日,疗程为 3 ~ 5 天。

(三)妊娠期滴虫阴道炎的治疗

**处方**　甲硝唑,2g/次,口服,1 次/日;或 400mg/次,口服,2 次/日,疗程为 7 天。

**三、细菌性阴道病的治疗**

(一)初次细菌性阴道病的治疗

**处方 1**　甲硝唑,400mg/次,口服,2 次/日,疗程为 7 天;或甲硝唑阴道栓(片),200mg/次,阴道上药,1 次/晚,疗程为 5 ~ 7 天。

**处方 2**　2% 克林霉素软膏,5g/次,阴道上药,1 次/晚,

疗程为 7 天;或克林霉素,300mg/次,口服,2 次/日,疗程为
7 天。

（二）复发性细菌性阴道病的治疗

**处方 1** 甲硝唑,500mg/次,口服,2 次/日,疗程为10 ~
14 天;或 0.75% 甲硝唑软膏,5g/次,阴道上药,1 次/日,疗
程为 10 天。

**处方 2** 0.75% 甲硝唑软膏,5g/次,阴道上药,2 次/
周,疗程为 4 ~6 个月(巩固治疗)。

（三）妊娠期细菌性阴道病的治疗

**处方 1** 甲硝唑,250mg/次,口服,3 次/日,疗程为
7 天。

**处方 2** 克林霉素,300mg/次,口服,2 次/日,疗程为
7 天。

**处方 3** 0.75% 甲硝唑软膏,5g/次,阴道上药,1 次/
日,疗程为 5 天。

**四、萎缩性阴道炎的治疗**

（一）局部用雌激素治疗

**处方 1** 雌三醇软膏,0.5g/次(含 0.5mg 雌三醇),阴
道给药,1 次/晚。

**处方 2** 普罗雌烯乳膏,1 粒/次,阴道用药,1 次/晚。

**处方 3** 氯喹那多/普罗雌烯阴道片,1 粒/次,阴道用
药,1 粒/晚。

**处方 4** 妊马雌酮软膏,局部涂抹,2 次/日。

（二）全身用雌激素治疗

**处方** 尼尔雌醇片,首次 4mg,以后 2mg/次,口服,每
2 ~4 周 1 次,疗程为 2 ~3 个月。

（三）局部抗菌药和阴道冲洗治疗

**处方** 1% 乳酸或 0.5% 醋酸液,冲洗阴道,1 次/日,阴
道冲洗后局部应用抗生素治疗。

**【注意事项】**

1. 妊娠期应用甲硝唑的安全性 妊娠期应用甲硝唑

的安全性在近年来被证实和广泛接受。根据美国食品和药品监督管理局(FDA),甲硝唑属妊娠 B 类药,可用于孕期。尽管如此,国内不主张在早孕期应用甲硝唑,整个孕期应用甲硝唑采用知情选择原则。

2. 对于服用甲硝唑的哺乳期女性,应于治疗期间及服药后的 12～24 小时之内避免哺乳;对于服用替硝唑的哺乳期女性,应于治疗期间及服药后的 3 天内避免哺乳。

3. 雌激素药物　如有血栓性静脉炎或血栓性栓塞疾病者,疑有雌激素依赖性肿瘤或疑有乳腺癌者,患有未确诊的异常阴道出血者禁用。若患有心脏病、肝肾功能受损、胆囊病、高血压、糖尿病或哮喘等疾病者用药应慎重。

4. 患者的内裤及洗涤用的毛巾应煮沸 5～10 分钟以消灭病原体。

5. 随访　对 VVC 在治疗结束后的 7～14 天和下次月经后进行随访,两次随访真菌学检查阴性为治愈。对 RV-VC 在治疗结束后的 7～14 天、1 个月、3 个月和 6 个月(通常为月经后)各随访 1 次。对滴虫阴道炎患者有症状者需进行随诊。部分滴虫阴道炎治疗可发生再次感染或于月经后复发,治疗后需随访至症状消失,对症状持续存在者,治疗后 7 日复诊。对细菌性阴道病的患者治疗后如果症状消失,无需常规随访治疗效果;对孕妇患者需要随访治疗效果。

# 第五节　子宫颈炎症

## 【疾病概要】

黏液脓性宫颈炎(mucopurulent cervicitis, MPC)是女性下生殖道感染中较为常见的一种。因宫颈的特殊解剖位置,若诊治不及时或不正确,很容易使感染上行至子宫、输卵管等,造成盆腔感染等不良后果,进而对生育造成诸多影响。大部分患者无症状。有症状者主要表现为阴道分泌物增多,呈黏液脓性,可出现经间期出血、性交后出血等症状。妇科检查见宫颈充血、水肿、黏膜外翻,有黏液脓性分泌物附着甚至从宫颈管流出,接触性出血。子宫颈炎的致病微生物主要为性传播疾病病原体,包括淋病奈瑟菌、沙眼衣原体、单纯疱疹病毒和某些支原体等,主要见于性传播疾病的高危人群。

### 【治疗原则】

主要为抗生素药物治疗。对于获得病原体者,针对病原体选择抗生素。经验性治疗应包括针对各种可能的病原微生物的治疗,需包括需氧菌、厌氧菌、衣原体[和(或)淋菌]、支原体等。有性传播疾病高危因素的患者,尤其是年龄<25岁、有新性伴或多性伴、未使用保险套的妇女,应使用针对沙眼衣原体的抗生素。对低龄和易患淋病者,使用针对淋菌的抗生素。

### 【推荐处方】

**一、黏液脓性宫颈炎的推荐治疗方案**(未获得病原体检测结果)

**处方 1**　莫西沙星,400mg/次,口服,1次/日,疗程为7天。

**处方 2**　多西环素,100mg/次,口服,2次/日,疗程为7天。

**处方 3**　阿奇霉素,1g/次,顿服,1次/日。

**二、单纯淋病奈瑟菌性宫颈炎**

主张大剂量、单次给药,常用药物有第三代头孢菌素。

**处方 1**　无菌注射用水1ml + 注射用头孢曲松钠250mg/次,肌内注射,1次/日。

**处方 2**　头孢克肟,400mg/次,口服,1次/日。

**处方 3**　大观霉素注射液,4g/次,肌内注射,1次/日。

**三、沙眼衣原体性宫颈炎**

**处方 1**　多西环素,100mg/次,口服,2次/日,疗程为

7 天。

**处方 2**　阿奇霉素,1g/次,顿服,1 次/日。

**处方 3**　红霉素,500mg/次,口服,4 次/日,疗程为 7 天。

**处方 4**　氧氟沙星,300mg/次,口服,2 次/日,疗程为 7 天。

**处方 5**　左氧氟沙星,500mg/次,口服,1 次/日,疗程为 7 天。

**处方 6**　莫西沙星,400mg/次,口服,1 次/日,疗程为 7 天。

## 【注意事项】

1. 注意外阴及阴道清洁,定期妇科检查(1 次/年),避免不洁性生活史。

2. 由于淋病奈瑟菌感染常伴有衣原体感染,因此,若为淋菌性宫颈炎,治疗时除选用抗淋病奈瑟菌药物外,同时应用抗衣原体感染药物。

3. 对于合并细菌性阴道病者,同时治疗细菌性阴道病,否则将导致宫颈炎持续存在。

4. 治疗后症状持续存在者,应告知患者随诊。对持续性宫颈炎症,需了解有无再次感染性传播疾病、性伙伴是否已进行治疗、阴道菌群失调是否持续存在。

# 第六节　盆腔炎

## 【疾病概要】

盆腔炎症性疾病(pelvic inflammatorydisease,PID)是由女性上生殖道炎症引起的一组疾病,包括子宫内膜炎、输卵管炎、输卵管卵巢脓肿和盆腔腹膜炎等。性传播感染的病原体如淋病奈瑟菌、沙眼衣原体是主要的致病原,一些需氧菌、厌氧菌、病毒和支原体等也参与 PID 的发病过程。多数引起 PID 的致病微生物是由阴道上行而来的,且多为混合感染,延误对 PID 的诊断和有效治疗都可能导致上生殖道感染后遗症(输卵管因素不孕和异位妊娠等)的发生。

## 【治疗原则】

盆腔炎症性疾病的治疗原则以抗生素抗感染治疗为主，必要时行手术治疗。根据经验选择广谱抗生素以覆盖可能的病原体，包括淋病奈瑟菌、沙眼衣原体、支原体、厌氧菌和需氧菌等。

1. 所有的治疗方案都必须对淋病奈瑟菌和沙眼衣原体有效，因为子宫内膜和宫颈分泌物筛查无阳性发现并不能除外上生殖道感染。

2. 目前推荐的治疗方案中，抗菌谱应覆盖厌氧菌。

3. 经诊断立即开始治疗，因为及时合理地应用抗生素与远期预后直接相关。

4. 选择治疗方案应综合考虑有效性、费用、患者的依从性和药物敏感性等因素。

5. 适宜的中医、中药治疗 PID 也可产生一定疗效。

## 【推荐处方】

### 一、适用盆腔炎性疾病治疗

**处方 1**　无菌注射用水 20ml + 头孢西丁钠 2g，静脉注射，每 6 小时 1 次。

**处方 2**　无菌注射用水 1ml + 头孢曲松钠 250mg，肌内注射，2 次/日。

**处方 3**　（1）头孢替坦二钠，2g/次，静脉注射，2 次/日，临床症状改善后，继续静脉给药至少 24 小时。

（2）然后转为多西环素，100mg/次，口服，2 次/日，疗程为 14 天。

**处方 4**　（1）头孢替坦二钠，2g/次，静脉注射，2 次/日，临床症状改善后，继续静脉给药至少 24 小时。

（2）然后转为阿奇霉素，500mg/次，口服，1 次/日，疗程为 3 天。

**处方 5**　（1）克林霉素注射液，900mg/次，静脉滴注，3 次/日；或庆大霉素，8 万 U/次，静脉滴注，2 次/日。

（2）临床症状改善后,继续静脉给药至少 24 小时;继续克林霉素,450mg/次,口服,4 次/日,疗程为 14 天;或多西环素,100mg/次,口服,2 次/日,疗程为 14 天。

**处方 6**　多西环素,100mg/次,口服,2 次/日,疗程为 14 天;或四环素,500mg/次,口服,4 次/日,疗程为 14 天。

**二、适用于盆腔炎性疾病门诊治疗**

**处方 1**　（1）氧氟沙星,400mg/次,口服,2 次/日。

（2）甲硝唑,500mg/次,口服,2 ~ 3 次/日,疗程为 14 天。

**处方 2**　（1）左氧氟沙星,500mg/次,口服,1 次/日。

（2）甲硝唑,500mg/次,口服,2 ~ 3 次/日,疗程为 14 天。

**处方 3**　莫西沙星,400mg/次,口服,1 次/日,疗程为 14 天。

**处方 4**　（1）无菌注射用水 1ml + 头孢曲松钠 250mg,肌内注射,1 次/日。

（2）然后改为多西环素,100mg/次,口服,2 次/日,疗程为 14 天。

**处方 5**　（1）无菌注射用水 + 2ml 头孢西丁钠 2g,肌内注射,2 次/日。

（2）丙磺舒,1g/次,口服;然后改为多西环素,100mg/次,口服,2 次/日,疗程为 14 天。

**三、适用于盆腔炎性疾病后遗症期治疗**

**处方**　金银花、蒲公英各 30g,丹参 18g,赤芍 15g,木香、茯苓各 12g,桃仁、牡丹皮、生地黄各 9g;痛时加延胡索 9g(增强营养,提高机体抵抗力)。

**【注意事项】**

1. 抗生素使用的基本原则　应尽量选用广谱抗生素,使抗菌谱覆盖需氧菌、厌氧菌、革兰阴性菌、革兰阳性菌、淋病奈瑟菌和沙眼衣原体。当病原检查阳性时,应根据药敏试验结果调整用药。

2. 治疗前应了解患者的病情程度、既往用药情况、肝肾功能、药物过敏史等推测可能的病原体,先进行经验性用药。

3. 对一般的患者,初次给予静脉用药,病情好转后根据临床经验改为口服治疗。

4. 对 PID 患者出现症状前 60 天内接触过的性伴侣进行检查和治疗。如最近一次性交发生在 6 个月前,则应对最近性伴侣进行治疗。在女性 PID 患者治疗期间应禁止性交。这种检查和评价是必要的。因为患者有潜在的感染危险,而且其性伴侣很可能感染淋病奈瑟菌及沙眼衣原体。由淋病奈瑟菌或沙眼衣原体感染引起的 PID 患者的男性性伴侣常无症状。无论 PID 患者分离的病原体如何,均应建议患者的性伴侣进行性病的检测和治疗。

5. 由于妊娠期 PID 会增加孕产妇的发病率及早产的风险,可疑 PID 的孕妇都建议住院接受静脉抗生素治疗。

# 第七节　子宫肌瘤

## 【疾病概要】

子宫肌瘤是女性生殖器官中最常见的一种良性肿瘤,也是人体中最常见的肿瘤之一。由于子宫肌瘤主要是由子宫平滑肌细胞增生而成,其中有少量纤维结缔组织作为一种支持组织而存在,故称为子宫平滑肌瘤较为确切,简称子宫肌瘤。多见于 30 ~ 50 岁的妇女,20 岁以下少见,绝经后肌瘤逐渐萎缩,其症状因肿瘤生长部位及大小不同而主要表现为不规则的阴道出血、月经量多、经期延长、周期缩短、继发性贫血、腹部包块以及子宫增大所致的压迫症状等。

## 【治疗原则】

子宫肌瘤的治疗方法有多种,有期待疗法、药物治疗、手术治疗(包括保守性手术和根治性手术),手术途径和方法也因人而异,应个体化处理。

药物治疗子宫肌瘤的指征为:①子宫 < 2 个月妊娠大小,症状不严重;②有生育要求;③较大的子宫肌瘤术前需缩小肌瘤体积,减少手术难度或拟行微创手术;④肌瘤合并贫血,药物治疗纠正贫血以便于择期手术,并可减少术中输血;⑤对近绝经期者尽量避免手术;⑥因个人或医学指征推迟手术的妇女或有手术禁忌证。

禁忌证为:①肌瘤生长较快,不能排除恶变;②肌瘤发生变性,不能除外恶变;③黏膜下肌瘤症状明显,影响受孕;④浆膜下肌瘤发生扭转时;⑤肌瘤引起明显的压迫症状,或肌瘤发生盆腔嵌顿无法复位者。

## 【推荐处方】

### 一、促性腺激素释放激素类似物(GnRH-a)

可抑制 FSH 和 LH 的分泌作用,降低雌二醇至绝经水平,以缓解症状并抑制肌瘤的生长使其萎缩,但停药后又逐渐增大到原来大小。目前临床用于术前辅助用药,缩小肌瘤,降低手术难度及减少术中出血。对绝经期患者有提前过渡为自然绝经的作用。

**处方 1**　戈舍瑞林缓释植入剂,3.6mg/次,月经第 1 日皮下注射 1 针,每隔 28 日注射 1 次,疗程为 3～6 次。

**处方 2**　注射用亮丙瑞林微球,3.75mg/次,月经第 1 日皮下注射 1 针,每隔 28 日注射 1 次,疗程为 6 次。

**处方 3**　注射用曲普瑞林,3.75mg/次,月经第 1 日肌内注射 1 针,每隔 28 日注射 1 次,疗程为 3～6 次。

### 二、米非司酮

是化学合成的类似于孕激素和糖皮质激素的化学物,通过与孕激素竞争受体,抑制孕激素活性,而使体内的孕激素水平下降。作为术前用药或提前绝经使用。

**处方**　米非司酮片,12.5mg/次,口服,1 次/日,疗程为 3~6 个月。

### 三、雄激素

可对抗雌激素,使子宫内膜萎缩,作用于子宫平滑肌增强收缩,减少出血,近绝经期可提前绝经。

**处方**　丙酸睾酮注射液,25mg/次,肌内注射,1 次/5 日;经期 25mg/次,肌内注射,1 次/日,疗程为 3 次,每月总量不超过 300mg。

### 【注意事项】

1. 子宫肌瘤最主要的症状是子宫出血,但它可合并生殖道其他疾病,如子宫颈、子宫内膜或卵巢病变,且子宫肌瘤亦可恶变。故在用药物治疗前应除外这些病变,以免延误病情。

2. 治疗子宫肌瘤的米非司酮等药物目前还处于探索使用阶段,用药过程中应权衡利弊,选择使用,对其治疗作用需进一步探讨。

3. GnRH-a 的不良反应　主要是与雌激素水平低下相关的症状,如潮热、多汗、性欲下降、情绪波动等,此症状多在停药后逐渐恢复。骨质疏松是最具威胁性的不良反应,以腰椎及股骨近端最为明显,有些损伤在停药后也是不可逆的。所以,临床上一般用药 3 个月以内。对于 GnRH-a 治疗超过 3 个月者应加用雌激素或雌孕激素联合的反向添加治疗,使雌激素水平维持在一个合理的窗口浓度。反向添加治疗时应注意同时补充钙剂。

4. 米非司酮不能长期使用,以防其拮抗糖皮质激素的副作用。

5. 较小的肌壁间或浆膜下肌瘤,无症状者,无需药物治疗,可每 3~6 个月定期随访。

6. 黏膜下子宫肌瘤,肌瘤变性,短期生长迅速,有恶变可能者,肌瘤较大产生压迫症状者,症状严重、药物治疗无效者,应采取手术治疗或其他治疗手段。

# 第八节    痛    经

## 【疾病概要】

痛经为月经期出现的子宫痉挛性疼痛,可伴腰酸、下腹坠痛或其他不适,严重者可影响生活和工作。痛经分为原发性与继发性两种。原发性痛经是无盆腔器质性病变的痛经,始于初潮或其后不久;继发性痛经通常是器质性盆腔疾病的后果。

## 【治疗原则】

主要目的是缓解疼痛及其伴随症状;继发性痛经需针对病因治疗。

## 【推荐处方】

### 一、抑制排卵的药物

**处方 1**    复方炔诺酮片,1 片/次,口服,1 次/晚,疗程为 22 天,停药后月经来潮第 5 天服用下一疗程。

**处方 2**    复方甲地孕酮片,1 片/次,口服,1 次/晚,疗程为 22 天,停药后月经来潮第 5 天服用下一疗程。

### 二、前列腺素合成酶抑制剂

**处方 1**    布洛芬片,200～400mg/次,口服,3 次/日。

**处方 2**    酮洛芬片,50mg/次,口服,3 次/日。

**处方 3**    吲哚美辛片,25mg/次,口服,3 次/日。

**处方 4**    吲哚美辛栓,100mg/次,肛塞,1 次/日。

### 三、处方钙拮抗剂

**处方**    硝苯地平片,10mg/次,舌下含服,3 次/日。

## 【注意事项】

1. 口服避孕药主要适用于要求避孕的患者。如果患者对口服避孕药治疗没有反应,每个月可加用氢可酮或可待因 2~3 天,在加用麻醉剂以前应做诊断性腹腔镜以排除心理因素和器质性病变。

2. 使用前列腺素合成酶抑制剂治疗时,在月经期的最初几日里应坚持服用。在证实治疗失败之前应保证 4~6 个月的治疗疗程。如果最初的治疗不成功,可尝试改变抑制剂的种类和剂量。该类药物的主要副作用为胃肠道症状及过敏反应,胃肠道溃疡者禁用。

3. 钙拮抗剂的主要副作用为血压下降、心动过速、血管扩张性头痛及面部潮红。

4. 继发性痛经的处理原则是治疗原发病。非类固醇抗炎药物和口服避孕药治疗继发性痛经的疗效不如治疗原发性痛经的疗效好。

# 第九节 生殖器结核

## 【疾病概要】

由结核杆菌引起的女性生殖器炎症称为生殖器结核,又称结核性盆腔炎。生殖器结核是由结核杆菌侵入人体引起的输卵管、子宫内膜、卵巢、盆腔腹膜及子宫颈等女性生殖器官的炎性病变,又称为结核性盆腔炎。以 20~40 岁的女性多发,也可见于绝经后的老年妇女。生殖器结核常常继发于肺结核、腹膜结核或肠结核,极少继发于肾结核、骨结核,原发者罕见。因多数患者缺乏明显症状,因此当患者有原发性不孕、月经失调、低热盗汗、盆腔炎时,均应考虑生殖器结核的可能。

## 【治疗原则】

目前生殖器结核的治疗包括一般治疗、抗结核药物治疗及手术治疗。生殖器结核的治疗原则是以抗结核药物治疗为主、休息营养为辅的抗结核化学药物治疗。

1. 支持疗法加强营养,急性活动期发热、盆腔肿块、血沉增高者应多卧床休息。

2. 抗结核疗法原则是早期、联合、规律、适量、全程。

3. 手术疗法药物疗效不佳或盆腔肿块持续存在者可手术,术后应继续抗结核治疗半年以上。

4. 中药以扶正为原则,辨证诊治,配合抗结核治疗。

## 【推荐处方】

抗结核治疗(常用方案为 2SHRZ/4HR 或 2SHRZ/4H3R3、2SHRZ/6HRE 或 2SHRZ/6H3R3E3)

表示前 2 个月为强化阶段,联合应用异烟肼(H)、利福平(R)、链霉素(S)及吡嗪酰胺(Z);后 4 个月为巩固阶段,联合应用异烟肼、利福平及乙胺丁醇(E),3 次/周给药。

**处方** (1)异烟肼,300mg/次,口服,1 次/日,疗为 6 个月;或 600mg/次,口服,2 次/周,疗程为 6 个月。

(2)利福平,500mg/次,饭前口服,1 次/日,疗程为 6 个月;或 600mg/次,饭前口服,2 次/周,疗程为 6 个月。

(3)链霉素,0.75g/次,肌内注射,1 次/日,疗程为 2 个月。

(4)乙胺丁醇,0.75g/次,口服,1 次/日,疗程为 4 个月;或 2g/次,口服,2 次/周,疗程为 4 个月。

(5)吡嗪酰胺,1.5g/次,口服,3 次/日,疗程为 2 个月。

## 【注意事项】

1. 抗结核药物治疗方案要依据病情酌情选用。药物有一定的神经损害,肝、肾功能损害(包括出现黄疸)等毒副作用,用药期间应注意每 100mg 异烟肼应加服维生素 $B_6$ 10mg,以防周围神经炎;定期复查肝功能、血胆红素、血小板、白细胞总数及分类;异烟肼的每个疗程用量不得超过 150g,链霉素为 60~90g。

2. 出现以下情况应考虑手术治疗①盆腔结核包块经药物治疗后缩小,但不能完全消退;②盆腔结核包块治疗无效或治疗后又反复发作者;③已形成较大的包裹性积液者;④子宫内膜结核内膜广泛破坏,药物治疗无效者。为避免手术时感染扩散及减轻粘连对手术有利,术前应采用抗结核药物治疗 1～2 个月,术后根据结核范围、病灶是否取净而定,继续用抗结核药物治疗,以达到彻底治愈。

3. 虽然生殖器结核经药物治疗取得良好疗效,但治疗后的妊娠成功率极低,对希望妊娠者可行辅助生育技术助孕。

4. 抗结核药物治疗后需要有一个密切随访的阶段,经过联合、适量、规律及全程治疗后,复发或播散至其他器官者极为罕见,疗程末尾近结束时宜重复检查一次胸部 X 线透视、尿结核菌培养及诊刮。在 2 和 3 年内每 6～12 个月重复检查 1 次。

# 第十节　生殖器疱疹

## 【疾病概要】

生殖器疱疹是由单纯疱疹病毒(HSV)引起的性传播疾病,主要是 HSV-2 型,少数为 HSV-1 型,是常见的性病之一。生殖器疱疹可反复发作,对患者的健康和心理影响较大;还可通过胎盘及产道感染新生儿,导致新生儿先天性感染。因此该病也是较为严重的公共卫生问题之一,应对其有效的防治引起重视。

## 【治疗原则】

主要采用抗病毒治疗。治疗的目的主要是缓解症状、减轻疼痛、缩短病程及防止继发性感染等。目前的治疗方法尚不能达到彻底清除病毒、消除复发的效果。临床治愈标准为患处疱疹损害完全消退,疼痛、感觉异常以及淋巴结肿痛消失。

1. 一般疗法　①主要是保持局部清洁、干燥,可每天用等渗生理盐水清洗,疼痛者可口服止痛药,给予精神安慰;②并发细菌感染者可外用抗生素药膏;③局部疼痛明显者可外用 5% 盐酸利多卡因软膏或口服止痛药;④心理支持,说明疾病的性质、复发的原因和如何治疗及处理,增强与疾病斗争的信心。

2. 抗病毒药治疗    主要适用于有病毒复制的原发性和复发性生殖道疱疹,而对 HSV 潜伏感染则难以奏效。

**【推荐处方】**

**一、适用于原发性生殖器疱疹治疗**

**处方 1**    阿昔洛韦,200mg/次,口服,5 次/日,疗程为 7 ~ 10 天。

**处方 2**    伐昔洛韦,1000mg/次,口服,2 次/日,疗程为 7 ~ 10 天。

**处方 3**    泛昔洛韦,250mg/次,口服,3 次/日,疗程为 5 ~ 10 天。

**二、适用于复发性生殖器疱疹治疗**(出现前驱症状或皮损出现 24 小时内开始治疗)

**处方 1**    阿昔洛韦,200mg/次,口服,5 次/日,疗程为 5 天。

**处方 2**    伐昔洛韦,500mg/次,口服,2 次/日,疗程为 5 天。

**处方 3**    泛昔洛韦,150mg/次,口服,3 次/日,疗程为 5 天。

**三、适用于频繁复发者**(1 年内复发 6 次以上)**治疗,减少复发次数,服用 4 个月 ~ 1 年抑制疗法**

**处方 1**    阿昔洛韦,400mg/次,口服,2 次/日。

**处方 2**    伐昔洛韦,500mg/次,口服,1 次/日。

**处方 3**    泛昔洛韦,250mg/次,口服,2 次/日。

**四、适用于严重感染者治疗**

**处方**    5% 葡萄糖注射液适量 + 注射用阿昔洛韦 10mg/(kg/d),使最后药物浓度不超过 7g/L,静脉滴注,每

8 小时 1 次,连用 5~7 天直至临床症状消退。

**五、局部治疗**

**处方 1** 3% 阿昔洛韦霜,适量,外涂,3 次/日。

**处方 2** 1% 喷昔洛韦乳膏,适量,外涂,3 次/日。

【注意事项】

1. 合并细菌感染时应用敏感抗生素。

2. 局部保持患处清洁、干燥,疼痛明显可外用盐酸利多卡因软膏或口服止痛药。

3. 孕妇合并 HSV 感染时,HSV 可通过胎盘造成胎儿宫内感染(少见)或经软产道感染新生儿(多见)。孕妇感染 HSV-2 型后,可导致流产、死产、胎儿畸形,易发生早产或流产,其中所生的婴儿 40%~60% 在通过产道时感染,约有 60% 的新生儿死亡,幸存者也常留后遗症,如胎儿畸形、眼部及中枢神经系统疾患。早期妊娠妇女患生殖器疱疹应终止妊娠;晚期妊娠感染 HSV 者应做剖宫产,避免传染给新生儿。

4. 避免与生殖器疱疹患者性交,避孕套不能完全防止病毒传播。

# 第十一节 子宫内膜异位症

【疾病概要】

子宫内膜异位症是指子宫内膜组织(腺体和间质)在子宫腔被覆内膜及子宫肌层以外的部位生长、浸润、反复出血。临床表现多种多样,病变部位不同,临床表现也不相同。症状特征大多与月经周期密切相关,常见的有痛经、慢性盆腔痛、性交痛、月经异常和不孕。

【治疗原则】

可采用药物和(或)手术治疗,根据患者的年龄、症状、体征、病变范围以及对生育的要求等加以选择,强调个体化治疗。主要原则为缩减和去除病灶,减轻和控制疼痛,治疗和促进生育,预防和减少复发。

症状轻或无症状的轻微病变选用期待疗法;有生育要求的轻度患者明确诊断后先行药物治疗,病情重者行保留生育功能手术;年轻无生育要求的重症患者可行保留卵巢功能手术,并辅以药物治疗;症状及病变均严重的无生育要求患者可行根治性手术。尽早治疗并发经血淤积的疾病,如处女膜无孔、阴道及宫颈先天性闭锁或粘连等,防止医源性子宫内膜异位症的发生。

## 【推荐处方】

### 一、非甾体抗炎药镇痛治疗

**处方1**　布洛芬片,200~400mg/次,口服,3次/日。

**处方2**　酮洛芬片,50mg/次,口服,3次/日。

**处方3**　吲哚美辛片,25mg/次,口服,3次/日。

### 二、激素抑制治疗

（一）假孕治疗

**处方1**　去氧孕烯炔雌醇片,1片/次,每晚口服,1次/日,疗程为21天,停药后月经来潮第5天服用下一周期。

**处方2**　复方醋酸环丙孕酮片,1片/次,每晚口服,1次/日,疗程为21天,停药后月经来潮第5天服用下一周期。

**处方3**　屈诺酮炔雌醇片,1片/次,每晚口服,1次/日,疗程为21天,停药月经来潮第5天服用下一周期。

**处方4**　醋酸甲羟孕酮片,30mg/次,口服,1次/日,疗程为6个月。

**处方5**　甲地孕酮片,40mg/次,口服,1次/日,疗程为6个月。

**处方6**　炔诺酮片,5mg/次,口服,1次/日,疗程为6个月。

（二）假绝经治疗

**处方 1**　戈舍瑞林缓释植入剂,3.6mg/次,月经第 1 日皮下注射 1 针,每隔 28 日注射 1 次,疗程为 3 ~ 6 次。

**处方 2**　注射用亮丙瑞林微球,3.75mg/次,月经第 1 日皮下注射 1 针,每隔 28 日注射 1 次,疗程为 3 ~ 6 次。

**处方 3**　注射用曲普瑞林,3.75mg/次,月经第 1 日肌内注射 1 针,每隔 28 日注射 1 次,疗程为 3 ~ 6 次。

**处方 4**　达那唑片,200mg/次,口服,2 ~ 3 次/日,月经第 1 日服用,疗程为 6 个月。

**处方 5**　孕三烯酮片,2.5mg/次,口服,2 次/周,月经第 1 日开始口服,疗程为 6 个月。

（三）孕激素受体拮抗剂

**处方**　米非司酮片,25 ~ 100mg/次,口服,1 次/日或分次,持续 6 个月。

【注意事项】

1. 孕激素治疗的副作用　主要为体内吸收不稳定而致阴道不规则流血,其他包括恶心、乳房胀痛和体液潴留、体重增加、血清脂蛋白水平异常等。停药后月经能恢复正常。

2. GnRH-a 用药后 3 ~ 6 周血清雌激素水平达到去势范围内并出现闭经,主要的副作用为血管运动综合征和骨质疏松,前者主要表现为潮热、阴道干涩、性欲降低、乳房胀痛、失眠、抑郁、易激怒和疲倦等绝经症状。停药后大部分症状可以在短期内消失,并恢复排卵,但骨质丢失需要 1 年甚至更长的时间才能恢复。应用 GnRH-a 3 个月应给予反向添加治疗,如替勃龙片,1.25mg,口服,1 次/日;或戊酸雌二醇片,1mg/结合雌激素片,0.3 ~ 0.625mg,口服,每日 1 次 + 醋酸甲羟孕酮片,2 ~ 4mg,口服,1 次/日。

3. 达那唑的副作用是卵巢功能抑制症状及雄性化作用,如多毛、痤疮、声音变粗(不可逆转)、皮脂增加、头痛、潮热、性欲减退、体重增加、肝功能损害等,可引起高密度脂蛋白降低,长期应用可有引起动脉粥样硬化性心脏病的危险。孕三烯酮的副作用较低,对肝功能的影响较小且可逆,孕妇忌服。

4. 米非司酮与子宫孕激素受体的亲和力是黄体酮的5倍,具有强抗孕激素作用,可造成闭经使病灶萎缩,副作用轻,主要为抗皮质激素的反应,其他副作用有恶心、呕吐、头晕和疲倦等,无雌激素样影响,亦无骨质丢失危险。但停药后短期内复发且复发率高,对卵巢子宫内膜异位囊肿效果不佳,长期疗效有待证实。

# 第十二节　功能失调性子宫出血

## 【疾病概要】

功能失调性子宫出血简称功血,是由下丘脑-垂体-卵巢轴功能失调引起的异常子宫出血。按发病机制可分为无排卵性和排卵性功血两大类。

无排卵性功血包括青春期功血、绝经过渡期功血及生育期无排卵功血。无排卵性功血失去正常周期性和出血自限性,临床上最主要的症状是子宫不规则出血,出血间隔长短不一,短则几日,长则数月;出血量多少不一,出血量少者仅为点滴出血,多者大量出血,不能自止,可能导致贫血甚至休克。出血期间一般无腹痛或者其他不适。

排卵性功血主要分为黄体功能不足及子宫内膜不规则脱落。黄体功能不足主要表现为月经周期缩短,因此月经频发,育龄妇女可表现为不易受孕或孕早期流产。子宫内膜不规则脱落表现为月经周期正常,但经期延长,且出血量多,甚至淋漓数日。

## 【治疗原则】

一般治疗:贫血者纠正贫血,严重贫血者需输血。流血时间长者给予抗生素预防感染。出血期间应加强营养,避免过度劳累和剧烈运动,保证充分休息。

青春期及生育期无排卵性功血以止血、调整周期为治疗原则,有生育要求者需促排卵治疗。绝经过渡期功血以止血、调整周期、减少经量、防止子宫内膜病变为治疗原则。排卵性功血治疗以补充孕激素为主。

**【推荐处方】**

**一、青春期及生育期无排卵性功血的治疗**

(一)止血

1. 适用于少量出血

**处方1** 黄体酮注射液,20mg/次,肌内注射,1 次/日,疗程为 5 天。

**处方2** 去氧孕烯炔雌醇片,1~2 片/次,口服,2~3 次/日,血止 3 日后逐渐减量至 1 片/日,维持至出血停止后 21 日疗程结束。

**处方3** 复方醋酸环丙孕酮片,1~2 片/次,口服,2~3 次/日,血止 3 日后逐渐减量至 1 片/日,维持至出血停止后 21 日疗程结束。

2. 适用于大量出血

**处方1** 戊酸雌二醇片,2mg/次,口服,每 4~6 小时 1 次,血止 3 日后每 3 日递减 1/3;或 4mg/次,口服,每 8 小时 1 次,血止 3 日后每 3 日递减 1/3。

**处方2** 结合雌激素片,1.25mg/次,口服,每 4~6 小时 1 次,血止 3 日后每 3 日递减 1/3。

(二)调整月经周期

1. 孕激素后半周期疗法

**处方1** 地屈孕酮片,10mg/次,2 次/日,自撤药性出血第 16~25 日,疗程为 10 天。

**处方2** 醋酸甲羟孕酮片,5~10mg/次,口服,1~2 次/日,自撤药性出血第 16~25 日,疗程为 10 天。

**处方3** 黄体酮胶丸,200~300mg/d,口服,1~2 次/

日,疗程为 5~7 天。

**处方 4**  黄体酮注射液,20mg/次,肌内注射,1 次/日,自撤药性出血第 16~25 日,疗程为 10 天。

2. 雌、孕激素序贯疗法

**处方 1**  戊酸雌二醇片,1mg/次,月经第 5 日口服,1 次/晚,连服 21 日,至服药第 11~16 日,每日加用醋酸甲羟孕酮片 10mg 或地屈孕酮 10mg,2 次/日。

**处方 2**  结合雌激素片,0.625mg/次,月经第 5 日口服,1 次/晚,连服 21 日,至服药第 11~16 日,每日加用醋酸甲羟孕酮片 10mg 或地屈孕酮 10mg,2 次/日。

3. 口服避孕药

**处方 1**  去氧孕烯炔雌醇片,1 片/次,口服,1 次/晚,疗程为 21 天,停药后月经来潮第 5 天服用下一周期。

**处方 2**  复方醋酸环丙孕酮片,1 片/次,口服,1 次/晚,疗程为 21 天,停药后月经来潮第 5 天服用下一周期。

**处方 3**  屈诺酮炔雌醇片,1 片/次,口服,1 次/晚,疗程为 21 天,停药后月经来潮第 5 天服用下一周期。

**二、绝经过渡期功血的治疗**

(一) 孕激素疗法

**处方 1**  地屈孕酮片,10mg/次,口服,2 次/日,疗程为 10 天。

**处方 2**  醋酸甲羟孕酮片,8~10mg/d,口服,1~2 次/日,疗程为 10 天。

**处方 3**  黄体酮胶丸,200~300mg/d,口服,1~2 次/日,疗程为 5~7 天。

**处方 4**  黄体酮注射液,20~40mg/次,肌内注射,1 次/日,疗程为 5 天。

(二) 调整月经周期

**处方**  戊酸雌二醇片/雌二醇环丙孕酮片,1 片/次,按顺序口服,1 次/晚,疗程为 21 天,停药后月经来潮第 5 天服用下一疗程。

### 三、黄体功能不足的治疗

（一）促进卵泡发育

**处方**　氯米芬片,50mg/次,月经第 2～5 日开始口服,疗程为 5 天,应用 3 个疗程。

（二）促进月经中期 LH 峰形成

**处方**　注射用绒促性素,5000～10000U/次,肌内注射,于卵泡成熟时。

（三）黄体功能刺激疗法

**处方**　注射用人绒毛膜促性腺激素,1000～2000U/次,肌内注射,于基础体温上升后开始,2 次/周或 1 次/隔日,疗程为 2 周。

（四）黄体功能替代疗法

**处方 1**　黄体酮注射液,10～20mg/次,肌内注射,1 次/日,下次月经前 12～14 天日开始,疗程为 10～14 天。

**处方 2**　黄体酮胶丸,200～300mg/d,口服,1～2 次/日,下次月经前 12～14 天开始,疗程为 10～14 天。

（五）合并高泌乳素血症

**处方**　溴隐亭片,2.5～5mg/次,口服,1 次/日。

### 四、子宫内膜不规则脱落的治疗

（一）孕激素治疗

**处方 1**　醋酸甲羟孕酮片,10mg/次,口服,1 次/日,排卵后第 1～2 天或下次月经前 10～14 天开始,疗程为 10 天。

**处方 2**　地屈孕酮片,10mg/次,2 次/日,排卵后第 1～2 天或下次月经前 10～14 天开始,疗程为 10 天。

**处方 3**　黄体酮胶丸,200～300mg/d,口服,1～2 次/日,排卵后第 1～2 天或下次月经前 10～14 天开始,疗程为 10 天。

**处方 4**　黄体酮注射液,20～40mg/次,肌内注射,1 次/日,排卵后第 1～2 天或下次月经前 10～14 天开始,疗程为 10 天。

（二）短效避孕药治疗

**处方 1**　去氧孕烯炔雌醇片，1 片/次，口服，1 次/晚，疗程为 21 天，停药后月经来潮第 5 天服用下一疗程。

**处方 2**　复方醋酸环丙孕酮片，1 片/次，口服，1 次/晚，疗程为 21 天，停药后月经来潮第 5 天服用下一疗程。

**处方 3**　屈诺酮炔雌醇片，1 片/次，口服，1 次/晚，疗程为 21 天，停药后月经来潮第 5 天服用下一疗程。

（三）绒促性素治疗

**处方**　注射用绒促性素，5000～10000U/次，肌内注射，于卵泡成熟时。

## 【注意事项】

1. 大剂量的雌激素止血及口服避孕药对存在血液高凝状态或有血栓性疾病史的患者应禁用。

2. 血红蛋白增加至 90g/L 以上后必须加用孕激素，有利于停药后子宫内膜的完全脱落。

3. 若激素治疗无效或疑有器质性病变，年龄 >40 岁的妇女，具有子宫内膜癌的高危因素或子宫内膜厚度 >12mm，应考虑行诊断性刮宫。对药物治疗效果不佳或不宜用药、无生育要求的患者，尤其是不易随访的年龄较大者及内膜病理为癌前病变或癌变者，应考虑手术治疗，包括子宫内膜去除术及子宫全切术。

# 第十三节　绝经综合征

## 【疾病概要】

绝经综合征指妇女绝经前后出现性激素波动或减少所致的一系列躯体及精神心理症状。绝经可分为自然绝经和人工绝经两种，人工绝经更容易发生绝经综合征。

绝经综合征的近期症状主要表现为月经改变、血管舒缩症状、自主神经失调症状及精神神经症状，远期症状包括泌尿生殖道症状、代谢异常和心血管疾病、阿尔兹海默病及骨质疏松。

## 【治疗原则】

较多为绝经期妇女可出现综合征,但由于精神状态、生活环境各不相同,其轻重差异很大。有些妇女不需任何治疗,有些只需一般性治疗就能使症状消失,有些妇女则需要激素替代疗法才能控制症状。治疗目标为缓解近期症状,并能早期发现、有效预防骨质疏松症、动脉硬化等老年性疾病。

治疗原则包括:①一般治疗为加强宣教、心理治疗、体格锻炼、摄入丰富的蛋白质和含钙丰富的食物;②绝经过渡期的处理重点是预防和排除子宫内膜恶性病变以及采用药物治疗控制月经紊乱的症状;③绝经及绝经后期的关键是激素替代治疗,以补充雌激素。

激素替代治疗的适应证包括:①绝经相关症状:潮热、盗汗、睡眠障碍、疲倦、情绪障碍如易激动、烦躁、焦虑、紧张或情绪低落等;②泌尿生殖道萎缩相关问题:阴道干涩、疼痛、排尿困难、性交痛、反复发作的阴道炎、反复泌尿系统感染、夜尿多、尿频和尿急;③低骨量及骨质疏松症:有骨质疏松症的危险因素及绝经后期骨质疏松症。禁忌证包括已知或可疑妊娠、原因不明的阴道流血、已知或可疑患有乳腺癌、已知或可疑患有性激素依赖性恶性肿瘤、最近6个月内患有活动性静脉或动脉血栓栓塞性疾病、严重的肝及肾功能障碍、血卟啉症、耳硬化症、脑膜瘤等。

## 【推荐处方】

### 一、雌、孕激素序贯治疗围绝经期

(一) 口服制剂

**处方 1**　结合雌激素片,0.3~0.45mg/次,口服,1 次/日,疗程为 21 天。

**处方 2**　(1) 戊酸雌二醇片,0.5~1mg/次,口服,1 次/日,疗程为 21 天。

（2）后半期加用孕激素：黄体酮胶丸，100～200mg/次，口服，1～2次/日，疗程为10～14天。

**处方3**　地屈孕酮片，10mg/次，口服，1次/日，疗程为10～14天。

**处方4**　戊酸雌二醇片/雌二醇环丙孕酮片，1片/次，按顺序口服，1次/晚，疗程为21天，停药后月经来潮第5天服用下一疗程。

**处方5**　雌二醇片/雌二醇地屈孕酮片，1片/次，按顺序口服，1次/晚，1个疗程28天结束后，应于第29天起继续开始下一疗程。

（二）其他制剂

**处方1**　（1）结合雌激素软膏，0.5～2g/次，阴道内给药，连续用3周，停用1周；或普罗雌烯乳膏，1g/次，阴道内使用，1～2次/日，疗程为3周，停用1周。

（2）后半期加用孕激素：黄体酮胶丸，100～200mg/次，口服，1～2次/日，疗程为10～14天；或地屈孕酮片，10mg/次，口服，1次/日，疗程为10～14天。

**处方2**　雌二醇（贴），1/2贴，外贴，每周更换1次，疗程为3周，停用1周。

**处方3**　（1）雌二醇凝胶，1.25g/次，经皮涂抹，1次/日，疗程为3周，停用1周。

（2）后半期加用孕激素：黄体酮胶丸，100～200mg/次，口服，1～2次/日，疗程为10～14天；或地屈孕酮片，10mg/次，口服，1次/日，疗程为10～14天。

**二、雌、孕激素连续联合治疗绝经期、子宫切除术后或先天性无子宫的卵巢功能低下患者**

**处方1**　复方雌孕片，1片/次，口服，1次/日。

**处方2**　雌二醇屈螺酮片，1片/次，口服，1次/日。

**处方3**　替勃龙片，1.25～2.5mg/次，口服，1次/日。

**处方4**　结合雌激素软膏，0.5～2g/次，阴道内给药。

**处方5**　雌三醇乳膏，0.5g/次，阴道内使用（针对尿道下部的萎缩，第1周内每天使用1次，感觉症状缓解情况逐渐减低至维持量)。

**处方6**　普罗雌烯乳膏,1g/次,阴道内使用,1~2次/日。

**处方7**　雌二醇(贴),1/2贴,外贴,每周更换1次。

**处方8**　雌二醇凝胶,1.25g/次,经皮涂抹,1次/日。

## 【注意事项】

1. 如果服药期间有不规则的阴道流血,应首选诊断性刮宫。加大孕激素的剂量可避免治疗期间的不规则流血。

2. 雌、孕激素联合治疗的前6个月内,许多患者有点滴出血或突破性出血,若子宫内膜厚度<5mm,一般不主张行诊断性刮宫,因为6个月后多数患者会出现闭经。

3. 在激素替代治疗期间应加强乳房的随访,每半年或1年做1次乳房检查,如怀疑有乳房肿瘤或乳房小叶增生加剧,应考虑停用激素替代治疗并做进一步的检查。

4. 激素替代疗法不能用于心血管疾病的预防,另外治疗期间如发现患者有心血管疾病的危险,应停用HRT。

5. 子宫肌瘤、子宫内膜异位症和子宫腺肌症为雌激素依赖性疾病,绝经后自然萎缩,激素替代治疗有可能使它们复发。

6. 临床用药时应注意个体化,对这类患者行HRT时,应尽可能采用最低有效剂量,同时加强随访,一旦发现病变有复发趋势,就应停药观察。

# 第十四节　不孕症

## 【疾病概要】

凡婚后未避孕、有正常的性生活、同居1年而未受孕者称为不孕症。其中从未妊娠者称原发性不孕,有过妊娠而后不孕者称继发性不孕。女性不孕的因素主要包括盆腔因素和排卵障碍,其中盆腔因素又包括输卵管因素、宫颈与子宫因素、外阴与阴道因素。

## 【治疗原则】

首先要加强体育锻炼、增强体质、增进健康、保持良好乐观的生活态度、戒烟戒酒、养成良好的生活习惯、适当增加性知识。明确不孕症的病因,针对病因治疗不孕症。盆腔因素所致的不孕症主要根据病因采取手术及药物治疗,排卵障碍所致的不孕症采取促排卵治疗。

## 【推荐处方】

**一、无排卵或稀发排卵的治疗**

**处方 1**　枸橼酸氯米芬片,50mg/次,口服(月经周期第5天起),1 次/日,疗程为 5 天。

**处方 2**　注射用绒促性素(HCG),500 ~ 1000U/次,肌内注射,于卵泡成熟时。

**二、雌激素水平低落的垂体或下丘脑性无排卵的治疗**

**处方**　注射用促卵泡生长激素注射液(FSH),150IU/次,肌内注射(月经第 3 ~ 5 日起),1 次/日。

**三、IVF 周期预防 LH 峰过早出现及 PCOS 无排卵的治疗**

**处方**　丙氨瑞林注射液,150μg/次,肌内注射(月经第1 ~ 2 日起),1 次/日。

**四、高催乳激素血症的无排卵患者的治疗**

**处方**　溴隐亭片,2.5mg/次,口服,1 次/日,疗程为25 天。

## 【注意事项】

1. 应用促性腺激素的常规方案时,由于促使卵泡发育的剂量和导致卵巢过度刺激综合征发生的剂量相当接近,为了防止卵巢过度刺激综合征的发生,当卵巢内有 3 ~ 5 个卵泡 >13mm、卵巢内 >11 个小卵泡、$E_2$ >2000pg/ml 时停用 HCG。

2. 在使用促排卵药物前应考虑能否诱发排卵的条件①卵泡能否发育到一定程度;②完整的下丘脑、垂体与雌激素之间的功能关系;③下丘脑雌激素的正反馈。

3. 在妊娠、肝脏疾病、不明原因的异常子宫出血、卵巢增大或囊肿等情况下禁止用促排卵药物。

4. 在使用药物治疗前应先排除肿瘤、阴道横膈、生殖器炎症等器质性疾病。

5. HMG 与 FSH 等药物治疗同时应由有经验的医师严密监测卵巢反应,包括 B 超监测结合血激素检查。

# 第十五节　妊娠剧吐

## 【疾病概要】

妊娠剧吐指发生于妊娠早期至妊娠 16 周之间,以频繁剧烈的恶心、呕吐为主要症状的一组综合征,发病率为 0.3% ~1%。症状持续存在、进行性加重,孕妇无法进食,进而发生脱水、电解质紊乱、酸碱失衡、肝肾衰竭、Wernicke-Korsakoff 综合征,甚至死亡。妊娠剧吐可能导致胎儿宫内生长迟缓及妊娠高血压等远期并发症。

## 【治疗原则】

1. 卧床休息,保证睡眠,调整饮食,补充营养,辅以适当的心理治疗。

2. 镇静,止吐,纠正脱水及水、电解质紊乱与酸碱失衡,防治并发症。

3. 经积极治疗病情继续加重,或重要脏器功能受损,必要时终止妊娠。

## 【推荐处方】

### 一、静脉补液、供能

**处方** （1）5% 葡萄糖注射液 1000ml + 10% 氯化钾

20ml,静脉滴注,1 次/日。

(2)5% 葡萄糖注射液 1000ml + 维生素 C 2g,静脉滴注,1 次/日。

(3)10% 葡萄糖注射液,1000ml,静脉滴注,1 次/日。

(4)维生素 $B_6$ 注射液,100mg,肌内注射,1 次/日。

(5)维生素 $B_1$ 注射液,100mg/次,肌内注射,1 次/日。

**二、解痉止呕**

**处方 1**　5% 葡萄糖注射液 250ml + 间苯三酚 80mg,静脉滴注,1 次/日。

**处方 2**　10% 葡萄糖注射液 500ml + 利多卡因 200mg,静脉滴注,1 次/日。

**三、纠正代谢性酸中毒**

**处方**　5% 碳酸氢钠注射液,100ml,静脉滴注,1 次/日。

**四、据报道,葡醛内酯有一定疗效**

**处方**　10% 葡萄糖注射液 40ml + 葡醛内酯 500mg,静脉注射,2 次/日。

**【注意事项】**

1. **心理指导**　采取支持性心理治疗,合理有效的沟通与安慰使患者消除担忧与焦虑情绪,增强战胜疾病的信心。根据不同的心理状态运用不同的治疗方式,如引导患者回忆愉快的体验、看一些喜欢的书籍、听喜欢的音乐等。

2. **饮食**　症状轻者,以维生素及营养丰富、易消化的清淡饮食为主。症状严重者,首先需禁食 2 ~ 3 天,使胃肠避免食物刺激,充分睡眠,利于营养吸收;之后尝试少量流质,少食多餐,若无明显的不良反应,逐渐增加食量。

3. **脱水的治疗**　对剧烈呕吐无法进食引起脱水的孕妇应该禁食水,常规补液,每日补液总量不少于 3000ml,保证 24 小时尿量 >1000ml。

4. **电解质紊乱的治疗**　多数患者存在低钾血症,应当每日监测血钾调整用量。严重低血钾时,有条件应予心电监护,以免高血钾而导致心脏停搏。补钾的原则:①肾功能正常,见尿补钾;②补钾浓度不超过 0.3%;③补钾速度为 1.5~3.0g/h;④补钾要注意心率变化,必要时需心电监护。

5. 酸碱失衡　妊娠剧吐所致的多重酸碱失衡以代谢性酸中毒为主,伴有代谢性碱中毒及呼吸性碱中毒。应当根据二氧化碳结合力水平及动脉血气分析及时纠正,以免酸碱失衡加重电解质紊乱。

6. 补充维生素　Wernicke 脑病是因体内维生素 $B_1$ 缺乏引起的一系列神经精神症状,病死率较高,常死于肺水肿及呼吸肌麻痹。及时治疗尤其重要,需补充大量维生素 $B_1$ 及其他 B 族维生素,并考虑及时终止妊娠。妊娠剧吐还可并发维生素 K 缺乏,致凝血功能障碍,出血倾向增加,需及时补充维生素 K。

7. 终止妊娠　体温持续高于38℃,心超过 120 次/分;持续性黄疸或蛋白尿;出现多发性神经炎及神经性体征;眼底出血和并发严重 Wernicke-Korsakoff 脑病危及生命者。

# 第十六节　胎儿生长受限

## 【疾病概要】

胎儿生长受限(fetal growth restriction,FGR)亦称胎盘功能不良综合征或称胎儿营养不良综合征,指胎儿出生体重低于同孕龄同性别胎儿平均体重的两个标准差或第 10 百分位数,或孕 37 周后胎儿出生体重低于 2500g。根据胎儿的生长特征、体重及病因等,将胎儿生长受限分为内因性均称型、外因性不均称型、外因性均称型。

## 【治疗原则】

1. 一般治疗　去除不良因素,吸氧,均衡膳食,左侧卧位以改善胎盘血液循环,积极治疗各种并发症。

2. 药物治疗　补充营养物质如氨基酸、脂肪乳、维生素及微量元素锌等,促进胎儿生长发育。

3. 产科处理　根据胎动、胎心监护、B 超及胎儿成熟度监测,综合评估胎儿的宫内状况,决定终止妊娠的时机与方法。

**【推荐处方】**

**一、补充氨基酸、脂肪乳**

**处方**　(1)复合氨基酸片,1 片/次,口服,1 ~ 2 次/日,疗程为 1 ~ 2 周。

(2)脂肪乳剂 250 ~ 500ml,静脉滴注,1 次/3 日,疗程为 1 ~ 2 周。

**二、补充能量**

**处方**　(1)10% 葡萄糖注射液 500ml + 维生素 C 3g,静脉滴注,1 次/日,疗程为 10 天。

(2)5% 葡萄糖注射液 250ml + 复合辅酶 100U,静脉滴注,1 次/日,疗程为 10 天。

**三、改善微循环**

**处方 1**　低分子右旋糖酐,500ml,静脉滴注,1 次/日,疗程为 10 天。

**处方 2**　5% 葡萄糖注射液 250ml + 复方丹参注射液 4ml,静脉滴注,1 次/日,疗程为 10 天。

**处方 3**　阿司匹林,50mg/次,口服,1 次/日,疗程为 10 天。

**四、补充其他物质**

**处方**　(1)叶酸,5 ~ 10mg/次,口服,3 次/日,疗程为 15 ~ 30 天。

(2)维生素 E,100mg/次,口服,1 次/日,疗程为 15 ~ 30 天。

(3)葡萄糖酸锌,105 ~ 210mg/次,口服,2 次/日,疗程为 15 ~ 30 天。

(4)维生素 $B_1$ 片,1 片/次,口服,3 次/日,疗程为 15 ~ 30 天。

**五、胎肺未成熟者,必要时促胎肺成熟**

**处方** 地塞米松注射液,5mg/次,肌内注射,3 次/日,疗程为 3 天;或 10mg/次,羊膜腔内注入,疗程为 1 次。

【注意事项】

1. FGR 患者继续妊娠的指征①胎儿未足月,胎心监护情况良好;②胎盘功能正常;③经治疗有效,病情稳定;④孕妇无合并症和并发症,可在密切监护下继续妊娠至足月,但不应超过预产期。

2. FGR 患者终止妊娠的指征①经治疗病情未好转,孕龄超过 34 周;②胎儿窘迫,胎盘功能减退,或胎儿停止生长 3 周以上;③妊娠并发症病情加重;④胎肺成熟应立即终止妊娠,胎肺未成熟应积极促胎肺成熟后终止妊娠。

3. 分娩方式①阴道分娩:适于胎儿宫内监护情况良好,胎盘功能正常,胎儿成熟,Bishop 宫颈成熟度评分不低于 7 分,羊水量及胎位正常,无阴道分娩禁忌证;对于胎儿畸形、胎龄过小、估计出生后难以存活者,也应选择阴道分娩。②剖宫产:适于胎儿宫内窘迫,孕妇高危病情加剧,羊水过少,胎儿停止发育 3 周以上,产道条件欠佳。

# 第十七节 胎儿宫内窘迫

【疾病概要】

胎儿在子宫内因急性或慢性缺氧和酸中毒危及其健康和生命的综合症状称为胎儿宫内窘迫(fetal distress),发生率为 2.7% ~ 38.5%。胎儿宫内窘迫分急性和慢性两种。急性常发生在分娩期;慢性发生在妊娠晚期,但可延续至分娩期并加重。

【治疗原则】

1. 急性胎儿宫内窘迫 ①积极寻找病因,紧急处理;

②吸氧,左侧卧位;③尽快终止妊娠。

2. 慢性胎儿宫内窘迫  ①吸氧,左侧卧位,定期产检,积极治疗妊娠合并症及并发症;②期待疗法:孕周小、出生后生存的可能性小,尽量保守治疗,以延长孕周,同时促胎肺成熟;③终止妊娠:近足月,胎动减少或 OCT 出现晚期减速、重度变异减速或胎儿生物物理评分不超过 3 分,宜采取剖宫产。

**【推荐处方】**

**一、抑制宫缩**

**处方**  沙丁胺醇,首剂 4.8mg,继后 2.4 ~ 4.8mg/次,口服,3 次/日。

**二、纠正代谢性酸中毒**

**处方**  5% 碳酸氢钠注射液,100ml/次,静脉滴注,1 次/日。

**三、改善微循环**

**处方 1**  低分子右旋糖酐注射液,500ml/次,静脉滴注,1 次/日,疗程为 10 天。

**处方 2**  5% 葡萄糖注射液 250ml + 复方丹参注射液 4ml,静脉滴注,1 次/日,疗程为 10 天。

**处方 3**  阿司匹林,50mg/次,口服,1 次/日,疗程为 10 天。

**四、促胎肺成熟**

**处方**  地塞米松注射液,5mg/次,肌内注射,3 次/日,疗程为 3 天;或 10mg/次,羊膜腔内注入,疗程为 1 次。

**【注意事项】**

1. 急性胎儿宫内窘迫  首先应针对病因治疗。如仰卧位低血压综合征者,应立即左侧卧位;若孕妇有严重的摄入不足,水、电解质紊乱或酸中毒时,应予以纠正;若缩宫素致子宫收缩过强,应立即停用缩宫素,必要时用药物抑制宫缩。

2. 急性胎儿宫内窘迫　根据产程进展决定分娩方式，无论剖宫产或阴道分娩，均需做好新生儿窒息复苏准备。

（1）宫口未开全，出现以下情况之一，应立即剖宫产：①胎心率持续低于 120 次/分或高于 180 次/分，伴羊水污染Ⅱ度；②羊水污染Ⅲ度，伴羊水过少；③胎心监护 CST 出现频繁晚期减速或重度变异减速；④胎儿头皮血 pH < 7.20。

（2）宫颈尚未完全扩张，胎儿窘迫情况不严重：可吸氧 20 ~ 30 分钟，进入到第二产程时可持续吸氧。

（3）宫口开全：骨盆各径线正常者，胎头双顶径已过坐骨棘平面以下，一旦确诊胎儿窘迫，应立即经阴道助产，尽快娩出胎儿。

3. 慢性胎儿宫内窘迫　应根据妊娠并发症的特点及严重程度，结合孕周、胎儿成熟度及胎儿窘迫程度综合判断，作出最佳处理。

# 第十八节　早　产

## 【疾病概要】

早产（preterm labor，PTL）指妊娠满 28 周至不满 37 周（196 ~ 258 天）间分娩者。早产占分娩总数的 5% ~ 15%。

## 【治疗原则】

1. 胎儿存活、无明显的畸形、无明显的绒毛膜羊膜炎及胎儿窘迫、无严重妊娠并发症、宫口开大 2cm 以下、胎膜未破，应设法抑制宫缩、延长孕周，防止早产。

2. 早产不可避免时，应设法提高早产儿的存活率。

## 【推荐处方】

**一、处方 1 ~ 4 中任选 1 种药物来抑制宫缩**
　　**处方 1**　（1）5% 葡萄糖注射液 500ml + 利托君 150mg，

静脉滴注,开始滴速为 50～100μg/min,每 30 分钟增加 50μg/min,至宫缩被抑制,最大给药浓度不超过 300μg/min。

(2)宫缩抑制后改为利托君,10mg/次,口服,每 6 小时 1 次。

**处方 2** 沙丁胺醇,首剂 4.8mg/次,继后 2.4～4.8mg/次,口服,3 次/日。

**处方 3** (1)5% 葡萄糖注射液 100ml + 25% 硫酸镁 20ml,静脉滴注,30～60 分钟内滴完。

(2)继后 5% 葡萄糖注射液 500ml + 25% 硫酸镁 40ml,静脉滴注,维持 5～10 小时。

**处方 4** 硝苯地平,10mg/次,舌下含服,3 次/日。

**二、镇静剂仅在孕妇紧张时作为辅助用药,临产后忌用**

**处方** 地西泮,2.5mg/次,口服,2 次/日。

**三、促胎肺成熟,避免早产儿发生呼吸窘迫综合征**

**处方 1** 地塞米松注射液,5mg/次,肌内注射,3 次/日,疗程为 3 天。

**处方 2** 地塞米松注射液,10mg/次,羊膜腔内注入,疗程为 1 次。

**【注意事项】**

1. 使用药物抑制宫缩的过程中要注意药物的不良反应。硫酸镁用药时应注意呼吸不得少于 16 次/分,24 小时尿量不少于 600ml,膝反射存在。同时备 10% 葡萄糖酸钙 10ml,以备硫酸镁中毒时解毒用。

2. 各种宫缩抑制剂可以交替使用,能提高治疗效果。

3. 产程中孕妇左侧卧位,吸氧,肌内注射维生素 $K_1$,减少新生儿颅内出血的发生,慎用吗啡、哌替啶等抑制新生儿呼吸中枢的药物。第二产程常规行会阴侧方切开,缩短胎头在盆底的受压时间,从而减少早产儿颅内出血的发生。

4. 控制感染感染是早产的重要诱因之一,应用抗生素治疗早产可能有益,特别适用于阴道分泌物培养细菌阳性及泌尿道感染者。

5. 注意预防早产定期产前检查,及早发现早产因素,积极治疗泌尿生殖道感染,积极治疗基础疾病,宫颈内口松弛者宜于 14～16 周行宫颈内口环扎术。

# 第十九节　先兆流产

## 【疾病概要】

妊娠 28 周前出现少量阴道流血,无肉样组织排出,可伴有下腹痛或腰骶胀;腹部听诊胎心正常;妇科检查阴道内有暗红色、粉红色或深褐色血迹,宫颈口闭,子宫大小与停经时间相符;超声诊断宫内妊娠,孕囊大小与孕龄相符,探及胎心,称为先兆流产(threatened abortion)。

## 【治疗原则】

1. 对症治疗卧床休息,禁性生活;心理治疗,避免精神紧张;维生素 E 保胎治疗;必要时给予对胎儿危害小的镇静剂。

2. 对因治疗针对可能引起流产的原因用相应药物治疗。

3. 治疗 2 周,如阴道流血停止、腹痛消失、B 超证实活胎,可继续妊娠;若自觉症状加重,B 超发现宫内妊娠物发育异常,HCG 不升或下降,可能预后不良,建议终止妊娠。

## 【推荐处方】

### 一、用于一般先兆流产者
**处方**　维生素 E,100mg/次,口服,1 次/日。
### 二、用于黄体功能不足者
**处方**　黄体酮注射液,10～20mg/次,肌内注射,1 次/日或 1 次/隔日。

### 三、用于情绪较为紧张者

**处方**　地西泮注射液,2.5mg/次,肌内注射,1 次/日。

### 四、用于甲状腺功能减退者

**处方**　甲状腺素片,10mg/次,口服,1 次/日,监测甲状腺功能,调节用药量。

【注意事项】

1. 不要盲目保胎　从遗传学的观点看,流产并非坏事,在流产的胎儿中,染色体异常的比率相当高。

2. 防治并发症　①大出血:可能转为难免流产或不全流产,阴道流血增多,甚至大失血,造成休克,应积极处理。及时补充血容量,尽快清除子宫内容物。失血量超过800～1000ml,积极予以输血。②感染:阴道流血皆可合并感染,感染可局限于子宫腔内,亦可蔓延至子宫周围,形成输卵管炎、输卵管卵巢炎、盆腔结缔组织炎,甚至超越生殖器官而形成腹膜炎、败血症。临床上有畏寒、发热、腹痛、阴道流血,有时有恶臭分泌物、子宫及附件压痛等炎症表现;严重者可发生感染性休克。

3. 治疗上应注意①注意个人卫生、勤换内裤、禁止性生活等措施预防感染;②应用抗生素迅速控制感染,根据病情严重程度、细菌培养、药敏试验结果选择用药;③尽早清除宫腔内的感染组织,清宫可在静脉给药后 6 小时进行,将大块组织钳出;④支持疗法,必要时输入新鲜血液、补充维生素。

# 第二十节　稽留流产

【疾病概要】

有正常的早孕过程,但早孕反应消失或未出现早孕反应;随着停经时间的延长,子宫不再增大或者反而缩小;中期妊娠时,胎动消失,未闻及胎心;妇科检查示宫颈口闭,子宫小于停经时间。即妊娠 28 周前宫内胚胎或胎儿已经死亡,未能及时自然排出者,称为稽留流产(missed abortion),又称过期流产。

## 【治疗原则】

1. 促使胚胎及胎盘组织排出 一旦确诊,应及早治疗,治疗过程中应防止凝血功能异常的发生。

2. 防止 DIC 促使胚胎及胎盘组织完全排出,加强宫缩,防止出血;同时还需用药提高子宫肌对缩宫素的敏感性。

## 【推荐处方】

### 一、加强宫缩

**处方** (1)5% 葡萄糖 500ml + 缩宫素 10 ~ 20U,静脉滴注,1 次/日。

(2)米索前列醇,400μg/次,阴道给药,2 次/日。

### 二、提高子宫肌对缩宫素的敏感性

**处方 1** 苯甲酸雌二醇注射液,2mg/次,肌内注射,2 次/日,疗程为 3 天。

**处方 2** 炔雌醇注射液,1mg/次,肌内注射,2 次/日,疗程为 5 天。

**处方 3** 己烯雌酚,5mg/次,口服,3 次/日,疗程为 5 天。

**处方 4** 米非司酮,100mg/次,口服,2 次/日,疗程为 3 天。

### 三、抗感染

**处方** 5% 葡萄糖注射液 250ml + 头孢吡肟钠 2g,静脉滴注,2 次/日,疗程为 3 天。

## 【注意事项】

1. 稽留流产时,死亡胎儿及胎盘组织在宫腔内稽留过久,可导致严重的凝血功能障碍及弥散性血管内凝血的发生,应先行凝血功能检查。如凝血功能异常,需先用肝素、纤维蛋白原、新鲜血、血小板等进行纠正,之后在备血、输液的条件下行清宫术。

2. 稽留流产时胎盘组织常与子宫壁粘连较紧,手术较困难。如凝血功能正常,可于手术前口服己烯雌酚增加子宫肌层对缩宫素的敏感性,刮宫时可用缩宫素静脉滴注或用米索前列醇 400μg 置于阴道后穹窿。

3. 子宫 > 12 孕周者,应静脉滴注缩宫素,促使胎儿、胎盘排出。行清宫术时应注意防止子宫穿孔。术后应常规行B 超检查,以确认宫腔内妊娠物是否完全排出,并加强抗感染治疗。

4. 有相关研究显示,米非司酮配伍米索前列醇用于稽留流产,自然流产率高,阴道出血少,患者痛苦小,对机体损伤轻,恢复快,疗效优于传统的治疗方法。这种方法治疗稽留流产有 30% 以上的胚胎自然排出,宫颈成熟优化良好,疗效可靠,安全。

# 第二十一节　感染性流产

## 【疾病概要】

感染性流产(infected abortion)是指流产合并生殖系统感染。各种类型的流产均可并发感染,包括选择性或治疗性的人工流产,但以不全流产、过期流产为常见。感染性流产的病原菌常常是阴道或肠道的寄生菌,常为混合感染,厌氧菌感染占 60% 以上,常见的有厌氧链球菌、类杆菌、梭状芽孢杆菌等。

## 【治疗原则】

1. 迅速控制感染。

2. 尽快清除宫腔内的感染组织。

3. 对症支持治疗,如输血,补液,纠正水、电解质平衡,补充能量等。

4. 预防和治疗并发症。感染性流产重症者可并发感染性休克、急性肾衰竭、DIC、盆腔血栓性静脉炎等严重的并发症,临床上应加以重视,及早防治。

**【推荐处方】**

**处方 1** 0.9% 氯化钠注射液 100ml + 青霉素 1000万 ~ 2000 万 U/d + 庆大霉素 16 万 ~ 24 万 U/d,静脉滴注,2 次/日。

**处方 2** 0.9% 氯化钠注射液 100ml + 头孢拉定 2 ~ 3g/d + 甲硝唑 1 ~ 2g/d,静脉滴注,2 次/日。

**处方 3** 5% 葡萄糖注射液 100ml + 红霉素 2g/d + 氯霉素 2g/d,静脉滴注,2 次/日。

**【注意事项】**

1. 抗菌药物的使用 可根据病情的严重程度及抗生素的抗菌谱决定使用药物的种类、剂量及给药途径。在致病菌及药物敏感性试验未明确之前,应使用广谱抗生素或联合用药。致病菌药敏试验明确后可选择 1 ~ 3 种敏感的抗生素。

2. 手术治疗 感染性流产的潜在危险是炎症扩散,并发感染性休克、急性肾衰竭及 DIC 等严重的并发症。因此,应尽早进行手术,去除病源。①清宫术:在抗生素治疗的基础上,病情稳定者宜及早清宫。术前可先用宫缩剂,以防子宫穿孔。术时可先用卵圆钳将宫腔内的大块组织钳出,用大刮匙搔刮宫壁 1 周。清宫术有加速细菌血行扩散的危险,应加强术后抗感染治疗,并监护血压、脉搏、尿量。②子宫切除术:一般来说,感染性流产在清除感染的胚胎组织以后,炎症多能控制。但也有个别病例感染严重,难以控制,如产气杆菌造成宫壁多处积气,甚至呈蜂窝状,必须行子宫切除。

3. 支持治疗 对贫血及体质虚弱的严重感染患者,应予以补液,纠正水、电解质平衡,输血及输入体白蛋白,补充热量等,以增强机体抵抗力及对手术的耐受能力。

4. 防治并发症　①感染性休克:任何感染性流产,均应严密观察血压及尿量,一旦低血压及少尿出现,应考虑感染性或失血性休克的存在。快速静脉输入生理盐水或林格液 1000ml,若低血压或少尿未能改善,则提示为感染性休克,立即抢救。②肾衰竭:由于感染、低血容量、低血压使肾脏灌流不足、肾缺血,可并发肾衰竭。应留置导尿管,每小时测尿量及尿比重 1 次。若尿量少于 30ml/h,给予 20% 甘露醇 100～200ml,30 分钟内快速滴注。用甘露醇后尿量未增加或少于 50ml/h,可给予呋塞米 40～80mg,静脉注射;若尿量仍不增加,则提示肾功能受损,应按急性肾衰竭处理。对以上处理无好转者,应尽早行腹膜透析或血液透析,以防止高血钾及高氮质血症。③弥散性血管内凝血(DIC):严重感染的患者,当阴道流出大量不凝血时,应想到有 DIC 发生的可能性,此时应立即做凝血功能检查,如血小板计数、凝血酶原时间、纤维蛋白原定量、3P 试验等。一旦诊断,立即处理。④其他:感染性流产有时还可并发盆腔血栓性静脉炎、肺栓塞及心力衰竭的可能,在治疗过程中应严密观察,以期及早诊断、及早治疗。

# 第二十二节　异位妊娠

## 【疾病概要】

受精卵在子宫体腔以外着床称为异位妊娠。异位妊娠依据受精卵在子宫体腔外种植部位的不同而分为输卵管妊娠、卵巢妊娠、腹腔妊娠、阔韧带妊娠、宫颈妊娠。典型的临床表现包括停经、腹痛及阴道流血。

## 【治疗原则】

异位妊娠的治疗包括药物治疗和手术治疗。药物治疗主要适用于早期输卵管妊娠,要求保存生育能力的年轻患者,应符合:①无药物治疗禁忌证;②输卵管妊娠未发生破

裂;③妊娠囊直径≤4cm,无心管搏动;④血 hCG <2000IU/L;
⑤无明显的内出血。化疗一般采用全身性用药,亦可采用
局部用药。

### 【推荐处方】

**处方1**  甲氨蝶呤注射液,50mg/次,肌内注射,单次
用药。

**处方2**  甲氨蝶呤注射液,0.4mg/(kg·d),肌内注射,
1 次/日,疗程为 5 天。

### 【注意事项】

用药期间检测 β-hCG 及 B 超,警惕持续性异位妊娠,
单次用药在治疗第4 和第 7 日测血清 hCG,若治疗后 4～7
日血 hCG 下降 <15%,应重复剂量治疗。副作用主要为胃
肠道反应,严重时可出现假膜性肠炎;可引起白细胞和血小
板减少;大剂量或长期运用需予以四氢叶酸,预防副作用。
若病情无改善,甚至发生急性腹痛或输卵管破裂症状,则应
立即进行手术治疗。

# 第二十三节  妊娠高血压

### 【疾病概要】

妊娠高血压是妊娠期高血压疾病的一种,为妊娠期特
有的疾病。满足以下条件方可确诊:妊娠期首次出现血压
≥140/90mmHg;尿蛋白阴性;整个孕期未发展成子痫前期;
产后 12 周内血压恢复正常。妊娠高血压是暂时的,孕妇可
伴有上腹部不适或血小板减少,产后方可确诊。

### 【治疗原则】

采用休息、镇静、对症等处理,经上述处理后一般病情
可以得到控制。若血压升高,可予以降压治疗。

## 【推荐处方】

为保证孕妇休息,可给予口服镇静剂。

**处方1**　苯巴比妥,0.03~0.06g/次,口服,3次/日。

**处方2**　地西泮,2.5g/次,睡前口服,1次/日。

## 【注意事项】

1. 患者可以住院,也可以家庭治疗。

2. 饮食　摄入充足的蛋白质、蔬菜,补充钙剂和铁剂。避免食入过多的食盐,但不必严格限制。

3. 休息　保证充足的睡眠,每日休息不少于10小时,取左侧卧位。

4. 一般不需要药物治疗,对于精神紧张、焦虑或睡眠欠佳者,可给予口服镇静剂。

5. 间断吸氧　可增加血氧含量,改善全身主要脏器和胎盘的氧供。

6. 增加产前检查次数,密切监护母儿状态注意孕妇有无头痛、视力改变等自觉症状;定期监测胎儿的发育状态和胎盘功能;监测血压、尿蛋白、血常规及肝肾功能等。

7. 终止妊娠　不超过预产期、病情稳定、宫颈条件成熟估计引产能够成功且无产科指征者可以选择阴道分娩,产程中严密监测母胎情况,继续控制病情,缩短第二产程,第三产程注意预防产后出血,24小时内注意预防子痫及产后循环衰竭。

# 第二十四节　妊娠期肝内胆汁淤积症

## 【疾病概要】

妊娠期肝内胆汁淤积症(intrahepatic cholestasis of pregnancy,ICP)主要发生在妊娠晚期,少数发生在妊娠中期,以皮肤瘙痒和血清胆汁酸升高为特征。ICP主要危及胎儿安全,可导致胎儿窘迫、早产、胎死宫内、死产等,增加围生儿的发病率及病死率,母体产后出血的风险也增加。多数患者的首发症状为无损伤性皮肤瘙痒,瘙痒程度不一,常呈持续性,白昼轻,夜间加剧。瘙痒一般先从手掌和脚掌开始,逐渐向肢体近端延伸,甚至发展到面部,极少侵及黏膜,四肢皮肤可见抓痕。

## 【治疗原则】

缓解瘙痒症状;恢复肝功能,降低血清胆汁酸水平;监测胎儿宫内安危,及时发现胎儿窘迫并采取相应的治疗措施;延长孕周,以改善妊娠结局。

## 【推荐处方】

### 一、口服

**处方 1**　熊去氧胆酸,15mg/(kg·d),口服,分 3 次/日,疗程为 20 天。效果不佳而患者无不良反应时,可加大剂量至 1.5 ~ 2g/d;或腺苷蛋氨酸,500mg/次,口服,2 次/日。

**处方 2**　考来烯胺,4g/次,口服,2 ~ 3 次/日,疗程为 10 天。

**处方 3**　苯巴比妥,0.03g/次,口服,3 次/日,疗程为 2 ~ 3 周。

**处方 4**　地塞米松,12mg/d,口服,1 ~ 3 次/日,疗程为 7 天,后 3 天逐渐减量至停药。

### 二、肌内注射

**处方**　地塞米松,6mg/次,每 12 小时 1 次,疗程为 4 次。

### 三、静脉滴注

**处方**　5% 葡萄糖注射液 500ml + 腺苷蛋氨酸 1 ~ 2g,静脉滴注,1 次/日,疗程为 12 ~ 14 天。

## 【注意事项】

1. ICP 对孕妇的主要影响为瘙痒,一般不会产生其他严重危害,但可造成胎儿突然胎死宫内,目前的监护措施不足以预测 ICP 胎儿的死亡,应向孕妇及家属讲明。

2. ICP 患者脂溶性维生素吸收障碍,分娩前应常规补充脂溶性维生素以预防产后出血,尤其是使用考来烯胺治疗时。肝功能损害患者加一种护肝药物治疗。

3. 分娩时间远、症状持续且严重患者慎用地塞米松。

4. 局部皮肤可涂抹炉甘石洗剂,能缓解瘙痒症状且无副作用。

5. 目前常用的治疗药物分为口服、肌内注射及静脉滴注给药途径,缺乏统一的联合治疗方案,较常见的联合用药方案为熊去氧胆酸联合腺苷蛋氨酸。建议对于重症、进展性、难治性 ICP 患者考虑联合治疗。

6. 终止妊娠的指征包括出现黄疸,胎龄已达 36 周;羊水量逐渐减少;无黄疸,妊娠已足月或胎肺已成熟;妊娠 > 28 周,高度怀疑胎儿窘迫;妊娠 32 ~ 24 周,重症 ICP,出现先兆早产保胎治疗失败者;妊娠 34 ~ 37 周,重症 ICP,既往因 ICP 致围生儿死亡者。终止妊娠的方式以剖宫产终止妊娠为宜,因为经阴道分娩可能加重胎儿缺氧,严重时可导致胎儿死亡,还有发生新生儿颅内出血的风险。

# 第二十五节    妊娠期糖尿病

## 【疾病概要】

妊娠期糖尿病(gestational diabetesmellitus,GDM)是指妊娠后首次发现或发病的糖尿病,是妊娠期最常见的内科并发症之一。GDM 约占妊娠期糖代谢异常的 80%,大多数患者产后糖代谢异常恢复正常。目前各国对于 GDM 的诊断方法及采用标准尚未完全统一。GDM 对孕妇的影响主要为早孕期自然流产率增加、妊娠高血压疾病的发生率增高、羊水过多、感染、糖尿病酮症酸中毒等,对胎儿的影响主要为巨大儿、早产、流产、胎儿生长受限、胎儿畸形等。妊娠期糖尿病对母儿均有较大危害,应引起重视。

## 【治疗原则】

目的是使孕妇的血糖控制在以下范围:空腹血糖3.3 ~ 5.6mmol/L;餐后 1 小时血糖 5.6 ~ 7.8mmol/L;餐后 2 小时血糖 4.4 ~ 6.7mmol/L;夜间血糖 4.4 ~ 6.7mmol/L;餐前 30 分钟血糖 3.3 ~ 5.8mmol/L。定期监测胎儿的生长发育情况,减少母儿并发症,降低围生儿病死率。

## 【推荐处方】

**处方**　普通短效胰岛素,10 ~ 20U/次,早餐前 2/3 的总量、晚餐前 1/3 的总量,皮下注射,根据孕期及血糖值调整。

## 【注意事项】

1. GDM 首选饮食治疗,饮食治疗血糖不能控制者加用胰岛素治疗。

2. GDM 酮症酸中毒的治疗血糖 > 13.9mmol/L,胰岛素加入生理盐水中,以 4 ~ 6U/h 的速度持续静脉滴注;血糖 < 13.9mmol/L,用 5% 葡萄糖注射恶按 2 ~ 3g 葡萄糖加入 1U 胰岛素持续静脉滴注。每 1 ~ 2 小时复查血糖和酮体,酮体阴性后停止治疗。注意及时补钾,监测血清钾。

3. 分娩后由于胎盘的排出,抗胰岛素的激素迅速下降,产后 24 小时内胰岛素用量减半,48 小时减少至原用量的 1/3,有的患者完全不需要胰岛素治疗。

4. 分娩时机及方式尽量在妊娠 38 周后终止妊娠,有下列情况应提前终止妊娠:血糖控制不满意;并发重度子痫前期;伴发血管病变;胎儿窘迫等。GDM 本身不是剖宫产的指征,有产科指征如巨大儿、胎位异常等应剖宫产,无产科指征者可行阴道试产,产程中注意监测血糖、胎心变化、宫缩等,避免产程延长,应在 12 小时内结束分娩。

5. 新生儿处理无论体重大小一律按早产儿处理,及时补充葡萄糖、奶粉,防治低血糖。

# 第二十六节　妊娠合并肝炎

## 【疾病概要】

肝炎是一种常见病、多发病,可以由药物、化学物质、乙醇、免疫性抗体、肝炎病毒等引起,其中病毒性肝炎最为常见。病毒性肝炎为多种病毒引起的以肝实质细胞变性坏死为主的传染性疾病,肝炎病毒包括甲型、乙型、丙型、丁型、戊型、庚型和输血传播病毒 7 种,乙型肝炎最为常见,乙型、丙型、丁型、戊型和庚型均可能发生母婴传播。妊娠合并肝炎有重症化倾向,是我国孕产妇死亡的主要原因之一。

## 【治疗原则】

1. **妊娠合并轻型肝炎的治疗原则**　与非孕期相同,明确病因;消除诱因;注意休息,加强营养,高维生素、高蛋白、足量糖类、低脂肪饮食;积极应用护肝药物;有黄疸者立即住院;避免使用具有肝损害作用的药物;预防感染,严格消毒;必要时使用光谱抗生素。

2. **妊娠合并重症肝炎的治疗原则**　保肝治疗;预防及治疗肝性脑病;预防及治疗凝血功能障碍;防治肾衰竭;积极控制病情 24 小时后迅速终止妊娠,分娩方式以剖宫产为宜;余治疗原则同轻型肝炎。

3. **妊娠合并肝炎的产科治疗原则**　妊娠早期,轻型肝炎经积极治疗后可继续妊娠,慢性活动性肝炎经适当治疗后应人工流产终止妊娠;妊娠中、晚期尽量避免终止妊娠,补充维生素 C、维生素 K,避免药物、手术等对肝脏的影响,加强母儿监护,积极治疗妊娠高血压疾病,避免过期妊娠;分娩前 7 日肌内注射维生素 $K_1$,每天 20 ~ 40mg,备好新鲜血液,防止滞产,缩短第二产程,防止产道损伤及胎盘残留,胎肩娩出后立即静脉滴注缩宫素。

## 【推荐处方】

### 一、轻症肝炎慢性活动期

**处方 1**　10% 葡萄糖注射液 500ml + 高血糖素 1 ~ 2mg + 胰岛素 6 ~ 12U,静脉滴注,1 次/日,疗程为 14 天。

**处方 2**　10% 葡萄糖注射液 500ml + 丹参注射液 12 ~ 16ml,静脉滴注,1 次/日,疗程为 14 天。

### 二、重症肝炎

**处方**　(1)5% 葡萄糖注射液 250ml + 阿托木兰 1.2 ~ 1.8g,静脉滴注,1 次/日,疗程为 7 ~ 10 天。

(2)5% 葡萄糖注射液 250ml + 多烯磷脂酰胆碱注射液 10ml,静脉滴注,1 次/日,疗程为 7 ~ 10 天。

(3)10% 葡萄糖注射液 500ml + 门冬氨酸钾镁 40ml + 维生素 C 1.0g,静脉滴注,1 次/日,疗程为 7 ~ 10 天。

(4)10% 葡萄糖注射液 500ml + 高血糖素 1 ~ 2mg + 胰岛素 6 ~ 12U,静脉滴注,1 次/日,疗程为 14 ~ 21 天。

(5)人血白蛋白注射液,10 ~ 20g/次,静脉滴注,1 ~ 2 次/周。

(6)新鲜血浆,200 ~ 400ml/次,静脉滴注,1 ~ 2 次/周。

(7)维生素 $K_1$ 注射液,20 ~ 40mg/次,肌内注射,1 次/日,终止妊娠前 1 周使用。

## 【注意事项】

1. 妊娠期肝炎的治疗与非妊娠期的治疗相同。轻症肝炎慢性活动期患者可口服维生素 C、维生素 K、维生素 E,以及护肝药物如三磷酸腺苷、辅酶 A 等。

2. 抗生素应选用肾毒性非常小甚至无肾毒性的药物,禁用红霉素和四环素;若使用新霉素,使用期限不超过 1 个月;门冬氨酸钾镁高血钾者慎用;高血糖素-胰岛素-葡萄糖联合应用时注意防治低血糖;积极防治并发症如肝性昏迷、DIC 等。

3. 产前常规检查肝功能和肝炎病毒血清学抗原、抗体,妊娠期定期复查,加强孕期监护。

4. 甲型肝炎急性期禁止哺乳;密切接触甲型肝炎 1 周内肌内注射丙种球蛋白 2 ~ 3ml,新生儿出生时及出生 1 周后肌内注射丙种球蛋白。

5. 乙型肝炎急性期患者应在肝炎治愈后半年、至少 2 年后怀孕;乙型肝炎表面抗原和(或)e 抗原阳性患者,严格施行消毒隔离制度,防止产生、新生儿损伤等;新生儿出生后 6 小时内肌内注射乙肝免疫球蛋白 100IU,24 小时内肌内注射乙肝疫苗 10 ~ 30μg,出生后 1 和 6 个月分别肌内注射乙肝疫苗 10μg。

6. 丙型肝炎目前无特异性治疗方法,对抗丙型肝炎抗体阳性母亲的新生儿 1 岁前注射免疫球蛋白有一定的保护作用;减少医源性感染是预防丙型肝炎最重要的环节。

# 第二十七节　妊娠期急性脂肪肝

## 【疾病概要】

妊娠期急性脂肪肝是发生在妊娠晚期的一种严重并发症,主要表现为急性肝细胞脂肪变性引起的肝功能障碍,起病急、病情凶险,如对本病的早期症状和体征认识不足,延误诊治,可造成母儿死亡。本病多见于妊娠晚期,有与重症肝炎相似的消化道症状、黄疸、出血和肝肾衰竭等。此病早期仅有恶心、乏力、不适等一般症状,1 ~ 2 周后病情迅速恶化,很快出现肝病表现如黄疸、出血、肝性脑病等,部分患者可同时出现肾、胰、脑等多脏器损害。实验室检查白细胞增高、血小板减少、凝血酶原时间延长、严重的低血糖等,血清胆红素升高但尿胆红素阴性。

## 【治疗原则】

早期诊断,及时治疗,尽快终止妊娠。

## 【推荐处方】

**处方**　(1)5%葡萄糖注射液250ml+阿托木兰1.2~1.8g,静脉滴注,1次/日。

(2)5%葡萄糖注射液250ml+多烯磷脂酰胆碱注射液10ml,静脉滴注,1次/日。

(3)10%葡萄糖注射液500ml+门冬氨酸钾镁40ml,静脉滴注,1次/日。

## 【注意事项】

1. 一般治疗　卧床休息,低脂肪、低蛋白、高碳水化合物饮食,纠正低血糖及酸中毒,注意维持水、电解质平衡。

2. 血浆置换或换血　此治疗可清除血液内的有害成分、补充凝血因子纠正凝血功能、减少血小板聚集、促进血管内皮修复,具有较好疗效。

3. 成分输血　大量新鲜冷冻血浆治疗可获得与血浆置换类似的效果,根据情况补充红细胞、血小板、白蛋白、新鲜血、血浆凝血因子等血液制品。

4. 短期使用氢化可的松,200~300mg/d,静脉滴注,可保护肾小管上皮。

5. 根据病情使用 $H_2$ 受体阻断药和抗凝剂,使用对肝、肾功能影响小的抗生素预防感染,积极治疗肾、脑、胰等多器官损害。

6. 妊娠期急性脂肪肝已确诊或高度怀疑时,无论病情轻重、早晚,均应尽快终止妊娠,分娩方式多采用剖宫产。

7. 产后继续支持疗法,继续应用光谱抗生素预防感染,注意休息,不宜哺乳。

# 第二十八节　妊娠合并心脏病

## 【疾病概要】

妊娠合并心脏病是产科的严重并发症,目前仍是孕产妇死亡的主要原因之一。心脏病常见的类型为风湿性心脏病和先天性心脏病,此外还有高血压心脏病、围生期心脏病、贫血性心脏病等。由于妊娠期特有的血流动力学特点,围生期有 3 个时期最危险:妊娠 32～34 周、分娩期和产后 72 小时内,此时期容易发生心力衰竭,而心力衰竭是孕产妇死亡的主要原因。

## 【治疗原则】

不宜妊娠的心脏病患者,应于妊娠 12 周前行治疗性人工流产。妊娠超过 12 周者,应密切监护,加强产前检查,积极防治心力衰竭。对于顽固性心力衰竭患者,应在内科医师、心脏外科医师、麻醉医师的配合下行剖宫取胎术。

## 【推荐处方】

### 一、急性心力衰竭

**处方** (1)25% 葡萄糖注射液 20ml + 乙酰毛花苷 0.2～0.4mg,缓慢静脉注射,每 4～6 小时 1 次,总量不超过 1.0～1.2mg。

(2)呋塞米注射液,20～40mg/次,静脉注射,1～2 分钟内推完。

(3)5% 葡萄糖注射液适量 + 硝酸甘油注射液,5～10μg/min,静脉滴注,间隔 5 分钟增量 5μg/min,维持量为 50～200μg/min。

(4)哌替啶注射液,50mg/次,肌内注射。

(5)10% 葡萄糖注射液 20ml + 氨茶碱 0.25g,静脉注射,10～20 分钟内推完。

### 二、慢性心力衰竭

**处方** 地高辛,0.25mg/次,口服,1 次/日,疗程为 7 天。

## 【注意事项】

1. 心脏病患者妊娠前应根据心脏病的种类、病变程度、是否需要手术、心功能级别及医疗条件等,综合判断患者的妊娠耐受能力。可以妊娠:心脏病变轻,心功能Ⅰ~Ⅱ级,既往无心力衰竭史或其他并发症。不可以妊娠:心脏病变较重,心功能Ⅲ级或以上,既往有心力衰竭、肺动脉高压、右向左分流的先天性心脏病、严重的心律失常、风湿热活动期、细菌性心内膜炎、急性心肌炎患者,年龄在35岁以上、心脏病病史长的患者。

2. **妊娠期遵医嘱** 定期产前检查,注意营养和休息,预防上呼吸道感染。心力衰竭时,先控制病情再行手术,病情难以控制者边抢救边手术。分娩时和产后3日内密切观察病情变化,随时做好抢救准备。用药时注意药物配伍及药物之间的相互影响。

3. **分娩方式的选择** 心功能Ⅰ~Ⅱ级、胎儿不大、胎位正常、宫颈条件良好者可考虑在严密监护下阴道分娩。第一产程可予以地西泮或哌替啶镇静,开始用抗生素预防感染;第二产程行会阴切开术,尽量缩短第二产程;胎儿娩出后,腹部放置沙袋;产后可静脉滴注或肌内注射缩宫素10~20U促子宫收缩,禁用麦角新碱。不符合阴道分娩条件者建议剖宫产终止妊娠。

4. 产褥期3日内,尤其产后24小时内是发生心力衰竭最危险的时期,严密监测孕妇的自觉症状、生命体征等,继续使用广谱抗生素至产后1周无感染征象停药,控制输液速度及输液量。心功能Ⅲ级及Ⅲ级以上者不宜哺乳。

5. 应避免再次妊娠,因为再次妊娠时心力衰竭死亡的风险较大。

6. 多学科联合综合治疗。妊娠前直至分娩后应产科、心脏外科、心内科联合进行监测治疗,必要时儿科医师参加抢救新生儿。应针对每位患者的病情具体分析,制订个体化治疗方案。

# 第二十九节　妊娠合并结核

【疾病概要】

肺结核是由结核分枝杆菌引起的慢性呼吸道传染病。每年新发结核感染者人数中国居于世界第 2 位,仅次于印度。妊娠合并结核属于高危妊娠的范畴,时有发生。一般认为,非活动性肺结核或病变范围小、肺功能无改变者,对妊娠及胎儿无明显影响,而活动性肺结核可导致流产、早产、胎死宫内等,活动性肺结核未经治疗的母亲,新生儿出生后第 1 年被感染的概率约为 50%。

【治疗原则】

早期治疗,适量、联合、规律、全程用药是治疗的关键。

【推荐处方】

**一、口服药物预防性治疗**(适用于非活动性肺结核)

**处方** (1)异烟肼,300mg/次,1 次/日,疗程为 6～12 个月。

(2)维生素 $B_6$,50mg/次,1 次/日,疗程为 6～12 个月。

**二、活动性肺结核或肺外结核的治疗**

(一)口服用药(异烟肼治疗有效,先用处方 1,停处方 1 后继续用处方 2)

**处方 1** (1)异烟肼,300mg/次,1 次/日,疗程为 2 个月。

(2)利福平,600mg/次,1 次/日,疗程为 2 个月。

(3)维生素 $B_6$,50mg/次,1 次/日,疗程为 2 个月。

**处方 2** (1)异烟肼,900mg/次,2 次/周,疗程为 7 个月。

(2)利福平,600mg/次,2 次/周,疗程为 7 个月。

(3)维生素 $B_6$,50mg/次,2 次/周,疗程为 7 个月。

（二）口服用药（异烟肼耐药）

**处方** （1）异烟肼，5mg/（kg·d），1 次/日，疗程为 9 个月。

（2）利福平，10mg/（kg·d），1 次/日，疗程为 9 个月。

（3）乙胺丁醇，0.75～1.0g/次，1 次/日，疗程为 9 个月。

（4）维生素 $B_6$，50mg/次，1 次/日，疗程为 9 个月。

**三、活动性结核伴有高热、毒性症状明显**（停药后改口服药物继续治疗）

**处方** 5% 葡萄糖注射液 500ml + 对氨基水杨酸 12g，静脉滴注，1 次/日，疗程为 1～2 个月。

## 【注意事项】

1. 宣传教育 对肺结核妇女加强宣传教育，在肺结核活动期间避免怀孕。若已妊娠，妊娠 8 周内行人工流产，结核控制 1～2 年后再考虑妊娠。

2. 预防性治疗适合于下列孕妇①35 岁以上具有低度危险因素者；②结核高发人群；③结核菌素试验反应直径 >10mm；④与传染性结核密切接触者；⑤HIV 感染且结核菌素试验反应直径 >5mm；⑥结核菌素试验反应直径 >5mm 且 X 线胸片有陈旧病灶。合并 HIV 感染的孕妇预防性治疗应加用利福平，600mg/次，1 次/日。

3. 手术治疗 妊娠期一般不做手术治疗。对于空洞性病灶，抗结核药物治疗无效。支气管结核伴支气管扩张反复大量咳血或结核性脓胸需要行肺切除，为避免病情恶化酌情在妊娠 16～28 周进行手术。

4. 产科处理 病变广泛的活动性肺结核或曾行肺叶切除，有效呼吸面积减少和血氧分压降低，发生胎儿窘迫的可能性大，在孕产期前 1～2 周住院待产。如无产科指征，以阴道分娩为宜，产程中尽量避免屏气用力，以防肺泡破裂，适当助产，缩短第二产程。产后肺结核可能加重，产后 6 周及 3 个月应复查 X 线胸片。

5. 母乳喂养　对于结核病患者是否可以母乳喂养进行评估，应包括母乳本身的传播性及产妇本身结核病的传播性两个方面。其中发生母婴传播的一个高度危险期为活动性结核病早期未被诊断时，此期母婴亲密接触，结核杆菌极易通过呼吸道进行传播。对于仅 PPD 阳性而无任何临床症状的患者，母乳中并不含有结核杆菌，此类产妇可行母乳喂养。然而对于一个新发的未经治疗的活动性结核病患者，应与婴儿隔离以阻断母婴传播，母乳喂养绝对禁止。在经过抗结核治疗至痰培养阴性后，可以行母乳喂养。一线抗结核药物在哺乳期均可以服用且对婴儿是安全的。

# 第三十节　产褥感染

## 【疾病概要】

产褥感染是指产褥期内生殖道受病原体入侵而引起的局部或全身感染，又称产褥热，是产褥期最常见的严重并发症，发病率为 1%～8%。产褥病率是指分娩结束 24 小时后至产后 10 日内每日测口腔温度，每次间隔 4 小时，至少 2 次体温≥38℃。产褥病率多由产褥感染引起。产褥感染、产后出血、妊娠合并心脏病及严重的妊娠高血压疾病是造成孕产妇死亡的四大原因。

## 【治疗原则】

以根据药敏试验结果选择抗生素抗感染治疗为主，同时注意补液、抗休克、合理处理伤口、脓肿切开引流等对症支持治疗。

## 【推荐处方】

**一、细菌培养结果未出之前**
**处方 1**　（1）头孢噻肟，1～2g/次，肌内注射，3 次/日。

（2）甲硝唑,0.2～0.8g/次,口服,3 次/日。

**处方 2**　（1）0.9%氯化钠注射液 100ml + 头孢噻肟1～2g,静脉滴注,2～3 次/日。

（2）0.5%甲硝唑溶液,100ml/次,静脉滴注,2～3 次/日。

**二、血栓性静脉炎的治疗**（细菌培养结果未出之前）

**处方**　（1）0.9%氯化钠注射液 100ml + 头孢噻肟 1～2g,静脉滴注,3 次/日。

（2）0.5% 甲硝唑注射液,100ml/次,静脉滴注,3 次/日。

（3）5%葡萄糖注射液 500ml + 肝素 1mg/(kg·d),静脉滴注,每 6 小时 1 次,疗程为 4～7 天。

（4）0.9%氯化钠注射液 500ml + 尿激酶 40 万 U,静脉滴注,1 次/日,疗程为 10 天。

## 【注意事项】

1. 产妇取半坐卧位,注意外阴卫生,局部病灶热敷可促进炎症吸收。注意加强营养及补充足够的维生素,增强全身抵抗力,维持水、电解质平衡,病情严重或贫血者酌情少量多次输新鲜血或冷冻血浆。

2. 会阴伤口或腹部切口感染应行切开引流术,感染控制后早期行修补术。会阴切口感染同时加用下列治疗:1:5000高锰酸钾溶液,坐浴,2 次/日。盆腔脓肿经阴道后穹窿切开引流。血栓性静脉炎患者患者抬高制动。感染性休克患者积极抗休克治疗。

3. 应根据细菌培养结果选择敏感抗生素。本节所列的抗生素药物适用于细菌培养结果未出之前,治疗 48 小时后无显著效果,注意检查是否存在腹腔、盆腔脓肿或盆腔化脓性栓塞性静脉炎。

4. 子宫严重感染患者,经积极治疗无效,炎症继续发展,出现不能控制的出血、败血症或脓毒血症时,及时行子宫切除术,清除感染源,抢救患者生命。

# 第三十一节　产褥中暑

## 【疾病概要】

产褥中暑是指产褥期在高温、高湿、通风不良的环境中,产妇体内的余热不能及时散发,引起以中枢性体温调节功能障碍为特征的急性热病。临床表现为高热,水、电解质代谢紊乱,循环衰竭和神经系统功能损害等。起病急、发展迅速,处理不当可导致产妇遗留严重的后遗症,甚至死亡。

## 【治疗原则】

迅速改变高温、高湿、通风不良的环境,降低患者的体温,及时纠正水、电解质紊乱及酸中毒,积极防治休克。迅速降低患者的体温是抢救成功的关键。

## 【推荐处方】

**一、轻度中暑一般不予降温药物,重度中暑应迅速用药降温**(静脉给药)

**处方 1**　0.9% 氯化钠注射液 500ml + 氯丙嗪 25 ~ 50mg,静脉滴注,1 ~ 2 小时内滴完,必要时 6 小时后重复使用。

**处方 2**　5% 葡萄糖注射液 500ml + 氯丙嗪 25 ~ 50mg,静脉滴注,1 ~ 2 小时内滴完,必要时 6 小时后重复使用。

**二、冬眠疗法**(适用于高热昏迷抽搐的危重患者或物理降温后体温复升者)

**处方 1**　5% 葡萄糖注射液 250ml + 哌替啶 100mg + 氯丙嗪 50mg + 异丙嗪 50mg,静脉滴注。

**处方 2**　5% 葡萄糖注射液 250ml + 哌替啶 50mg + 氯丙嗪 25mg + 异丙嗪 25mg,静脉滴注。

**三、静脉给药**(适用于血压过低不能用氯丙嗪者)

**处方**　5% 葡萄糖注射液 500ml + 氢化可的松 100 ~

200mg,静脉滴注。

## 【注意事项】

1. 立即将产褥中暑产妇移至凉爽通风处,室内温度降至 25℃,采取物理降温:多饮冷开水、绿豆汤等;冰水或乙醇擦浴;头、颈、腋下、腹股沟及腘窝区放置冰袋。

2. 保持呼吸道通畅,及时补液、给氧,药物降温时需监测血压、心率、呼吸等生命体征。

3. 意识非完全清醒者导尿并记录 24 小时出入水量。

4. 纠正水、电解质代谢紊乱和酸中毒,输液时注意补充钾盐和钠盐,纠正酸中毒用 5% 碳酸氢钠。

5. 周围循环衰竭者补液,可输注溶液、血浆、代血浆、右旋糖酐 40 葡萄糖注射液等,24 小时内的液体入量控制在 2000~3000ml,输液速度为 16~30 滴/分。

6. 脑水肿频繁抽搐者,快速静脉滴注 20% 甘露醇溶液 250ml,必要时每 3~4 小时重复给药。抽搐者给予地西泮 10mg,肌内注射;或 10% 水合氯醛 10~20ml 保留灌肠。

7. 应用广谱抗生素预防感染,及时对症处理心、脑、肾等并发症。

8. 降温过程中每 30 分钟测量 1 次体温,体温降至 38℃ 后停止继续降温。

9. 产褥中暑可以预防,关键在于对产妇及其家属进行宣教,破除旧风俗习惯,室内保持通风,产妇衣着应宽大透气。

# 第十四章

# 儿科常见疾病

## 第一节　新生儿高胆红素血症

### 【疾病概要】

新生儿高胆红素血症是指胆红素生成率超过其消除率,血清总胆红素浓度升高,临床表现为皮肤、巩膜不同程度的黄染,可伴有肝脾大、皮肤瘙痒、体重不增、食欲下降等的一类疾病。可分为高未结合胆红素血症和高结合胆红素血症。特点为:①生后 24 小时内出现黄疸;②血清总胆红素值已达到相应日龄及相应危险因素下的光疗干预标准,或每日上升超过 $85\mu mol/L$,或每小时 $>0.85\mu mol/L$;③黄疸持续时间长,足月儿 $>2$ 周,早产儿 $>4$ 周;④黄疸退而复现;⑤血清结合胆红 $>34\mu mol/L$。具备以上任何 1 项者即可诊断。新生儿高胆红素血症的病因很多,常为多种病因同时存在。

### 【治疗原则】

积极去除病因,对症支持治疗,预防胆红素脑病的发生。对于高未结合胆红素血症主要有光照治疗、换血疗法和药物治疗;对于高结合胆红素血症主要是促进胆汁排出,防治营养不良、维生素缺乏和出血等并发症。

【推荐处方】

**一、适用于高未结合胆红素血症普通病例的治疗**

处方　（1）蓝光光疗。

（2）苯巴比妥，5mg/（kg·d），口服，3 次/日。

（3）尼可刹米，100mg/（kg·d），口服，3 次/日。

（4）肠道益生菌，口服，3 次/日。

**二、适用于高未结合胆红素血症重症病例的治疗**

处方　（1）换血治疗。

（2）白蛋白注射液，1g/kg，静脉滴注，换血前 1～2 小时缓慢滴入。

（3）人血免疫球蛋白注射液，1g/kg，静脉滴注，6～8 小时内缓慢滴入。

**三、适用于高结合胆红素血症病例的治疗**

处方　（1）熊去氧胆酸，3mg/（kg·d），口服，2 次/日。

（2）去除食物中的半乳糖、乳糖、果糖和蔗糖。

（3）停止完全静脉营养。

**四、中药治疗**

处方 1　茵陈蒿汤加减，适用于湿热胎黄症。茵陈、车前草各 6g，大黄 1.5g，栀子 3g，茯苓 5g；伴有呕吐加陈皮3g。水煎口服，1 剂/天，分 3 次口服。

处方 2　茵陈理中汤加味，适用于寒湿胎黄症。茵陈6g，人参、白术各 3g，干姜 1g，炙甘草 2g，白茅根 8g，茯苓5g。水煎口服，1 剂/天，分 3 次口服。

【注意事项】

1. 一旦确认血清胆红素浓度达到病理范围即可进行光疗，具体指标可参考高胆红素血症的治疗指南。

2. 目前最有效的光源是波长 425～475nm 的蓝光和波长 510～530nm 的绿光。灯管距离会影响光照强度，故新生儿与灯管间的距离应尽可能小（30～40cm）。光疗可选择单面光疗法、双面光疗法和毯式光疗法，时间分连续（24

小时连续照射)和间歇照射(照 10～12 小时,间歇 12～14 小时),均视病情而定。皮肤暴露面积越大,光疗效果越好,光疗时要用黑色眼罩保护眼睛,以免损伤视网膜,除会阴、肛门用尿布遮盖外,其余均裸露。胆红素有光敏感作用,光疗时可出现红色斑丘疹,停光疗后可自行缓解。光疗时皮肤不显性失水增加,并可出现腹泻,需增加补液量 10%～20%。光疗可对铜卟啉进行光破坏,从而使尿液及皮肤呈青铜色,停光疗后可自行缓解。先天性红细胞生成卟啉症禁忌光疗。

3. 换血疗法的指征　①产前已明确诊断,出生时脐带血总胆红素 >68μmol/L,血红蛋白低于 120g/L,伴水肿、肝脾大和心力衰竭者;②生后 12 小时内胆红素每小时上升 > 12μmol/L 者;③光疗失败,指经光疗 4～6 小时后血清总胆红素仍每小时上升 8.6μmol/L 者;④已有胆红素脑病的早期表现者。

4. Rh 溶血病换血时选用 Rh 系统与母亲同型、ABO 系统与患儿同型的血液,紧急或找不到血源时也可选用 O 型血;ABO 溶血病换血时选用 AB 型血浆和 O 型红细胞的混合血;有明显的贫血和心力衰竭者可用血浆减半的浓缩血。换血治疗时的换血量一般为患儿血量的 2 倍(150～180ml/kg),红细胞与血浆量之比约为 2:1。换血治疗的途径多选用外周动、静脉同步换血;换血过程中注意防止低血糖、低血钙、低体温,纠正缺氧、贫血、水肿、电解质紊乱和心力衰竭等。

5. 如因感染导致的高胆红素血症,应针对病因积极控制感染。如果诊断为先天性胆道闭锁,应尽早外科手术治疗。

# 第二节　维生素 D 缺乏性佝偻病

## 【疾病概要】

维生素 D 缺乏性佝偻病是因维生素 D 缺乏,引起钙磷代谢紊乱所致的慢性营养性疾病。多见于婴幼儿,发病率逐年降低。因甲状旁腺分泌亢进导致骨矿化受阻,临床以骨骼改变为特点。不同的年龄阶段骨骼改变有所不同,临床可见乒乓头、方颅、肋串珠、肋软骨沟、鸡胸、手(足)镯症、"O"形腿、"X"形腿等。6 个月以内的婴儿可有多汗、枕秃、易激惹、夜惊等非特异性神经精神症状。

## 【治疗原则】

最主要的治疗是补充维生素 D,适当补充钙剂,控制病情活动,防止骨骼畸形。

## 【推荐处方】

### 一、适用于佝偻病患者的治疗(补充维生素 D)

**处方 1** 维生素 D,2000 ~ 4000IU/d,口服,2 ~ 4 周后改预防量(维生素 D 400IU/d)。

**处方 2** 阿法骨化醇胶囊 $[1,25\text{-}(OH)_2D_3]$,0.5 ~ 2.0μg/d,口服,1 个月后改为预防量。

### 二、适用于重症佝偻病、口服困难或腹泻影响吸收的患者的治疗

**处方** 维生素 $D_2$ 注射剂,15 万 ~ 30 万 IU,1 次肌内注射,1 ~ 3 个月后改为预防量口服。

## 【注意事项】

1. 长期过量服用维生素 AD 胶囊可产生慢性中毒。维生素 D 中毒的早期表现为烦躁、畏食、恶心、低热,可被误认为维生素 D 缺乏,此时应停用维生素 D 与钙剂,用呋塞米与泼尼松治疗。

2. 阿法骨化醇胶囊小剂量单独使用( < 1.0μg/d )一般无不良反应,长期大剂量用药或与钙剂合用可能会引起高钙血症和高钙尿症。

3. 维生素 $D_2$ 注射剂的个体差异大,需根据临床反应

调整剂量。用药后可出现血清碱性磷酸酶浓度降低,血清钙、胆固醇、磷酸盐和镁的浓度可能升高,尿液内钙和磷酸盐的浓度亦增高。高钙血症、维生素 D 增多症、高磷血症伴肾性佝偻病禁用。

4. 佝偻病需早期综合预防。新生儿出生后 2 周给予预防量的维生素 D 400IU/d,至 2 岁;早产儿、低出生体重儿或双胎给予维生素 D 800IU/d,3 个月后改为预防剂量。保证一定时间的户外活动,充足的日光照射可保证体内活性维生素 D 的浓度。

5. 在使用维生素 D 治疗佝偻病的同时应补充钙剂。大剂量维生素 D 治疗前需先补钙 3 日,每日口服元素钙 150~300mg,以防手足搐搦。6 个月内的婴儿每日钙的摄入标准是 500mg,7 个月~3 岁是 600mg,对纯母乳喂养(每 100ml 母乳中含钙 34mg)或奶量计算钙摄入不足(每 100ml 牛奶中含钙 137mmg)或生长发育过快的婴儿可适量补钙。

6. 需大剂量长期服用维生素 D 制剂时不宜用鱼肝油,以防维生素 A 中毒。大剂量的维生素 D 适于重症佝偻病或无法口服者,使用后 1~3 个月内不需服用小剂量的维生素 D。

# 第三节　儿童维生素缺乏

## 【疾病概要】

儿童维生素缺乏是因儿童摄入不足或吸收不良等原因导致的维生素缺乏,常见的有维生素 A 缺乏所致的眼干燥症、维生素 $B_1$ 缺乏所致的脚气病、维生素 $B_2$ 缺乏所致的口舌炎、维生素 C 缺乏所致的维生素 C 缺乏症、维生素 K 缺乏所致的新生儿出血症等。维生素 A 缺乏症可导致睑结膜与角膜干燥、暗光下视力差、皮肤干燥、毛囊角化,血清维生素 A 浓度低于 0.68μmol/L。维生素 $B_1$ 缺乏症主要引起水肿、心脏损伤、神经炎、胃肠功能紊乱、尿维生素 $B_1$ 浓度下降、丙酮酸和乳酸含量明显增高、红细胞转酮酶活性降低。维生素 $B_2$ 缺乏症可见口舌症状(口角炎、舌炎、唇炎)、眼部症状(血管增生性结膜炎)和皮肤症状(脂溢性皮炎),24 小时尿液维生素 $B_2$ 排出量 $<30\mu g$。维生素 C 缺乏症以出血倾向和骨骼病变为主,长骨骨膜下出血多见,其次是皮肤黏膜下出血,因骨膜下出血而致假性瘫痪;长骨 X线可见钙化、干骺分离,毛细血管脆性试验阳性,血清维生素 C 含量低于 $5.68\mu mol/L$,维生素 C 负荷试验尿排出量 $<50\%$。维生素 K 缺乏症多见于 3 个月内的纯母乳喂养者,有出血倾向,以颅内出血多见;凝血酶原时间和部分凝血活酶时间均延长,出血时间、血小板正常,头部 CT 可明确颅内出血范围。

## 【治疗原则】

去除病因,合理饮食,补充所缺乏的维生素,防治并发症。药物选择的基本原则是"缺什么补什么",不能口服或肠道吸收不良者静脉用药或肌内注射。

## 【推荐处方】

### 一、适用于维生素 A 缺乏症患者的治疗

(一)适用于维生素 A 缺乏症轻症患者的治疗

**处方**　维生素 A,2.5 万 ~5.0 万 U/d,口服,3 次/日,2日后减量为 4500U/d。

(二)适用于维生素 A 缺乏症重症患者的治疗

**处方**　维生素 A,0.5 ~1ml/d,深部肌内注射,3 ~5 日后改为 2.5 万 U/d,口服。

(三)适用于维生素 A 缺乏症早期角膜未溃疡患者的治疗

**处方 1**　0.25% 氯霉素眼药水,滴眼,3 次/日。

**处方 2**　红霉素眼膏,滴眼,3 次/日。

**处方 3**　金霉素眼膏,滴眼,3 次/日。

（四）适用于维生素 A 缺乏症早期角膜有溃疡患者的治疗

**处方 1**　（1）鱼肝油,滴眼,10 次/日。

（2）1% 阿托品滴眼液,滴眼,2 次/日。

**处方 2**　（1）鱼肝油,滴眼,10 次/日。

（2）5% 氯霉素眼药水,滴眼,10 次/日,与鱼肝油交替点眼。

（3）1% 阿托品滴眼液,滴眼,2 次/日。

**二、适用于维生素 $B_1$ 缺乏症患者的治疗**

（一）适用于维生素 $B_1$ 缺乏症轻症患者的治疗

**处方**　维生素 $B_1$,婴儿 15mg/d、年长儿 30mg/d,口服,3 次/日。

（二）适用于维生素 $B_1$ 缺乏重症患者的治疗

**处方**　维生素 $B_1$ 注射液,50～100mg/d,肌内注射或静脉滴注;症状控制后每日口服维生素 $B_1$ 5～10mg,连续使用 1 个月。

**三、适用于维生素 $B_2$ 缺乏症患者的治疗**

（一）适用于维生素 $B_2$ 缺乏症轻症患者的治疗

**处方**　维生素 $B_2$,5mg/次,口服,3 次/日。

（二）适用于维生素 $B_2$ 缺乏症伴腹泻或肠吸收不良患者的治疗

**处方**　维生素 $B_2$ 注射液,5～10mg,肌内注射,1 次/日,症状好转后改口服。

**四、适用于维生素 C 缺乏症患者的治疗**

（一）适用于维生素 C 缺乏症轻症患者的治疗

**处方**　维生素 C,婴儿 100～300mg/d、儿童 300～500mg/d,口服,3～4 次/日。

（二）适用于维生素 C 缺乏症重症患者的治疗

**处方**　维生素 C 注射液,500mg/d,静脉注射,3 日后改口服,共 2～3 周。

**五、适用于维生素 K 缺乏症患者的治疗**

（一）适用于维生素 K 缺乏症轻症患者的治疗

**处方**　维生素 $K_1$ 注射液,1～3mg/次,肌内注射,1

次/日。

（二）适用于维生素 K 缺乏症重症患者的治疗

**处方**　维生素 $K_1$ 注射液,5 ~ 10mg,静脉注射,必要时 1 ~ 2 次/日,连续 3 ~ 5 日。

**【注意事项】**

1. 维生素 A 过量可致急、慢性中毒。急性中毒以颅内压增高为主,出现头痛、呕吐、烦躁或嗜睡、眼震颤、复视、视神经盘水肿等;慢性中毒主要表现为慢性病症状和骨骼症状,可见头痛,疲劳,烦躁,食欲差,皮肤干燥、痒,唇裂,脱发和肝大,转移性长骨疼痛伴软组织肿胀、压痛而无发热变红,以前臂、小腿多见。

2. 维生素 $B_1$ 的毒性较低,但大剂量服用可引起头痛、眼花、烦躁、心律失常和水肿,长期超量服用可使人变跛。重型维生素 $B_1$ 缺乏症患者抢救中慎用葡萄糖溶液和肾上腺皮质激素,并积极对症治疗,吸氧、纠酸、利尿;在补充维生素 $B_1$ 的同时应该补充其他 B 族维生素。在治疗婴儿患者时,乳母应同时服用维生素 $B_1$,60 ~ 100mg/d。有惊厥和心力衰竭时,进行相应治疗。

3. 水溶性维生素 $B_2$ 在正常肾功能状况下几乎不产生毒性,大量服用时尿呈黄色。

4. 大剂量的维生素 C 引起腹泻、尿路草酸盐结石等症状,长期咀嚼损坏牙釉质,快速静脉推注可导致头晕、晕厥。胃酸增高时不宜多量服用维生素 C,否则可能增加毒副作用,出现反酸、恶心、腹痛、腹泻、高尿酸血症或泌尿系统结石。在口服或注射维生素 C 的同时,应供给维生素 C 丰富的水果和蔬菜。合并贫血者,另加叶酸、铁剂或维生素 $B_6$ 等。

5. 维生素 $K_1$ 的毒性低,注射时偶可发生类似于过敏反应的副作用,包括面部潮红、心律失常、支气管痉挛、荨麻疹等。维生素 K 缺乏症患者在补充维生素 $K_1$ 的同时,应对症治疗。有消化道出血者应禁食,静脉营养;颅内出血者降颅压、控制惊厥,必要时手术治疗;贫血者可少量多次输注新鲜血。

# 第四节　小儿营养不良

## 【疾病概要】

小儿营养不良是因蛋白质热量摄入不足或消耗过多所致的蛋白质-热量营养不良,临床表现为体重不增或体重下降、生长迟缓、消瘦以及皮下脂肪减少或消失。实验室检查血糖、血钾、血清白蛋白、血红蛋白均可降低。重症营养不良多有器质性疾病(如腭裂)、反复呼吸道感染或消化道感染,可导致全身多器官损耗、感染、低血糖甚至死亡。

## 【治疗原则】

去除病因、合理喂养是治疗的关键。轻、中度营养不良无需特殊药物治疗,合理喂养,平衡膳食。继发性营养不良应纠正畸形,控制感染性疾病,根治各种消耗性疾病,纠正脱水、低血糖等各种并发症。严重营养不良喂养困难者静脉补充热量与蛋白质。

## 【推荐处方】

一、适用于轻、中度营养不良患儿的治疗(调整饮食、合理喂养)

热量:60~80kcal/(kg·d)[250~320kJ/(kg·d)],逐渐增加至120~170kcal/(kg·d)[500~727kJ/(kg·d)],体重接近正常者可恢复到100~120kcal/(kg·d)[418~500kJ/(kg·d)]。

蛋白质:1.5~2.0g/(kg·d),逐渐增加至3.0~4.5g/(kg·d),体重接近正常者可恢复到3.5g/(kg·d)。

脂肪:1.0g/(kg·d),逐渐增加至3.5~4.0g/(kg·d),体重接近正常者可恢复到3.5g/(kg·d)。

## 二、适用于中、重度营养不良患儿的治疗(可静脉营养治疗)

热量:40 ~ 60kcal/(kg·d)[165 ~ 250kJ/(kg·d)],逐渐增加至 120 ~ 170kcal/(kg·d)[500 ~ 727kJ/(kg·d)],体重接近正常者可正常恢复到 100 ~ 120kcal/(kg·d)[418 ~ 500kJ/(kg·d)]。

蛋白质:1.5 ~ 2.0g/(kg·d),逐渐增加至 3.0 ~ 4.5g/(kg·d),体重接近正常者可恢复到 3.5g/(kg·d)。

脂肪:1.0g/(kg·d),逐渐增加至 3.5 ~ 4.0g/(kg·d),体重接近正常者可恢复到 3.5g/(kg·d)。

## 三、适用于进食较少或拒绝进食的患儿的治疗

处方 胰岛素注射液 2 ~ 3U,皮下注射,1 次/日。注射前先口服葡萄糖 20 ~ 30g,1 ~ 2 周为 1 个疗程。

## 四、适用于小儿营养不良患儿补充白蛋白、微量元素和矿物质

处方 (1)白蛋白注射液,1.0g/kg,静脉滴注,1 次/日,连续 3 日。

(2)多种维生素,1 片/次,口服,3 次/日。

(3)元素锌,35mg/次,口服,1 次/日。

(4)元素铁,3 ~ 10mg/次,口服,1 次/日。

(5)元素钙,200 ~ 500mg/次,口服,1 次/日。

(6)钾,从 4mmol/(kg·d)逐渐增加至 7.74mmol/(kg·d)。

## 【注意事项】

1. 营养不良者喂养应遵循循序渐进、逐步补充的原则,在消化功能稳定的基础上逐渐平衡膳食,增加总热量至 150 ~ 170kcal/kg、蛋白质至 3.0 ~ 4.5g/kg。

2. 严重营养不良可因自发性低血糖而于黎明前静悄悄地死亡,表现为体温不升、面色青灰、反应极差、无抽搐,夜间喂养或静脉滴注葡萄糖可预防。严重营养不良并发慢性腹泻时常有低渗性脱水、低钾血症,脱水程度易估计过重,补液时补液总量比计算量要减少 1/3,渗透压 2/3 张,

速度 <5ml/(kg·h),否则易并发心力衰竭、肺水肿。补钾浓度应达 0.3% ,补钾时间 >1 周。

3. 婴幼儿营养不良常引起微量元素缺乏,并与营养不良相互影响,导致反复呼吸道感染、消化功能紊乱和食欲下降、异嗜癖等,因此治疗过程中需适当补充微量元素。合并感染时应用相应的抗生素治疗。

4. 静脉营养可引起体温升高,偶见畏寒、恶心、呕吐。长期输注可发生血小板减少、肝功能异常、静脉炎、脂肪超载综合征,一般只要停止输注,上述症状即可消退。

5. 胰岛素皮下注射可出现低血糖反应,注射前应先口服葡萄糖 20~30g 以预防。

## 第五节　毛细支气管炎

### 【疾病概要】

毛细支气管炎是婴幼儿期由呼吸道合胞病毒等感染引起的,临床以呼吸急促、三凹征和喘憋为特征的下呼吸道感染性疾病。仅见于 2 岁以下的儿童,尤其是 6 个月以内的儿童多见。病变主要累及毛细支气管,咳嗽与喘憋同时发生是本病的特点,肺部听诊有喘鸣音,严重时呼吸音减低或消失,在喘憋缓解时可闻及细湿啰音,严重缺氧易发生呼吸衰竭和心力衰竭等危症。

### 【治疗原则】

此病无特效药物治疗,终止喘息、改善缺氧是治疗的关键。轻者雾化治疗平喘,重者静脉应用糖皮质激素。合并细菌感染者可用抗生素。

### 【推荐处方】

**一、适用于轻型喘憋病例的治疗**

**处方**　5% 沙丁胺醇 0.02ml/kg + 布地奈德 1mg,雾化

吸入,2~3 次/日。

**二、适用于重型喘憋病例的治疗**

**处方1** (1)5% 沙丁胺醇 0.02ml/kg + 布地奈德 1mg + 0.025% 异丙托溴铵 0.06ml/kg,雾化吸入,3~4 次/日。

(2)5% 葡萄糖注射液 50ml + 甲泼尼龙 2mg/kg,静脉滴注,每 4~6 小时 1 次。

**处方2** (1)5% 沙丁胺醇 0.02ml/kg + 布地奈德 1mg + 0.025% 异丙托溴铵 0.06ml/kg,雾化吸入,3~4 次/日。

(2)5% 葡萄糖注射液 50ml + 氨茶碱 2~3mg/kg,静脉滴注,1~2 次/日。

**处方3** (1)5% 沙丁胺醇 0.02ml/kg + 布地奈德 1mg + 0.025% 异丙托溴铵 0.06ml/kg,雾化吸入,3~4 次/日。

(2)5% 葡萄糖注射液 50ml + 25% 硫酸镁 25~40mg/kg (硫酸镁浓度为 0.5% ~1%),静脉滴注,1~2 次/日,连用 1~3 日。

**三、适用于毛细支气管炎病例的抗病毒治疗**

**处方1** (1)α 干扰素注射液,10 万 U/kg,肌内注射,1 次/日,连用 3~5 天。

(2)人血免疫球蛋白注射液,400mg/kg,静脉滴注,1 次/日,连用 3~5 天。

**处方2** RSV 免疫球蛋白注射液,1500mg/kg,静脉滴注。

**处方3** RSV 免疫球蛋白注射液,50mg/kg,雾化吸入,20 分钟/次,2 次/日,间歇 30~60 分钟。

**处方4** 利巴韦林注射液,10mg/kg,雾化吸入,2 次/日,疗程为 5~7 日。

**四、适用于毛细支气管炎合并心力衰竭病例的治疗**

**处方1** (1)毛花苷丙(西地兰)注射液,负荷量为 <2 岁者 0.03~0.04mg/kg、>2 岁者 0.02~0.03mg/kg,首剂给半量,缓慢静脉注射(时间 >5 分钟),余量分 2 次,间隔 6~8 小时。

(2)呋塞米注射液,1~2mg/kg,静脉注射,每 4~6 小时可重复。

(3)5%葡萄糖注射液 50ml + 多巴胺注射液,3 ~ 5μg/(kg·min),持续静脉滴注。

**处方 2** (1)5%葡萄糖注射液 50ml + 米力农注射液,0.25μg(/kg·min),持续静脉滴注。

(2)呋塞米注射液,1 ~ 2mg/kg,静脉注射,每 4 ~ 6 小时可重复。

(3)5%葡萄糖注射液 50ml + 多巴胺注射液,3 ~ 5μg/(kg·min),持续静脉滴注。

### 【注意事项】

1. 布地奈德的不良反应少,偶见轻度的喉部刺激、咳嗽、声嘶、口咽部念珠菌感染、速发或迟发的过敏反应等,雾化后及时清洗面部及嗽口。

2. 氧气雾化时的最佳雾化颗粒为 2 ~ 5μm,氧流量需 6 ~ 8L/min。雾化治疗后可使痰液稀释,需定时翻身拍背吸痰,保持呼吸道通畅。

3. 有缺氧者需及时氧疗,严重缺氧、呼吸暂停者使用呼吸机辅助通气。

4. 抗病毒药物在有条件时可用,合并细菌感染者可选用相应的抗生素治疗。

## 第六节　小儿支气管肺炎

### 【疾病概要】

支气管肺炎是由病毒或细菌感染引起的肺部炎症,临床表现轻重不一,共同表现为发热、咳嗽、气促或呼吸困难,肺部听诊可闻及固定的中细湿啰音,胸部 X 线片检查可见点片状阴影。缺氧和二氧化碳潴留是最主要的病理生理改变。不同的年龄阶段易感病原菌有差异,各病原菌感染有其自身的临床特点。

【治疗原则】

必须综合治疗,积极控制炎症,改善肺通气功能,防治并发症是治疗的关键。依据病原菌种类、病情轻重及患儿年龄合理使用抗生素。有并发症者及时对症治疗。

【推荐处方】

**一、适用于细菌性肺炎患儿的治疗**

**处方** 0.9%氯化钠注射液 50ml + 阿莫西林/克拉维酸钾 50~100mg/(kg·d),连续静脉滴注,2 次/日,疗程为 7 天。

**二、适用于支原体肺炎患儿的治疗**

**处方1** 5%葡萄糖注射液 100ml + 阿奇霉素 10mg/kg,连续静脉滴注,1 次/日,疗程为 3~5 天。

**处方2** 5%葡萄糖注射液 100ml + 红霉素 20~30mg/(kg·d),连续静脉滴注,2 次/日,疗程为 7 天。

**三、适用于金黄色葡萄球菌肺炎患儿的治疗**

**处方1** 0.9%氯化钠注射液 50ml + 苯唑西林 50~100mg/(kg·d),连续静脉滴注,2 次/日,疗程为 4~6 周。

**处方2** 5%葡萄糖注射液 50ml + 万古霉素 20~40mg/(kg·d),连续静脉滴注,3~4 次/日,疗程为 4~6 周。

**四、适用于肺炎链球菌肺炎患儿的治疗**

**处方1** 0.9%氯化钠注射液 50ml + 青霉素 5 万~20 万 U/(kg·d),连续静脉滴注,2~3 次/日,疗程为 7 天,热退后 3~6 日可停用。

**处方2** 0.9%氯化钠注射液 50ml + 头孢曲松 50~80mg/(kg·d),连续静脉滴注,1 次/日,疗程为 7 天,热退后 3~6 日可停用。

**五、适用于腺病毒性肺炎患儿的治疗**

**处方** 5%葡萄糖注射液 100ml + 更昔洛韦 5~10mg/kg,连续静脉滴注,1 次/日,疗程为 10~14 天。

**【注意事项】**

1. 急性支气管肺炎的用药时间应持续至体温正常后 5～7日、临床症状基本消失后3日;肺炎链球菌肺炎为7～10日,流感嗜血杆菌肺炎为14日,金黄色葡萄球菌为4～6周,支原体肺炎疗程为3～4周,肠杆菌肺炎为2～3周,铜绿假单胞菌肺炎为3～4周,军团菌肺炎疗程为3～4周,革兰阴性菌肺炎疗程为3～4周。

2. 肺炎合并脓胸、脓气胸、肺大疱时需根据病情行胸腔穿刺引流。中毒症状较重者可加用肾上腺皮质激素如地塞米松静脉注射。肺内病变广泛、严重,合并肺不张时可行支气管灌洗。重症肺炎有呼吸衰竭时应使用呼吸机辅助通气;有脑水肿时应止惊、脱水、利尿;有心力衰竭者应强心、利尿、镇静、给氧等。对症治疗有镇咳、祛痰、解痉平喘、雾化、给氧等。烦躁较重者可镇静。

3. 支原体肺炎可采用序贯疗法,先用红霉素静脉滴注控制症状,体温正常后可改阿奇霉素口服,总疗程为2～4周。使用该药物时要注意药物浓度,一般不超过 0.1%。乳糖酸红霉素滴注液的配制:先加灭菌注射用水 10ml 至 0.5g 乳糖酸红霉素粉针剂瓶中,或加20ml 至 1g 乳糖酸红霉素粉针剂瓶中,用力振摇至溶解,然后加入生理盐水或葡萄糖溶液中稀释,缓慢静脉滴注。阿奇霉素静脉滴注3～5日后,需停4日再用3日,共2～4周。肺外损害可加用短程肾上腺皮质激素治疗。

4. 肺炎链球菌肺炎对青霉素过敏者可选用红霉素治疗。对青霉素耐药者可选用头孢菌素类抗生素、加酶的青霉素类药物,高度耐药者首选万古霉素。万古霉素具有耳毒性及肾毒性,使用过程中注意监测听力和肾功能。

5. 病毒性肺炎如能确定病原则根据相应的病毒用药,如广谱抗病毒药干扰素、利巴韦林,对 DNA 病毒有效的阿昔洛韦、更昔洛韦等。部分病情严重者可用人血免疫球蛋白静脉滴注治疗。病毒性肺炎如合并细菌感染者应选用相应的抗生素治疗。

# 第七节 小儿支气管哮喘

## 【疾病概要】

支气管哮喘是一组以反复发作性咳嗽、喘息、气促和胸闷为主要表现的气道慢性炎症性疾病。多与接触变应原、冷空气、物理或化学性刺激、呼吸道感染及运动等有关,常在夜间和(或)清晨发作或加剧。80% 的哮喘始于 3 岁以前,多数患儿可经治疗缓解或自行缓解。

## 【治疗原则】

哮喘控制治疗应越早越好。要坚持长期、持续、规范、个体化治疗。急性发作期应快速缓解症状,如解痉平喘、抗感染治疗;慢性持续期和临床缓解期需防止症状加重和预防复发,避免接触过敏原,加强哮喘防治教育。

## 【推荐处方】

**一、适用于轻症哮喘急性发作期患者的治疗**

**处方** (1)5% 沙丁胺醇 0.02ml/kg + 布地奈德 1mg,雾化吸入,2 ~3/日。

(2)泼尼松,1 ~2mg/(kg·d),口服,2 ~3 次/日。

**二、适用于重型哮喘急性发作期患者的治疗**

**处方** (1)5% 沙丁胺醇 0.02ml/kg + 布地奈德 1mg + 0.025% 异丙托溴铵 0.06ml/kg,雾化吸入,第 1 小时 1 次/20 分钟,每 1 ~4 小时可重复。

(2)5% 葡萄糖注射液 50ml + 甲泼尼龙 2mg/(kg·次),静脉滴注,每4 ~8 小时 1 次。

(3)5% 葡萄糖注射液 50ml + 氨茶碱4 ~6mg/kg,静脉滴注,20 ~30 分钟内滴完;维持剂量为 0.7 ~1mg/(kg·h)。

(4)10% 葡萄糖注射液 20ml + 25% 硫酸镁 25 ~40mg/

(kg·d),静脉滴注 20 分钟以上,1 ~ 2 次/日,疗程为 1 ~ 3 天。

### 三、适用于哮喘慢性持续期和临床缓解期轻度持续患者的治疗

**处方 1**　布地奈德雾化悬液,250 ~ 500μg/d,雾化吸入,1 次/日。

**处方 2**　布地奈德,>5 岁者 200 ~ 600μg/d、<5 岁者 100 ~ 200μg/d,吸入治疗。

**处方 3**　丙酸倍氯米松,>5 岁者 200 ~ 500μg/d、<5 岁者 100 ~ 200μg/d,吸入治疗。

**处方 4**　丙酸氟替卡松,>5 岁者 100 ~ 250μg/d、<5 岁者 100 ~ 200μg/d,吸入治疗。

**处方 5**　孟鲁司特,1 ~ 5 岁者 4mg/d、6 ~ 14 岁者 5mg/d、>15 岁者 10mg/d,睡前口服,1 次/日。

### 四、适用于哮喘慢性持续期和临床缓解期中度持续患者的治疗

**处方 1**　布地奈德雾化悬液,500 ~ 1000μg/d,雾化吸入,1 ~ 2 次/日。

**处方 2**　布地奈德,>5 岁者 600 ~ 1000μg/d、<5 岁者 200 ~ 400μg/d,吸入治疗。

**处方 3**　丙酸倍氯米松,>5 岁者 500 ~ 1000μg/d、<5 岁者 200 ~ 400μg/d,吸入治疗。

**处方 4**　丙酸氟替卡松,>5 岁者 250 ~ 500μg/d、<5 岁者 200 ~ 500μg/d,吸入治疗。

**处方 5**　沙美特罗替卡松粉吸入剂(50μg/100μg),1 吸/次,吸入治疗,1 次/日。

**处方 6**　布地奈德福莫特罗吸入剂(160μg/4.5μg),1 吸/次,吸入治疗,1 次/日。

### 五、适用于哮喘慢性持续期和临床缓解期重度持续患者的治疗

**处方 1**　(1)中度持续哮喘患者的治疗处方之一。

(2)孟鲁司特,1 ~ 5 岁者 4mg/d、6 ~ 14 岁者 5mg/d、

>15岁者 10mg/d,睡前口服。

**处方 2** (1)中度持续哮喘患者的治疗处方之一。

(2)缓释茶碱片,4~6mg/(kg·d),睡前服用。

**六、适用于哮喘慢性持续期和临床缓解期极重度持续患者的治疗**

**处方 1** (1)中度持续哮喘患者的治疗处方 1~4 之一,吸入频次可根据病情控制程度增加。

(2)孟鲁司特,1~5 岁者 4mg/d、6~14 岁者 5mg/d、>15岁者 10mg/d,睡前口服。

(3)泼尼松,1~2mg/(kg·d),口服,2~3 次/日。

**处方 2** (1)沙美特罗替卡松粉吸入剂(50μg/250μg),1 吸/次,吸入治疗,2~3 次/日。

(2)泼尼松,1~2mg/(kg·d),口服,2~3 次/日。

**处方 3** (1)布地奈德福莫特罗吸入剂(160μg/4.5μg),2 吸/次,吸入治疗,3 次/日。

(2)泼尼松,1~2mg/(kg·d),口服,2~3 次/日。

**【注意事项】**

1. 氨茶碱不分布于脂肪组织中,对肥胖儿童的用药剂量需按照儿童的标准体重计算。氨茶碱的主要副作用为胃肠道不适和神经系统改变,与食物同时服用可减轻胃肠道反应,当出现挤眉弄眼、坐立不安、注意力不集中等行为改变的神经系统症状时需停药。氨茶碱中毒可出现腹部不适、恶心、呕吐、心率增快或心律失常、大汗淋漓、头痛、婴幼儿哭闹、烦躁不安,甚至惊厥、昏迷,预后差且易引起死亡。

2. 激素吸入治疗后应及时嗽口,避免口腔真菌感染。长期口服糖皮质激素的副作用大,尤其正在生长发育的儿童,应选择最低有效剂量,尽量避免长期使用。服用糖皮质激素的同时注意补充维生素 D 和钙剂。

3. 各种吸入装置有一定的技术要求,根据不同儿童的不同年龄选择合适的吸入方法,确保有效的吸入治疗。氧气雾化时的最佳雾化颗粒为 2~5μm,氧流量需 6~8L/

min。普通超声雾化器不适于哮喘治疗。

4. 硫酸镁静脉滴注可出现一过性面色潮红、恶心等，过量可推注 10% 葡萄糖酸钙拮抗。

5. 哮喘患儿需每 1~3 个月评估 1 次，根据评估结果进行升级或降级治疗，直至哮喘控制后 1~2 年方可停药。70%~80% 的哮喘儿童同时患有过敏性鼻炎、鼻窦炎或胃食管反流等疾病，哮喘控制的同时需对并存疾病同时治疗。

6. 哮喘持续状态即哮喘持续发作 24 小时以上，经治疗仍未缓解，易出现呼吸衰竭而危及生命，除有效的吸入治疗及全身应用激素等缓解哮喘发作的药物外，需监测生命体征、吸氧、监测血气分析，必要时机械通气治疗，在有效通气之前禁用镇静剂。

7. 哮喘急性发作的同时合并细菌或非典型病菌感染时，合理选用抗生素治疗。因反复呼吸道感染导致喘息发作者，可酌情加用免疫调节剂。

# 第八节  婴幼儿腹泻

## 【疾病概要】

婴幼儿腹泻是一组由多病原、多因素引起的疾病，表现为大便次数增多和大便性状改变。病因复杂，可分为感染性和非感染性腹泻。发病机制有渗透性腹泻、分泌性腹泻、渗出性腹泻、吸收障碍性腹泻、肠道功能异常性腹泻。

## 【治疗原则】

治疗原则是预防和纠正脱水，调整和继续进食，合理用药，维持水、电解质平衡，预防并发症。非感染性腹泻无特殊的药物治疗，主要纠正脱水及电解质、酸碱平衡紊乱，可用黏膜保护剂及微生态制剂治疗。感染性腹泻依据病原菌合理、足量、足疗程选用抗生素。

【推荐处方】

一、适用于各种腹泻患儿的治疗

**处方**　（1）蒙脱石散，3.0g/次，口服，3 次/日。

（2）双歧杆菌，0.5g/次，口服，2 次/日。

二、感染性腹泻在补液、使用肠道黏膜保护剂和微生态制剂的基础上，加用下列药物

（一）适用于侵袭性细菌感染性肠炎患者的治疗

**处方 1**　0.9% 氯化钠注射液 50ml + 头孢噻肟钠 25 ~ 50mg/kg，静脉滴注，2 次/日。

**处方 2**　0.9% 氯化钠注射液 50ml + 头孢曲松 50 ~ 80mg/kg，静脉滴注，2 次/日。

（二）适用于耐甲氧西林金黄色葡萄球菌肠炎患者的治疗

**处方**　0.9% 氯化钠注射液 50ml + 万古霉素 10mg/kg，缓慢静脉滴注，3 次/日。

（三）适用于真菌性肠炎患者的治疗（停用抗生素）

**处方 1**　制霉菌素，3 万 ~ 5 万 U/(kg·d)，口服，3 次/日。

**处方 2**　氟康唑，3 ~ 6mg/(kg·d)，口服，1 次/日。

三、适用于等渗性脱水第 1 天的补液治疗：

（一）轻度脱水

**处方**　口服补液盐，50 ~ 80ml/(kg·d)，分次冲服。

（二）中度脱水

**处方**　（1）第一阶段：10% 葡萄糖注射液 30ml/kg + 0.9% 氯化钠注射液 20ml/kg + 1.4% 碳酸氢钠注射液 10ml/kg，静脉滴注，8 ~ 12 小时内滴完。

（2）第二阶段：10% 葡萄糖注射液 40ml/kg + 0.9% 氯化钠注射液 13ml/kg + 1.4% 碳酸氢钠注射液 7ml/kg，静脉滴注，12 ~ 16 小时内滴完。

（三）重度脱水

**处方**　（1）扩容阶段：0.9% 氯化钠注射液 13ml/kg +

1.4%碳酸氢钠注射液 7ml/kg,静脉滴注,30~60 分钟内滴完。

（2）第一阶段:10% 葡萄糖注射液 35ml/kg + 0.9% 氯化钠注射液 23ml/kg + 1.4% 碳酸氢钠注射液 12ml/kg,静脉滴注,7~11 小时内滴完。

（3）第二阶段:10% 葡萄糖注射液 60ml/kg + 0.9% 氯化钠注射液 20ml/kg + 1.4% 碳酸氢钠注射液 10ml/kg,静脉滴注,12~16 小时内滴完。

## 【注意事项】

1. 腹泻患儿的饮食调整非常重要,一般无需禁食,牛乳喂养者换成腹泻奶粉,年长儿可食米汤、稀饭,饮食清淡,暂不增加辅食,忌食糖。口服补液盐中忌加牛奶、果汁、糖等,否则影响疗效。

2. 婴幼儿补液的计算 ①定量:轻度脱水 90~120ml/kg,中度脱水 120~150ml/kg,重度脱水 150~180ml/kg;②定性:低渗性脱水 2/3 张,等渗性脱水 1/2 张,高渗性脱水 1/3;③定速:前 8 小时补半量,后 16 小时补半量,重度脱水前 30~60 分钟需扩容;④扩容:用等张液,20ml/kg,总量<300ml,0.5~1 小时内输完;⑤补液需根据患儿的病情随时调整输液速度和张力。

3. 营养不良患儿的腹泻程度易估计过重,易出现低渗性脱水;新生儿的腹泻程度易估计过轻,新生儿出生 1 周内无需补钾;腹泻伴高热易出现高渗性脱水;急性腹泻多为等渗性脱水。高渗性脱水时血钠不宜纠正过快,否则易出现脑水肿、惊厥,宜将血钠下降速度控制在每日 <10mmol/L,每小时下降 <2mmol/L,24~48 小时内逐步恢复正常。低渗性脱水血钠严重降低 <120mmol/L 时需补浓钠治疗,以使血钠较快恢复至 125mmol/L 为宜,3% 氯化钠 12ml/kg 可提高血清 $Na^+$ 浓度 10mmol/L。

4. 补钾 腹泻伴脱水的患者易出现低钾血症,在补液的同时注意补钾治疗,但不宜过早,见尿补钾;浓度不宜过高, <0.3%;剂量不宜过大,轻度为 0.15~0.3g/(kg·d),重度为 0.3~0.45g/(kg·d);速度不宜过快,4~6 小时内输注,持续 4~6 天。在扩容阶段不宜静脉补钾。

5. 纠酸 重度脱水伴严重酸中毒时可用 1.4% 碳酸氢钠扩容治疗;轻至中度酸中毒在补液过程中已补充碳酸氢钠,无需另外纠酸治疗。补碱量的计算:按计算量先补半量。需补 5% $NaCO_3$(ml):按 BE 负值计 = BE ×0.5×体重(kg);或按 $CO_2CP$ 计 = [18-测 $CO_2CP$(mmol/L)]×0.5×体重(kg);或 5% 碳酸氢钠 10ml/kg 可提高血清 $HCO_3^-$ 浓度 10mmol/L。

6. 缓慢静脉推注治疗。钙剂渗漏易致局部组织坏死,输液过程中严密观察,避免渗漏。钙剂不能与碳酸氢钠同时使用,因其可使血中的钙离子浓度降低。

7. 非感染性腹泻、病毒性肠炎及非侵袭性细菌感染性肠炎主要是纠正水、电解质和酸碱平衡紊乱,给予肠道黏膜保护剂及微生态制剂。侵袭性细菌感染性肠炎给予第三代头孢菌素类抗生素口服或静脉滴注治疗,对头孢菌素类过敏者可用大环内酯类抗生素口服治疗。对于抗生素诱发的肠炎,立即停用原使用的抗生素,根据症状及病原菌选用相应的药物治疗。

8. 蒙脱石散、微生态制剂及抗生素 3 种药物勿同时服用,否则影响药物疗效,三药各间隔 1 小时以上,蒙脱石散以空腹时服用最佳,抗生素宜餐后半小时服用。急性腹泻患儿可短期补锌治疗以缩短病程。婴幼儿腹泻要避免使用止泻剂。

# 第九节 小儿畏食症

【疾病概要】

小儿畏食症即小儿厌食症。因消化功能紊乱引起的食欲降低、食量减少,持续 2 周以上,伴腹胀、恶心、呕吐、口臭、大便稀或便秘,并排除器质性疾病、精神性因素及药物因素的影响,即可诊断为小儿畏食症。

## 【治疗原则】

着重恢复小儿的消化功能是本病治疗的基本原则。在此同时注意改善饮食内容和习惯,建立良好的生活制度,并纠正家长对小儿饮食的不正确态度。

## 【推荐处方】

### 一、小儿畏食症的西药治疗

**处方 1**　(1)多潘立酮片,1~2mg/(kg·d),饭前半小时口服,3 次/日,疗程为 2 周。

(2)葡萄糖酸锌片,7~14mg/(kg·d),口服,2 次/日,疗程为 2 周。

**处方 2**　(1)多潘立酮片,1~2mg/(kg·d),饭前半小时口服,3 次/日,疗程为 2 周。

(2)硫酸锌颗粒,2~3mg/(kg·d),口服,3 次/日,疗程为 2 周。

(3)多酶片,1~2 片/次,口服,3 次/日,疗程为 2 周。

### 二、神经性畏食的药物治疗

**处方 1**　赛庚啶,0.25mg/(kg·d),口服,2~3 次/日。

**处方 2**　阿米替林,12.5~25mg/kg,口服,1 次/晚。

### 三、小儿畏食症的中药治疗

**处方 1**　参苓白术散,适用于脾胃气虚病例。人参、白术、茯苓各 6g,薏苡仁 15g,桔梗 4g,扁豆 12g,山药、莲子肉各 9g,砂仁 5g,甘草 3g,大枣 2 枚。若舌苔薄腻者,可加苍术 7g 以运脾燥湿。若腹胀者,可去甘草,加木香、香附各 6g 以理气宽中。若易汗出者,可加黄芪 12g、防风 3g、牡蛎 15g 以顾护卫表。若口吐清涎、大便溏薄者,可加煨姜 5g、肉豆蔻 6g 以温运脾阳。

**处方 2**　养胃增液汤,适用于脾胃阴虚病例。石斛 6g,乌梅 5g,白芍、沙参各 7g,玉竹 9g,甘草 3g。若脾气虚者,可加山药 9g、扁豆 12g 以补气健运。若手足心热、口干舌红者,可加胡黄连 6g、丹皮 5g、莲子心 2g 以清热养阴、宁心安神。若口渴引饮者,可加芦根 15g、天花粉 9g 以生津止渴。若大便秘结者,可加火麻仁 9g、瓜蒌仁 6g 以润肠通便。

**处方 3**　调脾散,适用于脾胃不和病例。苍术、佩兰各 6g,陈皮 5g,炒神曲 10g,炒鸡内金 9g。若腹胀明显者,可加木香、炒莱菔子各 6g 以消积理气。若舌苔黄腻者,可加藿香 6g、薏苡仁 15g 以化湿醒胃。本证也可用以下验方:苍术、山楂各 10g,陈皮、鸡内金各 6g。

## 【注意事项】

1. 对于畏食症患儿,首先应该合理饮食、合理喂养,培养良好的饮食习惯。创造良好的进食环境,提高进食兴趣,不要强迫进食,定时定量进食。保证患儿的良好睡眠、适当运动,有助于食物的消化吸收。

2. 造成小儿畏食表现的病因种类多,常见的有全身性疾病的影响;药物影响;微量元素缺乏;气候影响;喂养不当;神经性畏食等。因此必须详细询问有关病史,密切观察病情变化,对其原发性疾病进行正确的诊断和治疗。

3. 神经性畏食患儿需同时进行心理治疗。对于伴有幽门螺杆菌感染的患儿,可用阿莫西林、克拉霉素、奥美拉唑三联疗法治疗。

# 第十节　注意缺陷多动障碍

## 【疾病概要】

注意缺陷多动障碍(ADHD)是一种常见的儿童时期起病的神经精神疾病。国内以前通称此症为多动症,指以与年龄不相符的注意力不集中、活动过度、情绪冲动和学习困难为特征的一类综合征,属于破坏性行为障碍,儿童常见。我国的发病率为 1% ~ 10% 。临床表现包括:①注意缺陷:

被动注意占优势、主动注意力不足;②活动过度:表现为与年龄发育不相称的活动过多、多动症状无明确的目的性、冲动任性;③情感和行为异常:退缩、回避,幻想和孤独,过度补偿,掩饰和否认等;④学习困难:学习成绩呈现波动性,学习成绩随升入高年级而逐渐下降,学习或考试时常出现不应出现的"低级错误"。ADHD 常常持续到青春期和成人期,患者通常需要长期接受药物治疗。

## 【治疗原则】

儿童 ADHD 的治疗主要包括药物、心理社会干预及生物反馈治疗等。行为治疗包括行为疗法、暂时隔离法、认知训练、疏泄疗法、父母和教师咨询等。临床治疗药物分为中枢兴奋剂及非中枢兴奋剂。ADHD 是一种慢性精神疾病,其治疗应根据患儿的年龄、体质、病情等选用安全有效的药物并及时调整药物剂量,选择正确的用药方法,结合心理和行为疗法,制订个体化的计划,从而达到预期的治疗目标。

## 【推荐处方】

**处方 1**　哌甲酯,0.1~0.6mg/(kg·次),口服,2~3次/日,宜从小剂量开始,1 周无效后可增加剂量,但最大量不宜超过 20mg/次,总量不超过 30mg/d。

**处方 2**　托莫西汀,对于体重 <70kg 的患儿初始剂量为 0.5mg/(kg·d),以后逐渐增加至 1.4mg/(kg·d),每日早服 1 次或早、晚各 1 次,最大剂量不超过 100mg/d。主要用于 >7 岁的患儿。

**处方 3**　盐酸丙米嗪,2.5mg/(kg·d),建议用于 12 岁后的患儿,起始剂量为 12.5mg/次,早、晚口服,2 次/日;如疗效不明显,则加至 25mg/次,早、晚口服,2 次/日,总量不超过 50mg/d。对伴有焦虑和抑郁的 ADHD 较适宜。

**处方 4**　可乐定,开始剂量为 0.05mg/d,以后缓慢加量至 0.15~0.30mg/d,口服,3 次/日。

**处方 5**　匹莫林,10mg/次,早餐时口服,1 次/日。1 周无效后可增加剂量,可递增至 20mg/次,最大剂量不超过 60mg/d。

**【注意事项】**

1. 中枢兴奋剂哌甲酯的临床用量也可按年龄计算,5 岁以下尽量不用;5~8 岁的患儿初期服用5mg/d,以后一般为10mg/d;≥7 岁开始早餐时服 10mg、午餐时服 5mg,如服用 1 周后若未见疗效,则每次各加 5mg,每日总量不超过 30mg。高年级学生如必要时在下午 3 点尚可加服 1 次中午的半量,对完成家庭作业有帮助,下午 3 时以后不应服药,以免影响睡眠。应避免大剂量长时间用药。

2. 匹莫林目前国内已少使用。在服用哌甲酯疗效不显著时,可改用匹莫林。该药起效缓慢,服药后 1~2 周后才能出现疗效。副作用较哌甲酯轻,肝、肾功能不全者慎用或禁用。与哌甲酯合用时两药均应相应减少。

3. 5 岁以前和青春期后的 ADHD 患儿不宜采用药物治疗。

4. ADHD 的预后与病情轻重程度、是否及时有效坚持治疗、各种可能的致病因素是否持续存在等有关。

5. 儿科药物一般需按千克体重计算药量,但最大剂量不能超过成人用量。

## 第十一节 儿童遗尿症

**【疾病概要】**

正常小儿在 2~3 岁时已能控制排尿,如在 5 岁后仍发生不随意排尿即为遗尿症,大多数发生在夜间熟睡时。遗尿症可分为原发性和继发性两类:①原发性遗尿症:较多见,多有家族史,男多于女,无器质性病变,多因控制排尿的能力迟滞所致;②继发性遗尿症:大多由于全身性或泌尿系统疾病如糖尿病、尿崩症等引起,其他如智力低下、神经精神创伤、泌尿道畸形、感染,尤其是膀胱炎、尿道炎、会阴部炎症等也可引起继发性遗尿症。

**【治疗原则】**

积极去除病因,采用行为治疗、觉醒治疗、药物治疗、物理治疗、饮食治疗和心理治疗的联合治疗方法。遗尿症治疗方案的制订应根据患儿的遗尿病情、生活习惯、心理因素、自我意识、家庭关系、经济文化背景、患儿家长治疗遗尿的目标和预期结果,以及考虑其对治疗的依从性、耐受性等多个方面进行综合考虑。

**【推荐处方】**

**一、适用于夜间多尿型的治疗**

**处方**　去氨加压素,$0.1 \sim 0.2\mu g/$次,睡前口服,1次/日。

**二、适用于昼夜尿频型的治疗**

**处方**　(1)奥昔布宁,5mg/次,口服,2次/日。

(2)颠茄,10mg/次,口服,3次/日。

**三、适用于觉醒障碍型的治疗**

**处方**　丙米嗪,$12.5 \sim 25mg/$次,睡前口服,1次/日。

**四、中药治疗**

**处方1**　缩泉汤与桑螵蛸散汤合方,适用于肾气不足症病例。成分为乌药、益智仁、桑螵蛸、党参、当归、志远、菖蒲、茯神各5g,怀山药、龙骨、龟板各10g。1剂/日,水煎口服,3次/日。

**处方2**　补中益气汤,适用于脾肺气虚症病例。成分为黄芪、党参各9g,白术、当归、桑螵蛸、鸡内金各5g,炙甘草、升麻、柴胡、陈皮各4g,五味子3g。1剂/日,水煎口服,3次/日。

**处方3**　龙胆泻肝汤,适用于肝经郁热症病例。成分为龙胆草4g,栀子、黄芩、柴胡、当归、黄柏、钩藤各5g,生地、泽泻各9g,甘草2g。1剂/日,水煎口服,3次/日。

## 【注意事项】

1. 治疗前应充分进行病情评估,了解家长需求和对治疗的预期目标。并排除可能的诱因,如睡前饮水习惯,伴发鼻炎、腺样体肥大等引起睡眠通气障碍,会阴部、泌尿系统感染,精神心理刺激等。

2. 行为治疗和觉醒治疗是治疗初期的首选治疗方法。行为治疗包括控制液体摄入、调整饮食时间和结构、正常排尿和排便习惯训练、建立适当的奖励反馈机制等;觉醒治疗包括警报器、闹钟唤醒训练及起床训练。

3. 在觉醒治疗不起效或不能接受觉醒治疗时,去氨加压素可作为一线药物治疗遗尿症。服用前1小时和服用后8小时应限水,应用4周后评估反应,用药后应逐渐减停,总疗程为3~6个月。对去氨加压素无反应者可应用抗胆碱能药,但存在膀胱排空障碍、残余尿量增多的患儿不推荐单纯应用。

4. 丙米嗪为三环类抗抑郁药,治疗遗尿症的复发率较高,且有一定的不良反应,不推荐作为临床一线用药。

5. 患儿家长要多给予患儿鼓励、安慰和支持,降低其内心的恐惧和羞耻感,不要对孩子进行嘲笑、斥责或体罚,以免加重病情。注意脊柱裂及脊髓栓系综合征,后者需外科手术治疗。

# 第十二节　小儿手足口病

## 【疾病概要】

手足口病是由以柯萨奇A组16型(CoxA16)或肠道病毒71型(EV71)等肠道病毒引起的急性传染病,多发生于学龄前儿童,尤以3岁以下的年龄组发病率最高。患者和隐性感染者均为传染源,主要通过消化道、呼吸道和密切接触等途径传播。主要症状表现为手、足、口腔等部位的斑丘疹、疱疹,少数病例可出现脑膜炎、脑炎、脑脊髓炎、肺水肿、循环障碍等。多由 EV71 感染引起,致死原因主要为脑干脑炎及神经源性肺水肿。

## 【治疗原则】

及时隔离、早期识别重症病例以及对症治疗是治疗手足口病的基本原则。

1. 普通病例　注意隔离,避免交叉感染;适当休息,清淡饮食,做好口腔和皮肤护理;对症支持治疗。

2. 重症病例　严格隔离,严密观察病情变化,密切监护。积极控制颅内高压,保持呼吸道通畅,防治呼吸功能障碍,维持循环系统稳定,保证生命体征平稳,保护重要脏器功能,维持内环境稳定。酌情应用糖皮质激素治疗,酌情应用静脉注射免疫球蛋白,继发性感染时给予抗生素治疗。积极进行降温、镇静、止痉等对症治疗。

## 【推荐处方】

### 一、适用于普通病例的治疗

**处方 1**　(1)干扰素注射液,10 万 U/(kg·d),皮下注射,1 次/日,疗程为 3~5 天。

(2)布洛芬口服液,5~10mg/(kg·次),仅在高热时口服,3~4 次/日。

**处方 2**　(1)利巴韦林喷雾剂,1~2 喷/次,喷入鼻腔或咽喉,4~5 次/日。

(2)抗病毒口服液,5~10ml/次,口服,2~3 次/日。

(3)布洛芬口服液,5~10mg/(kg·次),仅在高热时口服,可 3~4 次/日。

### 二、适用于重症病例的治疗

(一) 适用于手足口出疹期的治疗(第 1 期)

**处方**　(1)干扰素注射液,10 万 U/(kg·d),皮下注射,1 次/日,疗程为 3~5 天。

(2)布洛芬口服液,5~10mg/(kg·次),仅在高热时口服,可 3 ~ 4 次/日。

(二) 适用于神经系统受累期病例的治疗(第 2 期)

**处方** (1)限制液体入量为 60 ~ 80ml/(kg·d)。

(2)甘露醇注射液,0.5 ~ 1g/(kg·次),静脉滴注,每 4 ~ 8 小时 1 次,20 ~ 30 分钟内快速滴注;严重颅高压或脑疝时可加大剂量至 1 ~ 2g/(kg·次),每 2 ~ 4 小时 1 次。

(3)甲泼尼龙注射液,1 ~ 2mg/(kg·d);或氢化可的松注射液,3 ~ 5mg/(kg·d);或地塞米松注射液,0.2 ~ 0.5mg/(kg·d),静脉滴注,1 ~ 3 次/日,待病情稳定后,尽早减量或停用。个别病例进展快、病情凶险可考虑大剂量给药,如在 2 ~ 3 天内给予甲泼尼龙 10 ~ 20mg/(kg·d)(单次最大剂量不超过 1g)或地塞米松 0.5 ~ 1.0mg/(kg·d)。

(4)免疫球蛋白注射液,总量为 2g/kg,静脉滴注,分 2 ~ 5 天滴注。免疫球蛋白用于有第 2 期向第 3 期过渡征象的患者。

(5)苯巴比妥注射液,负荷量为 10 ~ 15mg/(kg·d),维持量为 5mg/(kg·d),静脉推注或肌内注射,1 ~ 2 次/日;或咪达唑仑 0.1 ~ 0.3mg/(kg·次),静脉推注,最大剂量为 8mg/次,维持量为 1 ~ 6μg/(kg·min);或地西泮(安定)0.3 ~ 0.5mg/(kg·次),缓慢静脉推注。

(6)氯丙嗪 1mg/(kg·次)及异丙嗪 1mg/(kg·次),肌内注射,高热时使用。

(7)继发性感染时选用适当的抗生素。

(三) 适用于心肺功能衰竭前期病例的治疗(第 3 期)

**处方** (1)米力农注射液,负荷量为 25 ~ 75μg/kg,5 ~ 10 分钟内缓慢静脉注射,维持量为每分钟 0.25 ~ 1.0μg/kg,最大剂量不超过 1.13mg/(kg·d),使用不超过 72 小时。

(2)酚妥拉明 1 ~ 20μg/(kg·min)或硝普钠 0.5 ~ 5μg/(kg·min),根据血压调整用药,将血压控制在严重高血压值以下、正常血压以上。

(3)果糖二磷酸注射液,70 ~ 160mg/(kg·d),静脉滴注,1 次/日。

（四）适用于心肺功能衰竭期病例的治疗（第4期）

**处方**　5%葡萄糖注射液50ml + 多巴胺注射液,5 ～ 15μg/（kg · min）和（或）多巴酚丁胺,2 ～ 20μg/（kg · min）；或肾上腺素,0.05 ～ 2μg/（kg · min）；或去甲肾上腺素,0.05 ～ 2μg/（kg · min）,静脉滴注,根据血压调整用药。

（五）适用于恢复期病例的治疗（第5期）

逐步停用药物。

### 三、手足口病的中药治疗

（一）普通病例的治疗

**处方1**　甘露消毒丹加减,适用于毒蕴气分、温热熏蒸病例。连翘、金银花、青蒿、牛蒡子、藿香、佩兰、通草、生薏米、滑石（包煎）、生甘草、白茅根。加减:便秘加大黄,咽喉肿痛加元参、板蓝根。用法用量:根据患儿的年龄、体重等酌定药物用量。水煎100 ～ 150ml,分3 ～ 4次口服。

**处方2**　清瘟败毒饮加减,适用于气营两燔病例。连翘、栀子、黄芩、黄连、生石膏、知母、丹皮、赤芍、生薏米、川草薢、水牛角。用法用量:根据患儿的年龄、体重等酌定药物用量。1 剂/日,水煎100 ～ 150ml,分3 ～ 4次口服,或结肠滴注。

（二）重症病例的治疗

**处方1**　羚羊钩藤汤加减,适用于毒热动风病例。羚羊角粉（冲服）、钩藤、天麻、生石膏、黄连、生栀子、大黄、菊花、生薏米、全蝎、白僵蚕、生牡蛎。用法用量:根据患儿的年龄、体重等酌定药物用量。1 剂/日,水煎100 ～ 150ml,分3 ～ 4次口服,或结肠滴注。

**处方2**　参附汤加味,适用于心阳式微、肺气欲脱病例。人参、炮附子、山萸肉。用法用量:根据患儿的年龄、体重等酌定药物用量。1 剂/日,浓煎鼻饲或结肠滴注。

（三）恢复期的治疗

**处方**　生脉散加味,适用于气阴不足、余邪未尽病例。人参、五味子、麦冬、玉竹、青蒿、木瓜、威灵仙、当归、丝瓜络、炙甘草。用法用量:根据患儿的年龄、体重等酌定药物用量。1剂/日,水煎分3~4次口服。

**【注意事项】**

1. 危重病例的早期识别及正确治疗是手足口病诊治的关键。具有以下特征,尤其3岁以下的患者,有可能在短期内发展为危重病例,应密切观察病情变化,进行必要的辅助检查,有针对性地做好救治工作。①持续高热不退;②精神差、呕吐、易惊、肢体抖动、无力;③呼吸、心率增快;④出冷汗、末梢循环不良;⑤高血压;⑥外周血白细胞计数明显增高;⑦高血糖。

2. 危重病例应转入PICU隔离监护治疗,尽快进行病原学取样,密切监测神志、心率、呼吸、血压、血氧饱和度及血糖,随时保持两条静脉通道,留置导尿管及胃管。

3. 凡危重病例及重症病例有向危重型发展征象的患者应立即气管插管、早期机械通气治疗。

# 第十三节 传染性单核细胞增多症

**【疾病概要】**

传染性单核细胞增多症(infectious mononucleosis)是一种由EB病毒感染所致的急性单核巨噬细胞系统增生性疾病,病程常具自限性。临床上表现为不规则的发热、淋巴结肿大、咽痛、肝脾大等;实验室检查可发现周围血液单核细胞显著增多,出现异常淋巴细胞;嗜异性凝集试验以及抗EB病毒的抗体阳性。

**【治疗原则】**

本病的治疗主要为抗病毒及对症治疗,注意卧床休息,加强护理,避免发生严重的并发症,疾病大多能自愈。抗生素对本病无效,仅在咽部、扁桃体继发细菌感染时可选用。

如并发肝功能损伤、出现黄疸,可按病毒性肝炎的处理原则治疗。肾上腺皮质激素对咽部及喉头有严重病变或水肿者有应用指征,同时亦可应用于有中枢神经系统并发症、血小板减少性紫癜、溶血性贫血、心肌炎、心包炎等。

## 【推荐处方】

### 一、普通病例的治疗

**处方1**　5% 葡萄糖注射液 250ml + 更昔洛韦 5 ~ 10mg/(kg·d),静脉滴注,1 次/日,疗程为 7 ~ 10 天。

**处方2**　5% 葡萄糖注射液 250ml + 阿昔洛韦 15mg/(kg·d),静脉滴注,3 次/日,疗程为 7 ~ 10 天。

### 二、重症病例的治疗

**处方1**　(1)5% 葡萄糖注射液 250ml + 更昔洛韦 5 ~ 10mg/(kg·d),静脉滴注,1 次/日,疗程为 7 ~ 10 天;或阿昔洛韦,15mg/(kg·d),静脉滴注,3 次/日,疗程为 7 ~ 10 天。

(2)0.9% 氯化钠注射液 50ml + 青霉素 5 万 U/(kg·d),静脉滴注,2 ~ 4 次/日。

(3)人免疫球蛋白注射液,1g/(kg·d),静脉滴注,1 次/日,连用 2 日。

**处方2**　(1)5% 葡萄糖注射液 250ml + 更昔洛韦 5 ~ 10mg/(kg·d),静脉滴注,1 次/日,疗程为 7 ~ 10 天;或阿昔洛韦,15mg/(kg·d),静脉滴注,3 次/日,疗程为 7 ~ 10 天。

(2)0.9% 氯化钠注射液 50ml + 青霉素 5 万 U/(kg·d),静脉滴注,2 ~ 4 次/日。

(3)5% 葡萄糖注射液 50ml + 甲泼尼龙注射液 1 ~ 2mg/(kg·d),静脉滴注,1 ~ 2 次/日。

### 三、传染性单核细胞增多症的中药治疗

**处方1**　银翘散加减,适用于风温闭肺型,发热而咳轻者。成分为金银花、连翘、薄荷、僵蚕、生石膏、鲜芦根、黄芩、牡丹皮、焦山楂、瓜蒌。用于外感风邪。用法用量:根据

患儿的年龄、体重等酌定药物用量。1 剂/日,水煎 100 ~ 150ml,分 2 次口服。

**处方 2**　普济消毒饮加减,适用于痰热阻络型病例。黄芩、薏苡仁、败酱草、桔梗、连翘、僵蚕、鲜芦根、生石膏各 30g,青黛、紫草、夏枯草、郁金、牡丹皮、柴胡、升麻。用于痰热炽盛。用法用量:根据患儿的年龄、体重等酌定药物用量。1 剂/日,水煎 100 ~ 150ml,分 2 次口服。

## 【注意事项】

1. 本病继发感染后一般以采用青霉素治疗为妥,若给予氨苄西林,约 95% 的患者可出现皮疹,通常在给药后 1 周或停药后发生,可能与本病的免疫异常有关,故氨苄西林在本病中不宜使用。

2. 本病大多预后良好,但可有复发。部分患者低热、淋巴结肿大、乏力、病后软弱可持续数周或数月,极个别者病程迁延达数年之久。本病的病死率为 1% ~ 2%,因脾破裂、脑膜炎、心肌炎、或噬血细胞综合征等所致。对脾大的患者应限制其活动,随时警惕脾破裂发生的可能性。一旦怀疑,应及时确诊,迅速补充血容量、输血和进行脾切除,常可使患者获救。

# 第十四节　过敏性紫癜

## 【疾病概要】

过敏性紫癜又称亨-舒综合征(Henoch-Schonlein purpura,HSP),是一种以毛细血管和小静脉炎症为主要病变的血管炎综合征,好发于学龄前及学龄期儿童,男孩的发病率高于女孩。其病因尚不明了,目前认为该病与接触感染原或过敏原有关,并有一定的遗传倾向。临床上多以皮肤紫癜作为首发症状,也可以消化道症状、关节症状为主,分别称"皮肤型"、"腹型"及"关节型";也可同时出现多种症状,即"混合型"。约有 1/3 的患儿可并发肾脏病变,多在起病 1 个月内出现,也可以肾脏表现为首发症状出现,均为紫癜性肾炎。

## 【治疗原则】

主要为减轻并发症、缩短病程和防止疾病复发。急性期应卧床休息,积极寻找并去除病因,彻底清除感染灶;寻找致敏原,慎用或禁食可能导致本病的药物及食物,并可适当进行抗过敏治疗;对于腹痛和关节痛难以缓解者可小剂量应用肾上腺皮质激素如泼尼松等;重症紫癜性肾炎患者可酌情加用免疫抑制剂如环磷酰胺、硫唑嘌呤或雷公藤多苷片等。

## 【推荐处方】

### 一、适用于单纯皮肤型病例的治疗

**处方 1** (1)氯雷他定:1～2 岁的儿童 2.5mg/次,口服,1 次/日;2～12 岁的儿童体重≤30kg 者 5mg/次,口服,1 次/日;2～12 岁的儿童体重＞30kg 者 10mg/次,口服,1 次/日。

(2)维生素 C,0.1g/次,口服,3 次/日。

(3)葡萄糖酸钙,0.5g/次,口服,3 次/日。

**处方 2** (1)氯雷他定:1～2 岁的儿童 2.5mg/次,口服,1 次/日;2～12 岁的儿童体重≤30kg 者 5mg/次,口服,1 次/日;2～12 岁的儿童体重＞30kg 者 10mg/次,口服,1 次/日。

(2)维生素 C,0.1g/次,口服,3 次/日。

(3)西咪替丁 20mg/(kg·d) + 10% 葡萄糖注射液,静脉滴注,2 次/日。

### 二、适用于腹型紫癜性病例的治疗

**处方 1** (1)氯雷他定,1～2 岁的儿童 2.5mg/次,口服,1 次/日;2～12 岁的儿童体重≤30kg 者 5mg/次,口服,1 次/日;2～12 岁的儿童体重＞30kg 者 10mg/次,口服,1

次/日。

(2)泼尼松,1~2mg/(kg·d),最大剂量不超过 60mg/d,口服,3 次/日,症状缓解后减停。

**处方 2** (1)氯雷他定,1~2 岁的儿童 2.5mg/次,口服,1 次/日;2~12 岁的儿童体重≤30kg 者 5mg/次,口服,1 次/日;2~12 岁的儿童体重>30kg 者 10mg/次,口服,1 次/日。

(2)10% 葡萄糖注射液 100ml + 氢化可的松 5~10mg/(kg·d),静脉滴注,1 次/日。

(3)10% 葡萄糖注射液 100ml + 西咪替丁 20mg/(kg·d),静脉滴注,2 次/日。

**【注意事项】**

1. 长期大量使用肾上腺皮质激素可出现库欣貌、肌肉萎缩无力、伤口愈合不良、蛋白质营养不良、水钠潴留、高血糖、尿糖等代谢紊乱的症状,消化性溃疡和精神欣快感等精神症状,生长停滞,易发生感染或诱发结核灶的活动,急性肾上腺皮质功能不全,戒断综合征等。肾上腺皮质激素不能预防肾脏损害的发生,亦不能改善预后。

2. 氯雷他定的副作用较少见,可有乏力、头痛、嗜睡、口干、胃肠道不适等。婴儿期应用本品的安全性和疗效尚未确定。

3. 合并感染者应予以抗感染治疗;怀疑某种药物或食物过敏时应停用或忌用;腹痛明显时可应用解痉剂;伴消化道出血时应禁食,必要时输血。

4. 严重病例可用大剂量丙种球蛋白冲击治疗。肾脏受累呈肾病综合征表现时,按肾病治疗。对肾功能不全者可采用血液透析等处理。紫癜性肾炎采用其他方法无效时可用免疫抑制剂如环磷酰胺或硫唑嘌呤等,与肾上腺皮质激素合用常能提高疗效。单纯血尿或轻型肾炎可加雷公藤多苷 1~1.5mg/(kg·d)。

# 第十五节　幼年特发性关节炎

## 【疾病概要】

幼年特发性关节炎(JIA)又名幼年类风湿关节炎(JRA),是一种异质性疾病,其病因不同,起病方式、病程和转归也各不相同。该病是儿童时期常见的结缔组织疾病,其慢性关节炎与自身免疫功能紊乱密切相关,除关节炎症和畸形外,常有不规则的发热、皮疹、肝脾大及淋巴结肿大、胸膜炎及心包炎等全身症状和内脏损害。该病可分为全身型(也称 Still 病)、少关节型、类风湿因子阴性的多关节型、类风湿因子阳性的多关节型、银屑病性 JIA、与附着点炎症相关的 JIA、未分类的 JIA 等。病因和发病机制尚未完全阐明,可能与遗传、环境、免疫及感染等多种因素有关。

## 【治疗原则】

JIA 治疗的目的是控制病变的活动度,减轻或消除关节疼痛和肿胀,预防感染和关节炎症加重,预防关节功能不全和残废,恢复关节功能及生活与劳动能力,及时诊断全身性 JIA 并巨噬细胞活化综合征。JIA 的治疗强调综合管理,需要多学科合作,也需要家庭、社区、学校等社会各方面的支持与配合。疾病初期的治疗方案须积极,待病情稳定后非甾体抗炎药(NSAIDs)可再使用 3~6 个月,而甲氨蝶呤则可继续使用 1 年或更长时间。

## 【推荐处方】

### 一、适用于关节炎型病例的治疗

**处方 1**　(1)萘普生,10~15mg/(kg·d),口服,2次/日。

(2)甲氨蝶呤,10mg/$m^2$,1 次/周,可持续应用 5~6 年。

**处方 2** （1）布洛芬，20～30mg/（kg·d），口服，3次/日。

（2）羟氯喹，5.0～6.5mg/（kg·d），不超过0.25g/d，分1～2次服用，疗程为3个月～1年。

**二、适用于全身型或有内脏受累的病例的治疗**

**处方** （1）泼尼松，1～1.5mg/（kg·d），口服，3次/日。

（2）萘普生，10～20mg/（kg·d），口服，2次/日。

（3）甲氨蝶呤，10mg/m²，1次/周。

**三、适用于难治性病例的治疗**

**处方 1** （1）甲氨蝶呤，10mg/m²，口服，1次/周。

（2）英夫利西单抗（infliximab），首次3mg/kg＋生理盐水200ml，静脉滴注。第2周、第6周、以后每隔8周给予1次相同剂量。疗效不理想者，可将剂量加至10mg/kg。

**处方 2** （1）甲氨蝶呤，10mg/m²，口服，1次/周。

（2）依那西普，400μg/（kg·w），最大剂量为50mg/w，分2次皮下注射，疗程为3个月。

**【注意事项】**

1. 初始的药物治疗应选择最安全、最简单和最保守的方法，如果此方法效果欠佳，则采用循序渐进的策略选择其他治疗措施。目前国际上治疗JIA主张下台阶疗法或联合疗法，即早期联合应用一、二、三线药物以及时控制症状，待二线药起效（2～3个月）后先撤三线药，3～6个月后撤一线药，长期用2种二线药维持3～5年以上。

2. JIA以NSAIDs为首选，常用的有萘普生、布洛芬、吲哚美辛（消炎痛）0.5～1mg/（kg·d）、双氯芬酸钠（扶他林）1～3mg/（kg·d）。NSAIDs中以双氯芬酸钠的退热、止痛效果最佳，毒副作用较小。若疗效不佳，可换另一种NSAIDs，勿将2种NSAIDs同时使用。口服NSAIDs常需服药1～2周后才可奏效，因而维持用药时间不可少于半年，有时甚至需数年以上。

3. 对于少关节型或多关节型 JIA，如 NSAIDs 治疗 3~6 个月效果不佳，或用药过程中病情反复，应加用病情缓解药（DMARDs），如羟氯喹、氯喹、甲氨喋呤、青霉胺等。DMARDs 起效慢，需 2~3 个月方能显效，且 DMARDs 类药物联合使用比单一药物更为奏效。如经 NSAIDs 及 DMARDs 治疗无效或有严重反应者，可应用泼尼松加环磷酰胺 $2~2.5mg/(kg \cdot d)$，分次口服；或硫唑嘌呤 $1.5~3mg/(kg \cdot d)$，分 2 次口服。

4. 肾上腺皮质激素的应用指征　用非甾体类药物不能控制全身症状，如高热或合并心包炎和胸膜炎者；局部使用肾上腺皮质激素治疗虹膜睫状体炎无效者。剂量为 $1~2mg/(kg \cdot d)$，待症状消失后逐渐减量至停药。

5. 有鉴于此病的变态反应很可能与感染性疾病有关，治疗时强调进行抗感染治疗。

# 第十六节　川崎病

## 【疾病概要】

川崎病又名皮肤黏膜淋巴结综合征，是以全身性血管炎为主要病理改变的急性发热出疹性疾病，是目前儿童最主要的后天获得性心脏病，病因和发病机制不明。临床以抗生素治疗无效的发热、多形皮疹、双眼球结膜充血、口唇皲裂、杨梅舌、颈部非化脓性淋巴结肿大等为主要表现，冠状动脉瘤或冠状动脉损伤是其严重的并发症。

## 【治疗原则】

最主要的治疗是阿司匹林和静脉用丙种球蛋白（IVIG）来控制全身血管炎症，防止冠状动脉瘤形成。普通病例，阿司匹林需维持 2~3 个月。如有冠状动脉扩张或冠状动脉瘤形成，则需冠状动脉恢复正常方能停用阿司匹林。如有巨大冠状动脉瘤形成，则需加用华法林等抗凝治疗。

对有血栓形成者,可用尿激酶或链激酶治疗。如有严重的冠状动脉狭窄,则需冠状动脉搭桥等外科处理。

【推荐处方】

**一、适用于急性期病例的治疗**

**处方**　(1)阿司匹林,30～50mg/(kg·d),口服,3 次/日,热退 3 日后开始减量。

(2)丙种球蛋白注射液,2g/kg,静脉滴注,12 小时左右内缓慢滴入。

(3)双嘧达莫,3～5mg/(kg·d),口服,3 次/日。

**二、适用于急性期后的治疗**

**处方**　(1)阿司匹林,3～5mg/(kg·d),口服,3 次/日。

(2)双嘧达莫,3～5mg/(kg·d),口服,3 次/日。

**三、适用于川崎病巨大冠状动脉瘤的治疗**

**处方**　(1)阿司匹林,3～5mg/(kg·d),口服,3 次/日。

(2)华法林,0.1mg/(kg·d),口服,3 次/日。

**四、适用于心肌梗死发作时的治疗**

**处方 1**　(1)阿司匹林,3～5mg/(kg·d),口服,3 次/日。

(2)5% 葡萄糖注射液 50ml + 尿激酶 1 万～2 万 IU/kg,静脉滴注,30～60 分钟内滴完。

**处方 2**　(1)阿司匹林,3～5mg/(kg·d),口服,3 次/日。

(2)5% 葡萄糖注射液 50～100ml + 重组织型纤溶酶原激活剂(rt-PA)30 万 IU/kg,静脉滴注,1～2 小时内滴完。

**处方 3**　(1)阿司匹林,3～5mg/(kg·d),口服,3 次/日。

(2)低分子量肝素注射液,150U/kg,皮下注射,1 次/日,疗程为 5～7 天。

## 【注意事项】

1. 阿司匹林的副作用有消化道反应、肝损害、凝血功能障碍,治疗过程中注意查肝功能、凝血功能。

2. 心肌梗死发作时需溶栓治疗,溶栓治疗开始后的 2～4 小时内应复查纤维蛋白原、凝血酶原时间及 FDP 定量测定。若纤维蛋白原降至 1g/L 以下有出血危险,FDP > 正常值的 3 倍提示纤维蛋白溶解活力增强。

3. 使用华法林时注意监测凝血酶原时间,以达到正常高值的 1.5 倍为宜。

4. 肾上腺糖皮质激素有抗炎作用,因其可促进血栓形成,而认为有促发冠状动脉瘤的形成或影响冠状动脉病变修复的效应,故不宜单独应用。在 IVIG 治疗无效时可考虑短期使用,且应与阿司匹林和双嘧达莫合并使用。应用泼尼松的剂量为 1～2mg/(kg·d),热退后逐渐减量,用药 2～4 周。病情严重者可用甲泼尼龙冲击治疗,剂量为 15～20mg/(kg·d),静脉滴注,连用 3 日;以后改为泼尼松口服,2mg/(kg·d),当 C 反应蛋白正常后改为 1mg/(kg·d),2 周内减量至停药。

5. 治疗过程中应注意查心脏超声、心电图、血小板等。注意随访冠状动脉变化,无冠状动脉改变者也需随访 2～3 年。

# 第十七节　蚕 豆 病

## 【疾病概要】

蚕豆病是红细胞葡萄糖-6-磷酸脱氢酶(G-6-PD)缺乏症中的一种,常见于 10 岁以下的小儿,男孩多见,常在蚕豆成熟季节流行,进食蚕豆或蚕豆制品均可发病,母亲食蚕豆后哺乳可使婴儿发病。通常于进食蚕豆或蚕豆制品后的 24～48 小时内发病,表现为急性血管内溶血,可出现头晕、畏食、恶心、呕吐、疲乏等症状,继而出现黄疸、血红蛋白尿,溶血严重者可出现少尿、无尿、酸中毒,甚至急性肾衰竭。慢性者可有肝脾大。溶血过程呈自限性。实验室检查血常规提示轻、中度贫血,呈正细胞正色素性,网织红细胞计数增高。典型者呈酱油色样血红蛋白尿。血清胆红素可增高;可出现肌酐、尿素氮增高等肾功能不全的改变。高铁血红蛋白还原试验显示还原率降低。G-6-PD 活性降低。本病呈自限性,一般预后良好,少数重症患儿可由肾衰竭或休克导致死亡。

## 【治疗原则】

蚕豆病无特殊的药物治疗。因此,治疗上需积极去除诱因,加强对症支持治疗,如补液以扩充血容量、纠正休克,纠正酸中毒,碱化尿液,密切注意肾功能变化,警惕肾衰竭等。

## 【推荐处方】

**一、适用于普通病例的治疗**

**处方** 5% 碳酸氢钠注射液 3~5ml/kg + 10% 葡萄糖注射液等量,静脉滴注,1 次/日。

**二、适用于重症病例的治疗**

**处方** (1)5% 碳酸氢钠注射液 3~5ml/kg + 10% 葡萄糖注射液等量,静脉滴注,1 次/日。

(2)氢化可的松 5~10mg/kg + 10% 葡萄糖注射液 150ml,静脉滴注,1 次/日。

(3)呋塞米注射液,1~2mg/kg,静脉注射,立即。

**三、适用于严重贫血患儿的治疗**

**处方** Hb ≤ 60/L 或有心脑功能损害症状者,输注 G-6-PD 正常的浓缩红细胞。输注浓缩红细胞的量(ml) = (100g/L - 患儿血红蛋白量 g/L) × 体重(kg) × 0.2。

## 【注意事项】

1. 碳酸氢钠静脉滴注时需防止渗漏,以免造成皮肤组织渗漏损伤。

2. 呋塞米大剂量使用时有可能导致听力损伤,应注意监测。

3. 避免进食蚕豆及其制品。

4. 禁服有氧化特性的药物。此类药物包括抗疟药(伯氨喹、扑疟喹、氯喹等),镇痛退热药(阿司匹林、非那西丁),磺胺类药物,抗菌药(硝基呋喃类、氯霉素、对氨基水杨酸),砜类药(氨苯砜等),杀虫药(β-萘酚、锑波芬),大剂量的维生素 K,丙磺舒,二巯丙醇,中药川连、腊梅花等。

# 第十五章

# 传染性疾病

## 第一节 病毒感染性疾病

### 一、病毒性肝炎

【疾病概要】

病毒性肝炎是由肝炎病毒感染以肝脏损害为主的一组全身性传染病。甲型和戊型肝炎经粪-口途径传播,主要表现为急性肝炎;乙型、丙型、丁型肝炎主要经血液、体液途径传播,多呈慢性感染,少数可发展为肝硬化和肝细胞癌。临床上分为急性肝炎、慢性肝炎、重型肝炎、淤胆型肝炎和肝炎肝硬化,主要表现为乏力、食欲下降、黄疸、肝掌、蜘蛛痣、肝脾大及肝功能异常等,重型肝炎、肝硬化还可出现肝性脑病、上消化道出血、腹水、肝肾综合征和肝脏缩小等。

【治疗原则】

治疗需根据病原、临床类型及组织学损害程度区别对待,以充分的休息和营养为主,避免饮酒、过劳和肝损害药物,肝功能损害较重者需辅以适当的护肝药物及对症处理,急性丙型肝炎及部分慢性乙型肝炎患者需予以系统的抗病毒治疗。

【推荐处方】

(一)急性肝炎及慢性肝炎(轻、重度)的护肝治疗

**处方1** (1)维生素 C,0.2g/次,口服,3 次/日。

（2）维生素 E,0.1g,口服,1 次/日。

（3）葡醛内酯片,0.2~0.4g,口服,3 次/日。

**处方 2**　还原型谷胱甘肽片,0.2~0.4g/次,口服,3 次/日。

**处方 3**　5% 葡萄糖注射液 250ml + 甘草酸二铵 30ml,静脉滴注,1 次/日。

**处方 4**　5% 葡萄糖注射液 250ml + 还原型谷胱甘肽 1.2g,静脉滴注,1 次/日。

（二）急、慢性肝炎的退黄治疗

**处方 1**　茵栀黄口服液,10~20ml/次,口服,3 次/日。

**处方 2**　0.9% 氯化钠注射液 20ml + 前列地尔 10~20μg,缓慢静脉注射,1 次/日。

**处方 3**　5% 葡萄糖注射液 250ml + 茵栀黄 30ml,静脉滴注,1 次/日。

**处方 4**　5% 葡萄糖注射液 250ml + 腺苷蛋氨酸 1000mg,静脉滴注,1 次/日。

（三）慢性肝炎的抗纤维化治疗

**处方 1**　扶正化瘀胶囊,1500mg/次,口服,3 次/日。

**处方 2**　复方鳖甲软肝片,4 片/次,口服,3 次/日。

**处方 3**　10% 葡萄糖注射液 250ml + 丹参 20ml,静脉滴注,1 次/日。

（四）慢性肝炎的免疫调节治疗

**处方 1**　胸腺肽 $\alpha_1$ 注射液,1.6mg/次,皮下注射,2 次/周,疗程为 6 个月。

**处方 2**　10% 葡萄糖注射液 250ml + 胸腺肽 100~160mg,静脉滴注,1 次/日。

（五）慢性乙型肝炎的抗病毒治疗

**处方 1**　α 干扰素注射液,300 万~500 万 U/次,皮下或肌内注射,3 次/周,疗程为 6~12 个月。

**处方 2**　PEG-IFNα-2a 注射液,180μg/次,皮下注射,1 次/周,疗程为 6~12 个月。

**处方 3**　PEG-IFNα-2b 注射液,1.0~1.5μg/次,皮下

注射,1 次/周,疗程为 6 ~ 12 个月。

**处方 4**　恩替卡韦,0.5mg/次,口服,1 次/日,疗程视检测结果而定。

**处方 5**　阿德福韦酯,10mg/次,口服,1 次/日,疗程视检测结果而定。

**处方 6**　替比夫定,600mg/次,口服,1 次/日,疗程视检测结果而定。

**处方 7**　(1)拉米夫定,100mg/次,口服,1 次/日。

(2)阿德福韦酯,10mg/次,口服,1 次/日,疗程视检测结果而定。

(六)丙型肝炎的抗病毒治疗

**处方 1**　(1)α 干扰素注射液,300 万 ~ 500 万 U/次,皮下或肌内注射,1 次/隔日。

(2)利巴韦林,800 ~ 1000mg/次,口服,1 次/日。

**处方 2**　(1)PEG-IFNα-2a 注射液,180μg/次,皮下注射,1 次/周。

(2)利巴韦林,800 ~ 1000mg/次,口服,1 次/日。

**处方 3**　(1)PEG-IFNα-2b,1.0 ~ 1.5μg/(kg·次),皮下注射,1 次/周。

(2)利巴韦林,800 ~ 1000mg/次,口服,1 次/日。

急性丙型肝炎疗程为 24 周,慢性者疗程为 6 ~ 12 个月。

(七)重型肝炎的基础治疗

**处方 1**　(1)10% 葡萄糖注射液 250ml + 肝细胞生长因子 120 ~ 200mg,静脉滴注,1 次/日。

(2)0.9% 氯化钠注射液 20ml + 前列地尔 10 ~ 20μg,静脉注射,1 次/日。

(3)新鲜同型血浆,200ml,静脉滴注。

(4)20% 白蛋白注射液,50ml,静脉滴注。

(八)重型肝炎或肝硬化并发肝性脑病的治疗

**处方 1**　乳果糖,10 ~ 20ml/次,口服,3 次/日。

**处方 2**　0.9% 氯化钠注射液 60ml + 食醋 40ml,保留灌肠,2 次/日。

**处方 3**　5% 葡萄糖注射液 500ml + 谷氨酸钠 11.5 ~ 23g,静脉滴注,1 ~ 2 次/日。

**处方 4**　5% 葡萄糖注射液 500ml + 精氨酸 10g,静脉滴注,1 ~ 2 次/日。

**处方 5**　5% 葡萄糖注射液 500ml + 门冬氨酸鸟氨酸 10 ~ 20g,静脉滴注,1 ~ 2 次/日。

（九）淤胆型肝炎的治疗

**处方 1**　熊去氧胆酸胶囊,250 ~ 500mg/次,口服,2 ~ 3 次/日。

**处方 2**　泼尼松龙片,40 ~ 60mg/次,口服,1 次/日;2 ~ 3 周后如血清胆红素水平显著下降,则逐步减量。

**【注意事项】**

1. 药物选择原则为合理用药,避免使用损害肝脏的药物。急性肝炎仅需予以保肝治疗,不需抗病毒治疗(急性丙型肝炎除外);慢性肝炎以抗病毒、调节机体免疫力为主,同时重视护肝、抗肝纤维化治疗;重型肝炎则以支持和对症治疗为主,尤其需注意并发症的防治。

2. 抗病毒治疗指征

（1）急性肝炎一般不采用抗病毒治疗,急性丙型肝炎例外,如 HCV RNA 阳性,即应尽早开始抗病毒治疗。

（2）慢性乙型肝炎抗病毒治疗的一般适应证:①HBV DNA ≥ $10^5$ 拷贝/ml ( HBeAg 阴性者为 ≥ $10^4$ 拷贝/ml );②ALT ≥ 2 × ULN,如用干扰素治疗,ALT 应 ≤ 10 × ULN,血总胆红素水平应 < 2 × ULN;③如 ALT < 2 × ULN,但肝组织学显示 Knodell HAI ≥ 4,或 ≥ $G_2$ 炎症坏死。具有①并有②或③的患者应进行抗病毒治疗;对达不到上述治疗标准者,应监测病情变化,如持续 HBV DNA 阳性,且 ALT 异常,也应考虑抗病毒治疗。但应注意排除由药物、乙醇和其他因素所致的 ALT 升高,也应排除因应用降酶药物后 ALT 暂时性正常。在一些特殊病例如肝硬化,其 AST 水平可高于

ALT,对此种患者可参考 AST 水平。

（3）慢性丙型肝炎：①ALT 或 AST 持续或反复升高，或肝组织学有明显的炎症坏死（G≥2）或中度以上的纤维化（S≥2）者，易进展为肝硬化，应给予积极治疗。②ALT 持续正常者大多数肝脏病变较轻，应根据肝活检病理学结果决定是否治疗。对已有明显的纤维化（$S_2$、$S_3$）者，无论炎症坏死程度如何，均应给予抗病毒治疗；对轻微炎症坏死且无明显的纤维化（$S_0$、$S_1$）者，可暂不治疗，但每隔 3~6 个月应检测肝功能。③新近研究发现，用 PEG-IFNα-2a 与利巴韦林联合治疗 ALT 正常的丙型肝炎患者，其病毒学应答率与 ALT 升高的丙型肝炎患者相似。因此，对于 ALT 正常或轻度升高的丙型肝炎患者，只要 HCV RNA 阳性，也可进行治疗。

3. 干扰素常见的副作用有类流感综合征、骨髓抑制、一过性氨基转移酶升高、脱发、食欲减退、体重下降等，少数可出现神经精神症状如抑郁、甲状腺功能亢进或减退等，出现上述症状者根据其轻重程度考虑是否停止治疗。核苷（酸）类抗病毒药物的副作用少见，阿德福韦酯有潜在的肾毒性，拉米夫定、替比夫定可能导致少数患者肌酸激酶升高、肌肉酸痛等肌炎症状。部分患者停用核苷（酸）类抗病毒药可能导致病情加重，需注意在专科医师的指导下停药并严密观察。

## 二、流行性腮腺炎

### 【疾病概要】

流行性腮腺炎简称腮腺炎或流腮，是由腮腺炎病毒引起的以唾液腺非化脓性肿胀疼痛为主要临床表现的急性呼吸道传染病，患者和隐性感染者均是传染源。主要临床表现为单侧或双侧腮腺肿大，部分可出现颌下腺肿大，肿大局部皮肤表面灼热、触痛，但多不红，可伴有发热、头痛、咽痛等全身症状，少数可并发睾丸炎、脑膜脑炎、胰腺炎、肾炎、心肌炎等。血白细胞计数正常或稍增加，血清、尿淀粉酶可升高。

## 【治疗原则】

以全身及对症治疗为主,早期可应用抗病毒治疗。同时需注意并发症的防治。

## 【推荐处方】

(一)早期抗病毒治疗

**处方 1**　5% 葡萄糖氯化钠注射液 500ml + 利巴韦林 0.5g,静脉滴注,1 ~ 2 次/日,疗程为 5 ~ 7 天;儿童用药为 5 ~ 7.5mg/(kg·次),静脉滴注,2 次/日,每次滴注 20 分钟以上。

**处方 2**　干扰素注射液,100 万 ~ 300 万 U/次,肌内注射,1 次/日,疗程为 5 ~ 7 天。

(二)局部治疗

**处方**　青黛粉,200g/次,分次醋调外敷于患处。

(三)中药治疗

**处方**　蒲地蓝消炎口服液,10 ~ 20ml/次,口服,3 次/日。

(四)合并睾丸炎的治疗

**处方 1**　硫酸镁,湿敷。

**处方 2**　(1)复合维生素 B,1 片/次,口服,3 次/日。

(2)25% 葡萄糖注射液 20ml + 地塞米松 10mg,静脉注射,1 次/日,疗程为 5 天。

**处方 3**　己烯雌酚,1mg/次,口服,3 次/日。

(五)合并脑膜炎或脑膜脑炎的治疗

**处方 1**　20% 甘露醇注射液,成年人 250ml/次、儿童 1 ~ 2g/(kg·次),快速静脉滴注,视病情每 4 ~ 6 小时重复使用。

**处方 2**　25% 葡萄糖注射液 20ml + 地塞米松 10mg,静脉注射,1 次/日,疗程为 5 天。

**处方 3**　泼尼松龙,30 ~ 60mg/次,口服,1 次/日,疗程为 3 ~ 7 天。

## 【注意事项】

1. 流行性腮腺炎患者需及早隔离直至腮腺肿大完全消退,患病期间饮食以流质、软食为主,避免酸性食物。高热患者可采用物理降温或退热药物。

2. 神经系统并发症多发生于腮腺肿大 1 周后,需注意观察、判断。

3. 利巴韦林短期应用时偶有疲倦、头痛、失眠、食欲减退、恶心、呕吐等,并可致红细胞、白细胞及血红蛋白下降,孕妇禁用。干扰素短期应用常见的副作用为发热、头痛、头晕、乏力、肌肉酸痛等流感样症状。

# 三、麻 疹

## 【疾病概要】

麻疹是由麻疹病毒引起的急性呼吸道传染病。急性患者是最重要的传染源,经呼吸道传播。临床多表现为发热,伴咳嗽、流涕、流泪,眼结合膜充血、畏光,第一磨牙对面颊黏膜可见柯氏斑,发热第 4 ~ 5 天出现皮肤斑丘疹,皮疹自耳后、发际渐蔓延至颜面、颈,自上而下至躯干、四肢,最后达手掌与足底。并发症有肺炎、心肌炎等。

## 【治疗原则】

此病确诊以后,须有效隔离,目前尚无特异性抗病毒药物,重点为对症治疗、加强护理和预防并发症的发生。

## 【推荐处方】

(一)一般病例的对症治疗

**处方 1** 布洛芬混悬液,成人及 12 岁以上的儿童 10 ~ 15ml/次,口服。

**处方 2** 氯化铵甘草合剂,10ml/次,口服,3 次/日。

**处方 3** 氨溴索片,成人及 10 岁以上的儿童 30mg/次,口服,3 次/日。

（二）并发心肌炎、心力衰竭的治疗

**处方**　10% 葡萄糖注射液 40ml + 毛花苷丙 0.1 mg,缓慢静脉注射,1～2 次/日。

（三）适用于体弱病重的麻疹患儿的早期治疗

**处方**　人免疫球蛋白注射液,0.05～0.15g/kg,肌内注射。

**【注意事项】**

1. 患者需呼吸道隔离直至体温正常或出疹后 5 天。

2. 布洛芬应用过程中需注意出汗程度,以防脱水。个别患者剧烈干咳,可选用中枢性镇咳药可待因。合并肺炎的患者需使用抗生素治疗,治疗同一般肺炎。合并心肌炎者若出现循环衰竭,则按休克处理。

3. 未患过麻疹的儿童和成人均可接种麻疹减毒活疫苗,皮下注射,0.2ml/次,儿童和成人的剂量相同。接触患者的易感人群可在 5 天内注射人血丙种球蛋白 3ml 以预防发病。

## 四、流行性乙型脑炎

**【疾病概要】**

流行性乙型脑炎简称乙脑,是由乙脑病毒所致的、以脑实质炎症为主要病变的中枢神经系统急性传染病。人、猪是本病主要传染源,经蚊虫叮咬传播,流行于夏秋季节,主要感染 10 岁以下儿童,典型的临床病程为急起高热并持续头痛、恶心、呕吐、意识障碍等,重者可出现昏迷、抽搐、呼吸衰竭。血白细胞总数、中性粒细胞增高,脑脊液外观无色透明或者微浑浊,压力增高,白细胞轻度增加。

**【治疗原则】**

目前无特效抗病毒药物,主要为积极的对症和支持治疗,并密切观察病情变化,及时处理,以降低病死率和防止后遗症。

## 【推荐处方】

（一）早期抗病毒治疗

**处方 1** 成年人:5% 葡萄糖氯化钠注射液 500ml + 利巴韦林 0.5g,静脉滴注,1 ~ 2 次/日,疗程为 5 ~ 7 天;儿童:5% 葡萄糖氯化钠注射液 500ml + 利巴韦林 7.5mg/(kg·次),静脉滴注 20 分钟以上,2 次/日,疗程为 5 ~ 7 天。

**处方 2** 干扰素注射液,100 万 ~ 300 万 U/次,肌内注射,1 次/日,疗程为 5 ~ 7 天。

（二）高热的治疗

**处方 1** 物理降温,如冰敷、醇浴。

**处方 2** 复方氨基比林注射液,2ml/次,肌内注射,必要时重复。

**处方 3** 50% 安乃近,每侧鼻孔滴入 1 滴,4 次/日以上。

**处方 4** （1）氯丙嗪注射液,0.5 ~ 1mg/(kg·次),肌内注射,每 4 ~ 6 小时 1 次,可连续 3 ~ 5 天。

（2）异丙嗪注射液,0.5 ~ 1mg/(kg·次),肌内注射,每 4 ~ 6 小时 1 次,可连续 3 ~ 5 天。

（三）抽搐的治疗

**处方 1** （1）20% 甘露醇注射液,1 ~ 2g/(kg·次),静脉注射或快速静脉滴注,每 4 ~ 6 小时 1 次。

（2）50% 葡萄糖注射液,40 ~ 60ml/次,静脉注射,每 4 ~ 6 小时 1 次。

**处方 2** （1）20% 甘露醇注射液,1 ~ 2g/(kg·次),静脉注射或快速静脉滴注,每 4 ~ 6 小时 1 次。

（2）呋塞米注射液,20 ~ 40mg/次,静脉注射,每 4 ~ 6 小时 1 次。

**处方 3** 地西泮注射液,成年人 10 ~ 20mg/次、儿童 0.1 ~ 0.3mg/kg,不超过 10mg,静脉注射。

**处方 4**    10%水合氯醛溶液,成年人 1.0 ~ 2g/次、儿童 60 ~ 80mg/kg,不超过 1g,鼻饲或灌肠。

**处方 5**    (1)氯丙嗪注射液,0.5 ~ 1mg/(kg·次),肌内注射,1 次/日。

(2)异丙嗪注射液,0.5 ~ 1mg/(kg·次),肌内注射,1 次/日。

(四)呼吸衰竭的治疗

**处方**    (1)洛贝林注射液,成年人 3 ~ 9mg/次、儿童 0.15 ~ 0.2mg/(kg·次),肌内注射或静脉滴注。

(2)尼可刹米注射液,成年人 0.375 ~ 0.75g/次、儿童 5 ~ 10mg/次,肌内注射或静脉滴注。

(3)成年人:10%葡萄糖注射液 20ml + 东莨菪碱 0.3 ~ 0.5mg/次;儿童:0.02 ~ 0.03mg/(kg·次),静脉注射,每 10 ~ 30 分钟 1 次。

【注意事项】

1. 高热、抽搐、呼吸衰竭是危及患者生命的三大主症,互为因果,易导致恶性循环,因而及时处理和控制此 3 种表现是抢救的关键。

2. 处理高热时以物理降温为主,同时需降低室温,使肛温保持在 38℃ 左右为宜。药物降温时需注意药量和维持出入平衡,避免大量出汗导致循环衰竭。

3. 重症患者可早期、短程使用肾上腺皮质激素治疗。

4. 亚冬眠药物可抑制呼吸中枢及咳嗽反射,用药过程中应密切观察生命体征,保持呼吸通畅。

# 五、肾综合征出血热

【疾病概要】

肾综合征出血热是由汉坦病毒引起的自然疫源性疾病,鼠为主要的传染源,经呼吸道、消化道、密切接触以及胎盘垂直传播。临床上以发热、休克、充血、出血和急性功能衰竭为主要表现,典型病例呈发热期、低血压休克期、少尿期、多尿期、恢复期 5 期经过。血白细胞总数升高,出现异型淋巴细胞,血小板减少,血尿素氮、肌酐升高,凝血时间延长;尿液检查可见大量蛋白、红细胞、白细胞及各种管型等。

## 【治疗原则】

治疗原则为"三早一就",即早发现、早休息、早治疗、就地治疗。以综合疗法为主,早期应用抗病毒治疗,中、晚期则针对病理生理进行对症治疗。治疗中要注意防治休克、肾衰竭和出血,同时需密切注意维持内环境稳定。

## 【推荐处方】

(一) 发热期的治疗

**处方** (1)5% 葡萄糖氯化钠注射液 500ml + 利巴韦林 0.5g,静脉滴注,2 次/日,疗程为 3 ~ 5 天。

(2)10% 葡萄糖注射液 500ml + 维生素 C 200mg,静脉滴注,1 次/日。

(3)5% 葡萄糖注射液 250ml + 丹参 30ml,静脉滴注,1 次/日。

(4)物理降温:冰敷。

(二) 休克期的治疗

**处方 1** (1)平衡盐溶液,500ml,静脉滴注。

(2)5% 碳酸氢钠注射液,125ml,静脉滴注。

(3)低分子右旋糖酐注射液,500ml,静脉滴注。

(4)5% 葡萄糖注射液 250ml + 山莨菪碱 0.3 ~ 0.5mg/kg,静脉滴注。

(5)5% 葡萄糖注射液 250ml + 氢化可的松 100mg,静脉滴注,1 次/日。

**处方 2** 5% 葡萄糖注射液 250ml + 多巴胺 100mg,静脉滴注,必要时可重复。

(三) 少尿期的治疗

**处方 1** 20% 甘露醇注射液,125ml,静脉滴注(少尿早期)。

**处方 2** (1)10% 葡萄糖注射液 250ml + 酚妥拉明 10 ~ 20mg,静脉滴注,1 次/日。

(2)呋塞米,40mg,静脉注射,可逐步加大剂量至 100 ~ 300mg/次。

**处方 3** (1)10% 葡萄糖注射液 250ml + 山莨菪碱 10 ~ 20mg,静脉滴注,1 次/日。

(2)呋塞米注射液,40mg,静脉注射,可逐步加大剂量至 100 ~ 300mg/次。

**处方 4** 50% 硫酸镁溶液,40ml/次,口服,2 ~ 3 次/日。

**处方 5** 尿毒清颗粒,1 袋/次,口服,每 6 小时 1 次。

(四)多尿期的治疗

**处方** (1)口服补液盐 1 袋,溶于 500ml 水中分次口服,服用次数视尿量而定。

(2)10% 氯化钾溶液,10ml/次,口服,3 ~ 4 次/日。

(3)0.9% 氯化钠注射液 100ml + 青霉素钠 160 万 U,静脉滴注,2 次/日,用前需皮试。

**【注意事项】**

1. 肾脏损害为肾出血热的主要表现之一,故用药过程中忌用对肾脏有毒性的药物。

2. 发热期的退热处理以物理降温为主,忌用强烈的发汗退热药物,以防大汗而进一步丧失血容量诱发或加重休克。抗病毒治疗仅适用于发热期早期。中毒症状重者可予以小剂量的地塞米松(5 ~ 10mg),可减轻毒血症、缩短病程及改善预后。

3. 休克期扩容补液时需以平衡盐液为主,忌单纯输入葡萄糖注射液;采用低分子右旋糖酐扩容时,每日输入量不可超过 1000ml,以免引起出血;另休克期存在血液浓缩,不宜采用全血扩容。

4. 少尿期除利尿、导泻外,还需密切监测电解质、$CO_2CP$ 的变化,随时调整电解质、碳酸氢钠等的用量,以稳定内环境。少尿初期应用甘露醇利尿时,连用 2 次后若利尿效果仍不明显,则需停止使用。呋塞米的每日最大剂量为 600mg,超过者亦无疗效。出现以下情况者需采取腹膜透析或血液透析:①少尿 4 天以上或无尿 24 小时以上;②明显的氮质血症,血 BUN > 28.56mmol/L,有严重的尿毒症表现者;③高分解状态,每日 BUN 升高 > 7.14mmol/L;④血钾 >6mmol/L,ECG 有高耸 T 波的高钾表现;⑤高血容量综合征或伴肺水肿者。

5. 不同浓度的多巴胺药理机制不同,静脉输注时需密切注意:①小剂量的多巴胺[2～5μg/(kg·min)]可使肾血管扩张肾血流量、肾小球滤过率增加;②中等剂量的多巴胺[6～10μg/(kg·min)]使心肌收缩力增强、心排血量增加;③大剂量的多巴胺[ >10μg/(kg·min)]可使全身血管(冠状动脉除外)收缩、血压升高。

6. 山莨菪碱可导致口干、尿潴留、肠麻痹、心悸等,青光眼、前列腺肥大者忌用,心率超过 120 次/分时不宜再用。

# 六、艾滋病

## 【疾病概要】

艾滋病又称获得性免疫缺陷综合征(AIDS),是由人免疫缺陷病毒(HIV)引起的慢性传染病,主要经性接触、血液及母婴传播,患者及携带者是传染源。临床表现分为 3 期:急性感染期、无症状感染期、艾滋病期,其中艾滋病期可出现持续发热、盗汗、腹泻、体重下降、全身浅表淋巴结肿大、各种机会性感染、继发性肿瘤等临床表现。免疫学检查 T 细胞总数降低,$CD4^+T$ 细胞减少,$CD4/CD8 \leqslant 1$。

## 【治疗原则】

及时、规范地抗病毒治疗,保护和恢复机体免疫力,积极治疗各种机会性感染及抗肿瘤治疗,提高患者的生活质量,减少疾病传播。其中抗病毒治疗是关键,常规采用高效抗反转录病毒疗法(HAART)。

**【推荐处方】**

(一) 抗 HIV 药物介绍

1. **核苷类似物反转录酶抑制剂(NRTIs)**

**处方 1**　齐多夫定(ZDV,AZT),成年人 300mg/次,口服,2 次/日;儿童 160mg/($m^2$·次),口服,3 次/日;新生儿和婴幼儿 2mg/(kg·次),口服,4 次/日。

**处方 2**　拉米夫定(LAM,3TC),150mg/次,口服,2次/日。

**处方 3**　去羟肌苷(DDI),体重≥60kg 者 200mg/次,口服,2 次/日;体重 <60mg 者 125mg/次,口服,2 次/日。

**处方 4**　司他夫定(d4T),体重≥40kg 者 40mg/次,口服,2 次/日;体重 <40mg 者 30mg/次,口服,2 次/日。

**处方 5**　齐多拉米双夫定,1 片/次,口服,2 次/日。

**处方 6**　阿巴卡韦(ABC),300mg/次,口服,2 次/日。

2. **非核苷类似物反转录酶抑制剂(NNRTIs)**

**处方 1**　奈韦拉平(NVP),100mg/次,口服,2 次/日,连用 14 天;无明显的副作用发生后改为 200mg/次,口服,2次/日。

**处方 2**　依非韦伦(EFZ),600mg/次,口服,1 次/日。

3. **蛋白酶抑制剂(PI)**

**处方 1**　吲哚那韦(IDV),800mg/次,口服,2 次/日。

**处方 2**　利托那韦(RNZ),100mg/次,口服,2 次/日。

**处方 3**　沙奎那韦(SQV),400mg/次,口服,2 次/日。

**处方 4**　洛匹那韦/利托那韦(LPV/RTV),3 粒/次,口服,2 次/日。

(二) 抗病毒治疗方案

1. **成人及青少年的治疗方案**

**处方 1**　AZT(或 d4T) + LAM + EFV(或 NVP)(一线方案)。

**处方2**　AZT(或 d4T) + LAM + IDV。

**处方3**　DDI + d4T + EFV(或 NVP)。

**处方4**　AZT + DDI + EFV(或 NVP。)

2. 儿童的治疗方案

**处方1**　AZT + LAM + ABC(一线方案)。

**处方2**　AZT + LAM + NVP(一线方案,适用于 < 3 岁或体重 < 10kg 者)。

**处方3**　AZT + LAM + NVP 或 EFV(一线方案,适用于 ≥ 3 岁或体重 ≥ 10kg 者)。

**处方4**　d4T + DDI + LPV/RTV(二线方案)。

3. 孕妇的治疗方案

**处方**　AZT + 3TC + NVP(一线方案)。

(三)合并肺孢子菌肺炎的治疗

**处方1**　复方磺胺甲噁唑(SMZ/TMP),3 ~ 4 片/次,口服,3 次/日。

**处方2**　(1)氨苯砜,100mg/次,口服,1 次/日。

(2)甲氧苄啶,200 ~ 400mg/次,口服,2 ~ 3 次/日。

**处方3**　戊烷脒,3 ~ 4mg/(kg·次),肌内注射,1 次/日。

**处方4**　(1)5% 葡萄糖注射液250ml + 克林霉素600 ~ 900mg,静脉注射,每6 小时1 次。

(2)伯氨喹,15 ~ 30mg/次,口服,1 次/日。

以上治疗方法的疗程均为2 ~ 3 周。

(四)合并 CMV、HSV、EBV 感染的治疗

**处方1**　5% 葡萄糖注射液 250ml + 阿昔洛韦 7.5 ~ 10mg/kg,静脉滴注,每8 小时1 次,疗程为7 ~ 10 天。

**处方2**　5% 葡萄糖注射液250ml + 更昔洛韦 5mg/kg,静脉滴注,每12 小时1 次,疗程为14 ~ 21 天。

(五)合并真菌感染的治疗

**处方1**　氟康唑,50 ~ 100mg/次,口服,1 次/日,疗程为1 ~ 2 周(适用于口腔念珠菌感染)。

**处方2**　氟康唑,100mg/次(首剂 200mg/次),口服,1

次/日,疗程为 1～2 周(适用于食管念珠菌感染)。

**处方 3** (1)第 1 天,5% 葡萄糖注射液 500ml + 两性霉素 B 1mg,缓慢静脉滴注。

(2)第 2、第 3 天分别为 2、5mg,第 4 天增至 10mg,此后每天递增 5mg,直至 30～40mg/d(适用于合并新型隐球菌性脑膜炎者)。

(六)合并鸟型分枝杆菌感染的治疗

**处方 1** 克拉霉素,500mg/次,口服,2 次/日。

**处方 2** (1)阿奇霉素,500mg/次,口服,1 次/日。

(2)乙胺丁醇,15mg/(kg·d)(分次口服)。

**处方 3** 氨苯砜,100mg/次,口服,1 次/日。

**处方 4** (1)利福布汀,300～600mg/次,口服,1 次/日。

(2)阿米卡星,10mg/(kg·次),肌内注射,1 次/日。

(3)环丙沙星,750mg/次,口服,2 次/日。

以上治疗方法的疗程均为 6 个月。

(七)合并弓形虫感染的治疗

**处方 1** (1)乙胺嘧啶,25mg/次,口服,2～3 次/日(首日 50mg/次,口服,2 次/日)。

(2)磺胺嘧啶,1～1.5g/次,口服,4 次/日。

疗程为 3 周。

**处方 2** (1)5% 葡萄糖注射液 250ml + 克林霉素600mg,静脉注射,每 12 小时 1 次。

(2)乙胺嘧啶,25mg/次,口服,2～3 次/日。

(八)合并卡波西肉瘤的治疗

**处方** (1)齐多夫定(ZDV),0.5g/次,口服,1 次/晚。

(2)α 干扰素注射液,300 万～500 万 U/次,肌内注射,1 次/日。

**【注意事项】**

1. 近年来抗 HIV 药物品种增加较多,本文中介绍的为目前国内已有的药物。

2. 高效抗反转录病毒疗法(HAART)即"鸡尾酒"疗法又称 HAART 疗法,一般选用 2 种 NRITs 并联合应用 1 种 NNRTIs 或 1 种 PI 制剂。

3. HARRT 疗法有多种不良反应,如骨髓抑制、消化道反应、皮疹、肌炎、周围神经炎、乳酸增多症、肝脂肪变性、高脂血症、高血糖、出血、骨质疏松症等。

4. 艾滋病并发卡波西肉瘤也可用博来霉素(10mg/$m^2$)、长春新碱(2mg/$m^2$)和多柔比星(20mg/$m^2$)联合化疗。

5. HARRT 疗法开始后需定期检测血液中的 CD4T 细胞和 HIV RNA 载量,以评价疗效。

6. HIV 感染的孕妇产前 3 个月起服 AZT,产前顿服 NVP 200mg,产后新生儿一次性口服 NVP 2mg/kg,可降低 HIV 的母婴传播。

7. 发生职业暴露时,除伤口的基本处理外,可预防性用药,方案首选 AZT + LAM,或选用 DDI + d4T、d4T + LAM。

# 七、狂 犬 病

## 【疾病概要】

狂犬病是由狂犬病毒侵犯中枢神经系统引起的急性传染病,是一种人畜共患疾病。病犬是主要的传染源,主要通过咬伤传播,也可由带病毒犬的唾液经各种伤口和抓伤、舔伤的黏膜和皮肤而入侵。感染后多在 3 个月内发病,主要临床表现为特有的狂躁、恐惧不安、恐水、恐声、怕风、流涎和咽肌痉挛、进行性瘫痪,常有典型的恐水症状,故又称恐水症。血白细胞总数轻至中度增多,中性粒细胞占 80%以上。

## 【治疗原则】

病死率几乎达 100%,治疗上主要为综合对症处理,并需严格隔离患者。

## 【推荐处方】

（一）对症治疗

**处方 1**　地西泮注射液,10mg/次,肌内或静脉注射,4
次/日(儿童用药地西泮按 0.2mg/kg 计算)。

**处方 2**　10% 水合氯醛溶液,10ml/次,口服(儿童用药
地西泮按 30～40mg/kg,加入温开水后口服)。

**处方 3**　20% 甘露醇注射液,125ml/次,快速静脉滴
注,必要时重复(脑水肿时用)。

（二）咬伤后伤口的处理

**处方 1**　20% 肥皂水或 0.1% 苯扎溴铵溶液,反复冲洗
伤口,不少于 30 分钟。

**处方 2**　70% 乙醇溶液或 5% 碘酊,反复局部涂拭。

（三）暴露后的疫苗接种及血清注射治疗

**处方 1**　(1)狂犬病疫苗注射液,2ml,伤后 24 小时内
肌内注射,第 3、7、14 和 30 天各重复注射 1 次。

（2）抗狂犬病血清注射液,20IU/kg,伤口周围局部浸
润注射,立即。

（3）抗狂犬病血清注射液,20IU/kg,臀部肌内注射,
立即。

**处方 2**　(1)狂犬病疫苗注射液,2ml,伤后 24 小时内
肌内注射,第 3、7、14 和 30 天各重复注射 1 次。

（2）抗狂犬病免疫球蛋白注射液,10IU/kg,伤口周围
局部浸润注射,立即。

（3）抗狂犬病免疫球蛋白注射液,10IU/kg,臀部肌内
注射,立即。

（四）暴露前的疫苗预防接种

**处方**　狂犬病疫苗注射液,2ml,肌内注射,第 0、7 和 21
天分别注射 1 次。

## 【注意事项】

1. 该病无特效药物治疗,需加强对患者的监护,减少

光、风、声的刺激,给予吸氧,补液,维持水、电解质、酸碱平衡。有呼吸衰竭时采用呼吸机治疗,必要时气管切开。

2. 狂犬病疫苗可能对个别接种者产生不同程度的不良反应,如注射部位疼痛、红斑、水肿、瘙痒、硬结,或致轻度发热、寒战、晕厥、无力、头痛、眩晕、关节痛、肌肉痛、胃肠道功能紊乱等。

3. 抗狂犬病血清的不良反应有荨麻疹、发热、淋巴结肿大、红斑、瘙痒等,个别出现过敏性休克,使用前应行过敏试验。

4. 抗狂犬病免疫球蛋白可干扰机体对活疫苗的免疫反应,故使用后的 3 个月内不能接种麻疹等活病毒疫苗。与狂犬病疫苗同时使用时注射器材、注射部位均需分开,以免干扰药效。

## 八、传染性非典型肺炎

### 【疾病概要】

传染性非典型肺炎是由 SARS 冠状病毒引起的急性呼吸系统传染病,又称为严重急性呼吸综合征(SARS)。主要通过短距离飞沫、接触患者呼吸道分泌物及密切接触传播。典型的临床表现为发热、头痛、肌肉酸痛、咳嗽等,严重者出现气促或呼吸窘迫。血白细胞计数正常或下降,部分病例血小板减少。肺部 X 线和 CT 检查主要表现为磨玻璃样影像和肺实变影像。

### 【治疗原则】

无特异性治疗手段,临床上以对症支持治疗和针对并发症的治疗为主。

### 【推荐处方】

(一)肾上腺糖皮质激素的应用

**处方** 5% 葡萄糖注射液 250ml + 甲泼尼龙 80 ~ 320mg,静脉滴注,1 次/日,每 3 ~ 5 天减量 1/3,1 ~ 2 周后

改为口服,疗程不超过 4 周。

（二）抗病毒治疗

**处方**　洛匹那韦/利托那韦片,2 片/次,口服,2 次/日。

（三）免疫治疗

**处方**　注射用水 1ml + 胸腺肽 $\alpha_1$ 1.6mg,皮下注射,2 次/周,连续 4 周。

**【注意事项】**

1. 本病为自限性疾病,大部分经综合治疗可痊愈,少数可进展至 ARDS。少数重症患者好转后遗留有肺部不同程度的纤维化。因传染性强,其预防、控制均按甲类传染病的方法执行。

2. 治疗过程中应密切注意体温、呼吸、血氧饱和度、血象、胸片以及肝肾功能等血清学指标的变化,提供足够的维生素和热量,维持水、电解质平衡。有发热、咳嗽、咳痰、腹泻者均应给予对症处理。

3. 有以下指征时可应用肾上腺皮质激素　①有严重的中毒症状,持续高热不退,经对症治疗 3 天以上最高体温仍超过 39℃者;②胸片显示多发或大片阴影,进展迅速,48 小时之内病灶面积增大 >50% 且占双肺总面积的 1/4 以上者;③达到急性肺损伤或 ARDS 的诊断标准。但应用肾上腺皮质激素疗程不宜过长,应同时应用制酸剂和胃黏膜保护剂,还应警惕继发细菌、真菌感染以及潜在的结核病灶感染扩散。少数危重患者可考虑短期(3～5 天)甲泼尼龙冲击疗法(500mg/d)。

4. 本病属中医学瘟疫、热病范畴,可根据不同病情和病期辨证施治,配合使用中药治疗。

# 九、禽流感

**【疾病概要】**

禽流感是禽类流行性感冒的简称,是由甲型流感病毒某些感染禽类亚型引起的急性呼吸道传染病。传染源主要为患禽流感或携带禽流感病毒的家禽,目前尚缺乏人际间传播的证据。主要临床表现为发热、流涕、鼻塞、咽痛、咳嗽等普通流感样症状,常在发病 1~5 天后出现呼吸急促以及明显的肺炎表现,重症者多在 1 周内出现急性呼吸窘迫综合征,部分患者还可并发肺出血、胸腔积液、全血细胞减少、肾衰竭、败血症、休克及 Reye 综合征等并发症。血白细胞总数一般不升高。

## 【治疗原则】

此病确诊以后,须有效隔离,尽早予以抗病毒治疗,加强支持对症治疗,预防并发症的发生。

## 【推荐处方】

**处方 1**　奥司他韦,成年人 75mg/次、1 岁以上的儿童 1.5mg/(kg·次),口服,2 次/日,疗程为 5 天。

**处方 2**　扎那米韦吸入剂,10mg/次,经口吸入给药,2 次/日,疗程为 5 天(本品仅用于 7 岁以上且无并发症的患者)。

**处方 3**　金刚烷胺,成年人 100~200mg/次、儿童 2.5mg/(kg·次),口服,2 次/日,疗程为 5 天。

## 【注意事项】

1. 抗病毒药物应在发病 48 小时内使用。

2. 奥司他韦和扎那米韦均为神经氨酸抑制剂,可抑制病毒复制、降低致病性、减轻症状、缩短病程,毒性低,不易引起抗药性且耐受性好,是目前流感化学治疗药物中前景最好的一种。但对于孕妇服用奥司他韦治疗目前尚无足够的数据,对 1 岁以下儿童的安全性和有效性亦尚未确定。

3. 金刚烷胺为离子通道 $M_2$ 阻滞药,治疗过程中应注意中枢神经系统和胃肠道不良反应,有肾功能受损者酌减剂量,有癫痫病史者忌用。可通过胎盘,对胚胎有毒性且能致畸胎,孕妇应慎用,新生儿和 1 岁以下的婴儿禁用。长期用药宜产生耐药性,目前大多数分离到的禽流感病毒已对其有耐药性。

4. 临床相应症状及并发症均应及时采取对症治疗,而肾上腺糖皮质激素治疗的疗效不确定。

# 第二节　细菌感染性疾病

## 一、伤寒与副伤寒

（一）伤寒

### 【疾病概要】

伤寒是由沙门菌属中的伤寒杆菌引起的细菌性传染病,主要经粪-口途径传播。典型的临床表现为持续高热、表情淡漠、相对缓脉、肝脾大,部分患者有玫瑰疹,可出现肠出血、肠穿孔等严重的并发症。血白细胞总数及嗜酸性粒细胞计数减少,肥达反应阳性(O 抗体效价为 1∶80 以上,H 抗体效价为 1∶160 以上),血培养或骨髓培养有伤寒杆菌生长。

### 【治疗原则】

此病确诊以后,需根据临床经验和(或)药敏试验结果足量、足疗程使用抗生素,以免出现再燃或复发。另需注意加强对症支持治疗。

### 【推荐处方】

1. 普通人群的抗菌治疗

**处方 1**　诺氟沙星胶囊,0.2 ~ 0.4g/次,口服,3 ~ 4 次/日,疗程为 14 天。

**处方 2**　左氧氟沙星片,0.2g/次,口服,2 ~ 3 次/日,疗程为 14 天。

**处方3** 左氧氟沙星注射液,0.2g/次,静脉滴注,2次/日,症状控制后改为口服,总疗程为14天。

2. 儿童和孕妇的抗菌治疗

**处方1** 0.9%氯化钠注射液100ml+头孢哌酮2g[儿童50mg/(kg·次)],静脉滴注,2次/日,疗程为14天。

**处方2** 0.9%氯化钠注射液100ml+氨苄西林钠2~4g[儿童50mg/(kg·次)],静脉滴注,2次/日,疗程为14天。

3. 伤寒并发肠出血的治疗

**处方** (1)0.9%氯化钠注射液100ml+头孢哌酮2g,静脉滴注,2次/日,疗程为14天。

(2)5%葡萄糖注射液250ml+酚磺乙胺0.5g,静脉滴注,2次/日。

(3)5%葡萄糖注射液250ml+维生素 $K_1$ 10mg,静脉滴注,2次/日。

必要时输血或手术。

4. 伤寒带菌者的治疗

**处方1** 环丙沙星,0.5g/次,口服,2次/日,疗程为4~6周。

**处方2** 左氧氟沙星,0.2g/次,口服,2次/日,疗程为4~6周。

**处方3** 阿莫西林,0.5g/次,口服,2次/日,疗程为4~6周。

病原学治疗无效时,行胆囊切除。

**【注意事项】**

1. 避免给予多渣、坚硬或易产气的食物,以免诱发肠出血或肠穿孔。

2. 第三代喹诺酮类药物的抗菌活性强,但因其影响骨骼发育,在孕妇、哺乳期妇女及儿童中慎用,可选用第三代头孢菌素或青霉素类抗生素代替;氯霉素敏感株亦可选用氯霉素,但新生儿、孕妇及肝功能异常者慎用。

3. 中毒症状重、合并中毒性心肌炎、出现溶血尿毒综合征者可应用肾上腺皮质激素，但需注意监测病情，以免掩盖肠穿孔的症状和体征；高热降温时尽量选择物理降温，腹胀禁用新斯的明等促进肠道蠕动的药物，便秘者慎用或禁用高压灌肠和泻药。

4. 为避免伤寒的传播与流行，应对患者进行消化道隔离，需至临床症状消失后，每隔 5～7 天连续 2 次粪便培养为阴性方可解除隔离；另需对易感人群给予接种伤寒疫苗，皮下注射 3 次，每次间隔 7～10 天，剂量分别为 0.5、1 和 1ml。但上述预防措施仅有部分免疫保护作用，需定期加强。

（二）副伤寒

为副伤寒甲、乙、丙杆菌感染所致的传染病，其临床疾病过程与伤寒大致相同，其中副伤寒甲、乙常有急性胃肠炎的表现，副伤寒丙常有脓毒血症的表现，治疗原则与伤寒相同。

## 二、细菌性痢疾

### 【疾病概要】

细菌性痢疾简称菌痢，是志贺菌属（痢疾杆菌）引起的消化道传播的传染病，患者及带菌者为主要的传染源。典型的临床表现为发热、左下腹痛、腹泻脓血便、里急后重等。2～7 岁的儿童可出现中毒性菌痢，全身中毒症状重，可迅速出现循环衰竭和（或）呼吸衰竭。粪便性状为黏液脓血便，镜检可见白细胞、脓细胞及少量红细胞；急性期血常规为白细胞总数及中性粒细胞比例增多；大便培养可见痢疾杆菌。

### 【治疗原则】

足量、足疗程、合理应用抗菌药物治疗，对于中毒性菌痢应采取综合措施，力争早期治疗。

## 【推荐处方】

（一）普通型菌痢的治疗

**处方1**　诺氟沙星,0.2～0.4g/次,口服,3～4次/日。

**处方2**　环丙沙星,0.2g/次,口服,2～3次/日。

**处方3**　左旋氧氟沙星注射液,0.2g/次,静脉滴注,每日2次,症状控制后改为口服。

**处方4**　庆大霉素,8万U/次,口服,3次/日。

**处方5**　0.9%氯化钠注射液100ml＋头孢哌酮钠2g〔儿童50mg～200mg/(kg·d)〕,静脉滴注,2次/日。

（二）慢性菌痢的治疗（处方1和处方2宜交叉使用）

**处方1**　(1)5%～10%大蒜溶液100～200ml＋泼尼松20mg＋0.25%普鲁卡因10ml,保留灌肠,1次/晚,疗程为14天。

(2)双歧三联活菌,2粒/次,口服,3次/日。

**处方2**　(1)0.9%氯化钠注射液100ml＋庆大霉素8万～16万U,保留灌肠,1次/晚＋0.25%普鲁卡因10ml,疗程为14天。

(2)双歧三联活菌,2粒/次,口服,3次/日。

（三）中毒型菌痢的治疗

**处方**　(1)0.9%氯化钠注射液100ml＋头孢哌酮钠2g〔儿童50mg～200mg/(kg·d)〕,静脉滴注,2～3次/日。

(2)低分子右旋糖酐注射液,10～15ml/kg,快速静脉滴注(扩容用)。

(3)5%碳酸氢钠注射液,5mg/kg,快速静脉滴注。

(4)0.9%氯化钠注射液500ml＋5%葡萄糖注射液500ml,快速静脉滴注,6～8小时内滴完(扩容用)。

(5)山莨菪碱注射液,10～20mg/次〔儿童0.3～0.5mg/(kg·次)〕,静脉注射,每10～20分钟1次(解除血管痉挛)。

(6)20%甘露醇注射液,1.5～2g/kg,快速静脉滴注,每6～8小时1次(脑水肿时用)。

（7）冬眠合剂（氯丙嗪、异丙嗪各 1～2mg/kg），肌内注射（高热时用）。

（8）地塞米松注射液，10mg，静脉注射。

## 【注意事项】

1. 尽可能结合药物敏感试验选择抗菌药，在一定地区内注意轮换用药，以避免耐药菌株的出现。

2. 除抗菌治疗外，对症支持治疗同样重要。如有明显的水、电解质丢失，宜加强补液，可先选择口服补液，补液量为丢失量加上生理需要量。腹痛者一般可选用山莨菪碱片（10mg/次，口服，3 次/日）或颠茄片（8mg/次，口服，3 次/日），严重者可肌内注射阿托品 0.5mg。中等发热、中毒症状不重者可选用阿司匹林（0.5g/次，口服，2～3 次/日）退热。

3. 孕妇、哺乳期妇女及儿童慎用第三代喹诺酮类药物，可选用第三代头孢菌素代替。

4. 中毒性菌痢病情凶险，需密切监测病情，随时调整治疗方案。

5. 药物治疗的同时需注意饮食调整，慢性患者需注意增强抵抗力，并可同时结合中药治疗；急性患者应注意肠道隔离，需至隔日 1 次大便培养，连续 2 次阴性方可解除隔离。

# 三、细菌性食物中毒

## 【疾病概要】

细菌性食物中毒是由于食用被细菌或细菌毒素污染的食物后引起以急性胃肠炎为表现的急性中毒性疾病，临床上分为胃肠炎型和神经型两大类。胃肠型食物中毒的典型临床表现为呕吐、腹痛、腹泻等急性胃肠炎的表现，中毒症状因细菌种类不同也不完全相同。神经型食物中毒是由于进食含有肉毒杆菌外毒素的食物，从而引起脑神经核、肌肉神经交接处及自主神经末梢受损,临床上主要表现为眼肌、咽肌瘫痪等神经系统受损的症状与体征。

**【治疗原则】**

胃肠型食物中病情轻者可不用抗菌治疗,毒病情较重者方应用有效的抗菌药。神经型食物中毒则需尽快通过洗胃、清洁肠道等方法尽可能清除消化道内的毒素,并尽快应用抗毒素治疗。

**【推荐处方】**

(一)胃肠型食物中毒的抗菌治疗

**处方 1**　左氧氟沙星注射液,0.2g/次,静脉滴注,2 次/日;症状控制后改为 0.2g/次,口服,2 ~ 3 次/日。

**处方 2**　0.9% 氯化钠注射液 100ml + 头孢三嗪 2g,静脉滴注,2 次/日。

(二)胃肠型食物中毒的对症治疗

1. 恶心、呕吐

**处方 1**　甲氧氯普胺片,10mg/次,口服,3 ~ 4 次/日。

**处方 2**　多潘立酮片,10mg/次,口服,3 次/日。

**处方 3**　溴米那普鲁卡因注射液,2ml/次,肌内注射。

2. 腹痛

**处方 1**　山莨菪碱片,10mg/次,口服,3 ~ 4 次/日。

**处方 2**　阿托品注射液,0.5mg/次,肌内注射。

(三)神经毒型食物中毒的治疗

**处方**　(1)三联抗毒素注射液,10 万 ~ 15 万 U,一半肌内注射,一半静脉滴注(必要时 6 小时后重复应用 1 次,用药前行过敏试验,阳性者应用脱敏注射)。

(2)多价抗毒血清,5 万 ~ 10 万 U,肌内注射(必要时 6 小时后重复)。

(3)1:4000 高锰酸钾或 5% 碳酸氢钠,洗胃、灌肠。

(4)50% 硫酸镁溶液,10 ~ 40ml,洗胃后导泻。

## 【注意事项】

1. 金黄色葡萄球菌及蜡样芽孢杆菌感染后的致病因素主要为其产生的肠毒素,抗菌药无效,但仍需使用抗菌药物彻底消灭致病菌。

2. 神经毒型食物中毒的病死率较高,早期应用多价抗毒血清治疗可降低病死率。抗毒素不能中和已经和组织结合的毒素,故要求尽量在起病后 24 小时内、肌肉瘫痪前应用。肉毒杆菌的外毒素在人体内存留时间长,故即使发病超过 24 小时,仍应给予抗毒素治疗。

3. 除抗菌治疗或抗毒素治疗外,需加强对症支持治疗,维持水、电解质、酸碱平衡同样重要。

4. 如果进食的食物已经证实有肉毒杆菌或其外毒素者,应立即注射抗毒血清 1000~2000U 以预防发病。

# 四、霍　乱

## 【疾病概要】

霍乱是由霍乱弧菌引起的烈性肠道传染病,在我国属甲类传染病,也属于国际检疫传染病。患者及带菌者为主要的传染源。典型的临床表现为以剧烈的腹泻起病,大便性状为稀水样、米泔水样、洗肉水样等,次数每日数次至数十次不等,继而出现喷射状呕吐,患者迅速出现脱水,水、电解质紊乱等表现,严重者出现循环衰竭。

## 【治疗原则】

严格隔离,治疗的关键是及时补液,同时辅以抗菌治疗与对症治疗。

## 【推荐处方】

(一)补液治疗

**处方 1**　口服补液盐 1 包 + 水 1000ml,分次口服,

750ml/h(小儿 15～20ml/kg)。

**处方 2**　水 1000ml + 葡萄糖 20g + 氯化钠 3.5g + 碳酸氢钠 2.5g + 氯化钾 1.5g,分次口服(750ml/h)(适用于无口服补液盐成品)。

**处方 3**　0.9% 氯化钠注射液 550ml + 1.4% 碳酸氢钠注射液 300ml + 10% 氯化钾注射液 10ml + 10% 葡萄糖注射液 140ml,静脉滴注。

(二)抗菌治疗

**处方 1**　复方磺胺甲噁唑,2 片/次,口服,2 次/日。

**处方 2**　多西环素,200mg/次,口服,2 次/日。

**处方 3**　环丙沙星,250～500mg/次,口服,2 次/日。

**处方 4**　0.9% 氯化钠注射液 100ml + 氨苄西林钠 2.0g,静脉滴注,2 次/日,用药前皮试。

## 【注意事项】

1. 补液治疗需遵循以下原则——早期,迅速,适量,先盐后糖,先快后慢,纠酸补钙,见尿补钾。

2. 补液的量和速度应根据失水程度而定,轻度失水以口服补液为主。如有呕吐不能口服者,应给予静脉补液 3000～4000ml/d,最初 1～2 小时的补液速度为 5～10ml/min;中度失水补液 4000～8000ml/d,最初 1～2 小时快速滴入,待血压、脉搏恢复正常后再减慢为 5～10ml/min;重度失水补液 8000～12 000ml/d,开始按 40～80ml/min 的速度输入,以后按 20～30ml/min 的速度输入,至休克纠正后再减慢输液速度。

3. 整个输液过程中应密切观察患者有无心力衰竭、肺水肿等临床表现,一旦发生立即减慢输液速度,给予吸氧及强心剂等治疗。剧烈腹泻者、顽固性休克者可酌情使用肾上腺皮质激素。周围循环衰竭者在大量补液纠正酸中毒后,血压仍不回升者,可用间羟胺或多巴胺药物。

4. 氯丙嗪对小肠上皮细胞的腺苷环化酶有抑制作用,可减轻腹泻,可应用 1～2mg/kg,口服或肌内注射。

# 五、流行性脑脊髓膜炎

## 【疾病概要】

流行性脑脊髓膜炎简称流脑,是由脑膜炎双球菌引起的急性化脓性脑膜炎。患者及带菌者为传染源,经呼吸道传播,以5岁以下的儿童发病率最高。典型的临床表现为高热、皮肤瘀点瘀斑,继之进入脑膜炎期,表现为头痛、喷射状呕吐、脑膜刺激征及神志改变。严重者可表现为暴发型,分为休克型、脑膜脑炎型及混合型,表现为早期感染性休克及DIC、脑膜及脑实质损害,患者易出现脑水肿、脑疝等。

## 【治疗原则】

早期诊断,就地隔离治疗,密切监护,尽早、足量应用细菌敏感并能透过血脑屏障的抗菌药物,加强对症治疗。

## 【推荐处方】

(一)普通型流行性脑脊髓膜炎的抗菌治疗

**处方1**  0.9%氯化钠注射液100ml + 青霉素20万～40万U/kg,静脉滴注,3次/日,疗程为5～7天。

**处方2**  0.9%氯化钠注射液100ml + 头孢曲松2g[儿童50～100mg/(kg·d)],静脉滴注,1次/日,疗程为5～7天。

**处方3**  磺胺嘧啶,6～8g/d(儿童75～100mg/kg),分4～6次口服,疗程为5～7天。

**处方4**  5%葡萄糖注射液250ml + 氯霉素1g,静脉滴注,2～3次/日,疗程为5～7天。

(二)普通型流行性脑脊髓膜炎的对症治疗

1. 高热

**处方1**  冰敷或醇浴。

**处方2**  复方氨基比林注射液,2～4ml,肌内注射。

**处方3**　（1）氯丙嗪注射液,25mg,肌内注射。

（2）异丙嗪注射液,25mg,肌内注射。

2. 颅内高压

**处方1**　20% 甘露醇注射液,1~2g/kg,快速静脉滴注,每4~6小时1次。

**处方2**　50% 葡萄糖注射液,40~60ml,静脉注射,每4~6小时1次。

（三）暴发型流脑休克型的治疗

**处方**　（1）0.9% 氯化钠注射液 250ml + 青霉素 400万~600万 U,静脉滴注,3~4次/日,疗程为5~7天。

（2）山莨菪碱注射液,0.3~0.5mg/kg,静脉注射,每10~15分钟1次。

（3）5% 葡萄糖注射液 250ml + 多巴胺 40mg,静脉滴注,滴注速度为2~6μg/(kg·min)。

（4）5% 葡萄糖注射液 250ml + 氢化可的松 100~500mg,静脉滴注,疗程不超过3天。

（5）10% 葡萄糖注射液 100ml + 肝素 0.5~1mg/kg,静脉滴注,每4~6小时1次(DIC 时应用,多只需1~2次即可)。

（四）暴发型流脑脑膜脑炎型的治疗

**处方**　（1）抗菌治疗同休克型。

（2）20% 甘露醇注射液,250ml,快速静脉滴注,每4~6小时1次。

（3）50% 葡萄糖注射液,40~60ml,静脉注射,每4~6小时1次(与甘露醇交替使用)。

（4）5% 葡萄糖注射液 250ml + 地塞米松 10mg,静脉滴注,1~2次/日。

（5）洛贝林注射液,3mg,静脉注射(呼吸衰竭时用)。

（五）预防性治疗

**处方1**　复方磺胺甲噁唑,2片/次,口服,2次/日,疗程为3天。

**处方2**　利福平,300mg,口服,2次/日,疗程为3天。

## 【注意事项】

1. 对青霉素过敏者不宜做鞘内注射，以免引起肌肉颤搐、惊厥、脑膜刺激征、呼吸困难、循环衰竭等严重反应。

2. 磺胺嘧啶在脑脊液中的浓度高，但对败血症期患者疗效欠佳，故一般只用于对青霉素过敏者、轻症患者或流行期间大面积治疗者，使用时一般需同时口服碳酸氢钠。在大量应用时还需注意可出现粒细胞减少、血小板减少，偶见再生障碍性贫血、肝损害和血尿可能。休克型不宜使用磺胺类药物。

3. 氯霉素对骨髓造血功能有较明显的抑制作用，一般不作为首选，且一般不推荐儿童使用，只在不宜使用青霉素或磺胺类药物时，或病情危重需用 2 种抗生素以及病原难以确定的化脓性脑膜炎才选用。

4. 暴发型可短期使用激素，但一般应用不超过 3 天。

5. 患者应隔离治疗至症状消失后 3～7 天，密切接触者医学观察 7 天并预防性用药；儿童需及时接种流脑疫苗。

# 六、猩 红 热

## 【疾病概要】

猩红热是由 A 组链球菌引起的急性呼吸道传染病，患者及带菌者为传染源，通过空气飞沫及皮肤创伤处或产妇产道传播。典型的临床表现有发热、咽峡炎、全身弥漫性鲜红色皮疹，患者可出现草莓舌、杨梅舌等，疹退后可有糠屑状脱屑或脱皮；少数可表现为败血症。

## 【治疗原则】

呼吸道隔离，早期合理使用抗菌药物。

## 【推荐处方】

(一) 普通型的治疗

**处方 1**　灭菌注射用水 2ml + 青霉素 80 万 U，肌内注射,2~3 次／日,疗程为 5~7 天。

**处方 2** 红霉素,500mg/次,口服,3~4 次／日,疗程为 5~7 天。

(二)脓毒型/中毒型的治疗

**处方 1** 0.9%氯化钠注射液 250ml + 青霉素 400 万~600 万 U［儿童 20 万 U/(kg·d)］,静脉滴注,2~3 次／日,疗程为 10 天或热退后 3 天。

**处方 2** 5% 葡萄糖注射液 250ml + 红霉素 0.5g［儿童 30~50mg/(kg·d)］,静脉滴注,3~4 次／日,疗程为 10 天或热退后 3 天。

**【注意事项】**

1. 隔离治疗,一般不少于 7 天。咽拭子培养持续阳性者应延长隔离期。

2. 中毒症状重者可使用肾上腺皮质激素,发生中毒性休克者按感染性休克处理,对已化脓的病灶必要时可予以切开引流或手术治疗。

# 七、白 喉

**【疾病概要】**

白喉是由白喉棒状杆菌引起的呼吸道传染病。典型的咽白喉表现为发热、咽痛、扁桃体肿大,表面有灰白色片状假膜形成,重症者易出现心肌炎、中毒性脑病、中毒性休克等并发症。喉白喉主要表现为"犬吠样"咳嗽、声音嘶哑或失声,甚至喉梗阻等。鼻白喉表现为鼻塞、浆液血性鼻涕,鼻前庭可见假膜。

**【治疗原则】**

呼吸道隔离,关键是早期使用抗毒素和抗生素治疗,密切注意防治并发症。

**【推荐处方】**

（一）轻、中型咽白喉的治疗

**处方 1**　（1）白喉抗毒素注射液，3 万 ~ 5 万 U，肌内注射。

（2）灭菌注射用水 2ml + 青霉素 80 万 ~ 160 万 U，肌内注射，2 ~ 4 次/日，疗程为 7 ~ 10 天。

**处方 2**　（1）白喉抗毒素注射液，1.5 万 ~ 2.5 万 U，肌内注射。

（2）5% 葡萄糖注射液 100ml + 白喉抗毒素 1.5 万 ~ 2.5 万 U，静脉滴注。

（3）灭菌注射用水 2ml + 青霉素 80 万 ~ 160 万 U，肌内注射，2 ~ 4 次/日，疗程为 7 ~ 10 天。

（二）重型或极重型咽白喉的治疗

**处方**　（1）5% 葡萄糖注射液 100 ~ 200ml + 白喉抗毒素 6 万 ~ 10 万 U，静脉滴注。

（2）5% 葡萄糖注射液 500ml + 阿奇霉素 0.5g，静脉滴注，1 次/日。

（三）喉白喉和鼻白喉的治疗

**处方**　（1）白喉抗毒素注射液，1.5 万 ~ 2.5 万 U，肌内注射。

（2）5% 葡萄糖注射液 100ml + 白喉抗毒素 1.5 万 ~ 2.5 万 U，静脉滴注。

（3）抗菌治疗同上。

**【注意事项】**

1. 抗毒素的常见不良反应有畏寒、发热、皮疹、关节痛、血管神经性水肿等过敏反应。静脉注射时血清量成人不超过 40ml，儿童不超过 0.8ml/kg，超量者可使抗毒素血清中的苯酚发生毒害作用。治疗晚者需加大抗毒素的剂量。

2. 抗毒素使用前需行皮肤过敏试验，过敏者行脱敏治疗。

3. 喉白喉使用抗毒素时需注意用药后假膜脱落可很快堵塞气道。

4. 中毒症状重者、合并心肌炎者均可用肾上腺皮质激素治疗。

5. 婴幼儿预防可接种"百白破"三联疫苗,易感者接种吸附精制白喉类毒素或吸附精制白喉和破伤风类毒素,密切接触者接种精制白喉抗毒素 1000~2000U。

# 八、百日咳

## 【疾病概要】

百日咳是由百日咳杆菌引起的急性呼吸道传染病,临床上以阵发性痉挛性咳嗽为特征,病程可达 2~3 个月,常并发支气管肺炎,严重者可并发肺不张、肺气肿、百日咳脑病。幼儿易感。

## 【治疗原则】

呼吸道隔离,早期合理使用抗生素,防治并发症。

## 【推荐处方】

(一) 一般百日咳的治疗

**处方 1**　(1)红霉素,30~50mg/(kg·d),分 3~4 次口服,疗程为 1~2 周。

(2)沙丁胺醇,2~4mg/次[儿童 0.1~0.15mg/(kg·次)],口服,3 次/日。

**处方 2**　5% 葡萄糖注射液 250ml + 红霉素 1.0g,静脉滴注,2 次/日,疗程为 7~10 天。

(二) 重型百日咳的治疗

**处方**　(1)5% 葡萄糖注射液 500ml + 阿奇霉素 0.5g,静脉滴注,1 次/日。

(2)地塞米松注射液,10mg,静脉注射,1 次/日,疗程为

3 ~ 5 天。

（3）百日咳高价免疫球蛋白注射液，15ml/kg，静脉注射。

**【注意事项】**

1. 在疾病卡他期即进行抗菌治疗可减轻咳嗽。

2. 6 个月以下的婴儿应专人看守，以免发生窒息。并发细菌感染者需给予相应的抗感染治疗，必要时以纤维支气管镜排出堵塞的分泌物。

3. 应用含百日咳外毒素和丝状血凝素抗体的高价免疫球蛋白可减少痉挛、缩短痉咳期。

4. 易感者及有接触史者可预防性应用红霉素 7 ~ 10 天。

# 第三节    立克次体感染

## 一、流行性斑疹伤寒

**【疾病概要】**

流行性斑疹伤寒是由普氏立克次体经人虱叮咬而致的急性传染病。多发生于冬春季节、寒冷地区，人是该病的唯一传染源。典型的临床表现为急起发热、充血性或出血性皮疹，持续性剧烈头痛是本病的特征，可伴头晕、失眠、听力下降等中枢神经系统症状，常有肝脾大。严重者可出现中毒性心肌炎、循环衰竭、肾衰竭等。

**【治疗原则】**

早期合理使用抗生素。

**【推荐处方】**

**处方 1**    多西环素，0.2 ~ 0.3g/d，口服，1 ~ 2 次/日。

**处方 2** 甲氧苄啶,0.1~0.2g/次[儿童 2.5~5mg/(kg·次)],口服,2 次/日。

**处方 3** 处方 1 + 处方 2。

## 【注意事项】

1. 抗菌药物使用需持续至体温正常后 2~3 天方可停药。

2. 剧烈头痛者可用止痛药物,毒血症症状重者可用肾上腺皮质激素。

3. 甲氧苄啶久用可致白细胞、血红蛋白、血小板下降,孕妇、哺乳期妇女慎用,肝、肾功能不全者慎用。

4. 多西环素禁用于 8 岁以下的儿童、孕妇及哺乳期妇女,肝、肾功能不全者慎用。

# 二、恙虫病

## 【疾病概要】

恙虫病又名丛林斑疹伤寒,是由恙虫病东方体引起的一种急性自然疫源性传染病。鼠是主要的传染源,经恙螨幼虫叮咬传播。典型的临床表现为急起高热,可持续 1~3周,伴颜面及颈胸部潮红、结膜充血及全身毒血症症状,腋窝、外生殖器、腹股沟等处在起病前可能有特征性焦痂或溃疡,浅表淋巴结肿大,暗红色充血性皮疹,肝脾大。病程第 2~3 周可出现神志改变、心肌炎、肺炎、腔道出血等,少数可出现 DIC 及多器官功能衰竭。

## 【治疗原则】

早期合理使用抗生素,加强监测,防治并发症。

## 【推荐处方】

**处方 1** 氯霉素,2g/d[儿童 25~40mg/(kg·d)],口服,4 次/日。

**处方2**　红霉素,0.25/次,口服,4 次/日。

**处方3**　多西环素,0.1~0.2g/次,口服,1~2 次/日。

**处方4**　四环素,0.5g/次,口服,4 次/日。

以上药物退热后剂量减半,续服 7~10 天。

## 【注意事项】

1. 氯霉素、红霉素、四环素等对本病有良好疗效,用药后大多在 1~3 天内退热。口服困难者可选择静脉给药。多西环素、其他大环内酯类抗生素及喹诺酮类抗生素对本病亦有效。

2. 青霉素类、头孢类和氨基糖苷类抗生素对本病无效。有认为磺胺类抗生素可促进立克次体的繁殖作用,应慎重使用。

3. 复发者对抗生素同样有效。

# 第四节　螺旋体感染

## 一、钩端螺旋体病

### 【疾病概要】

钩端螺旋体病简称钩体病,是由各种不同型别的致病性钩端螺旋体引起的急性人畜共患传染病。鼠类与猪是主要的传染源,人因接触疫水而感染,感染后获得较强的免疫力。主要的临床表现为急起发热、腓肠肌疼痛、结膜充血、浅表淋巴结肿大,继而出现咯血、黄疸、蛋白尿、脑膜脑炎等表现。临床分为流感伤寒型、肺出血型、黄疸出血型、肾衰竭型、脑膜脑炎型,其中肺出血型中发生弥漫性出血者病情相当危重。

### 【治疗原则】

早期应用有效的抗生素,密切关注病情变化,加强对症处理。

**【推荐处方】**

（一）各型钩体病的基本病原学治疗

**处方 1** 灭菌注射用水 2ml + 青霉素,首剂 5 万 U,肌内注射;4 小时后 10 万 U,肌内注射;再 4 小时后 40 万 U,肌内注射,每 6 ~ 8 小时 1 次,疗程为 7 天。

**处方 2** 庆大霉素注射液,8 万 U,肌内注射,每 8 小时 1 次,疗程为 7 天。

**处方 3** 四环素,0.5g/次,口服,每 6 小时 1 次,疗程为 5 ~ 7 天。

（二）钩体病并发赫氏反应的治疗

**处方** （1）停用抗生素。

（2）地西泮注射液,10mg,肌内注射,必要时每 2 ~ 4 小时重复 1 次。

（3）5% 葡萄糖注射液 250ml + 氢化可的松 200mg,静脉滴注,2 次/日。

（三）钩体病肺弥漫性出血型的治疗

**处方 1** （1）病原学治疗。

（2）异丙嗪注射液,25mg,肌内注射,1 ~ 2 次/日。

（3）5% 葡萄糖注射液 250 ~ 500ml + 氢化可的松 100 ~ 200mg,静脉滴注,1 ~ 2 次/日。

**处方 2** （1）病原学治疗。

（2）氯丙嗪注射液,25mg,肌内注射,1 ~ 2 次/日。

（3）5% 葡萄糖注射液 250 ~ 500ml + 地塞米松 5 ~ 10mg,静脉滴注,1 ~ 2 次/日。

（4）10% 葡萄糖注射液 20 ~ 40ml + 毛花苷丙 0.2 ~ 0.4mg,静脉注射,必要时重复。

（四）钩体病黄疸出血型的治疗

**处方** （1）病原学治疗。

（2）10% 葡萄糖注射液 250ml + 异甘草酸镁 30ml,静脉滴注,1 次/日。

（3）10%葡萄糖注射液250ml＋还原型谷胱甘肽1.2g，静脉滴注，1次/日。

**【注意事项】**

1. 钩体对多种抗菌药物均敏感，不可大剂量给药，以免诱发赫氏反应。其主要的临床表现为突起寒战、高热、大汗淋漓、心率和呼吸增快，甚至血压下降或休克，部分还可诱发或加重肺弥漫性出血。有主张在应用青霉素的同时静脉滴注氢化可的松200mg以预防。

2. 钩体病肺出血型尤其是弥漫性出血型应注意慎用升压药和高渗溶液，补液不宜过多过快，以免加重出血。

3. 钩体病肾衰竭者的治疗参见内科学急性肾衰竭章节。

# 二、莱 姆 病

**【疾病概要】**

莱姆病是由蜱传伯氏疏螺旋体引起的自然疫源性疾病，临床上分为局部皮肤损害期（第一期）、播散感染期（第二期）和持续感染期（第三期），主要表现为慢性游走性红斑、脑膜炎或脑炎、神经炎、心肌炎、反复发作的对称性大关节肿胀疼痛和活动受限，第三期还可出现慢性萎缩性肢端皮炎。

**【治疗原则】**

尽量在病程第一期就给予抗生素治疗，并尽量彻底清除病原微生物，同时辅以对症治疗。

**【推荐处方】**

（一）莱姆病第一期的病原学治疗

**处方1**　多西环素，0.5g/次，口服，2次/日，疗程为10～21天。

**处方 2**　红霉素,0.25g/次,口服,4 次/日,疗程为 10 ~ 21 天。

**处方 3**　阿莫西林,50mg/(kg·d),口服,4 次/日(适用于 9 岁以下的儿童),疗程为 10 ~ 21 天。

(二)莱姆病第二期的病原学治疗

**处方 1**　0.9% 氯化钠注射液 250ml + 青霉素 640 万 U,静脉滴注,4 次/日,疗程为 10 天。

**处方 2**　0.9% 氯化钠注射液 100ml + 头孢曲松 2.0g,静脉滴注,1 次/日,疗程为 10 天。

(三)莱姆病第三期的病原学治疗

**处方 1**　0.9% 氯化钠注射液 250ml + 青霉素 640 万 U,静脉滴注,4 次/日,疗程为 14 ~ 21 天。

**处方 2**　0.9%氯化钠注射液 100ml + 头孢曲松 2.0g,静脉滴注,1 次/日,疗程为 14 ~ 21 天。

(四)莱姆病合并心肌炎者的治疗

**处方**　泼尼松,40 ~ 60mg/d,口服,症状改善后逐渐减量至停药。

**【注意事项】**

1. 莱姆病早期对抗生素最敏感,故宜尽早使用。但临床上难以证实病原体是否被彻底清除,而且在治疗后较长的一段时间内患者仍有一些症状持续存在,故抗生素的使用疗程并无统一规定,以上疗程供参考。

2. 早期、及时给予抗生素治疗可使游走性红斑迅速消失,也可在一定程度上预防心肌炎、脑膜炎、关节炎的发生。对于伴有游走性红斑但血清学检查阴性者,或无临床症状但血清学检查阳性者均建议抗生素治疗。

3. 治疗过程中同样需注意赫氏反应的发生(发生率为 6% ~ 15%)。

4. 合并关节炎时可应用非甾体消炎药,还可关节腔内注射类固醇制剂,但有关节损害时避免腔内注射。出现完全性房室传导阻滞时可暂时应用起搏器。

# 第五节　原虫感染性疾病

## 一、阿米巴痢疾

### 【疾病概要】

阿米巴痢疾是由溶组织内阿米巴感染所致的肠道疾病,主要病变部位在近端结肠和盲肠。典型的临床表现为右下腹痛,食欲减退,每日排暗红色果酱样大便 3～10 次,量多,腥臭味,可有低热,右下腹压痛明显,粪便检查可发现滋养体。重型者突起高热,剧烈腹痛,排黏液血性或血水样大便,10 次/日以上,量多,伴里急后重、呕吐、失水,甚至休克;易并发肠出血、肠穿孔与腹膜炎等。

### 【治疗原则】

早期、联合、足量给予病原学治疗,积极纠正水、电解质紊乱,必要时予止血、输血、手术等治疗。

### 【推荐处方】

(一)急性普通型阿米巴痢疾的治疗

**处方 1**　(1)甲硝唑,0.4g/次,口服,3 次/日,连用 10 天。

(2)糠酯酰胺,0.5g/次,口服,3 次/日,连用 10 天。

**处方 2**　(1)替硝唑,2.0g/次,口服,1 次/日,疗程为 5 天。

(2)巴龙霉素,0.5g/次,口服,2～3 次/日,疗程为 7 天。

(二)急性重型阿米巴痢疾的治疗

**处方**　(1)甲硝唑注射液,0.5g,静脉滴注,每 8 小时 1 次,症状改善后改为每 12 小时 1 次或改为口服,疗程为 10 天。

（2）左氧氟沙星注射液,0.2g,静脉滴注,2 次/日。

（三）无症状带虫者的治疗

**处方** 糠酯酰胺,0.5g/次,口服,3 次/日,疗程为 10 天。

## 【注意事项】

1. 慢性阿米巴痢疾患者的治疗则需要适当延长疗程或重复多个疗程。

2. 甲硝唑、替硝唑可致中性粒细胞减少,高剂量时也可引起癫痫发作和周围神经病变,故有活动性中枢神经疾病和血液病者禁用。甲硝唑有潜在的致畸性,因而妊娠 3 个月以内和哺乳期妇女禁用。

3. 巴龙霉素的耳、肾毒性大,故一般不宜作全身应用。

4. 重型患者需加强输液、输血等支持治疗。

# 二、疟 疾

## 【疾病概要】

疟疾是由疟原虫引起的经雌性按蚊叮咬传播的寄生虫病,典型的临床表现为间歇发作性寒战、高热、大量出汗、贫血和脾大。严重者可表现为脑型疟疾或溶血尿毒综合征,前者表现为剧烈头痛、发热及不同程度的意识障碍,后者表现为血管内溶血及急性肾衰竭。

## 【治疗原则】

选用药物需杀灭红内期的疟原虫以控制发作,又要杀灭红外期的疟原虫以防止复发,并要杀灭配子体以防止传播。同时予以积极的对症支持治疗。

## 【推荐处方】

（一）间日疟及卵形疟的治疗

**处方 1** （1）氯喹,首剂 1.0g,口服,6 ~ 8 小时后再服

0.5g,第2、第3日再各服0.5g。

(2)磷酸伯氨喹,13.2mg/次(基质7.5mg/次),口服,3次/日,疗程为8天。

**处方2** (1)青蒿素,首剂1.0g,口服,6~8小时后再服0.5g,第2、第3日再各服0.5g。

(2)磷酸伯氨喹,13.2mg/次,口服,3次/日,疗程为8天。

(二)一般恶性疟的治疗

**处方1** (1)氯喹,首剂1.0g,口服,6~8小时后再服0.5g,第2、第3日再各服0.5g。

(2)磷酸伯氨喹,13.2mg/次(基质7.5mg/次),口服,3次/日,疗程为2~4天。

**处方2** (1)奎宁,300~600mg/次,口服,3次/日,疗程为7天。

(2)磷酸伯氨喹,13.2mg/次(基质7.5mg/次),口服,3次/日,疗程为2~4天。

(三)三日疟的治疗

**处方** (1)氯喹,首剂1.0g,口服,6~8小时后再服0.5g,第2、第3日再各服0.5g。

(2)磷酸伯氨喹,13.2mg(基质7.5mg),口服,3次/日,共2~4天。

(四)凶险型恶性疟的治疗

**处方1** (1)5%碳酸氢钠0.6ml+青蒿琥酯60mg,充分溶解,与5%葡萄糖注射液5.4ml混合后缓慢静脉注射,4、24和48小时各重复1次。

(2)神志恢复正常后改为青蒿琥脂片,100mg/d,口服,疗程为2~3天。

**处方2** (1)第1天,5%葡萄糖注射液500ml+氯喹1.5g,静脉滴注。

(2)第2、第3天各0.5g,静脉滴注。

**处方3** (1)5%葡萄糖注射液500ml+奎宁1.5g,静脉滴注,每12小时1次。

（2）神志恢复正常后改为奎宁，300～600mg/次，口服，3次/日。

（五）高疟区或流行区成员的预防性治疗

**处方1** 氯喹，0.5g/次，口服，1次/周（孕妇、儿童均可选用）。

**处方2** 甲氟喹，0.25g/次，口服，1次/周。

**处方3** 乙胺嘧啶，25mg/次，口服，1次/周。

**处方4** 多西环素，0.2g/次，口服，1次/周。

## 【注意事项】

1. 对间日疟和卵形疟患者必须应用伯氨喹治疗，以防复发；对三日疟和恶性疟可不用或仅用伯氨喹治疗2～4天，以杀灭疟原虫的配子体，防止传播。

2. 伯氨喹可使红细胞内葡萄糖-6-磷酸脱氢酶缺陷的患者发生急性血管内溶血，因此应用前应常规做 G-6PD 活性检测，确定无缺陷后才给予治疗。

3. 青蒿琥酯不稳定，需在注射前准备。

4. 恶性疟尤其是脑型疟易出现低血糖，需注意监测血糖，以及时发现并纠正。

5. 对于超高热患者，可应用肾上腺皮质激素。

6. 贫血明显的患者需注意补充铁剂、叶酸等，必要时需考虑输血治疗。

# 第六节 蠕虫感染性疾病

## 一、日本血吸虫病

### 【疾病概要】

日本血吸虫病是由日本血吸虫寄生于门静脉系统所引起的疾病，主要病变为肝与结肠中的虫卵肉芽肿。急性血吸虫病主要表现为发热、尾蚴性皮炎、腹痛腹泻、肝脾肿大等。慢性血吸虫病有无症状型与有症状型之分,后者主要为慢性腹泻或肝大。晚期血吸虫病主要为干线型肝硬化,门静脉高压症状显著。尚有见于肺部与脑部的异位损害,分别表现为肺间质病变(肺型)及局限性癫痫发作或脑膜脑炎发作(脑型)。

## 【治疗原则】

急、慢性血吸虫的病原学治疗是关键,晚期血吸虫病患者主要以治疗肝硬化为主。

## 【推荐处方】

(一)急性血吸虫病的病原学治疗

**处方1**　吡喹酮,120mg/kg,2 ~ 3 天内服完(儿童140mg/kg,体重 >30kg 者同成人)。

**处方2**　青蒿琥酯,6mg/kg,顿服,1 次/周,离开疫区后加服 1 次(体重超过 50kg 者按 50kg 计算)。

(二)慢性血吸虫病的病原学治疗

**处方**　吡喹酮,60mg/kg,2 天内服完(儿童 70mg/kg,体重 >30kg 者同成人)。

(三)晚期血吸虫病的病原学治疗

**处方1**　吡喹酮,40 ~ 60mg/kg,2 天内服完。

**处方2**　吡喹酮,60mg/kg,3 天内服完(年老、体弱、有其他并发症者适用)。

**处方3**　吡喹酮,90mg/kg,6 天内服完(感染严重者适用)。

(四)预防性治疗

**处方**　吡喹酮,40mg/kg,1 天内 1 次顿服或分 2 次服完。

## 【注意事项】

1. 吡喹酮总体上毒性较低,常见的副作用有头昏、头痛、恶心、腹痛、腹泻、乏力、四肢酸痛等,一般程度较轻,持续时间较短,不影响治疗,不需处理。少数病例出现心悸、胸闷等症状,心电图显示 T 波改变和期外收缩,偶见室上性心动过速、心房纤颤。少数病例可出现一过性氨基转移酶升高。偶可诱发精神失常或出现消化道出血。哺乳期妇女于服药期间,直至停药后的 72 小时内不宜喂乳。

2. 急性血吸虫病除病原学治疗外,还需注意对症处理,补充能量及电解质。部分患者在病原学治疗后仍有发热,系变态反应所致,必要时需使用激素治疗。

3. 侏儒型可短期、间歇、小量给予性激素和甲状腺素制剂。

# 二、绦 虫 病

## (一)肠绦虫病

### 【疾病概要】

肠绦虫病是由绦虫寄生于人体小肠内引起的肠道寄生虫病,以猪带绦虫病和牛带绦虫病最为常见,患者为传染源,人因进食含有活囊尾蚴的猪肉或牛肉而感染。临床上常无症状,发现粪便中白色带状节片常为最初和唯一表现,部分有腹痛、消化不良、体重减轻等表现。

### 【治疗原则】

尽早驱虫治疗及对症支持治疗。

### 【推荐处方】

**处方 1** 吡喹酮,15～20mg/kg,顿服。

**处方 2** 甲苯咪唑,150mg/次,口服,2 次/日,疗程为 3 天。

**处方 3** 硫氯酚,3g(儿童 50～60mg/kg),顿服。

**处方 4** 硫氯酚,1g,口服,每小时 1 次,连服 3 次。

### 【注意事项】

1. 驱虫后均应留取 24 小时全部粪便,淘洗检查头节以确定疗效。查得头节表示治疗成功,未查得头节并不表示驱虫失败,因头节不一定在治疗的当天排出,也可能驱虫药物使虫节破坏或变形而难于辨认。

2. 治疗猪肉绦虫病时,应先服止吐药,以免虫卵反流入胃,进入小肠、肠壁血管,随血液分布全身而进一步发育形成囊虫病。

3. 治疗后观察 3 个月,对又排节片或虫卵者则应复治。

（二）囊尾蚴病

**【疾病概要】**

囊尾蚴病俗称囊虫病,是猪带绦虫的幼虫——囊尾蚴寄生于人体各组织器官所引起的一种寄生虫病。皮下组织和肌肉囊尾蚴病表现为皮下数个至数百上千个结节,以头部、躯干部多见,大腿、上臂也较多,位于深部,硬如软骨,活动度好。脑囊尾蚴病又分为癫痫型、脑膜炎型、颅内压增高型、脊髓型和痴呆型,其中以癫痫型最常见。眼囊尾蚴病多为单侧感染,感染部位以视网膜和玻璃体最多见,重者可致失明。

**【治疗原则】**

驱虫治疗及对症治疗,部分需外科手术治疗。

**【推荐处方】**

1. 皮下肌肉囊尾蚴病的驱虫治疗

**处方 1**　阿苯达唑,15～20mg/（kg·d）,口服,2 次/日,疗程为 10 天,每隔 2～3 周重复 1～2 个疗程。

**处方 2**　吡喹酮,600mg/次,口服,3 次/日,疗程为10 天。

2. 脑囊尾蚴病的驱虫治疗

**处方 1**　阿苯达唑,15～20mg/（kg·d）,口服,2 次/日,疗程为 10 天,每隔 2～3 周重复 1～2 个疗程。

**处方 2**　吡喹酮,10mg/kg,口服,3 次/日,疗程为 4 天

(适用于囊虫数量少而散在者)。

　　**处方3**　吡喹酮,20mg/(kg·d),口服,3 次/日,疗程为 10 天(用于囊虫数量多而弥漫者)。

## 【注意事项】

　　1. 吡喹酮在驱虫过程中,由于虫体被杀死后释放出大量的抗原物质,可引起发热、嗜酸性粒细胞增多、皮疹等,偶可引起过敏性休克。其对脑囊尾蚴病的作用强于阿苯达唑,但由于副作用发生率高于阿苯达唑,故驱虫治疗以阿苯达唑为主。

　　2. 必须住院治疗。原因为皮肤型囊尾蚴病也有潜在脑囊尾蚴病的可能,驱虫治疗过程中可能出现较剧烈的副作用或脑部症状,严重者可能发生脑疝。

　　3. 癫痫发作频繁或颅内压高者须先降颅内压,必要时行临时性脑室引流减压术后方能进行驱虫治疗。

　　4. 眼囊尾蚴病禁止杀虫治疗,以避免活虫被杀死后诱发炎症反应加重视力障碍,必须手术治疗。

　　5. 怀疑有囊尾蚴致脑室孔堵塞时宜直接手术治疗。

# 三、钩虫病

## 【疾病概要】

　　钩虫病是由十二指肠钩口线虫和美洲板口线虫寄生于人体小肠所致的疾病,俗称“黄肿病”、“懒黄病”。感染幼虫后主要引起钩蚴性皮炎和呼吸系统症状,表现为充血性斑点或丘疹,奇痒,咳嗽、咳痰等。成虫引起的临床表现为贫血、腹痛、腹泻、消化不良、消瘦等。血常规示低色素小细胞性贫血。

## 【治疗原则】

　　在病原学治疗的基础上给予加强营养、补充铁剂等支持治疗。

## 【推荐处方】

（一）驱虫治疗

**处方 1**　阿苯达唑,400mg/次(1～2 岁 200mg/次),顿服,1 次/10 日。

**处方 2**　甲苯咪唑,100mg/次,口服,2 次/日,疗程为3 天。

**处方 3**　噻嘧啶,1.2～1.5g/次,口服,1 次/日,疗程为2～3 天。

**处方 4**　左旋咪唑,100mg/次,每晚口服,1 次/日,疗程为 3 天。

（二）钩蚴性皮炎的治疗

**处方 1**　左旋咪唑涂搽剂,涂擦患处,3 次/日,疗程为2 天。

**处方 2**　15% 噻苯咪唑软膏,涂擦患处,3 次/日,疗程为 2 天。

## 【注意事项】

1. 贫血者需补充铁剂,改善贫血。
2. 驱虫药物不宜用于孕妇。
3. 合并严重的心功能不全者应先予以纠正后,方可给予驱虫治疗。

# 四、蛔虫病

## 【疾病概要】

蛔虫病是由似蚯蚓蛔线虫寄生于人体小肠所引起的传染病,是最常见的蠕虫病,3～10 岁组的儿童感染率最高。临床上肠蛔虫大多无表现,少数出现腹痛与脐周压痛,部分因粪便中排出虫体或呕吐出虫体而就诊。蛔虫移行症多见于肺部,表现为发热、乏力、咳嗽或哮喘样发作、肺部炎症及浸润和嗜酸性粒细胞增多。异位蛔虫症主要有胆道蛔虫症、胰管蛔虫症及阑尾蛔虫症。

## 【治疗原则】

及时予以驱虫治疗,部分并发症需外科手术治疗。

## 【推荐处方】

(一)肠蛔虫症的驱虫治疗

**处方 1**　阿苯达唑,400mg/次,口服,1 次/日。

**处方 2**　甲苯咪唑,200mg/次,口服,1～2 次/日,疗程为 1～2 天。

**处方 3**　伊维菌素,100ug/(kg·d),口服,疗程为 2 天。

(二)胆道蛔虫症的治疗

**处方**　(1)驱虫治疗同上。

(2)阿托品注射液,1mg,肌内注射。

(3)异丙嗪注射液,25～50mg,肌内注射。

(4)食醋,100～200ml,口服。

(5)必要时,哌替啶注射液,50mg,肌内注射。

## 【注意事项】

严重感染者往往需要多次行驱虫治疗才能治愈,治疗过程中偶可出现蛔虫躁动现象,有可能发生胆道蛔虫症,后者一般采用内科治疗,予以解痉、镇痛等方法即可,无效者需手术治疗。

# 五、蛲 虫 病

## 【疾病概要】

蛲虫病是由蠕形住肠线虫寄生于人体肠道引起的寄生虫病,儿童是主要的感染人群。临床上主要表现为肛门周围和会阴部奇痒及虫爬行感,夜间尤甚。若蛲虫侵入尿道可引起尿频、尿急、尿痛与遗尿,侵入生殖道可引起阴道分泌物增多和下腹部疼痛不适,侵入腹腔可引起腹膜炎及肉芽肿形成。

## 【治疗原则】

及时诊断,及时予以驱虫治疗。

## 【推荐处方】

(一)驱虫治疗

**处方 1** 阿苯达唑,200mg/次,口服,1 次/日,2 周后重复 1 次。

**处方 2** 甲苯咪唑,100mg/次,口服,1 次/日,疗程为 3 天。

(二)局部用药

**处方 1** 蛲虫膏,涂擦于肛门周围。

**处方 2** 2% 白降汞软膏,涂擦于肛门周围。

**处方 3** 0.2% 甲紫和 3% 百部药膏,挤入肛门内少许,连续应用数天。

**处方 4** 六神丸,5 粒/次,塞肛,1 次/日,疗程为 5 天(7 岁及 7 岁以下者);或 10 粒/次,塞肛,1 次/日,疗程为 5 天(8 岁及 8 岁以上者)。

## 【注意事项】

1. 驱虫治疗可快速有效治愈疾病,但由于感染途径及蛲虫的生活特性,治疗常需重复 1～2 次。

2. 家庭内曾有蛲虫感染病例的异位损害患者,应考虑蛲虫引起的可能性。

# 六、丝虫病

## 【疾病概要】

丝虫病是由丝虫寄生于人体引起的寄生虫病。临床上早期表现为淋巴管和淋巴结炎、丝虫热、精索炎、附睾炎、睾丸炎、肺嗜酸性粒细胞综合征;晚期表现为淋巴系统增生、阻塞,即淋巴结肿大、淋巴管曲张、睾丸鞘膜腔积液、乳糜尿、淋巴水肿和象皮肿等。

## 【治疗原则】

早期诊断、早期驱虫治疗。在病原学治疗的基础上,应注意局部护理,预防感染发生。

## 【推荐处方】

(一)病原学治疗

**处方 1** (1)短程疗法:乙胺嗪,1.5g/次,口服,1 次/日;或 0.75g/次,口服,2 次/日。

(2)中程疗法:乙胺嗪,0.3g/次,口服,2 次/日,疗程为 7 天。

(3)间歇疗法:乙胺嗪,0.5g/d,1 次/周,疗程为 7 周,需连用 3 个疗程。

**处方 2** 伊维菌素,体重为 15～24kg 者 3mg/次,口服;体重为 25～44kg 者 6mg/次,口服;体重为 45～64kg 者 9mg/次,口服;体重为 65～84kg 者 12mg/次,口服;体重＞85kg 者 150μg/(kg·次),口服。

(二)乳糜尿的治疗

**处方** 20% 碘化钠或 1%～2% 硝酸银,6～10ml,肾盂内灌注,每 2～3 天至 1 周 1 次。

## 【注意事项】

1. 治疗期间由于大量微丝蚴和成虫杀灭后释放异性蛋白,可致畏寒、发热、头痛、肌肉关节酸痛、皮疹、瘙痒等,偶见过敏性喉头水肿、支气管痉挛、暂时性蛋白尿、血尿、肝大和压痛等。

2. 象皮肿可采用热绑疗法,在一定程度上可恢复患者的劳动力。

3. 乳糜尿患者需避免重体力劳动,发作期不宜高脂、高蛋白饮食,可应用中医药治疗,必要时外科手术治疗。

# 第十六章

# 皮肤和性传播疾病

## 第一节　皮肤病

### 一、脓疱疮

**【疾病概要】**

　　脓疱疮是由金黄色葡萄球菌和(或)乙型溶血性链球菌感染引起的急性化脓性皮肤病。多见于夏秋季,好发于儿童,传染性强,面部、四肢等暴露部位易受累。

　　临床特点:①皮损初起为红斑、丘疹或水疱,迅速转变成脓疱,壁薄、松弛易破。干燥后形成蜜黄色厚痂,自觉瘙痒。②皮损广泛或病情严重者可伴有畏寒、发热等全身中毒症状。治疗不及时,病情可迁延,甚至引起败血症或继发急性肾炎。③新生儿脓疱疮起病急,传染性强,皮损广泛,尼氏征阳性,全身中毒症状重,易并发败血症、肺炎、肾炎而危及生命。④外周血白细胞总数及中性粒细胞升高,脓液细菌培养发现致病菌。

**【治疗原则】**

　　1. 注意清洁卫生,避免搔抓而自体接种。

　　2. 争取早期治疗,必要时可根据药敏试验结果选择敏感抗生素。

## 【推荐处方】

（一）适用于轻型患儿的基础外用治疗

**处方1** （1）1/8000高锰酸钾溶液,外洗,2次/日。

（2）莫匹罗星软膏 外用,2次/日。

**处方2** （1）3%硼酸溶液,外洗,2次/日。

（2）夫西地酸乳膏,外用,2次/日。

（二）适用于皮疹广泛者,在方案（一）的基础上加用

**处方1** 阿莫西林,40～50mg/(kg·d),口服,3～4次/日。

**处方2** 头孢氨苄,40～100mg/(kg·d),口服,2～4次/日。

（三）适用于对青霉素过敏者,在方案（一）的基础上加用

**处方** 罗红霉素,5～10mg/(kg·d),口服,2次/日。

## 【注意事项】

1. 使用青霉素或头孢菌素类药物前注意询问过敏史。

2. 对青霉素过敏者禁用青霉素及头孢菌素类药物,可选择红霉素类药物。

3. 出现严重并发症如败血症、肺炎或肾炎时,按相应疾病治疗。

# 二、丹　毒

## 【疾病概述】

丹毒（erysipelas）主要是由A群乙型溶血性链球菌感染所致的皮肤及皮下组织的淋巴管及其周围软组织的急性炎症。

临床特点:①好发于小腿和面部。②发热39～40℃。③皮损初为境界清晰、表面紧张灼热的水肿性红斑,迅速扩大而成稍高起的猩红色斑片,边缘较韧。自觉疼痛灼热,有

触痛。在红色斑片上偶可发生水疱和大疱,局部淋巴结肿大,全身及皮损表现多在发病4～5天达高峰。皮损消退后遗有暂时性色素沉着和轻度脱屑。④局部淋巴结肿大。⑤常可发现引起本病的局部病灶,如小腿丹毒由足癣引起、面部丹毒由鼻腔黏膜损害引起。

## 【治疗原则】

积极治疗原发性病灶,发生于下肢者抬高患肢,病情严重者予以全身支持疗法。

## 【推荐处方】

**处方1**　(1)50%硫酸镁溶液,冷湿敷,2次/日。

(2)0.9%氯化钠注射液100ml+青霉素240万～480万U/d,静脉滴注,2次/日,用前需皮试。

**处方2**　(1)0.1%雷佛奴尔溶液,冷湿敷,2次/日。

(2)罗红霉素,5～10mg/(kg·d),口服,2次/日。

**处方3**　(1)莫匹罗星软膏,外用,2次/日。

(2)阿奇霉素,0.5g/d,口服,1次/日。

## 【注意事项】

1. 系统使用抗生素,首选药物为青霉素,全身症状可在24～48小时内明显改善,但皮损消退还需继续治疗10天左右,内服红霉素也有效。

2. 慢性复发性丹毒的活动期应给予大剂量的抗生素,然后小剂量间歇性维持较长一段时间。

# 三、麻风病

## 【疾病概述】

麻风病(leprosy)是麻风杆菌所致的侵犯皮肤黏膜和周围神经的一种慢性传染病。本病可防、可治愈、不可怕,但诊疗不及时常引起多种畸残,给患者、家庭及社会带来严重的精神和心理压力,是全球关注的公共卫生和社会问题之一。

临床特点:

1. **临床分类**　分为结核样型麻风(TT)、瘤型麻风(LL)、界线类偏结核样型麻风(BT)、中间界线类麻风(BB)、界线类偏瘤型麻风(BL)。

2. **各型麻风的临床特点如下**

(1)TT 好发于面部、肩部、臀部和四肢伸侧。皮损数少,多为边缘清楚的红色斑块,较早出现感觉障碍;浅神经可较早触及粗硬或触痛,皮损感觉丧失和尺神经肿大是诊断麻风病最有价值的体征。常规涂片查菌阴性,麻风菌素晚期反应为强阳性。

(2)LL 皮损数目多,初为浸润性、边界不清的淡红或暗红斑,早期可无感觉障碍或仅有蚁行感或微痒,其后逐渐出现浸润性斑块、结节、麻木、闭汗;深在的结节和浸润性损害可形成"狮面";周围神经常普遍受累,但神经的粗硬程度比 TT 型轻。皮肤涂片查菌 4 + ~ 6 + ,麻风菌素晚期反应阴性。

(3)BT 好发于面部、躯干和四肢。常为多发性,有时中央凹陷为"打洞区"而周围绕以境界清楚的环状皮损,有时在较大斑块的周围发生较小的"卫星状"皮损;浅神经也较易受累而有感觉障碍及神经粗大,但较 TT 者轻。一般涂片查菌 1 + ~ 3 + ,麻风菌素晚期反应阳性或阴性。

(4)BB 见于面部、胸背、四肢。皮损多形性,颜色不一,面部可出现展翅的蝙蝠状皮损,称为"蝙蝠状面孔";周围神经损害较 TT 轻,但比 LL 重,可有轻度麻木。皮肤涂片查菌 2 + ~ 4 + ,麻风菌素晚期反应为阴性。BB 型是最不稳定的一型,可向 BT、BL 演变。

(5)BL 皮损多形性但不对称,有的中央出现"打洞区";浅神经常对称性受累,但质地较软,可有感觉障碍。皮肤涂片查菌 4 + ~ 5 + ,麻风菌素晚期反应阴性。本型可向 BB 演变,也可向 LL 演变。

## 【治疗原则】

我国从 1986 年以来普遍推广 1981 年 WHO 推荐的 MDT 方案。

1. 成人　①MB 患者:利福平(R),600mg,监服,1 次/月;氨苯砜(D),自服,100mg/d;疗程为 24 个月,但 WHO 1998 年指出,对 MB 患者的疗程缩短为 12 个月是有可能的。②PB 患者:利福平,600mg,监服,1 次/月;氨苯砜,自服,100mg/d;疗程为 6 个月。对只有 1 块皮损的 PB 患者,可用一次性利福平、氧氟沙星、米诺环素联合化疗,称为 ROM 方案,目前主要在印度、孟加拉和巴西采用。

2. 儿童　应根据年龄不同,上述药物剂量应酌减,但疗程同成人。

3. 其他替代药物　用于对利福平、氨苯砜或氯法齐明过敏或不能耐受者,如克拉霉素、莫西沙星等。

## 【推荐处方】

(一) 适用于多菌型,疗程为 24 个月

**处方**　(1)利福平,600mg/次,监服,1 次/月。

(2)氨苯砜,100mg/d,自服。

(3)氯法齐明,300mg/次,监服,1 次/月。

(4)氯法齐明,50mg/d,自服。

(二) 适用于少菌型,疗程为 6 个月

**处方**　(1)利福平,600mg/次,监服,1 次/月。

(2)氨苯砜,100mg/d,自服。

(三) 适用于麻风反应

1. Ⅰ 型

**处方**　(1)泼尼松,40 ~ 60mg/d,口服,病情缓解后逐渐减量。

(2)雷公藤多苷,20mg/次,口服,3 次/日。

2. Ⅱ 型

**处方**　(1)沙利度胺,200 ~ 400mg/d,口服,病情缓解

后逐渐减量。

（2）泼尼松，40～60mg/d，口服，病情缓解后逐渐减量。

（3）雷公藤多苷，20mg/次，口服，3 次/日。

（4）氯法齐明，200～300mg/d，口服，病情缓解后逐渐减量。

**【注意事项】**

1. 儿童　应根据年龄不同，药物剂量应酌减，但疗程同成人。

2. 替代药物　用于对利福平、氨苯砜或氯法齐明过敏或不能耐受者，如克拉霉素、莫西沙星等。

3. 临床治愈标准　完成治疗的患者，多菌型患者应监测5 年，少菌型应监测 2 年。在监测期活动性表现和体征消失、原皮肤查菌阳性者转为阴性后每 3 个月查菌 1 次，连续 2 次均为阴性、原皮肤查菌阴性者仍保持阴性者，判为临床治愈。

# 四、体 股 癣

**【疾病概述】**

体癣和股癣是指光滑皮肤表皮的皮肤癣菌感染，股癣系专指发生于腹股沟、会阴、肛周和臀部的体癣，因两者本质上为皮肤癣菌病在不同部位的同一表现，且临床诊治视为等同，故已习惯统称为体股癣。

临床特点：①发病与气候、职业、卫生状况、机体抵抗力、个体易感性、是否伴手足癣等诸多因素有关；②初起为红丘疹或小水疱，继之形成鳞屑，然后再向周围逐渐扩展为边缘隆起、界限清楚的圆形或环形皮损，在边缘不断外展的同时皮损中央趋于消退；③股癣的下缘往往显著、上缘并不清晰，阴囊受累少见；④伴有不同程度的瘙痒。

**【治疗原则】**

1. 自身有其他部位癣病的患者应一并治疗，患处应注意透气、干燥。

2. 治疗以外用药为主,对泛发性皮损可口服用药。

**【推荐处方】**

(一)对炎症明显、瘙痒显著,非皱褶部位、无糜烂者

**处方** 复方雷琐辛洗剂或1%特比萘芬酊剂,1~2次/日,外用至愈。

(二)对一般体癣

**处方** 1%联苯苄唑软膏或1%特比萘芬软膏或2%酮康唑软膏,外用,1~2次/日,疗程为2~3周。

(三)对泛发性而且顽固难治者

**处方 1** 伊曲康唑,200mg/d,口服,1次/日,疗程为7天。

**处方 2** 特比萘芬,250mg/d,口服,2次/日,疗程为7~14天。

**处方 3** 氟康唑,150mg/次,口服,1~2次/周,疗程为2~3周。

**【注意事项】**

1. 尽量先外用药治疗,经足够疗程无效者再服用抗真菌药系统治疗,但对泛发型体股癣则应尽早应用系统内服抗真菌药。

2. 伊曲康唑的不良反应有消化道表现、头痛、一过性氨基转移酶升高等。

3. 特比萘芬的不良反应轻,常见的有胃肠道反应,一般停药后可消失。

4. 对不可辨认的体股癣,应及早停用皮质类固醇,否则难以取得疗效。

5. 有时泛发性体癣患者,常同时伴有机体免疫障碍或糖尿病等潜在疾病,为获得疗效,应同时治疗这些基础疾病。

# 五、手足癣

## 【疾病概述】

手癣和足癣是指发生在手足且除其背面以外部位的皮肤癣菌感染。

临床特点:①为常见病,人群患病率高达 30% ~ 70%,青壮年男性尤多见;②发病与环境因素和个体特征关系密切,气候湿热、足部多汗少脂及欠透气是足癣的重要易感因素;③临床表现多样,常见为深在性小水疱、趾间浸渍糜烂、角化过度及皲裂;④病程慢性,夏重冬轻,自觉瘙痒;⑤足癣多累及双脚,手癣则常见单侧发病。

## 【治疗原则】

1. 消除易感因素、预防复发对从根本上治愈手足癣意义重大。

2. 应依据手足癣的临床类型和病情严重程度选择药物和疗程。

## 【推荐处方】

(一)水疱型、丘疹鳞屑型

**处方**　联苯苄唑乳膏或特比萘芬乳膏,1 ~ 2 次/日,外用,疗程为 2 ~ 3 周。

(二)浸渍糜烂型

**处方**　先用硝酸咪康唑散剂收干,再用温和的药物,如联苯苄唑乳膏或特比萘芬乳膏。

(三)角化型

**处方**　先用 1 周的强角质剥脱药,如大量的复方苯甲酸软膏或酊剂,再用抗真菌药。

## 【注意事项】

1. 对水疱型、浸渍糜烂型等不宜用强烈刺激性药或强烈剥脱性外用药,以免激惹原发性病灶而诱发癣菌疹。

2. 如果伴有细菌感染,应加抗生素治疗。

3. 对于范围较广泛、炎症反应明显及局部用药效果不佳的顽固性手癣,可采用系统用药。

# 六、花斑糠疹

## 【疾病概述】

花斑糠疹俗称汗斑,是由马拉色菌引起的轻微的易反复发作的角质层感染,表现为细碎脱屑的斑片伴色素沉着和(或)色素脱失。

临床特点:①成人多见,常夏季发作、冬季消退,易反复发生;②好发于多汗部位,如躯干上部、颈、上臂和腹部;③特征性皮损主要是上述部位出现细碎鳞屑斑,可呈色素减退、色素沉着或淡红色;④无自觉症状。

## 【治疗原则】

保持清洁卫生,防止多汗;定期用药防止复发。

## 【推荐处方】

**处方1**    2%硫化硒香波或2%酮康唑香波,外用,疗程为1~6周以上。

**处方2**    联苯苄唑/克霉唑/益康唑/咪康唑乳膏,早、晚用,2次/日,疗程为4~6周。

**处方3**    伊曲康唑,200mg/d,口服,1次/日,疗程为7天。

## 【注意事项】

1. 应勤洗澡、勤换衣物,内衣应煮沸消毒。

2. 本病以外用药物为主。

3. 单纯外用疗效不佳者可口服伊曲康唑。

# 七、皮肤-黏膜单纯疱疹

## 【疾病概述】

皮肤-黏膜单纯疱疹是由单纯疱疹病毒(HSV)感染所致的病毒性皮肤病,临床上以皮肤、黏膜发生局限性群集性水疱为特征。本病有自限性,但有复发倾向。HSV 为双链 DNA 病毒,分为 HSV-1 和 HSV-2 两种血清型。HSV-1 主要通过皮肤黏膜的直接接触如抚摸、接吻等和空气飞沫传播,HSV-2 则主要通过性接触或新生儿围生期在宫内或产道受染。50% ~ 100% 的成人血清中都含有 HSV 抗体,但不能完全防止复发和重复感染,故 HSV 感染后不产生永久性免疫。

临床特点:①潜伏期为 2 ~ 12 天,平均为 6 天;②损害为簇集性针尖至米粒大小的水疱,疱周红晕,常为 1 群,偶为 2 ~ 3 群;③好发于皮肤-黏膜交界处;④自觉烧灼或刺痒感;⑤病程为 1 ~ 2 周,有自限性,易反复发作。

## 【治疗原则】

缩短病程、防止继发性感染、减少复发为治疗原则。

## 【推荐处方】

(一) 单纯感染

**处方 1** 2% 阿昔洛韦霜,外用,2 ~ 3 次/日。

**处方 2** 阿昔洛韦,1000mg/d,口服,5 次/日,疗程为 7 ~ 10 天或至症状消失。

**处方 3** (1)干扰素凝胶,外用,2 ~ 3 次/日。

(2)泛昔洛韦,750mg/d,口服,3 次/日,疗程为 7 ~ 10 天或至症状消失。

(二) 适用于合并细菌感染的治疗

**处方** (1)0.5% 新霉素软膏,外用,2 次/日。

(2)万乃洛韦,600mg/d,口服,2 次/日,疗程为 7 ~ 10

天或至症状消失。

## 【注意事项】

1. 全身治疗包括抗病毒药物治疗和抗病毒免疫治疗。

2. 阿昔洛韦的不良反应偶有发热、头痛、胃肠道反应，停药后迅速消失，也可致静脉炎。

3. 抗病毒免疫治疗药物包括转移因子、左旋咪唑、干扰素等，有一定预防或减少复发的作用。

# 八、带状疱疹

## 【疾病概述】

带状疱疹是由水痘带状疱疹病毒感染所引起的，初次感染表现为水痘或隐性感染，部分病毒可长期潜伏于脊髓后根神经节或颅神经的感觉神经节，在机体抵抗力下降时再度激活，至成年后发生带状疱疹。

临床特点：①发疹前常有轻度的全身不适，在即将出现皮损的部位往往先有神经痛、瘙痒或皮肤感觉过敏，易误诊为肋间神经痛、胸膜炎或急腹症。②1～4 天后局部皮肤初起不规则的红斑，继之出现数片成群但不融合的粟粒至绿豆大小的丘疹、丘疱疹，迅速变为水疱，疱液清亮，疱壁紧张、发亮，周围有红晕，沿神经近端向远端发展，呈带状排列，局部伴有明显的神经痛。③皮损常发生在身体的一侧，一般不超过躯干中线，多见于肋间神经或三叉神经第一分支，亦可见于腰腹部、四肢及耳部等。④全身表现轻微或无，但可并发局部淋巴结肿痛。⑤由于机体的免疫状态不同，临床可表现为无疹型、顿挫型（不全型）、出血型、坏疽型、泛发型。神经痛是本病的特征之一，老年患者常疼痛剧烈、难以忍受，可整夜不能入睡。

## 【治疗原则】

抗病毒、止痛、消炎、营养神经、防止继发性感染和缩短病程。

## 【推荐处方】

（一）适用于一般病例的治疗

**处方 1**　阿昔洛韦,1000mg/d,口服,5 次/日,疗程为 7 天。

**处方 2**　5% 葡萄糖注射液 500ml + 阿昔洛韦 5mg/kg,静脉滴注,2 次/日,疗程为 7 天。

**处方 3**　（1）伐昔洛韦,600mg/d,口服,2 次/日,疗程为 7 天。

（2）3% 阿昔洛韦软膏,外用,每 2 ~ 3 小时 1 次。

**处方 4**　（1）1% 喷昔洛韦软膏,外用,每 2 ~ 3 小时 1 次。

（2）维生素 $B_1$,30mg/d,口服,3 次/日。

（3）甲钴胺,1500ug/d,口服,3 次/日。

（二）适用于出现明显神经疼痛的治疗

**处方**　（1）泼尼松,30mg/次,口服,1 次/日,疗程为 5 ~ 7 天。

（2）卡马西平,300mg/d,口服,3 次/日;或氨酚羟考酮,990mg/d,口服,3 次/日。

（三）适用于合并细菌感染的治疗

**处方 1**　0.9% 氯化钠注射液 100ml + 青霉素 320 万 U,静脉滴注,2 次/日,用前需皮试。

**处方 2**　（1）0.9% 氯化钠注射液 100ml + 头孢噻肟钠 2g,静脉滴注,2 次/日,用前需皮试。

（2）莫匹罗星软膏,外用,2 次/日。

## 【注意事项】

1. 抗病毒药物的不良反应参见皮肤-黏膜单纯疱疹。

2. 病程早期全身应用核苷类似物等抗病毒药物,疗程为 7 天;无禁忌证者病程早期可口服糖皮质激素以抑制炎症过程和减轻神经节的炎症后纤维化,可降低神经痛的发生率,但已形成后遗神经痛者继续使用糖皮质激素治疗无效。

# 九、传染性软疣

## 【疾病概述】

传染性软疣(molluscum contagiosum)是由传染性软疣病毒(MCV)引起的良性病毒性传染病,以皮肤出现蜡样光泽的珍珠状小丘疹、顶端凹陷并能挤出乳酪样软疣小体为临床特征。

临床特点:①好发于儿童和青年,有轻度传染性。②初起皮损为米粒大小的丘疹,以后逐渐增大至绿豆或豌豆大小,中心微凹或呈脐凹状,表面有蜡样光泽,可挤出白色乳酪样物质,称为软疣小体;皮损数目不等,有数个或数十个,陆续出现,互不融合。③好发于躯干、四肢、外阴等处。④一般无自觉症状。

## 【治疗原则】

选用各种方法去除疣体,防止复发。

## 【推荐处方】

**处方1** (1)2%碘酊,外用;或喷昔洛韦乳膏,将软疣小体挤出后外用,2 次/日。

(2)左旋咪唑,50mg/次,口服,3 次/日;或阿昔洛韦,200mg/次,口服,5 次/日;或伐昔洛韦,300mg/次,口服,2次/日。

**处方2** (1)重组人干扰素凝胶,外用,4 次/日。

(2)卡介菌多糖核酸注射液,350μg,肌内注射,1 次/隔日,疗程为 18 次。

## 【注意事项】

1. 体积较大者可选择冷冻或激光、电灼。

2. 皮疹较多时,可系统使用抗病毒及增强免疫的药物。

3. 平时避免搔抓,以防扩散,公共场所勿共用衣物,并注意消毒。

# 十、荨 麻 疹

## 【疾病概述】

荨麻疹(urticaria)是一种由于皮肤黏膜小血管扩张和渗透性增加而产生的暂时性局限水肿。典型表现为瘙痒性红斑和风团,部分严重患者可伴发腹痛、呕吐、胸闷、呼吸困难或血压降低等系统表现;急性者常在 1~3 周痊愈,慢性者则可持续数月到数年甚或数十年。

临床特点:

1. 急性荨麻疹　①起病急,发展快;②表现为皮肤突然瘙痒,随之出现大小不等的红斑、风团,呈圆形、椭圆形或不规则形,呈橘皮样外观;③数小时内风团消失,不留任何痕迹,但新风团此起彼伏,不断发生;④病情严重者可伴有过敏性休克表现,部分可因胃肠黏膜水肿出现腹痛,累及气管、喉黏膜时出现呼吸困难甚至窒息。

2. 慢性荨麻疹　①全身表现一般较轻,红斑、风团时多时少,瘙痒时轻时重,反复发作,持续 6 周以上,常达数月或数年之久;②部分患者发病具有时间性,如晨起或临睡前加重,有的则无一定规律;③本型对患者的生活、工作及情绪影响较大。

3. 特殊类型　有皮肤划痕症、血管神经性水肿、寒冷性荨麻疹、胆碱能性荨麻疹等。

## 【治疗原则】

1. 基本原则是去除病因,制止瘙痒,消除皮损和伴发症状。

2. 以抗组胺、抗炎、降低血管通透性及对症治疗等药物为主。

3. 必要时结合局部外用药治疗。

**【推荐处方】**

（一）适用于急性荨麻疹的治疗

**处方**　（1）炉甘石洗剂，外用，3 次/日。

（2）咪唑斯汀，10mg/次，口服，1 次/日。

（3）5% 葡萄糖注射液 20ml + 10% 葡萄糖酸钙注射液 10ml，静脉注射，1 次/日；或 5% 葡萄糖注射液 500ml + 地塞米松 5 ~ 10mg，静脉滴注，1 次/日。

（二）适用于慢性荨麻疹的治疗

**处方 1**　（1）氯雷他定，10mg/次，口服，1 次/日。

（2）雷尼替丁，150mg/次，口服，2 次/日。

（3）雷公藤多苷片，20mg/次，口服，3 次/日。

**处方 2**　（1）5% 葡萄糖注射液 250ml + 复方甘草酸苷 80mg，静脉滴注，1 次/日。

（2）枸地氯雷他定，8.8mg/次，口服，1 次/日。

（3）白芍总苷，0.6g/次，口服，2 次/日。

**【注意事项】**

1. 急性荨麻疹　可选用第一代抗组胺药，但对嗜睡作用敏感者、驾驶员、高空作业人员及工作和学习要求高度集中精力者可选用第二代抗组胺药物等，常以 2 ~ 3 种抗组胺药联合应用；维生素 C 及钙剂可降低血管通透性，与抗组胺药有协同作用，可口服或静脉注射；对伴腹痛者可给予溴丙胺太林口服或山莨菪碱、阿托品肌内注射；某些患者联合应用 H₂ 受体拮抗剂如西咪替丁等有较好疗效；合并感染者应及时使用足量有效的抗生素，并对感染病灶做必要处理；对全身弥漫性皮损等病情严重、伴有休克或喉头水肿者，应立即皮下注射 0.1% 肾上腺素 0.5 ~ 1ml、迅速吸氧、肌内注射盐酸异丙嗪 25 ~ 50mg，并以氢化可的松 0.2 ~ 0.3g 或地塞米松 5 ~ 10mg、维生素 C 2g 加入 5% ~ 10% 葡萄糖注射液

500ml 中快速静脉滴注,15 分钟后可重复注射肾上腺素 0.5ml,有明显的心血管疾病者肾上腺素需慎重使用。喉头水肿一般不主张做气管切开,理由是其对肾上腺素反应甚快,而且气管切开不能解决伴发的支气管痉挛,可加用氨茶碱 0.2g(加入 5% ~10% 葡萄糖注射液中)缓慢静脉滴注。

2. 慢性荨麻疹　对单独使用 $H_1$ 受体拮抗剂疗效不佳者,可用 $H_1$ 受体拮抗剂 + $H_2$ 受体拮抗剂 + 降低血管通透剂 + 肥大细胞膜稳定剂(如氯雷他定 + 雷尼替丁 + 葡萄糖酸钙 + 酮替芬等),可合并应用免疫调节药物如白芍总苷、复方甘草酸苷等。

# 十一、湿　疹

## 【疾病概述】

湿疹(eczema)是由多种内、外因素引起的一种急性或慢性皮肤炎症,急性期往往具有渗出倾向。

临床特点:

1. 急性湿疹　①皮损呈多形性,常在红斑的基础上出现丘疹、丘疱疹或小水疱,搔抓后出现点状渗出及糜烂面;②皮损常融合成片,境界不清;③多对称分布,严重时可泛发全身;④自觉剧烈瘙痒;⑤合并感染时炎症反应更为明显,可形成脓疱、脓液、脓痂,甚至出现发热等全身表现。

2. 亚急性湿疹　①急性湿疹炎症减轻后,或急性期未适当处理可形成亚急性湿疹;②皮损范围缩小、红肿减轻、渗出减少,皮损以鳞屑、结痂为主;③自觉瘙痒程度有所减轻,但可阵发性加重;④久治不愈者可发展为慢性湿疹。

3. 慢性湿疹　①由急性、亚急性湿疹久治不愈、反复发作迁延而来,亦可一开始即呈现慢性炎症;②可发生于体表任何部位,常见于手足、小腿、肘窝、腘窝、外阴、肛门等处;③表现为患处皮肤浸润、肥厚,表面粗糙,呈棕红色或略带灰色,可有抓痕、血痂、色素沉着或色素减退;④病情时轻时重,易复发,当急性发作时可有明显渗出,自觉瘙痒,常呈阵发性。

**【治疗原则】**

1. 详细了解病史,尽量找出可能病因并予以去除;保持皮肤清洁,避免外界各种刺激如搔抓、肥皂洗、热水烫,避免辛辣刺激性食物等。

2. 局部治疗应充分遵循外用药物治疗原则。

3. 全身治疗的目的在于抗炎、止痒。

**【推荐处方】**

(一)急性期无糜烂渗出

**处方**  (1)咪唑斯汀,10mg/次,口服,1 次/日;或氯雷他定,10mg/次,口服,1 次/日;或西替利嗪,10mg/次,口服,1 次/日。

(2)炉甘石洗剂,外用,3 次/日;或地奈德乳膏,外用,2 次/日。

(二)急性期或亚急性期有糜烂渗出

**处方**  (1)口服药同前。

(2)曲安西龙,8mg/次,口服,3 次/日。

(3)1 : 5000 高锰酸钾溶液,外洗,2 次/日;或 1 : 2000 醋酸铅溶液,冷湿敷,2 ~ 3 次/日。

(三)慢性期

**处方**  (1)口服药同前。

(2)卤米松软膏,外用;或 10% ~ 20% 黑豆馏油软膏,外用,2 次/日;对顽固性皮损,复方倍他米松混悬剂,皮损内注射。

**【注意事项】**

1. 小面积亚急性、慢性湿疹应用糖皮质激素霜剂,配合焦油类制剂疗效较好。

2. 慢性肥厚苔藓化且范围小的皮损可用曲安奈德新霉素硬膏或 10% ~ 20% 黑豆馏油软膏;对顽固性皮损可做

皮损内注射。

3. 对急性、泛发、严重者经一般治疗效果不佳时,可短期服用糖皮质激素,亚急性和慢性湿疹忌用糖皮质激素;有合并感染时应及时选用有效的抗生素。

# 十二、接触性皮炎

## 【疾病概述】

接触性皮炎(contact dermatitis)是指皮肤或黏膜单次或多次接触外源性物质后,在接触部位甚至接触以外的部位发生急性或慢性炎症性反应。根据接触物的不同可分为原发刺激性接触性皮炎和变态反应性接触性皮炎。

临床特点:

1. 原发刺激性接触性皮炎 ①有强酸、强碱等接触史,初次接触即可发病。②急性型皮损为红斑、水疱、坏死或溃疡,病情的严重程度与刺激物的性质、浓度、接触部位、接触时间长短及局部处理有关;慢性累积型主要表现为皮肤干燥、潮红、角化、皲裂、脱屑。③自觉症状为瘙痒。

2. 变态反应性接触性皮炎 ①发疹前常有明确的接触史,并具有一定的潜伏期;②起病较急,在接触部位发生境界清楚的红斑、丘疹、丘疱疹,严重时红肿明显,并出现水疱、大疱;③皮损形态与接触物的形态相一致;④自觉瘙痒和灼烧感或胀痛感;⑤有自限性,一般在病因去除、局部给予正确处理后1~2周内消退,愈后留有轻度的色素沉着,再次接触致敏原时可再发。

## 【治疗原则】

1. 原发刺激性接触性皮炎 ①脱离接触有关的刺激物;②如不慎接触后,立即用大量清水冲洗接触物(浓硫酸除外),尽可能减少残留于皮损上的刺激物。

2. 变态反应性接触性皮炎 ①寻找致病原因并去除后再给以适当的处理,本病可迅速痊愈;②尽量避免再接触可疑的致敏物质,对皮疹予以对症处理,并注意对局部不搔抓,不用热水、肥皂烫洗,不搽强刺激性外用药。

**【推荐处方】**

(一) 适用于一般病例急性期

**处方** (1)炉甘石洗剂,外用,3 次/日。

(2)3% 硼酸溶液,湿敷,2 次/日(有明显渗出者)。

(3)1:5000 高锰酸钾溶液,湿敷,2 次/日(合并感染者)。

(4)咪唑斯汀,10mg/次,口服,1 次/日。

(二) 适用于亚急性期

**处方** (1)3% 硼酸溶液,湿敷;或 0.1% 丁酸氢化可的松霜,外用,2 次/日(有少量渗时)。

(2)莫匹罗星软膏,外用,2 次/日(有感染时)。

(3)氯雷他定,10mg/次,口服,1 次/日。

(三) 适用于少数严重且皮损泛发的患者

**处方** (1)炉甘石洗剂,外用,3 次/日。

(2)西替利嗪,10mg/次,口服,1 次/日;或氯雷他定,10mg/次,口服,1 次/日。

(3)5% 葡萄糖注射液 500ml + 地塞米松 5~10mg,静脉滴注,1 次/日;或泼尼松,30mg/次,口服,1 次/日。

**【注意事项】**

1. 外用药物治疗　根据外用药使用原则进行选择。

2. 内用药物治疗　以止痒、脱敏为主,视病情轻重,给予内服抗组胺药物、维生素 C、钙剂等。

3. 对于少数严重且皮损泛发的患者可短期应用糖皮质激素;有并发感染者则加用抗生素类药物。

# 十三、药　疹

**【疾病概述】**

药疹(drug eruption)亦称药物性皮炎(dermatitis medicamentosa），为药物的一种皮肤反应，指药物通过口服、注射、吸入、栓剂使用、灌肠或外用药吸收等途径进入机体后，在皮肤黏膜上引起的炎症性皮损，严重者可累及机体的其他系统。随着人们应用药物的机会及种类越来越多，药疹的发生率也在不断增加，但准确的发生率目前尚很难确定。轻症药疹如麻疹样药疹、固定性药疹、荨麻疹样药疹等较多见；重症药疹（如 Steven-Johnson 综合征、中毒性表皮坏死松解型和剥脱性皮炎型等）则较为少见，但其表现严重，甚至可危及生命。每一位医务工作者必须对药疹有充分的认识并保持高度的警惕性，积极预防及时诊治。

临床特点：

1. 各型药疹的共同特点　①有明确的服药史。②有一定的潜伏期。③除固定性药疹外，皮损多对称分布、颜色鲜红。④瘙痒明显。⑤排除与皮损相似的其他皮肤病及发疹性传染病。如患者服用两种以上的药物，准确判断致敏药物将更为困难，应根据患者的过去服药史、有无药疹史、此次用药与发病的关系以及所发疹型最常由何种药物引起等加以分析。

2. 轻型药疹包括麻疹型或猩红热型药疹、固定性药疹、荨麻疹型药疹、光敏型药疹、紫癜型药疹等。

3. 大疱性表皮松解型药疹、剥脱性皮炎型药疹、重型多形红斑型药疹属重症药疹，伴有全身症状，病情严重者如治疗不及时可危及生命。

【治疗原则】

1. 立即停用致敏药物，禁用与致敏药物结构相似的药物。

2. 病情轻者可服用抗组胺药，病情重者口服或静脉滴注糖皮质激素。

3. 根据皮损的不同情况选用溶液、糊剂或霜剂等。

4. 对重症药疹要预防感染，给予抗生素，注意水和电解质平衡。

5. 尽可能多饮水,促进致敏药物的排泄。

6. 加强护理,对糜烂渗出明显者采取严格的消毒隔离措施。

## 【推荐处方】

（一）全身用药制剂

1. 皮质类固醇制剂

**处方**　泼尼松,40~80mg/次,分次口服;或其他相当剂量的皮质类固醇制剂;或5%葡萄糖注射液500ml+地塞米松15~20mg,静脉滴注。症状控制后,迅速减量,3周左右停用。

2. 免疫抑制剂,可用于表皮坏死松解症型药疹

**处方**　0.9%氯化钠注射液100ml+环磷酰胺100~300mg/d,静脉滴注,1次/日;或0.9%氯化钠注射液100ml+环孢素2mg/kg,2次/日。

3. 选择1~2种抗组胺药

**处方1**　咪唑斯汀,10mg/次,口服,1次/日。

**处方2**　氯雷他定,10mg/次,口服,1次/日。

**处方3**　西替利嗪,10mg/次,口服,1次/日。

（二）局部用药

1. 皮疹无渗出者

**处方1**　炉甘石洗剂,外用,2次/日。

**处方2**　单纯扑粉,外用,2次/日。

**处方3**　皮质类固醇霜剂,外用,2次/日。

2. 有糜烂、渗出时湿敷液可用

**处方1**　3%硼酸溶液,2次/日,每次15~20分钟。

**处方2**　0.9%氯化钠注射液,2次/日,每次15~20分钟。

3. 眼部损害

**处方**　(1)0.9%氯化钠注射液冲洗,3~4次/日。

(2)氢化可的松眼药水,滴眼,每4小时1次。

(3)0.5%金霉素眼膏,涂眼,1次/晚。

4. 口腔损害

**处方** （1）2%碳酸氢钠溶液，漱口，3～4次/日；或3%过氧化氢溶液，漱口，3～4次/日；或金银花液，3～4次/日。

（2）凡士林纱布，贴唇部，1次/日。

（3）口腔溃疡膜，涂口腔溃疡处，2次/日。

## 【注意事项】

1. 由于重症药疹可危及生命，用药前必须详细询问药物过敏史，若以往对某种药物已发生过敏者切勿再次使用，包括与该药化学结构相似的药物，因其可发生交叉过敏反应。

2. 药疹患者治愈后，不但要告诉患者，而且要在其病历上写明以后禁用该致敏药物。青霉素、链霉素、普鲁卡因、抗血清等用前应做皮肤过敏试验。

3. 注意药疹的前驱症状，如发热、皮肤瘙痒、轻度红斑、胸闷、气喘、全身不适等症状，以便及早发现，及时停药，避免发生严重反应。

# 十四、脂溢性皮炎

## 【疾病概述】

脂溢性皮炎（seborrheic dermatitis）是发生在皮脂溢出基础上的一种慢性炎症性皮肤病，表现为暗红色斑片上覆有油腻性鳞屑或痂皮，常发生于皮脂分泌活跃的部位。

临床特点：①皮损好发于头皮、颜面、胸背中央、耳后、腋窝、脐部、耻骨部及腹股沟等多脂、多毛部位；②初为毛囊性红丘疹，渐扩大融合成大小不等的黄红色浸润性斑片，境界清楚，其上覆油腻性鳞屑或痂皮；③病程呈慢性，可伴发脂溢性脱发、痤疮、酒渣鼻，皮损范围广泛者可呈红皮病；④有不同程度的瘙痒。

## 【治疗原则】

1. 多吃新鲜的蔬菜、水果及富含维生素的食品,少吃辛辣刺激性食物,控制脂肪和糖类饮食;忌用强碱性肥皂洗涤头面部,可用中性或含硫黄的肥皂、洗发乳(膏)等;勿强行剥除鳞屑。

2. 局部治疗的原则为去脂、消炎、杀菌和止痒。

3. 可服用各种 B 族维生素、抗组胺药物。

## 【推荐处方】

(一) 对于病情较轻者

**处方** (1)2.5% 硫化硒洗剂或 2% 酮康唑洗剂,外用,2 次/日。

(2)3% 硫黄霜或 2% 酮康唑霜,外用,2 次/日。

(3)复方维生素 $B_6$ 片,口服,3 次/日。

(4)咪唑斯汀或氯雷他定或西替利嗪,10mg/次,口服,1 次/日。

(二) 对于病情较重者

**处方** 加用泼尼松,20mg/次,口服,1 次/日。

(三) 对于合并细菌感染者

**处方** 加用红霉素,1000mg/次,口服,4 次/日;或罗红霉素,300mg/次,口服,2 次/日。

## 【注意事项】

1. 一般在应用糖皮质激素 7 ~ 10 日后病情便会很快好转,这时应减少糖皮质激素的用量,维持一段时间即可停药。

2. 严重的脂溢性皮炎或由于治疗不恰当,一部分患者会发展成为红皮病,应注意与其他红皮病相鉴别。

3. 外用糖皮质激素一般疗程不超过 2 周,强效激素不能用于面部、会阴部位。

# 十五、神经性皮炎

## 【疾病概述】

神经性皮炎(neurodermatitis)又名慢性单纯性苔藓，是以阵发性剧痒和皮肤苔藓样变为特征的慢性神经功能障碍性皮肤病。病因尚不清楚，精神刺激、过度疲劳，以及搔抓、日晒、饮酒或任何刺激因素可促发本病或使病情加剧。

临床特点：①本病多累及中青年，老年人及儿童少见；②好发于颈项部，亦可发生于肘部、腰骶、眼睑、外阴、股侧、小腿及前臂等部位；③常以阵发性剧痒起病，继而逐渐出现针帽大小多角形扁平斑丘疹和丘疹，皮肤色或淡红色，密集成片，病久者皮损常相互融合扩大，形成苔藓样变；④自觉阵发性剧痒，尤以晚间为甚；⑤病程慢性，常年不愈或反复发作，一般为夏重冬轻。

## 【治疗原则】

针对可能的诱因给予积极治疗，力求避免一切新的再刺激因素。

## 【推荐处方】

（一）适用于皮损轻度苔藓化

1. 不痒者

**处方**　（1）10% 黑豆馏油软膏，外用，2 次/日。

（2）10% 硫黄煤焦油软膏，外用，2 次/日。

2. 瘙痒轻微者

**处方**　（1）0.1% 丁酸氢化可的松霜，外用，2 次/日。

（2）0.1% 糠酸莫米松霜，外用，2 次/日。

（二）适用于皮损苔藓化伴瘙痒明显者

**处方**　0.05% 卤米松霜，外用，1 次/日；或复方氟米松软膏，外用，1 次/日。

（三）在外用药物治疗的基础上选用

**处方** 咪唑斯汀,10mg/次,口服,1 次/日;或氯雷他定,10mg/次,口服,1 次/日;或西替利嗪,10mg/次,口服,1 次/日。

### 【注意事项】

1. 高空作用、驾驶员及从事危险作业人员不宜选用具有嗜睡作用的药物。

2. 避免搔抓、摩擦等各种刺激,打断"瘙痒-搔抓-瘙痒"的恶性循环。

# 十六、玫瑰糠疹

### 【疾病概述】

玫瑰糠疹(pityriasis rosea)是一种具有特征性皮损的炎症性自限性皮肤病。

临床特点:①多数患者首先在躯干和四肢近端出现一个圆形或椭圆形的淡红或黄褐色斑,直径为 2 ~ 3cm,上附着细小鳞屑,称为母斑。1 ~ 2 周后躯干部及四肢近端出现多数斑疹,对称分布,呈玫瑰红色,圆形或椭圆形,直径比母斑小,附着少许细小糠状鳞屑,其长轴与皮纹一致,面及手足部发疹者较少见,还可出现紫癜、风团、水疱。②多无全身症状,少许有轻度头痛、咽喉痛、低热及淋巴结肿大等。③本病有自限性,一般经 4 ~ 8 周可自行消退而不复发,少数可迁延半年以上。

### 【治疗原则】

以对症治疗为主。

### 【推荐处方】

**处方 1** 可内服抗组胺药物、维生素 C、维生素 B$_{12}$、葡萄糖酸钙及硫代硫酸钠等。

**处方 2** 可用红斑量或亚红斑量的紫外线交替照射,1次/2～3日。

**处方 3** 炉甘石洗剂,外用,3次/日。

## 【注意事项】

炎症明显或渗液者禁用紫外线治疗。

# 十七、银屑病

## 【疾病概述】

银屑病(psoriasis)俗称"牛皮癣",是一种常见的慢性、复发性、炎症性皮肤病,皮损特点为鳞屑性丘疹、斑块,常严重困扰患者的正常生活。

1. 临床特点 ①男女患病率差别不大。初发年龄以15～45岁居多,最小者为数月,最大者可达70～80岁,10岁以下较少见。②本病的基本皮损为鳞屑性红斑,并具有厚积性鳞屑、薄膜现象和点状出血等特征。③本病具有复发性,目前的任何一种治疗方法均不能防止这种复发。

2. 临床类型

(1)寻常性银屑病(psoriasis vulgaris)临床多见。原发疹为针帽头至扁豆大小的炎性丘疹或斑丘疹,呈特有的淡红色,境界明显,表面被覆多层银白色鳞屑,周围有轻度红晕。薄膜现象与 Auspitz 征具有特征性。自觉有不同程度的瘙痒。皮疹可不断扩大和增多,可表现各种形态。

(2)脓疱性银屑病(psoriasis pustulosa)可分为泛发性(或全身性)及局限性两型。本型发病急剧,有全身不适并伴有弛张性高热等全身症状及白细胞增多。皮损初发为急性炎性红斑,表面有多数密集的针头至粟粒大小的黄白色无菌浅在性小脓疱,脓疱可扩大融合形成"脓湖"。以四肢屈侧及皱襞多见,常因接触摩擦而出现糜烂湿润和结痂。脓疱性银屑病(Barber 型)亦称掌跖脓疱性银屑病,多限于掌跖。

（3）关节病性银屑病（psoriasis arthropathica）又名银屑病关节炎（psoriatic arthritis）。本病多见于男性。主要为非对称性外周多关节炎，可发于大小关节，亦可见于脊柱，但以手、腕、足等小关节特别是指（趾）末端关节多见。

（4）红皮病性银屑病（erythrodermic psoriasis）因治疗不当、停药或减量方法不当所致。初起时在原有的银屑病皮损部位出现潮红，迅速扩延成大片，最后全身呈现弥漫性潮红浸润，在弥漫性潮红浸润中常有片状正常"皮岛"，为本病的特征之一。后期手足可呈大片皮肤剥脱，犹如穿着破袜套、手套。指（趾）甲混浊肥厚、变形，甲可脱落。本病性质顽固，愈后易于复发。由于长期迁延，反复再发，患者逐渐衰弱，易继发各种并发症，引起不良后果。

## 【治疗原则】

本病治疗只能达到近期疗效，无良好的预防方法。治疗中应禁用刺激性强的外用药，应做到针对不同病因、类型、病期给予相应治疗，同时应重视心理治疗。

## 【推荐处方】

**处方 1**　丁酸氢化可的松乳膏，外用，2 次/日。

**处方 2**　（1）吡硫翁锌气雾剂，外用，2~3 次/日，在症状消失后继续治疗 1 周左右。

（2）阿维 A 胶囊，10mg/次，口服，3 次/日，症状控制后减量服用。

**处方 3**　（1）卡泊三醇软膏，外用，2 次/日。

（2）甲氨蝶呤（MTX），2.5mg/次，口服，每 12 小时 1 次，连续服用 3 次，以后每周用同样方法给药。

## 【注意事项】

1. 治疗该病的上述药物除他卡西醇、丁酸氢化可的松乳膏外，多具有刺激性，慎用于头面部损害；外用维 A 酸类制剂期间注意避光；避免长期使用激素类外用药。

2. 维 A 酸类药物除常见的皮肤黏膜副作用外,对肝功能、血脂、骨骼的生长发育均有一定的影响,对原有肝肾功能异常、高血脂、哺乳期妇女要谨慎使用;育龄妇女用药前要求尿妊娠试验阴性;服用阿维 A 酯或阿维 A 者严格避孕 2 年以上;服用异维 A 酸者严格避孕至少 3 个月。儿童用药应权衡利弊,此类药物可引起骨骺提前骨化等,治疗过程中 X 线评估骨骼发育情况是必需的。此类药物可致畸胎,禁用于孕妇。

3. 皮疹出现增殖性等异常改变者应及时做病理检查,并密切随访,如有癌变,应及时手术切除。

# 十八、虫咬皮炎

## 【疾病概述】

虫咬皮炎为螨虫、蚊、臭虫、跳蚤、蜂等昆虫将口器刺入皮肤吸血,或将毒汁注入人体,引起皮肤过敏和炎症反应。共同特点是叮咬处有针头大小的咬痕,皮损部位与叮咬部位一致,奇痒难忍,严重程度与昆虫的种类、数量和患者的敏感性相关。

临床特点:

1. 螨虫皮炎 皮损为水肿性风团样丘疹、丘疱疹或瘀斑,其上有小水疱,偶尔为大疱,常伴有抓痕与结痂。严重者可出现头痛、发热、乏力等全身症状,个别患者可发生哮喘、蛋白尿、血嗜酸性粒细胞升高。

2. 蚊虫叮咬 引起的表现因人而异,有的仅在皮肤上出现一红点,而有的则局部红肿或风团丘疹、剧痒,迅速消退,也可出现瘀斑,一般无全身表现;严重者发生即刻过敏反应、延迟过敏反应甚至全身反应。

3. 臭虫痒症 臭虫叮咬时释放的唾液中含有蛋白可引起过敏反应,数小时后可出现荨麻疹和瘙痒;一些人反应剧烈,在皮损中央有针头大出血性瘀点或水疱、丘疹样荨麻疹、大片红斑或紫癜,伴有剧烈瘙痒和疼痛。

4. 跳蚤叮咬　跳蚤一般在人体停留数分钟到数小时以便吸血,皮损为一种带出血点的红色斑丘疹,对蚤唾液过敏者可有丘疹性荨麻疹、水疱、多形红斑或紫癜,瘙痒难忍。

5. 蜂螫伤　蜂螫伤后局部立即有明显的疼痛、烧灼感及痒感,很快出现红肿,中央有一瘀点,甚至形成水疱、大疱损害,偶可引起组织坏死。由于毒素内的组胺作用,严重者可出现过敏性休克,可在数分钟至数日内死亡。螫伤后的 7~14 天可能发生血清病样的迟发型过敏反应,如发热、荨麻疹及关节痛。

## 【治疗原则】

主要是对症处理。

## 【推荐处方】

(一) 一般情况

**处方**　常用1%薄荷炉甘石洗剂、风油精或糖皮质激素外用制剂等,如局部感染应抗感染,局部反应重者可放置冰块或冷湿敷。

(二) 蜂螫伤

**处方**　应立即将毒刺拔除,再用水冲洗并内服抗组胺药物。

(三) 皮损广泛、局部过敏反应重者

**处方**　(1)0.1%肾上腺素注射液,0.5ml,皮下或肌内注射,必要时重复使用。

(2)5%葡萄糖注射液 500ml + 氢化可的松 200~400mg,静脉滴注;以后给予泼尼松 30~40mg/d,口服,1~2周内减量。

## 【注意事项】

1. 对蚊虫、臭虫及跳蚤的藏匿处喷药处理。

2. 对有被蜂螫的高危人群,可考虑脱敏及免疫治疗,以减少过敏性休克的危险。

3. 高敏人群应随身携带急救药盒,其内包括肾上腺素、注射器以及抗组胺药物等。

# 十九、疥　疮

## 【疾病概述】

疥疮是由疥虫(疥螨)所引起的一种接触传染性皮肤病,易在家庭及集体生活环境中传播。

临床特点:①有接触传染史,多见于集体或家庭感染;②皮损好发部位为指缝、手腕曲侧、腋部、乳晕、脐周、阴部及大腿内侧,儿童患者可以累及头面部;③皮损特点:初为米粒大小的红丘疹、水疱、脓疱,有时可见隧道,阴囊、阴茎、龟头等处可见豌豆大小的结节;④自觉瘙痒,夜间为甚,遇热瘙痒。

## 【治疗原则】

1. 注意个人卫生,衣物寝具煮沸消毒,隔离治疗。
2. 家庭或集体感染患者应同时治疗。
3. 治疗以外用药物为主配合镇静止痒或抗炎等对症治疗。

## 【推荐处方】

(一) 外用推荐处方

**处方**　(1)5% 三氯苯醚菊酯霜,外用,保留 8～10 小时后洗去,一般使用 1 次即可。

(2)10% 硫黄软膏(婴幼儿用 2.5%～5%),颈部以下搽遍全身,1～2 次/日,用 3～4 日为 1 个疗程,用药 3～4 个疗程。

(二) 疥疮结节的治疗方案

**处方**　(1)曲安奈德,外用,1～2 次/日。

(2)丁酸氢化可的松,外用,1～2 次/日。

(3)醋酸氢化可的松混悬液,结节内注射,1 次/周,疗程为 2~3 次。

(4)氨苯砜,100mg/次,口服,2 次/日,疗程为 15 天。

(三)结痂性疥疮的治疗方案

**处方** (1)40% 尿素霜,外用,2 次/日,去除角化过度的皮肤或受累指甲。

(2)5% 三氯苯醚菊酯霜,外用,1 次/周,疗程为 6 周。

(3)10% 硫黄软膏,每周的另外 6 天用。

## 【注意事项】

1. 10% 硫黄软膏(婴幼儿用 5%)婴儿和孕妇患者可用,疗效及安全性均较满意。搽药期间不洗澡、不更衣,以保持药效。

2. 1% r-666 霜有毒性,易蓄积,该药容易被吸收,对婴儿和儿童有神经毒性,对孕妇或哺乳期妇女不安全,故儿童及孕妇禁用。

3. 阴囊等处的疥疮结节难以消退,在采取上述处方治疗后仍难消退可采取物理治疗方法,如冷冻、激光等。

# 二十、白 癜 风

## 【疾病概述】

白癜风是一种常见的后天性色素脱失性皮肤黏膜病,肤色深的人群比肤色浅的发病率高,其发生是具有遗传素质的个体在多种内、外因素的激发下,出现免疫功能、神经精神及内分泌、代谢等多个方面的功能紊乱,导致酪氨酸酶系统的抑制或黑素细胞的破坏,最终使患病处色素脱失。

临床特点:①白癜风在任何年龄均可发病,多见于青壮年;任何部位的皮肤均可发生,但好发于易受光照及摩擦损伤部位,如颜面部、颈部、躯干部和四肢等,口唇、阴唇、龟头及包皮内侧黏膜亦可累及;皮损单发或对称分布,亦可沿神经呈节段性分布。②皮损为局限性色素完全脱失斑,乳白色,大小及形态不一,白斑处毛发也可变白,表面皮纹正常,周围有色素沉着带,多无自觉症状;进展期脱色斑向正常皮肤移行,发展较快,并有同形反应;少数病例白斑相互融合成大片,泛发全身如地图状;有少数患者的皮损毛孔周围出现岛状色素区,稳定期白斑停止发展,境界清楚,边缘有色素沉着。③病程慢性迁延,可持续终身,亦有自行缓解的病例;其病程一般可分为进展期、静止期和退行期。

【治疗原则】

由于病因不明,目前的治疗均为对症治疗。主要采用各种方法促进黑色素形成、控制病情进展、使皮损周围色素区变淡等;治疗的关键在于长期坚持。

【推荐处方】

(一)皮损较为广泛、进展期患者

**处方1**　8-甲基补骨脂素(8-MOP),0.3～0.6mg/(kg·d),口服;1.5～2小时后日晒或用长波紫外线(UVA),起始剂量为1～2J/cm,每次增加1J/cm,2～3次/周,疗程为2～6个月。

**处方2**　(1)泼尼松,15～20mg/次,口服,1次/日。

(2)白蚀丸,60粒/次,口服,3次/日。

(3)曲安奈德乳膏,外用,2次/日。

**处方3**　(1)左旋咪唑,成人75mg/d,口服,3次/日;5～12岁者100mg/d,口服;<6岁者50mg/d,口服,连用3～5天,停用1周后再服。

(2)曲安奈德乳膏,外用,2次/日。

(二)皮损较为局限、稳定期患者

**处方1**　0.1%～0.2%8-甲基补骨脂素酊或0.1%补骨脂素酊,外用,15～30分钟后日晒或用长波紫外线(UVA)。

**处方2**　卤米松三氯生,外用,2次/日;或0.1%他克莫司软膏(儿童0.03%),外用,2次/日。

　　**处方 3**　0.05%氮芥乙醇溶液,外用,1 次/日。

　　**处方 4**　煤焦油软膏 + 糖皮质激素软膏,交替外涂患处,2 次/日。

　　**处方 5**　5%氟尿嘧啶霜 + 糖皮质激素软膏,交替外涂患处,2 次/日。

　　**处方 6**　5%米诺地尔溶液 + 糖皮质激素软膏,交替外涂患处,2 次/日(用于毛发发白部位)。

　　**处方 7**　0.1%地蒽酚软膏,外用,1 ~ 2 次/日。

　　**处方 8**　(1)8-MOP 0.6mg/(kg·d),口服,2 小时后日晒,3 次/周。

　　(2)卡泊三醇软膏,外用,2 次/日。

【注意事项】

　　1. 补骨脂类药物有光毒性,应注意日晒时间,开始只能 1 ~ 5 分钟,避免引起水疱反应,白内障、孕妇、皮肤癌、哺乳期妇女以及对光过敏者禁用。

　　2. 口服泼尼松,见效后每月递减 5mg,至每日 5mg,维持 3 ~ 6 个月,避免长期使用引起副作用。外用糖皮质激素时,开始用高效制剂,以后改用低效制剂,避免副作用;如 2 ~ 3 个月无效,应停用以免发生副作用。

　　3. 补骨脂类、氮芥、氟尿嘧啶以及强效糖皮质激素局部外用均有一定的刺激性,面部应避免使用。

# 二十一、天 疱 疮

【疾病概述】

　　天疱疮(pemphigus)是一种慢性、复发性的可累及皮肤黏膜、以表皮内水疱为主要特征的自身免疫性皮肤病。临床分型主要有寻常型天疱疮、增殖型天疱疮、落叶型天疱疮、红斑型天疱疮、疱疹样天疱疮、副肿瘤性天疱疮、IgA 天疱疮。

　　临床特点:①原发损害为大小不等的松弛性水疱,疱易破,尼氏征阳性;②通常口腔黏膜损害出现在皮肤受累之前,口腔内的水疱破裂形成慢性糜烂面,皮肤损害为在外观正常的皮肤上出现水疱,水疱破裂留下糜烂面及结痂;③可累及全身各处的皮肤黏膜,但皮肤和黏膜受损伤的程度可以不同;④糜烂面疼痛明显。

**【治疗原则】**

早期足量使用激素控制病情,逐渐减量并长期维持,对症支持治疗。

**【推荐处方】**

(一)对天疱疮的水疱、糜烂面

**处方** (1)湿润烧伤膏,外用,数次/日。

(2)莫匹罗星软膏,外用,数次/日。

(二)皮损基本愈合,而有红斑瘙痒者

**处方** 0.1%曲安奈德霜,外用,3次/日。

(三)对口腔黏膜糜烂者

**处方** 多贝尔液,漱口,数次/日。

(四)病情轻度的天疱疮系统治疗

**处方** (1)泼尼松,0.5~1mg/(kg·d),早上8点顿服,1次/日。

(2)雷公藤多苷片,40mg/次,口服,2次/日;或环磷酰胺,0.5~1mg/(kg·d),口服,2次/日。

(五)病情中度的天疱疮系统治疗

**处方** (1)泼尼松,1~1.5mg/(kg·d),口服,2次/日。

(2)雷公藤多苷片,60mg/次,口服,3次/日。

(3)环磷酰胺,1~2mg/(kg·d),口服,2次/日;或0.9%氯化钠注射液100ml+环磷酰胺400~500mg,静脉滴注,1次/周。

(六)病情重度的天疱疮系统治疗

**处方** (1)泼尼松,1.5~2mg/(kg·d),口服,2

次/日。

（2）雷公藤多苷片,60mg/次,口服,3 次/日。

（3）环磷酰胺,1 ~ 2mg/（kg·d）,口服,2 次/日。

（七）病情严重和顽固性天疱疮病例可考虑大剂量糖皮质激素冲击疗法

**处方**　5% 葡萄糖注射液 500ml + 甲泼尼龙 500 ~ 1000mg/d,静脉滴注,疗程为 3 ~ 5 天。

（八）以上药物疗效不佳时选用

**处方**　环孢素,5mg/（kg·d）,口服,2 次/日,与泼尼松合用;或吗替麦考酚酯,35 ~ 45mg/（kg·d）,口服,2 次/日。

（九）适用于病情严重,免疫抑制剂使用有禁忌证者

**处方**　（1）丙种球蛋白注射液,0.4g/（kg·d）,静脉滴注,疗程为 3 ~ 5 天。

（2）接泼尼松维持量,2mg/（kg·d）,口服,每 4 ~ 6 周重复使用。

## 【注意事项】

1. 首选糖皮质激素,与细胞毒性免疫抑制剂合用。选好起始量,用药 3 ~ 5 天,无新疱发生方为有效,否则应及时增加糖皮质激素的用量,在原来的基础上加用 25% ~ 50% 。尽量避免糖皮质激素加量缓慢。

2. 糖皮质激素的副作用多,为减少副作用的发生,可在使用糖皮质激素药物的同时预防性用药,选用钙、钾、护胃药物等,用药过程中出现一些副作用应对症处理。细胞毒性免疫抑制剂一般有骨髓抑制作用、肝肾毒性。用药时开始每周,以后每 2 周检查血常规,每月复查肝功能。如环磷酰胺可引起出血性膀胱炎,长期使用增加致癌危险。

3. 有继发性病毒、细菌或真菌感染时,选用相应的抗病毒、细菌或抗真菌药物。

# 二十二、大疱性类天疱疮

## 【疾病概述】

大疱性类天疱疮是多发生于老年人的自身免疫性大疱性皮肤病,主要特点是发生疱壁较厚的紧张性水疱、大疱。

临床特点:①本病好发于50岁以上的中老年人;②好发于胸腹、腋下、腹股沟及四肢屈侧,典型皮损为外观正常的皮肤或红斑上发生浆液性水疱或大疱,疱壁厚而紧张,不易破裂,尼氏征阴性;③8%~39%的患者有黏膜损害,多在皮损泛发期或疾病后期发生,主要侵犯舌、唇、腭、颊、咽,有时累及外阴、肛周等;④自觉有不同程度的瘙痒,通常无全身症状,病程缓慢,反复发作,无瘢痕形成,愈合后遗留色素沉着斑;⑤少数皮损泛发的严重患者如果治疗不及时,机体日益衰弱,可因继发性感染等而导致死亡。

## 【治疗原则】

早期足量使用激素控制病情,逐渐减量并长期维持,对症支持治疗。

## 【推荐处方】

(一)对糜烂面

**处方** (1)湿润烧伤膏,外用,数次/日。

(2)莫匹罗星软膏,外用,数次/日。

(二)对无明显渗出、感染的创面

**处方** 0.1%曲安奈德霜,外用,3次/日。

(三)对病情一般的患者

**处方** (1)泼尼松,1mg/(kg·d),早上8点口服,1次/日。

(2)四环素,1~2g/d,口服,3次/日。

(3)雷公藤多苷,40mg/次,口服,2次/日。

（四）对病情严重或顽固者可考虑大剂量糖皮质激素冲击疗法

**处方 1**    5% 葡萄糖注射液 500ml + 甲泼尼龙 500 ~ 1000mg/d，静脉滴注，疗程为 3 ~ 5 天。

**处方 2**    （1）第 1 日，5% 葡萄糖注射液 500ml + 甲泼尼龙 400mg/次，静脉滴注。

（2）第 2 日，5% 葡萄糖注射液 500ml + 甲泼尼龙 300mg/次，静脉滴注。

（3）第 3 日，5% 葡萄糖注射液 500ml + 甲泼尼龙 200mg/次，静脉滴注，1 次/1 ~ 2 周。

**处方 3**    5% 葡萄糖注射液 500ml + 地塞米松注射液 50 ~ 150mg/次，静脉滴注，疗程为 3 天。冲击疗法后恢复到常规泼尼松口服维持量治疗。

（五）对病情严重呈进行性而不能控制者

**处方**    （1）丙种球蛋白注射液，0.4g/（kg·d），静脉滴注，疗程为 3 ~ 5 天。

（2）接泼尼松维持量，2g/（kg·d），每 4 ~ 6 周重复使用。

**【注意事项】**

1. 根据水、电解质、全身恶病质情况采取相应措施。由于大疱性类天疱疮多为老年人，有时疾病自限，在用药过程中应权衡利弊，注意药物的不良反应。用药过程中出现一些不良反应应及时对症处理。应注意加强营养，补充蛋白质，给予必要的支持疗法。

2. 应用糖皮质激素时应选好起始量，疗程为 3 ~ 5 天，无新疱发生方为有效。否则应及时增加糖皮质激素的用量，在原来的基础上加用 25% ~ 50%。尽量避免糖皮质激素加量缓慢。

3. 细胞毒性免疫抑制剂一般有骨髓抑制作用、肝肾毒性。用药时开始每周，以后每 2 周检查血常规，每月复查肝功能。

# 第二节　性传播疾病

## 一、淋　病

### 【疾病概述】

淋病是由淋病奈瑟菌引起的泌尿生殖系统的化脓性感染,也可引起包括眼、咽、直肠、盆腔淋球菌感染和播散性淋球菌感染。

临床特点:①好发年龄:可以发生于任何年龄,多发于性活跃的中青年人;②多有不洁性交或配偶感染史;③潜伏期为 2 ~ 10 天(平均为 3 ~ 5 天);④主要表现为尿频、尿急、尿痛及尿道口脓性分泌物。

### 【治疗原则】

1. 早期诊断,早期治疗,用药规范。
2. 对合并有其他性传播疾病要一并治疗。
3. 必要时建议做培养及药敏试验。

### 【推荐处方】

(一) 适用于淋菌性尿道炎、直肠炎、宫颈炎

**处方 1**　注射用头孢曲松,250mg/次,肌内注射,1次/日。

**处方 2**　大观霉素注射液,2g/次(宫颈炎 4g/次),肌内注射,1 次/日。

**处方 3**　氧氟沙星,400mg/次,口服,1 次/日。

**处方 4**　注射用头孢噻肟,1g/次,肌内注射,1 次/日。

**处方 5**　环丙沙星,500mg/次,口服,1 次/日。

(二) 适用于淋菌性咽炎

**处方 1**　注射用头孢曲松,250mg/次,肌内注射,1次/日。

**处方 2**　环丙沙星,500mg/次,口服,1 次/日。

**处方 3**　氧氟沙星,400mg/次,口服,1 次/日。

（三）适用于新生儿淋菌性眼炎

**处方 1**　注射用头孢曲松,25～50mg/(kg·d)(单剂不超过 25mg/次),肌内或静脉注射,1 次/日,疗程为 7 天。

**处方 2**　大观霉素注射液,40mg/(kg·d),肌内注射,1 次/日,疗程为 7 天。

（四）适用于成人淋菌性眼炎

**处方 1**　注射用头孢曲松,1g/次,肌内注射,1 次/日,疗程为 7 天。

**处方 2**　大观霉素注射液,2g/次,肌内注射,1 次/日,疗程为 7 天。

（五）适用于妊娠期淋病

**处方 1**　注射用头孢曲松,250mg/次,肌内注射,1 次/日。

**处方 2**　大观霉素注射液,2g/次,肌内注射,1 次/日。

（六）适用于儿童淋病

**处方 1**　注射用头孢曲松,125mg/次,肌内注射,1 次/日。

**处方 2**　大观霉素注射液,40mg/(kg·次),肌内注射,1 次/日。

（七）适用于淋菌性附睾炎

**处方 1**　注射用头孢曲松,250～500mg/次,肌内注射,1 次/日,疗程为 10 天。

**处方 2**　大观霉素,2g/次,肌内注射,1 次/日,疗程为 10 天。

（八）适用于淋菌性盆腔炎

**处方**　(1)注射用头孢曲松,500mg/次,肌内注射,1 次/日,疗程为 10 天。

(2)甲硝唑,400mg/次,口服,2 次/日,疗程为 10 天;或大观霉素,2g/次,肌内注射,1 次/日,疗程为 10 天。

(3)多西环素,100mg/次,口服,2 次/日,疗程为 10 天。

（九）适用于播散性淋球菌感染

**处方 1** 注射用头孢曲松，1g/次，肌内或静脉注射，1次/日，疗程为 10 天以上。

**处方 2** 大观霉素，2g/次，肌内注射，2 次/日，疗程为10 天以上。

合并支原体、衣原体感染加用多西环素或阿奇霉素。

**【注意事项】**

1. 杜绝不洁性交，提倡使用避孕套。

2. 孕妇禁用氟喹若酮类和四环素类药物。

3. 对淋菌性眼炎可外用红霉素眼膏、0.9% 氯化钠注射液洗眼。

# 二、非淋菌性尿道炎

**【疾病概述】**

非淋菌性尿道炎是一种以衣原体和支原体为主要致病微生物导致的泌尿生殖道系统感染。

临床特点：①好发于性活跃期男女，多有不洁性交史；②潜伏期平均为 1~3 周；③男性非淋菌性尿道炎的临床表现为尿道分泌物呈浆液性或浆液脓性，稀薄量少，尿道口发痒、尿痛、尿频、刺痛或烧灼感；女性非淋菌性尿道炎或宫颈炎的临床表现轻微，主要为生殖道炎症、下腹部不适、尿道刺激症状等。

**【治疗原则】**

1. 及时、足量、规范用药治疗，应根据培养 + 药敏试验结果合理选用抗生素。

2. 对治疗效果不佳的患者要考虑除衣原体、支原体以外的致病菌感染，或再感染、合并感染、耐药的产生、合并前列腺炎等情况，选用抗生素治疗。

3. 对合并有其他性传播疾病要一并治疗。

## 【推荐处方】

（一）适用于非淋菌性尿道炎、宫颈炎

**处方 1**　多西环素,100mg/次,口服,2 次/日,疗程为 10 天。

**处方 2**　阿奇霉素,1g/次,饭前 1 小时或饭后 2 小时口服,1 次/日。

**处方 3**　米诺环素,100mg/次,口服,2 次/日,疗程为 10 天。

**处方 4**　红霉素,500mg/次,口服,4 次/日,疗程为 10 天。

**处方 5**　四环素,500mg/次,口服,4 次/日,疗程为 10 天。

**处方 6**　左氧氟沙星,200mg/次,口服,2 次/日,疗程为 10 天。

**处方 7**　克拉霉素,250mg/次,口服,2 次/日,疗程为 10 天。

**处方 8**　罗红霉素,150mg/次,口服,2 次/日,疗程为 10 天。

（二）适用于复发性非淋菌性尿道炎、宫颈炎

**处方**　（1）甲硝唑,400mg/次,口服,2 次/日,疗程为 7 天。

（2）红霉素,500mg/次,口服,4 次/日,疗程为 14 天。

（3）左氧氟沙星,200mg/次,口服,2 次/日,疗程为 10 天。

（三）适用于孕妇非淋菌性尿道炎、宫颈炎

**处方 1**　红霉素,500mg/次,口服,4 次/日,疗程为 7 天。

**处方 2**　红霉素,250mg/次,口服,4 次/日,疗程为 14 天。

**处方 3**　阿奇霉素,1g/次,饭前 1 小时或饭后 2 小时口服,1 次/日。

（四）适用于新生儿衣原体感染

**处方** 红霉素干糖浆粉剂，50mg/（kg·d），口服，4 次/日，疗程为 14 天，有效可再延长 1～2 周。

## 【注意事项】

1. 注意联合用药可以出现如副作用、菌群失调、配伍等问题。

2. 孕妇和 <17 岁的青少年禁用四环素类和氟喹若酮类药物。

3. 对妊娠期和哺乳期用药应谨慎使用。

# 三、梅　毒

## 【疾病概述】

梅毒是由梅毒螺旋体感染引起的一种慢性系统性疾病，主要通过性接触传播。几乎可侵犯人体的所有器官，并产生多种多样的症状和体征，又可以多年无症状而呈潜伏状态，因此梅毒的临床表现极为复杂。传播途径为性接触传染、胎盘传染、产道传染、非性接触传染、输血传染和间接接触传染。梅毒可根据传染途径的不同而分为后天（获得性）梅毒与先天（胎传）梅毒；又可根据病程的发展而分为早期梅毒与晚期梅毒。

临床特点：

1. 获得性梅毒（后天梅毒）

（1）一期梅毒：①有不洁性交史，潜伏期为 2～4 周。②好发部位：男性好发于龟头、冠状沟和包皮；女性则为阴唇、阴唇系带、尿道和会阴；男性同性恋者好发于肛周。③典型皮损：硬下疳初为小片红斑，迅速发展为无痛性炎性丘疹，表面坏死而形成直径为 1～2cm、呈圆形或椭圆形的无痛性溃疡，周围堤状隆起，界清，基底平坦，肉红色，触之有软骨样硬度，上覆灰白色薄膜，有浆液性分泌物。④3～4 周未经治疗自行消退，留浅表性瘢痕和色素沉着。

（2）二期梅毒：①有不洁性交史、硬下疳史。②常发生于硬下疳消退3~4周后（感染9~12周）。③前驱症状有低热、头痛、骨关节痛，可伴有全身淋巴结肿大。④皮损特点：皮疹可具有多种形态，泛发而对称分布；斑疹性、丘疹性、掌跖梅毒疹、扁平湿疣、梅毒性秃发等。⑤系统损害：可有骨关节损害、眼损害、神经损害以及内脏损害，全身淋巴结无痛性肿大。⑥2~3个月未经治疗可自行消退。

（3）三期梅毒：①有不洁性交史和早期梅毒史。②皮肤黏膜损害：梅毒性树胶肿和结节性梅毒疹较为典型。梅毒性树胶肿是三期梅毒的标志，好发于小腿，形成穿凿状溃疡，界清，边缘锐利，基底表面有黏稠的树胶状分泌物渗出，破坏性大，毁形严重。③还可发生骨梅毒、眼梅毒、心血管梅毒和神经梅毒。

（4）潜伏梅毒：①有梅毒感染史，2年以内为早期潜伏梅毒，2年以上为晚期潜伏梅毒；②无临床症状或临床症状已消失；③梅毒抗原血清试验阳性，脑脊液检查正常。

2. 胎传梅毒（先天梅毒）

（1）早期胎传梅毒：①母亲有梅毒史；②出生后2年内发病，3周可以出现临床症状；③多为早产儿，发育营养差，皮肤松弛，貌似老人；④皮损特点：出生后3周出现，皮疹形态多样，与二期梅毒疹相似，口周及肛周常形成皲裂，愈后遗留放射状瘢痕，具有特征性；⑤梅毒性鼻炎：表现为鼻塞、流涕、呼吸及吸吮困难，可损及鼻骨形成鞍鼻；⑥骨梅毒：骨梅毒较常见，表现为骨膜炎、骨软骨炎、骨髓炎、疼痛、四肢活动障碍（梅毒性假瘫）；⑦全身淋巴结肿大及肝脾大；⑧实验室检查：暗视野下可查到梅毒螺旋体，梅毒血清试验呈阳性。

（2）晚期胎传梅毒：①出生后2年发病，一般为5~8岁；②症状及皮损与三期梅毒相似，可出现树胶肿、结节性梅毒疹、眼梅毒、骨梅毒、神经梅毒；③标志性损害：哈钦森齿、桑葚齿、胸锁关节增厚、基质性角膜炎、神经性耳聋，其中哈钦森齿、基质性角膜炎和神经性耳聋合称为哈钦森三联征。

## 【治疗原则】

1. 早期诊断,早期治疗,用药规范,定期复查。
2. 对合并有其他性传播疾病要一并治疗。
3. 对性伴和传染源要尽可能一并治疗。

## 【推荐处方】

(一) 早期梅毒

**处方 1**　灭菌注射用水 2ml + 苄星青霉素 240 万 U/次,肌内注射(120 万 U 各注入臀部两侧),1 次/周,疗程为 3~4 周。

**处方 2**　灭菌注射用水 2ml + 普鲁卡因青霉素 80 万 U/次,肌内注射,1 次/日,疗程为 10~15 天,总量为 800 万~1200 万 U。

**处方 3**　四环素,500mg/次,口服,4 次/日,疗程为 15 天。

**处方 4**　多西环素,100mg/次,口服,2 次/日,疗程为 15 天。

**处方 5**　红霉素,500mg/次,口服,4 次/日,疗程为 15 天(适用于对青霉素过敏者)。

(二) 晚期梅毒

**处方 1**　灭菌注射用水 2ml + 苄星青霉素 240 万 U/次,肌内注射(120 万 U 各注入臀部两侧),1 次/周,疗程为 4 周。

**处方 2**　灭菌注射用水 2ml + 普鲁卡因青霉素 80 万 U/次,肌内注射,1 次/日,疗程为 20 天,2 周后可进行第 2 个疗程。

**处方 3**　四环素,500mg/次,口服,4 次/日,疗程为 30 天。

**处方 4**　多西环素,100mg/次,口服,2 次/日,疗程为 30 天。

**处方 5**　红霉素,500mg/次,口服,4 次/日,疗程为 30 天(适用于对青霉素过敏者)。

（三）心血管梅毒

**处方 1**　(1)灭菌注射用水 2ml + 青霉素,第 1 天 10 万 U/次,肌内注射,1 次/日;第 2 天 10 万 U/次,肌内注射,2 次/日;第 3 天 20 万 U/次,肌内注射,2 次/日。

(2)灭菌注射用水 2ml + 普鲁卡因青霉素,第 4 日起 80 万 U/次,肌内注射,1 次/天,疗程为 15 天,共 2 个疗程(疗程间停药 2 周)。

**处方 2**　四环素,500mg/次,口服,4 次/日,疗程为 30 天。

**处方 3**　多西环素,100mg/次,口服,2 次/日,疗程为 30 天。

**处方 4**　红霉素,500mg/次,口服,4 次/日,疗程为 30 天(适用于对青霉素过敏者)。

（四）神经梅毒

**处方 1**　(1)灭菌注射用水 2ml + 青霉素,1200 万 ~ 2400 万 U/d,静脉滴注,300 万 ~ 400 万 U/次,每 4 小时 1 次,疗程为 10 ~ 14 天。

(2)继以灭菌注射用水 2ml + 苄星青霉素 240 万 U/次,肌内注射,1 次/周,疗程为 3 周。

**处方 2**　(1)灭菌注射用水 2ml + 普鲁卡因青霉素 240 万 U/次,肌内注射,1 次/日。

(2)丙磺舒,0.5g/次,口服,4 次/日,疗程为 10 ~ 14 天。

(3)继以灭菌注射用水 2ml + 苄星青霉素 240 万 U/次,肌内注射,1 次/周,疗程为 3 周。

**处方 3**　四环素,500mg/次,口服,4 次/日,疗程为 30 天。

**处方 4**　多西环素,100mg/次,口服,2 次/日,疗程为 30 天。

**处方 5**　红霉素,500mg/次,口服,4 次/日,疗程为 30

天(适用于对青霉素过敏者)。

（五）妊娠梅毒

**处方 1**　灭菌注射用水 2ml + 普鲁卡因青霉素 80 万 U/次,肌内注射,1 次/日,疗程为 10 天,妊娠初 3 个月及末 3 个月各 1 个疗程。

**处方 2**　红霉素,500mg/次,口服,4 次/日;早期梅毒疗程为 15 天,二期复发及晚期梅毒疗程为 30 天。妊娠初 3 个月及末 3 个月各 1 个疗程,但婴儿出生后应用青霉素补治(适用于对青霉素过敏者)。

（六）早期先天梅毒

1. 适用于脑脊液异常者

**处方 1**　灭菌注射用水 2ml + 青霉素:出生后 7 日以内的新生儿 5 万 U/(kg·d),静脉注射,每 12 小时 1 次;出生 7 日以后的婴儿 5 万 U/(kg·d),每 8 小时 1 次,总疗程为 10 ~ 14 天。

**处方 2**　灭菌注射用水 2ml + 普鲁卡因青霉素 5 万 U/(kg·d),肌内注射,1 次/日,疗程为 10 ~ 14 天。

2. 适用于脑脊液正常者

**处方**　灭菌注射用水 2ml + 苄星青霉素 5 万 U/(kg·d),1 次分两臀肌内注射。

（七）晚期先天梅毒

**处方 1**　灭菌注射用水 2ml + 青霉素 20 万 ~ 30 万 U/(kg·d),静脉或肌内注射,4 次/日,疗程为 10 ~ 14 天。

**处方 2**　灭菌注射用水 2ml + 普鲁卡因青霉素 5 万 U/(kg·d),肌内注射,疗程为 10 ~ 14 天,可考虑予以第 2 个疗程。大龄儿童用量不超过成人同期患者用量。

**处方 3**　红霉素,7.5 ~ 12.5mg/(kg·d),口服,4 次/日,疗程为 30 天(适用于对青霉素过敏者)。

（八）HIV 感染者梅毒

**处方**　灭菌注射用水 2ml + 苄星青霉素 240 万 U/次,肌内注射(120 万 U 各注入臀部两侧),1 次/周,疗程为 2 ~ 3 周。

## 【注意事项】

1. 青霉素仍是最有效的抗生素,对青霉素过敏者可选用红霉素或四环素。

2. 孕妇、儿童禁用四环素类药物。

3. 避免发生吉海反应,治疗前可予以激素,在注射青霉素的前一天开始用泼尼松,20mg/d,2 次/日,疗程为 3 天。

4. 早期梅毒治疗后第 1 年每 3 个月复查 1 次,以后每半年复查 1 次,连续 2~3 年。如血清反应由阴性转为阳性或滴度升高 4 倍属血清复发或有症状复发,均应加倍复治。超过 2 年血清不转阴者属于血清固定。建议做 HIV 检查和神经系统检查,以便早期发现 HIV 感染或无症状性神经梅毒。

5. 妊娠梅毒治疗后,分娩前每月复查梅毒血清反应,所生婴儿要观察到血清阴性为止,如发现滴度升高或有症状发生,应立即进行治疗。

6. 晚期梅毒复查同早期梅毒,连续观察 3 年。

## 四、尖锐湿疣

## 【疾病概述】

尖锐湿疣是感染人类乳头瘤病毒而引起的一种上皮乳头瘤样增生,引起尖锐湿疣的主要是 HPV-6、HPV-11、HPV-16 和 HPV-18 等型。

临床特点:①多有不洁性交史,潜伏期平均为 3 个月,好发于性活跃人群;②皮损好发部位为外阴皮肤黏膜交界处,偶见发生于肛门生殖器以外的部位;③皮损特点:开始为单个或多个散在或密集的淡红或皮色尖顶丘疹,逐渐增大增多,表面凹凸不平,进一步增生成疣状突起,大多数患者无任何自觉症状;④极少数患者皮损可恶变。

## 【治疗原则】

1. 除去临床可见疣体的同时对不典型或亚临床皮损

要一并治疗。

2. 采取多种治疗方法结合,防止复发。

3. 早期发现、早期治疗,对合并有其他性传播疾病要一并治疗。

【推荐处方】

(一)外用药物治疗

**处方 1**　5%咪喹莫特,外用,3 次/周,每次涂药 6～10小时后清洗掉,疗程可达 16 周。

**处方 2**　0.5%鬼臼毒素酊,外用,2 次/日,疗程为 3天,停药 4 天为 1 个疗程,如有必要可重复治疗达 4 个疗程。

**处方 3**　干扰素凝胶,外用,4 次/日,疗程为 6 周。

**处方 4**　10%～25%鬼臼毒素酊,外用,1～2 次/周,搽药 1～4 小时后洗去。

**处方 5**　5%氟尿嘧啶霜(5-FU),外用,1 次/周,疗程为 4 周。

**处方 6**　25%～50%三氯醋酸,外用,1 次/周,疗程不超过 6 周。

(二)局部及肌内注射治疗

**处方 1**　干扰素注射液,100 万～300 万 U/次,病损基底部注射,1 次/隔日,疗程为 10 次。

**处方 2**　白介素-2 注射液,10 万～20 万 U/次,病损基底部注射,1 次/隔日,疗程为 10 次。

**处方 3**　卡介菌多糖核酸注射液,1～2ml/次,病损基底部或肌内注射,1 次/隔日,疗程为 18 次。

【注意事项】

1. 提高自身免疫力,杜绝不洁性交,提倡使用避孕套。

2. 鬼臼毒素酊孕妇及婴儿禁用。

3. 注意防止过度治疗。

# 第十七章

# 眼科和耳鼻咽喉科疾病

## 第一节 眼科疾病

### 一、细菌性结膜炎

**【疾病概要】**

结膜炎是眼科最常见的疾病之一。最常见的病因是微生物感染。按发病快慢可分为超急性（24小时内）、急性或亚急性（几小时至几天）、慢性（数天至数周）。

急性或亚急性细菌性结膜炎又称急性卡他性结膜炎，俗称"红眼病"。传染性强，多发于春秋季节。临床特点：潜伏期为1~3天，两眼同时或相间1~2天发病。发病3~4天时病情达到高潮，以后逐渐减轻。表现为患眼红、烧灼感，或伴有畏光、流泪，伴有分泌物。

慢性结膜炎可由急性结膜炎演变而来，或毒力较弱的病原菌感染所致，发病无季节性。慢性结膜炎进展缓慢，持续时间长，可单侧或双侧发病。症状多样，主要表现为眼痒、烧灼感、干涩感、眼刺痛及视力疲劳、结膜轻度充血，可有睑结膜增厚、乳头增生，分泌物为黏液性或白色泡沫样。莫阿菌可引起眦部结膜炎，伴有外眦角皮肤结痂、溃疡形成，以及睑结膜乳头和滤泡增生。金黄色葡萄球菌引起者常伴有溃疡性睑缘炎或角膜周边点状浸润。

## 【治疗原则】

原则是去除病因,抗感染治疗。以局部给药为主,严重感染必要时全身用药。急性期忌包扎患眼。

## 【推荐处方】

(一) 常见的革兰阳性或阴性细菌感染

**处方** (1)0.1%利福平滴眼液,滴眼,每1~2小时1次;或0.5%氯霉素滴眼液,滴眼,每1~2小时1次。

(2)0.3%妥布霉素滴眼液,滴眼,每1~2小时1次;或0.3%左氧氟沙星眼药水,滴眼,每1~2小时1次。

(二) 耐甲氧西林金黄色葡萄球菌感染

**处方** 0.5%万古霉素滴眼液,滴眼,每1~2小时1次。

(三) 奈瑟淋球菌感染

1. 成人

**处方1** 0.9%氯化钠注射液100ml+青霉素320万U,静脉滴注,3次/日,疗程为5天。

**处方2** 0.9%氯化钠注射液100ml+头孢曲松2g,静脉滴注,1次/日,疗程为5天。

**处方3** 0.9%氯化钠注射液100ml+大观霉素2g,静脉滴注,1次/日,疗程为5天。

2. 儿童

**处方1** 灭菌注射用水2ml+青霉素10万U/(kg·d),静脉或肌内注射,2~3次/日,疗程为7天。

**处方2** 灭菌注射用水1ml+头孢曲松钠,25~50mg/(kg·d),静脉或肌内注射,1次/日,疗程为7天。

**处方3** 灭菌注射用水1ml+头孢噻肟钠,25mg/(kg·次),静脉或肌内注射,2~3次/日,疗程为7天。

## 【注意事项】

1. 青霉素用药前做皮试,过敏者寻找其他抗菌药物治疗。

2. 流感嗜血杆菌感染而致的急性结膜炎、或伴有咽炎或急性化脓性中耳炎的患者,局部用药的同时应口服头孢菌素类抗生素。

3. 急性期患者要注意隔离,避免交叉传染,严格消毒患者用过的洗脸用具、手帕及接触的医疗器皿。

4. 严格注意个人卫生和集体卫生,提倡勤洗手、洗脸和不用手或衣袖拭眼。

5. 医护人员在接触患者之后必须洗手消毒以防交叉感染,必要时应戴防护眼镜。

6. 冲洗时要小心操作,避免损伤角膜上皮,冲洗液勿流入健眼,以免造成交叉感染。

7. 新生儿出生后应常规立即用 1% 硝酸银滴眼液滴眼 1 次或涂 0.5% 四环素眼膏,以预防新生儿淋球菌性结膜炎和衣原体性结膜炎。

8. 慢性结膜炎的难治病例和伴有酒糟鼻的患者需口服多西环素,100mg/次,1~2 次/日,持续数月。

## 二、病毒性结膜炎

### 【疾病概要】

病毒性结膜炎可由多种病毒引起,通常有自限性。按病程分为急性和慢性两组。临床上以前者多见,包括流行性角结膜炎、流行性出血性结膜炎、咽结膜热、单纯疱疹性角膜炎等。其中流行性角结膜炎、流行性出血性结膜炎的传染性极强。

### 【治疗原则】

以局部治疗为主。积极控制感染,抑制病毒复制,减轻炎症反应引起的角膜损害。传染期患者要注意隔离,严格消毒患者的用具,避免交叉感染。

## 【推荐处方】

**处方**　(1)0.1%阿昔洛韦眼液,1～2滴/次,滴眼,每2小时1次;或0.15%更昔洛韦眼液,1～2滴/次,滴眼,每2小时1次;或0.1%利巴韦林滴眼液,1～2滴/次,滴眼,每2小时1次;或0.1%碘苷滴眼液,1～2滴/次,滴眼,每2小时1次。

(2)干扰素滴眼液,急性期滴眼,每2小时1次。

(3)阿昔洛韦片,0.2g/次,口服,4次/日,晚上涂更昔洛韦眼凝胶。

## 【注意事项】

1. 合并细菌感染时加用抗生素眼液治疗。

2. 只有出现明显的免疫炎症反应时才使用激素治疗,而且必须联合使用抗病毒药物。

3. 急性期患者要注意隔离,避免交叉传染,严格消毒患者用过的洗脸用具、手帕及接触的医疗器皿。

4. 严格注意个人卫生和集体卫生,提倡勤洗手、洗脸和不用手或衣袖拭眼。

5. 医护人员在接触患者之后必须洗手消毒以防交叉感染,必要时应戴防护眼镜。

6. 冲洗时要小心操作,避免损伤角膜上皮,冲洗液勿流入健眼,以免造成交叉感染。

# 三、沙　眼

## 【疾病概要】

沙眼是由沙眼衣原体感染所致的一种慢性传染性结膜角膜炎,是导致盲的主要疾病之一。沙眼为双眼发病,通过直接接触或污染间接传播。沙眼一般起病缓慢,多为双眼发病,但轻重程度可有不等。急性期症状包括畏光、流泪、异物感,较多黏液或黏脓性分泌物。慢性期无明显不适,仅有眼痒、异物感、干燥和烧灼感。重复感染或并发细菌感时,刺激症状可更重,且可出现视力减退。晚期发生睑内翻与倒睫、上睑下垂、睑球粘连、角膜混浊、实质性结膜干燥症、慢性泪囊炎等并发症,可严重影响视力,甚至失明。

## 【治疗原则】

包括全身和眼局部药物治疗及并发症的治疗。

## 【推荐处方】

(一)眼局部药物治疗

**处方** (1)0.1% 利福平滴眼液,滴眼,4 次/日;或 0.1%新霉素滴眼液,滴眼,4 次/日,疗程为 10 ~ 12 周。

(2)0.1%酞丁胺滴眼液,滴眼,4 次/日,疗程为 10 ~ 12 周。

(3)红霉素眼膏,睡前涂眼,1 次/日;或四环素类眼膏,睡前涂眼,1 次/日,疗程为 10 ~ 12 周。

(二)适用于急性期或严重的沙眼患者

**处方 1** 阿奇霉素,首剂 500mg,以后 250mg/次,口服,1 次/日,疗程为 4 天。

**处方 2** 四环素,250mg/次,口服,4 次/日,疗程为 14 天。

**处方 3** 多西环素,100mg/次,口服,2 次/日,疗程为 3 ~ 4 周。

## 【注意事项】

1. 7 岁以下的儿童和孕妇忌用四环素类,避免产生牙齿和骨骼损害。

2. 培养良好的卫生习惯,避免接触传染,改善环境,加强对旅店业及理发业等服务行业的卫生管理。

# 四、干 眼 症

## 【疾病概要】

干眼症又称角结膜干燥症,是泪液和眼球表面的多因素疾病,能引起不适、视觉障碍和泪膜不稳定,可损害眼表,伴有泪液渗透压升高和眼表炎症。干眼症的症状多种多样,最常见的有干涩感、异物感、烧灼感、畏光、视物模糊和视疲劳。干眼症如果合并其他全身性疾病,则具有相应疾病的症状,如口干、关节痛、皮肤病损等。按病因可分为 4 类:①水样液缺乏性干眼症;②黏蛋白缺乏性干眼症;③脂质缺乏性干眼症;④泪液流体动力学(分布)异常所致的干眼症。

临床分 2 类:①泪液生成不足型,又可再分为 Sjogren 综合征所致的干眼症(SS-ATD)及非 SS-ATD;②蒸发过强型。

【治疗原则】

干眼症的治疗包括两个方面,即消除病因和缓解症状。

许多干眼症患者可能是水样液缺乏和蒸发过强两种因素并存,开始治疗干眼症之前应首先明确以哪一型为主,以便采取针对性措施。干眼症是慢性病症,多需长期治疗,要鼓励患者消除病因,坚持治疗。

【推荐处方】

(一) 适用于较轻的干眼症

**处方 1**　透明质酸钠眼液,1 滴/次,滴眼,5~6 次/日,可根据症状适当增减。

**处方 2**　羟糖苷眼液,1~2 滴/次,滴眼,需要时。

**处方 3**　羧甲基纤维素钠滴眼液,1~2 滴/次,滴眼,需要时。

(二) 中、重度干眼症在处方(一)的基础上可加用

**处方 1**　妥布霉素地塞米松眼液,1~2 滴/次,滴入结膜囊内,每 4~6 小时 1 次。

**处方 2**　0.05%~0.1% 环孢素,滴眼,2 次/日,疗程为 6 个月。

## 【注意事项】

1. 通常认为,上皮性结膜干燥症可能是因为维生素 A 缺乏所致,因而治疗中需要适当补充维生素 AD 胶丸治疗。然而,需注意补充维生素 AD 不可操之过急或用量过大,以防产生过量中毒。维生素 AD 中毒患者可出现眼球突出、皮疹、脱发、视盘水肿、广泛游走性关节痛、肝脾大等。

2. 实质性结膜干燥症若为泪液分泌不足所致,可选择各种泪液替代液、人工泪液滴眼,但是要严防在临床中不切实际地滥用眼药水。

3. 对于严重的干眼症可予以临时或永久性泪小点栓塞治疗。

# 五、病毒性角膜炎

## 【疾病概要】

角膜炎指角膜由外源性或内源性致病因素引起的角膜上皮病变,主要包括损伤、基质水肿、细胞浸润或坏死的损害。病毒性角膜炎可由多种病毒引起,其临床表现轻重不等,对视力的损害程度视病变位置、炎症轻重、病程长短、复发次数和有无混合感染而不同,通常有自限性。临床上常见的病毒性角膜炎有单纯疱疹性角膜炎、牛痘性角膜炎、带状疱疹性角膜炎等。其中单纯疱疹性角膜炎是最主要、最常见的病毒性角膜炎,发病率高,易复发,多次复发后易致盲。

## 【治疗原则】

以局部治疗为主。积极控制感染,抑制病毒复制,减轻炎症反应引起的角膜损害。传染期患者要注意隔离,严格消毒患者的用具,避免交叉感染。

## 【推荐处方】

**处方** (1)0.1% 阿昔洛韦眼液,1~2 滴/次,滴眼,每2

小时 1 次;或 0.1% 利巴韦林滴眼液,1~2 滴/次,滴眼,每 1~2 小时 1 次;或 0.1% 碘苷滴眼液,1~2 滴/次,滴眼,每 1~2 小时 1 次。

（2）干扰素滴眼液,急性期滴眼,每 1~2 小时 1 次。

（3）阿昔洛韦片,0.2g/次,口服,4 次/日。

## 【注意事项】

1. 合并细菌感染时需加用抗生素眼液治疗。

2. 只有出现明显的免疫炎症反应时才使用激素如 1% 泼尼松龙滴眼液治疗,而且必须联合使用抗病毒药物。

3. 若本病急性期和病情加重时,还需要加用 1% 阿托品滴眼液来预防可能产生的虹膜睫状体炎。

# 六、老年白内障

## 【疾病概要】

老年白内障又称年龄相关性白内障,是最为常见的白内障类型,多见于 50 岁以上的中老年人,随年龄增加其发病率明显升高。常常双眼患病,但发病有先后,严重程度也不一致。主要症状为随眼球转动的眼前阴影以及渐进性、无痛性视力减退。老年性白内障分为 3 种类型:皮质性、核性以及后囊下白内障。

## 【治疗原则】

目前尚无疗效肯定的药物,因白内障影响工作和生活时,可考虑手术治疗,通常采用白内障囊外摘除(包括白内障超声乳化术)联合人工晶状体植入术。在某些情况下也可行白内障囊内摘除术,术后给予戴眼镜或角膜接触镜矫正视力。

## 【推荐处方】

（一）可试用于治疗的滴眼药物

**处方 1**　吡诺克辛钠滴眼液,1~2 滴/次,滴眼,3~4

次/日。

**处方 2**　法可林滴眼液,1~2 滴/次,滴眼,3 次/日。

**处方 3**　谷胱甘肽滴眼液,1~2 滴/次,滴眼,3 次/日。

(二)可试用于治疗的内服药物

**处方**　石斛夜光丸,6g/次,口服,3 次/日。

**【注意事项】**

1. 白内障成熟后尽早行手术治疗,避免晶状体溶解性青光眼以及晶状体过敏性青光眼的发生。

2. 注意和并发性白内障相鉴别,排除视网膜剥离、眼内肿瘤、青光眼等疾病,及时采取恰当的病因治疗。

# 七、青 光 眼

**【疾病概要】**

青光眼是一组以特征性视神经萎缩和视野缺损为共同特征的疾病,最终将导致患者严重视力障碍,病理性眼压增高是其主要的危险因素。根据前房角形态、病因机制,以及发病年龄 3 个主要因素,一般将青光眼分为原发性、继发性和先天性三大类。原发性青光眼可再细分为开角型和闭角型两种。导致青光眼的起因极其复杂,可能与遗传、炎症、药物或情绪等诸多因素有关。

**【治疗原则】**

原发性青光眼的治疗原则为:①降低眼压;②视神经保护性治疗。降低眼压药物大致分 3 类:①增加房水流出:毛果芸香碱滴眼液、前列腺素衍生物眼液;②抑制房水生成:β 肾上腺能受体阻断药、碳酸酐酶抑制剂;③减少眼内容积:高渗脱水剂。

**【推荐处方】**

**处方 1**　1% 毛果芸香碱滴眼液,1~2 滴/次,滴眼,3~

4 次/日。

**处方 2**　0.25% ~0.5% 噻吗洛尔滴眼液,1 滴/次,滴眼,2 次/日。

**处方 3**　0.25% ~0.5% 盐酸倍他洛尔滴眼液,1 滴/次,滴眼,2 次/日(有房室传导阻滞、窦房结病变、支气管哮喘者禁用)。

**处方 4**　0.005% 拉坦前列素滴眼液,1 滴/次,傍晚滴眼,1 次/日。

**处方 5**　0.004% 曲伏前列素滴眼液,1 滴/次,傍晚滴眼,1 次/日。

**处方 6**　0.03% 贝美前列素滴眼液,1 滴/次,傍晚滴眼,1 次/日。

**处方 7**　(1)乙酰唑胺片,0.25g/次,口服,2 次/日;或醋甲唑胺片,50mg/次,口服,2 次/日。

(2)1% 布林佐胺滴眼液,1 滴/次,滴眼,3 次/日。

**处方 8**　20% 甘露醇注射液,1 ~2g/kg,快速静脉滴注,1 ~2 次/日。

**处方 9**　50% 甘油,2 ~3ml/kg,口服(糖尿病患者慎用)。

**处方 10**　1% 去氧肾上腺素滴眼液,1 滴/次,滴眼,1 ~2 次/日。

**处方 11**　0.1% 地匹福林滴眼液,1 滴/次,滴眼,1 ~2 次/日。

## 【注意事项】

1. 使用单一类药物难以控制眼压时可以联合使用 1 ~2 类其他类别的降眼压药物。

2. 要注意降眼压药物使用的禁忌证和并发症。

3. 青光眼药物控制眼压后根据指征行手术治疗。

4. 继发性青光眼要同时进行原发病的治疗。

5. 使用高渗性脱水药物要注意监测患者的肾功能情况。

6. β 肾上腺能受体阻断药类滴眼液禁用于闭角型青光眼,以及严重的高血压、冠心病,因禁忌证较多,临床使用较少。

# 八、眼 外 伤

## 【疾病概要】

眼外伤是引起单眼失明的首要原因。任何机械性、物理性和化学性的外来因素作用于眼部,造成视觉器官结构和功能的损害统称为眼外伤。眼外伤有多种分类方法,按致伤原因可分为机械性和非机械性两类;按致伤类型主要有眼球穿通伤钝、眼球挫伤或眼球破裂,以及多发伤或复合伤;按损伤程度还可分为轻、中和重度 3 类。

## 【治疗原则】

1. 紧急处理　眼的结构精细、复杂,一旦外伤,应立即救治。应根据不同的眼外伤类型而进行相应的紧急处理。例如遇到车祸伤员,存在明显的眼球破裂,或有明显的眼球穿通伤,应就地立即用硬板纸一类的物品遮盖固定,以暂时性保护眼球。手术前不宜滴用睫状肌麻痹剂或抗生素,以避免造成药物眼内毒性;不宜随意清除眼部血痂或嵌塞于眼部的异物。同时,避免一切影响局部或全身麻醉的举措,迅速转送到有条件的医院进行眼科专科处理。如果发生酸碱化学伤,最重要的举措就是立即就近取水,进行充分的冲洗,至少持续冲洗 30 分钟。伤后开始冲洗的时间越晚,预后越差。

2. 后续处置　复杂的眼外伤往往有多种眼结构损伤,外伤后的并发症可造成更大的危害,正确的诊断、恰当的急救和后续治疗对挽救眼外伤极为重要。对复合伤或开放性眼外伤应采用“二步手术”原则,故初期缝合,恢复眼球或眼部结构的完整性;择期进行再次手术,进行眼内或眶内结构重建,恢复视功能或达到美容效果。尽量不做一期眼球摘除,慎重修剪或去除受损的眼部组织(如眼睑)。合理地使用抗生素、糖皮质激素等对成功救治眼外伤也十分重要。

## 【推荐处方】

(一) 适用于眼热烧伤的治疗

**处方** (1)0.3%左氧氟沙星滴眼液,滴眼,4次/日;或妥布霉素滴眼液,滴眼,4次/日。

(2)复方托吡卡胺眼液,滴眼,4次/日。

(3)重组牛碱性成纤维细胞生长因子滴眼液,滴眼,4次/日;或小牛血提取物眼凝胶,滴眼,4次/日;或透明质酸眼液,滴眼,4次/日。

(4)0.5%四环素眼膏,睡前涂眼,1次/日。

(5)维生素 A,2.5 万 U/次,口服,2 次/日。

(6)必要时加1%阿托品滴眼液,滴眼,3 次/日。

(二) 适用于眼酸碱烧伤的治疗

**处方** (1)自体血液 0.3ml + 维生素 C 注射液 0.5ml,混匀后球结膜下封住,1 次/周。

(2)维生素 A,2.5 万 U/次,口服,2 次/日。

(3)0.3%左氧氟沙星滴眼液,滴眼,4 次/日。

(4)1%阿托品滴眼液,滴眼,3 次/日。

(5)0.5%四环素眼膏,睡前涂眼,1 次/日。

(三) 适用于眼紫外线损伤的治疗

**处方** (1)0.5%丁卡因滴眼液,滴眼,2 次/日;或奥布卡因眼液,滴眼,2 次/日。

(2)0.3%左氧氟沙星滴眼液,滴眼,4 次/日。

(3)1%阿托品滴眼液,滴眼,3 次/日。

(4)0.5%四环素眼膏,睡前涂眼。

(四) 适用于眼损伤的抗感染治疗

**处方 1**　左氧氟沙星片,0.5g/次,口服,1 次/日。

**处方 2**　多西环素,0.1g/次,口服,2 次/日。

## 【注意事项】

1. 在烧伤早期(1周内)或后期可选用少量肾上腺糖皮质激素治疗,此药能减少局部渗出、水肿以及斑痕形成;但是在烧伤中期必须禁用糖皮质激素,并且防止该药激活胶原酶而有可能加重角膜溃疡或穿孔,导致患者失明。

2. 患者严重的眼部紫外线损伤常表现为剧烈头痛、畏光、流泪等,对此需要临时使用丁卡因麻醉伤后裸露的神经末梢予以镇痛,给药1~2次,或是采取另外措施加强对症处理。

3. 对酸性烧伤要立即选碱性药液(如3%碳酸氢钠液)冲洗,对碱性烧伤应立即选酸性药液(如3%硼酸液)冲洗。

4. 早期石灰烧伤的患者,要使用2%依地酸二钠进行治疗,以便促使钙从角膜中游出,再则本药还会产生胶原酶抑制作用,故可能起到防治组织破坏和扩散的效果。

# 第二节  耳鼻咽喉科疾病

## 一、外耳道炎

### 【疾病概要】

外耳道炎可分为两类,一类为局限性外耳道炎,表现为外耳道疖;另一类为外耳道皮肤的弥漫性炎症,又称弥漫性外耳道炎。外耳道疖是外耳道皮肤毛囊或皮脂腺的局限性化脓性炎症;弥慢性外耳道炎为外耳道的弥漫性炎症,外耳道进水、化脓性中耳炎长期脓液的刺激等是其诱因。

### 【治疗原则】

1. 应用抗生素控制感染,服用镇静、止痛剂;早期可局部热敷或做超短波透热等理疗。

2. 局部尚未化脓者用 1% ~3% 酚甘油或 10% 鱼石脂甘油滴耳,或用上述药液纱条敷于患处,每日更换纱条 2 次。

3. 疖肿成熟后即时挑破脓头或切开引流,用 3% 过氧化氢溶液清洁外耳道脓液及分泌物。

4. 慢性者可用抗生素与糖皮质激素类(如泼尼松龙、地塞米松)合剂、糊剂或霜剂局部涂敷,不宜涂太厚。

5. 积极治疗感染性病灶如化脓性中耳炎,诊治全身性疾病如糖尿病等。

6. 对疑为坏死性外耳道炎者要及早做细菌培养和药敏试验,及早使用敏感的抗生素,并纠正全身不良状况。

## 【推荐处方】

(一) 细菌性外耳道炎的治疗

**处方** (1)琥乙红霉素,0.25g/次,口服,3 次/日;或阿莫西林胶囊,0.25g/次,口服,3 次/日;或头孢拉定,1.0g/次,口服,3 次/日,疗程为 7 天;或罗红霉素,150mg/次,口服,2 次/日,疗程为 5 天。

(2)10% 鱼石脂甘油,涂于局部,3 次/日;或 2% 酚甘油,涂于局部,3 次/日。

(二) 真菌性外耳道炎的治疗

**处方** (1)酮康唑片,0.2g/次,口服,2 次/日。

(2)3% 水杨酸乙醇,滴耳,3 次/日,疗程为 7 ~10 天;或咪康唑乳膏,涂耳,2 次/日,疗程为 7 ~14 天;或特比萘芬乳膏,涂于耳内,2 次/日,疗程为 7 ~14 天。

(三) 湿疹性外耳道炎的治疗

**处方** (1)西替利嗪,10mg/次,口服,1 次/日,疗程为 5 ~7 天;或氯苯那敏片,4mg/次,口服,3 次/日。

(2)复方醋酸地塞米松乳膏,涂外耳道,3 次/日,疗程为 7 ~10 天;或氧化锌软膏,涂外耳道,3 次/日,疗程为 7 ~10 天。

## 【注意事项】

如果外耳道炎症经久不愈时,须排除坏死性病变;对罹患糖尿病者,应及时采用更为积极的治疗措施。

# 二、中耳炎

## 【疾病概要】

中耳炎性疾病分为大疱性鼓膜炎、分泌性中耳炎、急性化脓性中耳炎、急性乳突炎、儿童急性化脓性中耳炎及乳突炎和慢性化脓性中耳炎等。分泌性中耳炎大部分为非化脓性,主要表现为听力减退、耳胀、耳鸣和患耳周围皮肤有发"木"感,心理有烦闷感;急性化脓性中耳炎表现为耳痛、听力减退及耳鸣、流脓和全身症状。

## 【治疗原则】

分泌性中耳炎的治疗原则为清除中耳积液、改善中耳通气引流及病因治疗;急性化脓性中耳炎的治疗原则为控制感染、通畅引流、去除病因。

## 【推荐处方】

(一) 非化脓性中耳炎

1. 口服给药

**处方** (1)氯苯那敏,4mg/次,口服,3 次/日。

(2)阿莫西林胶囊,0.5g/次,口服,3 次/日。

(3)泼尼松片,30mg/次,口服,1 次/日。

(4)标准桃金娘油胶囊,1 粒/次,口服,2 次/日;或桉柠蒎胶囊,1 粒/次,口服,2 次/日。

2. 局部给药

**处方 1** 丙酸氟替卡松鼻喷雾剂,成人和 12 岁以上的儿童每个鼻孔各 2 喷,1 次/日。

**处方 2** 布地奈德鼻喷雾剂,成人和 6 岁以上的儿童每个鼻孔各 2 喷,1 次/日。

**处方 3**　莫米松鼻喷雾剂,成人和 11 岁以上的儿童每个鼻孔各 2 喷,1 次/日。

(二)化脓性中耳炎

1. 急性化脓性中耳炎的治疗(鼓膜穿孔后)

**处方**　(1)0.9% 氯化钠注射液 100ml + 青霉素 320 万U,静脉滴注,3 次/日,疗程为 7 天;或 0.9% 氯化钠注射液100ml + 头孢拉定 2g,静脉滴注,2 次/日,疗程为 7 天;或0.9% 氯化钠注射液 100ml + 氨苄西林 2g,静脉滴注,3 次/日,疗程为 7 天;或 0.9% 氯化钠注射液 100ml + 头孢呋辛2g,静脉滴注,2 次/日,疗程为 7 天。

(2)3% 过氧化氢,清洗耳道,3 次/日,疗程为 7 天。

(3)氧氟沙星滴耳剂,滴耳,3 次/日,疗程为 7 天。

2. 急性鼓膜穿孔前的治疗

**处方**　(1)头孢拉定胶囊,0.5g/次,口服,3 ~ 4 次/日。

(2)3% 酚甘油滴耳液,4 滴/次,点耳,3 次/日。

3. 慢性化脓性中耳炎的治疗

**处方**　(1)0.3% 氧氟沙星滴耳剂,滴耳,2 次/日。

(2)3% 过氧化氢,清洗耳道,3 次/日;或 2.5% 氯霉素甘油,滴耳,3 次/日。

**【注意事项】**

1. 急性期患者如果发生穿孔,须立即停用 3% 酚甘油,以防本药与脓液混合后释放苯酚而腐蚀到鼓室黏膜。

2. 本病局部用药前,一定要彻底清洗外耳道和鼓室脓液,尽量不要用粉剂和有色药品滴耳,以免误注入鼓室,引起堵塞妨碍引流,影响观察,并禁忌使用耳毒性药液滴耳,防止出现各类严重的并发症。

3. 对化脓性中耳炎的治疗,有条件的需进行脓液培养,并进行药敏试验,根据试验结果选用敏感抗菌药物,经口服或注射给药。

# 三、梅尼埃病

【疾病概要】

梅尼埃病(Ménière disease)是一种特发性膜迷路积水的内耳病,基本病理表现为膜迷路积水膨大、膜蜗管和球囊较椭圆囊和壶腹明显,临床表现为反复发作的旋转性眩晕、波动性感音神经听力损失、耳鸣和(或)耳胀满感。病因迄今不明,普遍认为内、外淋巴交混而导致离子平衡破坏、生化紊乱是其临床发病的病理生理基础,迷路扩张与形变亦为其发病机制之一。

诊断依据:①发作性旋转性眩晕2次或2次以上,每次持续20分钟至数小时。常伴自主神经功能紊乱和平衡障碍,无意识障碍。②波动性听力损失,早期多为低频听力损失,随病情进展听力损失逐渐加重。至少1次纯音测听为感音神经性听力损失,可出现听觉重振现象。③伴有耳鸣和(或)耳胀满感。④排除其他疾病引起的眩晕,如良性阵发性位置性眩晕、迷路炎、前庭神经元炎、药物中毒性眩晕、突发性聋、椎基底动脉供血不足和颅内占位性病变等。

临床分期:①早期:间歇期听力正常或有轻度低频听力损失;②中期:间歇期低、高频率均有听力损失;③晚期:全频听力损失达中、重度以上,无听力波动。

【治疗原则】

由于病因及发病机制不明,目前多采用以调节自主神经功能、改善内耳微循环,以及解除迷路积水为主的药物综合治疗及心理治疗。保守疗法无效、眩晕致残、听力恶化者手术治疗。

【推荐处方】

(一)适用于绝大部分患者,可在发作期或缓解期进行治疗

**处方1**　甲磺酸倍他司汀片,6~12mg/次,饭后口

服,2 次/日。

**处方 2**　山莨菪碱注射液,5 ~ 10mg/次,肌内、静脉注射,1 次/日。

**处方 3**　氟桂利嗪片,5mg/次,口服,1 次/日。

（二）解除迷路积水的治疗

**处方**　（1）乙酰唑胺片,0.25g/次,口服,2 ~ 3 次/日。

（2）20% 甘露醇注射液,1 ~ 2g/kg,快速静脉滴注,2 ~ 3 次/日;或 50% 甘油,2 ~ 3ml/kg,口服(糖尿病患者慎用)。

（三）适用于本病的对症治疗处理

**处方**　（1）地芬尼多片,2 片/次,口服,3 次/日;或茶苯海明片,50mg/次,口服,3 次/日;或地西泮片,2.5mg/次,口服,2 次/日。

（2）50% 葡萄糖注射液 50ml + 维生素 $B_6$ 100mg,静脉滴注,2 次/日,疗程为 3 天。

## 【注意事项】

1. 甲磺酸倍他司汀可视年龄、症状酌情增减用量。有消化道溃疡史或活动期消化道溃疡、支气管哮喘、肾上腺髓质瘤等患者,以及孕妇慎用。

2. 山莨菪碱对脑出血急性期及闭角型青光眼患者忌用。有口干、扩瞳、视力模糊、心动过速等副作用。

3. 氟桂利嗪禁用于有抑郁症病史、帕金森病或其他锥体外系疾病症状的患者。孕妇及哺乳期妇女慎用。极个别患者在治疗过程中疲惫现象会逐渐加剧,此时应停止治疗。由于可能引起困倦,驾驶车辆或操纵机器者应注意。

4. 此病对于采取药物保守治疗的效果比较明显,尚能奏效的基本方案是联合镇静药、血管扩张药、抗胆碱药和及其对症处理的综合治疗措施。

5. 呕吐显著时除使用维生素 $B_6$ 外,还可给予甲氧氯普胺注射液,10mg/次,肌内注射,以减轻呕吐症状和胃肠不适。

# 四、鼻　炎

## 【疾病概要】

鼻炎即鼻腔炎性疾病,是病毒、细菌、变应原、各种理化因子以及某些全身性疾病引起的鼻黏膜的炎症。

急性鼻炎是由病毒感染引起的鼻腔黏膜急性炎症性疾病,俗称"伤风"、"感冒",有传染性,四季均可发生,但冬季更多见。病毒感染是其首要病因,或在病毒感染的基础上继发细菌感染。最常见的是鼻病毒,其次是流感和副流感病毒、腺病毒、冠状病毒、柯萨奇病毒及黏液和副黏液病毒等。潜伏期为 1～3 天。初期表现鼻内干燥、灼热感或痒感和喷嚏,继而出现鼻塞、水样鼻涕、嗅觉减退和闭塞性鼻音。继发细菌感染后,鼻涕变为黏液性、黏脓性或脓性。多数表现为全身不适、怠倦、头痛和发热(37～38℃)等。

慢性鼻炎是鼻腔黏膜和黏膜下层的慢性炎症性疾病。临床表现以鼻腔黏膜肿胀、分泌物增多、无明确的致病微生物感染、病程持续数月以上或反复发作为特征。分为慢性单纯性鼻炎和慢性肥厚性鼻炎,两者的病因学基本相似,在病理上无明显的界限且常有过渡型存在,后者多由前者发展、转化而来。但临床表现不同,治疗亦有区别。

过敏性鼻炎是由于患者在变应原的作用下通过免疫机制产生的鼻黏膜变态性炎症,此病可分为常年性和季节性两种类型。患者可出现打喷嚏、流涕、鼻痒、鼻塞,甚至出现全身不适,严重者反复感染时还会导致化脓性鼻窦炎。

## 【治疗原则】

以支持和对症治疗为主,恢复鼻腔通气功能,排出分泌物,积极消除全身和局部的可能致病因素,同时注意预防并发症。

**【推荐处方】**

（一）适用于急性鼻炎初期发热的治疗

**处方**　（1）阿司匹林片,0.3g/次,口服,3 次/日(发热时用),疗程不超过 3 天;或对乙酰氨基酚,0.3g/次,口服,4 次/日(发热时用),疗程不超过 3 日。

（2）板蓝根冲剂,10g/次,口服,3 次/日。

（3）1% 呋麻滴鼻液,滴鼻,3 次/日(不超过 7 天)。

（4）阿莫西林胶囊,0.5g/次,口服,3 次/日(继发细菌感染时用);或头孢丙烯分散片,0.25g/次,口服,3 次/日。

（二）适用于慢性单纯性鼻炎的治疗

**处方**　（1）盐酸羟甲唑啉喷雾剂,一次一侧 1～3 喷,早晨和睡前各 1 次,2 次/日;或 1% 呋麻滴鼻液,滴鼻,3 次/日(不超过 7 天)。

（2）布地奈德鼻喷剂,2 喷/次,鼻喷,2 次/日,疗程为 2～3 个月。

（3）鼻炎通窍颗粒,10g/次,口服,2 次/日,疗程为 4 周。

（4）克拉霉素分散片,0.25g/次,口服,2 次/日,疗程为 2 周。

（三）适用于慢性肥厚性鼻炎的治疗

**处方**　（1）1% 呋麻滴鼻液,滴鼻,3 次/日(不超过 7 天)。

（2）布地奈德鼻喷剂,2 喷/次,鼻喷,2 次/日,疗程为 2～3 个月。

（3）鼻炎通窍颗粒,10g/次,口服,2 次/日,疗程为 4 周。

（四）适用于过敏性鼻炎的治疗

**处方**　（1）西替利嗪,10mg/次,口服,1 次/日;或氯雷他定,10mg/次,口服,1 次/日。

（2）布地奈德鼻喷剂,2 喷/次,鼻喷,2 次/日;或氟替卡松喷鼻剂,1 喷/次,喷鼻,2 次/日;或左卡巴斯汀喷鼻剂,

1 喷/次,喷鼻,3 次/日。

**【注意事项】**

1. 鼻腔血管收缩剂盐酸羟甲唑啉喷雾剂只能是短期应用,原则上应用不能超过 1 周。

2. 凡以往有青霉素类药物所致的过敏性休克史或其他严重过敏反应者不宜使用头孢丙烯。如发生过敏反应,应停止用药。严重过敏反应需使用肾上腺素并采取其他紧急措施,包括给氧、静脉输液、静脉注射抗组胺药、皮质激素、升压药和人工呼吸。几乎所有的抗菌药物包括头孢丙烯长期使用可引起非敏感性微生物的过度生长,改变肠道正常菌群,诱发二重感染,尤其是假膜性肠炎。因此应仔细观察用药患者服药后的反应,特别注意对继发腹泻患者的诊断,如在治疗期间发生二重感染,应采取适当的措施。

3. 麻黄碱连续滴鼻治疗过久可产生反弹性鼻黏膜充血;短期反复使用可致快速耐受现象,作用减弱,停药数小时可恢复;忌与帕吉林等单胺氧化酶抑制剂合用,以免引起血压过高。

4. 过敏性鼻炎的治疗可在 1% 呋麻滴鼻液内加入适量的皮质激素(如 5mg 地塞米松注射液),可抑制过敏反应和降低鼻黏膜水肿。

5. 布地奈德、氟替卡松喷鼻剂都是肾上腺皮质激素,绝不可以长时间应用,在病情得到控制后即应减量,再予停药,以防发生不良反应。

# 五、鼻窦炎

**【疾病概要】**

鼻窦黏膜炎症性疾病统称为鼻窦炎(sinusitis),为鼻科常见疾病,慢性者居多,前组鼻窦较后组鼻窦的发病率高,以上颌窦最为常见;可发生于一侧,亦可双侧;可限于单窦发病,亦可累及多窦。若一侧或两侧全部的鼻窦均发病,则为"全组鼻窦炎"（pansinusitis）。

急性鼻窦炎（acute sinusitis）多继发于急性鼻炎。其病理改变主要是鼻窦黏膜的急性卡他性炎症或化脓性炎症，严重者可累及骨质和周围组织及邻近器官，引起严重并发症。病理表现与急性鼻炎相似。因常继发于上呼吸道感染或急性鼻炎，故原有症状加重，出现畏寒、发热、食欲减退、便秘、周身不适等全身症状，儿童可发生呕吐、腹泻、咳嗽等消化道和下呼吸道症状。局部症状表现为鼻塞、脓涕、头痛和局部疼痛等。急性鼻窦炎可以单发，亦可多发，以上颌窦炎最多见，依次为筛窦、额窦和蝶窦的炎症。病程<8周。

慢性鼻窦炎（chronic sinusitis）多因急性鼻窦炎反复发作未彻底治愈而迁延所致，可单侧发病或单窦发病，双侧或多窦发病极常见。病因和致病菌与急性化脓性鼻窦炎者相似。本病亦可慢性起病（如牙源性上颌窦炎）。黏膜病理改变表现为水肿、增厚、血管增生、淋巴细胞和浆细胞浸润、上皮纤毛脱落或鳞状化生以及息肉样变；若分泌腺管阻塞，则可发生囊性改变。亦可出现骨膜增厚或骨质被吸收，后者可致窦壁骨质疏松或变薄。根据不同的病理改变，可分为水肿浸润型、浸润型和浸润纤维型。全身症状轻重不等，时有时无，较常见的为精神不振、易倦、头痛、头昏、记忆力减退、注意力不集中等。局部症状为流脓涕、鼻塞、头痛、嗅觉减退或消失、视功能障碍等。

【治疗原则】

急性鼻窦炎的治疗原则为解除鼻腔鼻窦引流和通气障碍；控制感染和预防并发症；根除病因，防止转为慢性。慢性鼻窦炎的治疗原则为通畅鼻窦引流，去除病因。

【推荐处方】

适用于急、慢性化脓性鼻窦炎的治疗。

处方1　（1）克拉霉素缓释片，0.5g/次，口服，1次/日，疗程为2周；或阿莫西林/克拉维酸钾片，0.375g/次，口服，

2 次/日,疗程为 2 周;或头孢丙烯分散片,0.5g/次,口服,2 次/日,疗程为 2 周;或莫西沙星片,0.1g/次,口服,1 次/日,疗程为 1 周。

(2)甲硝唑片(厌氧菌感染者),0.2g/次,口服,2 次/日,疗程为 1 周。发热、全身症状明显者可采用静脉注射给药。

**处方 2**　桃金娘油胶囊,0.3g/次,口服,2 次/日,疗程为 4 周。

**处方 3**　仙璐贝滴剂,10ml/次,口服,2 次/日,疗程为 4 周。

**处方 4**　氯雷他定片,10mg/次,每晚口服,1 次/日,疗程为 1 周(变应性体质者选用)。

**处方 5**　布地奈德喷鼻剂,1 喷/次,喷鼻,2 次/日,疗程 >4 周。

**处方 6**　氟替卡松喷鼻剂,1 喷/次,喷鼻,2 次/日,疗程 >4 周。

**处方 7**　盐酸羟甲唑啉滴鼻液,1 滴/次,滴鼻,3 次/日,疗程 <1 周。

**处方 8**　(1)0.9% 氯化钠注射液,20ml,冲洗鼻腔,6 次/日,疗程为 4 周。

(2)1% 庆大霉素溶液,20ml,冲洗鼻腔,6 次/日,疗程为 4 周。

## 【注意事项】

1. 甲硝唑片服药期间应禁止饮酒,防止发生因乙醛脱氢酶抑制而造成的急性乙醛大量蓄积而引发的生命危险;经肝代谢,肝功能不足者药物可蓄积,应酌情减量;可诱发白念珠菌病,必要时可并用抗念珠菌药;可引起周围神经炎和惊厥,遇此情况应考虑停药(或减量)。

2. 同时服用酮康唑、大环内酯类抗生素、西咪替丁、茶碱等药物会提高氯雷他定在血浆中的浓度,应慎用。其他已知能抑制肝脏代谢的药物,在未明确与氯雷他定的相互作用前应谨慎合用。

3. 对急性化脓性鼻窦炎,最主要的是积极有效的抗感染治疗,以及注意防止细菌产生耐药,有条件时最好是在细菌培养加药敏试验结果指导下用药,合并厌氧菌感染时应合用甲硝唑或奥硝唑治疗。

# 六、急、慢性咽炎

## 【疾病概要】

急性咽炎(acute pharyngitis)是咽黏膜、黏膜下组织的急性炎症,多累及咽部淋巴组织。此病可单独发生,亦常继发于急性鼻炎或急性扁桃体炎。本病常见于秋冬季及冬春季之交时,可由病毒感染、细菌感染以及环境因素引起。病理表现为咽黏膜充血、血管扩张及浆液渗出,使黏膜下血管及黏液腺周围有中性粒细胞及淋巴细胞浸润,黏膜肿胀增厚。病变较重者,咽后壁淋巴滤泡增生、隆起并伴有黄白色的点状渗出物。常伴有颈部淋巴结肿大。一般起病较急,先有咽部干燥、灼热、粗糙感,继有明显的咽痛,吞咽时尤重,咽侧索受累时疼痛可放射至耳部。全身症状一般较轻,但因年龄、免疫力以及病毒、细菌毒力不同而程度不一,可有发热、头痛、食欲减退和四肢酸痛等。若无并发症者,一般1周内可愈。

慢性咽炎(chronic pharyngitis)为咽部黏膜、黏膜下及淋巴组织的慢性炎症,多因急性炎症反复发作或病程迁延,以及邻近器官病灶刺激引起。弥漫性炎症常为上呼吸道慢性炎症的一部分,局限性炎症多为咽部淋巴组织炎症。本病极为常见,多见于成年人,病程长,易反复发作。临床上多将此病分为3型:慢性单纯性咽炎、慢性肥厚性咽炎和慢性干燥性咽炎。

## 【治疗原则】

控制感染,对症处理,减少各种并发症。

## 【推荐处方】

（一）急性咽炎的治疗

1. 抗病毒药物，用于早期病毒性感染

**处方**　板蓝根冲剂，1 包/次，冲服，3 次/日，疗程为 7 天。

2. 抗生素抗感染

**处方 1**　头孢羟氨苄，0.5g/次，口服，2 次/日，疗程为 5 天。

**处方 2**　0.9% 氯化钠注射液 100ml + 头孢拉定 2g，静脉滴注，2 次/日，疗程为 7 天。

3. 漱口液

**处方**　复方硼砂溶液，5～10ml/次，漱口，3 次/日。

4. 含化片润喉

**处方 1**　银黄含片，1 片/次，含服，4 次/日。

**处方 2**　复方草珊瑚含片，1 片/次，含服，4 次/日。

5. 清热解毒药

**处方**　一清胶囊，1.5g/次，口服，3 次/日，疗程为 7 天。

（二）慢性咽炎的治疗

1. 含化片润喉

**处方 1**　银黄含片，1 片/次，含服，4 次/日。

**处方 2**　复方草珊瑚含片，1 片/次，含服，4 次/日。

2. 漱口液

**处方**　复方硼砂溶液，5～10ml/次，漱口，3 次/日。

3. 清热解毒药

**处方**　一清胶囊，2 片/次，口服，3 次/日，疗程为 15 天。

## 【注意事项】

1. 对于头孢羟氨苄，丙磺舒可提高其血药浓度，延缓肾排泄；对青霉素过敏者及肾功能不全患者慎用；肾功能不全者按肌酐清除率确定用药时间间隔;尽可能空腹用药。

2. 头孢菌素类静脉输液中加入红霉素、四环素、两性霉素 B、血管活性药(间羟胺、去甲肾上腺素等)、苯妥英钠、氯丙嗪、异丙醇、维生素 B 族、维生素 C 等时将出现浑浊,所以应单独给药;应用该类药物期间饮酒或服含乙醇的药物时在个别患者可出现双硫仑样反应,故在应用期间和以后数天内应避免饮酒和服含乙醇的药物。

# 七、急性扁桃体炎

## 【疾病概要】

急性扁桃体炎(acute tonsillitis)为腭扁桃体的急性非特异性炎症,常伴有不同程度的咽黏膜和淋巴组织炎症,是一种很常见的咽部疾病。多发生于儿童及青年,在春秋两季气温变化时最易发生。中医称扁桃体为"乳蛾",称急性扁桃体炎为"烂乳蛾"、"喉蛾风"。受凉、潮湿、过度劳累、烟酒过度、有害气体刺激、上呼吸道有慢性病灶存在等均可诱发本病。病原体可通过飞沫或直接接触传播。通常呈散发性,偶有群体中暴发流行。起病较急,畏寒、发热,体温可高达 39℃ 以上,伴头痛不适、四肢酸痛,小儿可因高热而惊厥。双侧咽痛,吞咽时加重,甚至可放射达耳部。颌下淋巴结常肿大。临床上分为急性卡他性扁桃体炎和急性化脓性扁桃腺炎,后者包括畸形滤泡性扁桃体炎和急性隐窝性扁桃体炎两种类型。

## 【治疗原则】

注意休息,适当隔离,抗生素抗感染及对症处理。

## 【推荐处方】

(一)口服抗生素,用于感染较轻者

**处方**　阿莫西林胶囊,0.5g/次,口服,3 次/日,疗程为 5 天。

（二）解热镇痛药,用于头痛发热者

**处方**　复方对乙酰氨基酚,1 片/次,口服,2 次/日。

（三）漱口液,用于有化脓性感染者

**处方**　复方硼砂溶液,5～10ml/次,漱口,3 次/日。

（四）严重者可静脉用抗生素

**处方 1**　0.9% 氯化钠注射液 100ml + 青霉素 320 万 U,静脉滴注,3 次/日,疗程为 7 天。

**处方 2**　0.9% 氯化钠注射液 100ml + 头孢曲松钠 2.0g,静脉滴注,1 次/日,疗程为 7 天。

## 【注意事项】

1. 急性扁桃体炎的主要致病菌一般为乙型溶血性链球菌,非溶血性链球菌、葡萄球菌、肺炎双球菌、流感杆菌及腺病毒或鼻病毒、单纯性疱疹病毒等也可引起本病。急性扁桃体炎具有典型的临床表现,不难诊断,但注意与咽白喉、猩红热、樊尚咽峡炎及某些血液病所引起的咽峡炎等疾病相鉴别。

2. 青霉素类药物偶可引起过敏性休克,尤多见于有青霉素或头孢菌素过敏史的患者。用药前必须详细询问药物过敏史并做青霉素皮肤试验。如发生过敏性休克,应就地抢救,予以保持气道畅通、吸氧及应用肾上腺素、糖皮质激素等治疗措施。阳性反应者慎用。

3. 急性扁桃体炎经抗感染治疗 3 天后,若全身症状改善不明显时,应改换其他抗菌药物或者增加某些抗病毒药物治疗。

# 八、急、慢性喉炎

## 【疾病概要】

急性喉炎（acute laryngitis）是喉黏膜的急性卡他性炎症,好发于冬春季节,是一种常见的急性呼吸道感染性疾病。病因有感染、用声过度,以及吸入有害气体（如氯气、氨气等)、粉尘或烟酒过度等。常发生于感冒之后,故有鼻塞、流涕、咽痛等症状,并可有畏寒、发热、乏力等全身症状,局部症状有声嘶、咳嗽、咳痰、喉痛等。

慢性喉炎(chronic laryngitis)是指喉部的慢性非特异性炎症,临床上根据病变程度不同将其分为慢性单纯性喉炎(chronic simple laryngitis)、肥厚性喉炎(hypertrophic laryngitis)和萎缩性喉炎(atrophic laryngitis)。确切病因还不十分了解,可能与用声过度,长期吸入有害气体或粉尘,鼻腔、鼻窦或咽部慢性炎症,急性喉炎反复发作或迁延不愈,下呼吸道有慢性炎症等因素有关。其主要是喉黏膜毛细血管扩张充血、淋巴细胞浸润、间质水肿、黏液腺分泌增加。部分患者纤维组织增生,黏膜肥厚。少数患者喉黏膜萎缩,柱状纤毛上皮变为鳞状上皮,腺体也发生萎缩。临床表现为声音嘶哑,喉部不适,分泌物黏稠附着于咽后壁而致咽部不适或引起刺激性咳嗽。

## 【治疗原则】

声休,控制声带炎症,去除病因。

## 【推荐处方】

(一)急性喉炎

1. 适用于症状较轻者

**处方** (1)润喉开音颗粒,10g/次,口服,3 次/日;或肿痛安胶囊,2 片/次,口服,3 次/日;或银黄含化片,1 片/次,含化,每 2 小时 1 次。

(2)阿莫西林/克拉维酸钾,2 片/次,口服,2 次/日;或罗红霉素,0.15g/次,口服,2 次/日。

(3)0.9% 氯化钠注射液 10ml + 布地奈德混悬液 2mg,雾化吸入,2 次/日;或 0.9% 氯化钠注射液 10ml + 庆大霉素 8 万 U + 地塞米松 5mg + α-糜蛋白酶 5mg,雾化吸入,2 次/日。

2. 适用于症状较重或伴明显的呼吸困难者

**处方** （1）0.9%氯化钠注射液 100ml + 头孢呋辛 2.0g，静脉滴注，3 次/日，疗程为 7 天；或 0.9% 氯化钠注射液 100ml + 头孢曲松钠 2.0g，静脉滴注，1 次/日，疗程为 7 天。

（2）甲硝唑氯化钠注射液，0.5g，静脉滴注，2 次/日（合并厌氧菌感染）。

（3）0.9%氯化钠注射液 100ml + 地塞米松 10～20mg，静脉滴注，1 次/日，3～5 天炎症消退后逐步减量。

（4）局部雾化：处方同前。

（二）慢性喉炎

1. 红肿、疼痛明显则按"急性喉炎"处理，加抗生素及糖皮质激素治疗。

2. 中医治疗，常用药物如下

**处方 1** 润喉开音颗粒，10g/次，口服，3 次/日。

**处方 2** 金嗓利咽丸，60 粒/次，口服，3 次/日。

**处方 3** 玄麦甘桔颗粒，10g/次，口服，3 次/日。

**处方 4** 万应胶囊，0.6g/次，口服，2 次/日。

**处方 5** 银黄颗粒，5～10g/次，口服，3 次/日。

**处方 6** 清咽滴丸，2～3 丸/次，舌下含化，每 4 小时 1 次。

**处方 7** 银黄含化片，1 片/次，舌下含化，每 4 小时 1 次。

3. 局部用药

**处方 1** 0.9%氯化钠注射液 10ml + 布地奈德混悬液 2mg，雾化吸入，2 次/日。

**处方 2** 0.9%氯化钠注射液 10ml + 庆大霉素 8 万 U + 地塞米松 5mg + α-糜蛋白酶 5mg，雾化吸入，2 次/日。

4. 对于反流性食管炎患者，使用抗流止酸治疗

**处方 1** 奥美拉唑，20mg/次，睡前服用，1 次/日。

**处方 2** 多潘立酮，5～10mg/次，餐前 15～30 分钟口服，3 次/日。

【注意事项】

1. 阿司匹林、吲哚美辛、保泰松、磺胺药可减少阿莫西

林/克拉维酸钾在肾小管的排泄,因而使本品的血药浓度升高,血消除半衰期($t_{1/2}$)延长,毒性也可能增加;阿莫西林/克拉维酸钾可加强华法林的作用。

2. 罗红霉素与麦角胺及其衍生物合用时可引起动脉痉挛和严重的局部缺血,属禁忌。

3. 头孢菌素类静脉输液不宜与其他药物配伍,应单独给药;应用该类药物期间饮酒或服含乙醇的药物时在个别患者可出现双硫仑样反应,故在应用期间和以后数天内应避免饮酒和服含乙醇的药物;头孢曲松钠不能加入乳酸钠林格注射液以及林格(复方氯化钠注射液)等含钙的注射液中使用。

4. 奥美拉唑具有酶抑制作用,可延缓经肝脏细胞色素 P450 系统代谢的药物(如双香豆素、地西泮、苯妥英钠、华法林、硝苯地平)在体内的消除,当奥美拉唑与上述药物一起使用时应酌情减轻后者的用量。

# 九、急性会厌炎

## 【疾病概要】

急性会厌炎(acute epiglottitis)是一种危及生命的严重感染,可引起喉阻塞而窒息死亡。全身症状起病急,发展迅速,有畏寒、发热,体温多在 38～39℃。如为老年人或儿童,症状更重,可表现为精神萎靡、面色苍白。局部症状表现为多数患者有剧烈的咽喉痛,吞咽时加重,严重时连唾液也难咽下;讲话语音含糊不清。会厌高度肿胀时可引起吸气性呼吸困难,甚至窒息。可分为急性感染性会厌炎和急性变态反应性会厌炎两类:

1. 急性感染性会厌炎(acute infective epiglottitis)是以会厌为主的声门上区喉黏膜的急性非特异性炎症,以细菌或病毒感染多见。炎症不仅累及会厌,同时或多或少地波及声门上区各结构,因此称为"急性声门上喉炎"。成人、儿童皆可发生。

2. 急性变态反应性会厌炎(acute allergic epiglottitis)属Ⅰ型变态反应,当抗原进入机体后产生相应的 IgE 抗体,再次接触相同的抗原时,即发生超敏反应。会厌襞甚至杓状软骨等处的黏膜及黏膜下组织亦高度水肿,黏膜苍白增厚,甚至增厚达正常的 6~7 倍。抗原多为药物、血清、生物制品或食物。多发生于成年人,常反复发作。

【治疗原则】

抗感染,保持呼吸道通畅。

【推荐处方】

(一)急性感染性会厌炎应用足量强有力的抗生素和糖皮质激素

(二)症状较重或伴明显的呼吸困难者

**处方** (1)0.9% 氯化钠注射液 100ml + 头孢呋辛2.0g,静脉滴注,3 次/日,疗程为 7 天;或 0.9% 氯化钠注射液 100ml + 头孢曲松钠 2.0g,静脉滴注,1 次/日,疗程为7 天。

(2)甲硝唑氯化钠注射液,0.5g/次,静脉滴注,2 次/日(合并厌氧菌感染)。

(3)0.9% 氯化钠注射液 100ml + 地塞米松 10~20mg,静脉滴注,1 次/日,3~5 天炎症消退后逐步减量。

(三)急性变态反应性会厌炎以抗过敏、激素治疗为主

**处方** (1)0.1% 肾上腺素注射液,0.1~0.2ml,皮下注射,急诊用药。

(2)地塞米松注射液,10mg,静脉或肌内注射,急诊用药;或氢化可的松注射液,100mg,静脉或肌内注射,急诊用药;或地塞米松注射液,5mg,静脉或肌内注射,急诊用药。

(四)局部用药

**处方 1** 0.9% 氯化钠注射液 10ml + 布地奈德混悬液2mg,雾化吸入,2 次/日。

**处方 2** 0.9% 氯化钠注射液 10ml + 庆大霉素 8 万 U +

地塞米松 5mg + α-糜蛋白酶 5mg,雾化吸入,2 次/日。

（五）维持水、电解质平衡,支持治疗

**处方**　5% 葡萄糖注射液 500ml + 三磷酸腺苷 40mg + 20% 脂肪乳剂 500ml + 水溶性维生素 1 支 + 肌苷 0.6g + CoA 100U + 普通胰岛素 8U + 多种微量元素注射液（Ⅱ）1 支 + 水溶性维生素 1 支 + 复方氨基酸 50ml,静脉滴注,1 次/日。

## 【注意事项】

1. 地塞米松与巴比妥类、苯妥英、利福平同服,代谢促进作用减弱;与水杨酸类药合用增加其毒性;可减弱抗凝血剂、口服降血糖药的作用,应调整剂量;与利尿药（保钾利尿药除外）合用可引起低钾血症,应注意用量;与蛋白质同化激素合用可增加水肿的发生率,使痤疮加重;与降血糖药如胰岛素合用时,因可使糖尿病患者的血糖升高,应适当调整降血糖药的剂量;与麻黄碱合用可增强糖皮质激素的代谢清除。

2. 糖皮质激素可促进美西律在体内的代谢,降低血药浓度;与水杨酸盐合用,可减少血浆水杨酸盐的浓度;与生长激素合用,可抑制后者的促生长作用。

3. 氨基糖苷类药物（如卡那霉素、庆大霉素等）与强效利尿药（如呋塞米、依他尼酸等）联用可加强耳毒性,与其他有耳毒性的药物（如红霉素等）联合应用耳中毒的可能性加强;与头孢菌素类联合应用可致肾毒性加强;右旋糖酐可加强本类药物的肾毒性;与肌肉松弛药或具有此种作用的药物（如地西泮等）联合应用可致神经肌肉阻滞作用加强;与碱性药（如碳酸氢钠、氨茶碱等）联合应用,本类药物的抗菌效能可增强,但同时毒性也相应增强,必须慎重。

# 第十八章
# 口腔科疾病

## 第一节 根尖周炎

### 【疾病概要】

根尖周炎（diseases of periapical tissue）是指发生在牙齿根尖部及其周围组织的炎症性疾病，多为牙髓病的继发病。其主要病理表现为根尖孔附近的牙周膜感染，根尖周正常组织结构破坏，根尖附近的牙槽骨吸收，在骨质破坏区形成炎症性肉芽组织。根尖周炎属于中医的"牙痛"、"牙槽风"、"牙槽风"、"牙痈风"等范畴。引起根尖周炎的主要病因是细菌感染、物理和化学刺激、创伤以及免疫反应。根尖周炎分为急性根尖周炎和慢性根尖周炎。前者以剧烈的持续性自发痛和叩痛为特征，可由急性牙髓炎向根尖周组织扩展而来，但更常见的是慢性炎症的急性发作，根据炎症的发展过程又可分为急性浆液性尖周炎和急性化脓性尖周炎；后者病程较长，症状较轻，没有明显的疼痛症状，病变类型包括慢性根尖周肉芽肿、慢性根尖周脓肿、慢性根尖囊肿和根尖周致密性骨炎等。

### 【治疗原则】

控制感染，解除疼痛，彻底清除髓腔中的病原微生物，无害地保存患牙，以维护咀嚼器官的完整性。

## 【推荐处方】

**处方 1** （1）甲硝唑片,0.2 ~ 0.4g/次,口服,3 次/日。

（2）阿莫西林胶囊,0.5g/次,口服,3 次/日。

**处方 2** （1）甲硝唑片,0.4g/次,口服,3 次/日。

（2）头孢拉定胶囊,0.5g/次,口服,3 次/日(适用于对青霉素过敏的患者)。

**处方 3** （1）奥硝唑片,0.5g/次,口服,2 次/日。

（2）乙酰螺旋霉素片,0.2g/次,口服,4 次/日(适用于胃溃疡、胃炎患者)。

**处方 4** 氨酚待因片,1 片/次,口服,3 次/日(适用于疼痛患者)。

## 【注意事项】

1. 甲硝唑片服药期间应禁止饮酒,防止发生因乙醛脱氢酶抑制而造成的急性乙醛大量蓄积而引发的生命危险;经肝代谢,肝功能不足者药物可蓄积,应酌情减量;可诱发白念珠菌病,必要时可并用抗念珠菌药;可引起周围神经炎和惊厥,遇此情况应考虑停药(或减量)。

2. 青霉素类口服药物偶可引起过敏性休克,尤多见于有青霉素或头孢菌素过敏史的患者。用药前必须详细询问药物过敏史并做青霉素皮肤试验。如发生过敏性休克,应就地抢救,予以保持气道通畅、吸氧及应用肾上腺素、糖皮质激素等治疗措施,阳性反应者慎用。

3. 传染性单核细胞增多症患者应用阿莫西林易发生皮疹,应避免使用。

4. 奥硝唑能抑制抗凝药华法林的代谢,使其半衰期延长,增强抗凝药的药效。当与华法林同用时,应注意观察凝血酶原时间并调整给药剂量。肝损伤患者用药的每次剂量与正常用量相同,用药间隔时间要加倍,以免药物蓄积。

5. 乙酰螺旋霉素与其他大环内酯类药物有交叉过敏反应,对大环内酯类药物过敏者慎用;有肝功能损害、肾功能不全患者慎用;有胃肠道疾病的患者使用本品可能加重疾病;因药物可延长 Q-T 间期,心血管病患者慎用。

6. 氨酚待因与抗胆碱药合用时可加重便秘或尿潴留的症状;与美沙酮或其他吗啡类药、肌松药合用时可加重呼吸抑制作用。使用氨酚待因偶有头晕、口干、恶心、嗜睡,肾功能不全者及儿童慎用。

# 第二节　牙周炎

## 【疾病概要】

牙周炎又称牙周病,是牙周组织的疾病,为侵犯牙龈、牙周、牙周膜、牙周韧带及牙槽骨等组织的慢性炎症。常见的慢性牙周病一般可分为牙龈炎和牙周炎,这两种临床症状不尽相同的疾病一般笼统合称为牙周病。是一种破坏性疾病,由积聚在牙龈边缘的牙菌膜所分泌的毒素使牙周组织发炎所致。其主要特征为牙周袋的形成及袋壁的炎症、牙槽骨吸收和牙齿逐渐松动,它是导致成年人牙齿丧失的主要原因。

牙周炎的主要临床表现是牙龈炎症、出血、牙周袋形成、牙槽骨吸收、牙槽骨高度降低、牙齿松动移位、咀嚼无力,严重者牙齿可自行脱落或者导致牙齿的拔除。牙周病患者牙龈颜色暗红,由于水肿显得比较光亮。不仅在刷牙时出现牙龈出血,有时在说话或咬硬物时也要出血,偶也可有自发出血。在炎症早期,轻探龈沟即可出血,探诊出血可作为诊断牙龈有无炎症的重要指标。正常情况下,健康牙龈的龈沟深度不超过 2mm,超过 2mm 则为牙周袋。牙龈病可能会由于牙龈水肿出现"假性牙周袋",使探诊深度超过 2mm;而牙周炎患者由于纤维变性破坏、结合上皮向根方增殖而形成"真性牙周袋"。牙周袋的形成说明炎症已从牙龈发展到牙周支持组织,使较深层的牙周组织感染,慢性破坏,脓性分泌物可以从牙周袋溢出。牙龈退缩也是牙周炎的症状之一,但患者常不易察觉。当龈退缩造成牙根面暴露时,患者对冷、热、甜、酸食物或机械性刺激都可能出现敏感的表现。早期的牙周炎牙齿不松动,只有在慢性破坏性炎症发展到一定的程度,牙槽骨大部分吸收,牙周组织支持力量大为减弱时,才可以导致牙齿松动甚至脱落。

### 【治疗原则】

一旦发生牙周炎应早期治疗。牙周病治疗的目标是:①去除病因,消除炎症;②恢复软组织及骨的生理外形;③恢复功能,保持长久疗效;④促进牙周组织的再生;⑤满足美学需要。

### 【推荐处方】

**处方**　(1)甲硝唑片,0.2~0.4g/次,口服,3次/日。

(2)阿莫西林胶囊,0.5g/次,口服,3次/日;或罗红霉素片,0.15g/次,口服,2次/日。

(3)西吡氯铵漱口液,10ml/次,漱口,3次/日。

### 【注意事项】

1. 局限型侵袭性牙周炎若能早期诊断,可通过口腔卫生指导、积极的牙周基础治疗及局部和全身应用抗生素,适宜选择引导性组织再生手术,获得良好预后。

2. 牙周炎治疗分为4个阶段:①第一阶段为基础治疗阶段,目的在于选用牙周病常规的治疗方法,清除或控制临床炎症和致病因素,包括口腔自洁,拔除预后差和不利修复的牙,龈上洁治、龈下刮治以清除菌斑、牙石,选用抗菌药控制炎症,咬颌调整等;②第二阶段为牙周手术治疗和松动牙固定;③第三阶段为永久性修复治疗,一般手术后的2~3个月进行;④第四阶段为复查复治阶段,每半年1次,包括检查菌斑控制情况、卫生宣教、拍片检查,以进一步拟订治疗计划。

## 第三节　智齿冠周炎

### 【疾病概要】

智齿冠周炎是指第三磨牙(又称智齿)牙冠周围的软组织炎症。常发生于18~25岁的青年,是常见的口腔疾病之一。主要症状为牙冠周围软组织肿胀疼痛。如炎症影响咀嚼肌,可引起不同程度的张口受限;如波及咽侧则出现吞咽疼痛,导致患者咀嚼、进食及吞咽困难;病情重者尚可有周身不适、头痛、体温上升、食欲减退等全身症状。

由于人类的食物日趋精细,致使颌骨逐渐退化缩小,造成牙列与颌骨的长度不协调。智齿是牙列中最后萌出的牙,多于18~25岁萌出,因萌出位置不足,可导致智齿萌出不全而异位或阻生,牙冠部分外露于牙龈之外,部分被牙龈覆盖。牙龈与牙体之间形成一个狭窄较深的盲袋,容易积存食物碎屑和细菌,一般刷牙漱口难以清洗干净;加之冠部牙龈易因咀嚼食物而损伤,形成溃疡。当全身抵抗力下降、细菌毒力增强时,便可引起牙冠周围组织炎症。

### 【治疗原则】

智齿冠周炎的治疗主要是增强患者的机体抵抗力,控制感染,促使炎症消散。急性期过后,应考虑对病源牙采用外科治疗,以防复发。

### 【推荐处方】

**处方**　(1)甲硝唑片,0.2~0.4g/次,口服,3次/日。

(2)阿莫西林胶囊,0.5g/次,口服,3次/日;或头孢拉定胶囊,0.5g/次,口服,3次/日(对青霉素过敏但非休克者)。

(3)1%~3%过氧化氢溶液及0.9%氯化钠注射液,冲洗盲袋,然后点入3%碘甘油。

（4）复方硼砂液漱口液，漱口，3~4 次/日。

## 【注意事项】

1. 早期可局部理疗、外敷中草药以助炎症吸收。针刺疗法可有镇痛、改善张口等作用。如脓腔形成，可切开引流。

2. 急性炎症消退后，应对病源牙做进一步处理，以防复发。如牙位正、能正常萌出，并有对颌牙行使咀嚼功能者，可做冠周龈瓣楔形切除术，否则应予拔除。

3. 急性冠周炎如未能彻底治疗，则可转为慢性，以后反复发作，甚至遗留瘘管。若炎症继续扩展，可发生各种并发症。

## 第四节　复发性口腔溃疡

### 【疾病概要】

复发性口腔溃疡即复发性阿弗他溃疡，又称复发性阿弗他口炎、复发性口腔溃疡、复发性口疮，是口腔黏膜疾病中发病率最高的一种疾病，普通感冒、消化不良、精神紧张、郁闷不乐等情况均能偶然引起该病的发生，好发于唇、颊、舌缘等，在黏膜的任何部位均能出现，但在角化完全的附着龈和硬腭则少见。发病年龄一般在 10~30 岁，女性较多，一年四季均能发生。复发性阿弗他溃疡有自限性，能在 10 天左右自愈。该病具有周期性、复发性及自限性等特点。

目前 RAU 分为轻型（MiRAU）、重型（MjRAU）和疱疹样型（Hu）3 种临床类型。其中以轻型最常见，占 RAU 患者的 70% 左右；其次为重型和疱疹样型，分别占 20% 和 10%。

现代医学认为，复发性阿弗他溃疡首先与免疫有着很密切的关系。有的患者表现为免疫缺陷，有的患者则表现为自身免疫反应；其次是与遗传有关系，在临床中，复发性阿弗他溃疡的发病有明显的家族遗传倾向,父母一方或多方若患有复发性阿弗他溃疡,他们的子女就比一般人更容易患病;另外,复发性阿弗他溃疡的发作还与一些疾病或症状有关,如消化系统疾病胃溃疡、十二指肠溃疡、慢性或迁延性肝炎、结肠炎等,另外有偏食、消化不良、发热、睡眠不足、过度疲劳、工作压力大、月经周期的改变等。随着一种或多种因素的活跃、交替出现,机体免疫力下降,致使复发性阿弗他溃疡的频繁发作。

## 【治疗原则】

①尽可能对因治疗;②注意调整治疗方案;③防止复发;④要注意药物的毒副作用。

## 【推荐处方】

### 一、局部治疗

**处方 1**　复方氯己定含漱液,10～20ml/次,早、晚刷牙后含漱,疗程为 5～10 天。

**处方 2**　1:5000 高锰酸钾溶液,10～20ml/次,早、晚刷牙后含漱,2 次/日。

**处方 3**　度米芬含片,1～2 片/次,口含,每 2～3 小时 1 次。

**处方 4**　溶菌酶含片,1 片/次,口含,4～6 次/日。

**处方 5**　氯己定苯佐卡因含片,1 片/次,口含,4～5次/日。

**处方 6**　冰硼散、锡类散、青黛散、养阴生肌散等,吹敷患处,每次少量,每日数次。

**处方 7**　药膜,其基质中含有抗生素及可的松等药物,贴于溃疡上。

**处方 8**　0.5%～1% 普鲁卡因注射液,或 0.5%～1%达克罗宁注射液,或 0.5%～1%丁卡因注射液,或 2%利多卡因注射液,涂于溃疡面上,连续 2 次,用于进食前暂时止痛。

二、全身治疗

（一）基础治疗

**处方1**　维生素 C 片,0.1~0.2g/次,口服,3 次/日。

**处方2**　复合维生素 B 片,1 片/次,口服,3 次/日。

（二）适用于因自身免疫性疾病引起的口腔溃疡

**处方**　(1)泼尼松片,5mg/次,口服,2~3 次/日;或地塞米松片,0.75mg/次,口服,3 次/日。

(2)昆明山海棠,2 片/次,口服,3 次/日。

(3)为防止感染扩散,应加用抗生素。

（三）适用于细胞免疫功能降低或缺陷者

**处方**　(1)左旋咪唑片,50mg/次,口服,3 次/日。

(2)转移因子口服液,10~20ml/次,口服,2~3 次/日。

（四）适用于血清锌含量降低者

**处方**　(1)硫酸锌溶液,10ml/次,口服,3 次/日。

(2)硫酸锌片,2~4 片/次,口服,3 次/日。

【注意事项】

1. 对严重的白塞综合征,给予氢化可的松或地塞米松和四环素,对有胃溃疡、糖尿病、活动期肺结核的患者应禁用或慎用。

2. 重型复发性阿弗他溃疡以 2.5% 醋酸泼尼龙混悬液 0.5~1ml 加入 1% 普鲁卡因液 1ml 注射于溃疡下部组织内,1~2 次/周,共用 2~4 次,有加速溃疡愈合的作用。

# 第五节　口腔扁平苔藓

【疾病概要】

口腔扁平苔藓(OLP)是一种常见的慢性口腔黏膜皮肤疾病,一般不具有传染性。该病的发病机制尚未完全明确,目前的研究表明,其发病与精神因素(如疲劳、焦虑、紧张)、免疫因素、内分泌因素、感染因素、微循环障碍因素、微量元素缺乏以及某些全身性疾病(糖尿病、感染、高血压、消化道功能紊乱)有关。使用某些药物例如甲基多巴、米帕林、氯喹、阿米苯唑、卡托普利、奎尼丁等,还有某些中药后,或者在口腔内有金属充填体或者修复体时,口腔内可能会出现类似于扁平苔藓的改变,或者可以使原有的扁平苔藓的病损加重,在停止使用可疑药物或更换充填体和修复体后病损明显减轻或者消失。

其发病机制目前倾向于免疫学说,细胞介导的局部免疫应答紊乱在 OLP 的发生发展中有重要作用。免疫病理研究表明 OLP 上皮基底膜区有免疫球蛋白沉积,主要为 IgM,也可有 IgG 和 C3 的胶样小体。

## 【治疗原则】

病因尚不明确,目前仍无根治的特效方法。治疗原则是仔细询问病史,了解全身情况,调整心理状态,如精神状态、睡眠、月经状况、消化道情况等。

## 【推荐处方】

### 一、可选用的口腔局部用药

**处方** (1)复方氯己定含漱液 10~20ml/次,早、晚刷牙后含漱,疗程为 5~10 天。

(2)溶菌酶含片,1 片/次,口含,4~6 次/日。

(3)冰硼散、锡类散、青黛散、养阴生肌散等,吹敷患处,每次少量,每日数次;或肾上腺皮质激素类软膏、药膜、喷雾剂。

### 二、可选用的口服药物治疗

**处方** (1)维生素 A 片,5000U/次,口服,3 次/日。

(2)泼尼松片,5mg/次,口服,2~3 次/日;或地塞米松片,0.75mg/次,口服,3 次/日;或昆明山海棠,2 片/次,口服,3 次/日。

### 三、中医药:以辨证论治为治则,根据不同辨证选用

**处方 1** 六味地黄丸,按说明书用法用量使用。

**处方 2** 香砂养胃丸,按说明书用法用量使用。

## 【注意事项】

1. 对糜烂溃疡型,可使用病损区基底部激素注射。

2. 患者如出现肝火上炎时,也可采取中医中药结合治疗,宜以清肝泄火为主,选用龙胆泻肝汤加减方泻火。

3. 当疑发展成癌前病变时,应尽早考虑外科手术切除治疗。

# 第六节 口 角 炎

## 【疾病概要】

口角炎俗称"烂嘴角",表现为口角潮红、起疱、皲裂、糜烂、结痂、脱屑等。患者张口易出血,吃饭、说话均受影响。口角炎的诱发因素是冷干的气候,会使口唇、口角周围皮肤黏膜干裂,周围的病菌乘虚而入造成感染;口唇干裂时,人们会习惯性地用舌头去舔,促使口角干裂;若从膳食中摄取的维生素减少,造成体内 B 族维生素缺乏,还会导致维生素 B 缺乏性口角炎的发生。

因病因不同而分为营养不良性口角炎、细菌性口角炎、真菌性口角炎。营养不良性口角炎多为缺乏 B 族维生素(维生素 $B_2$ 或维生素 $B_{12}$)造成的嘴角贫血,以及缺铁、缺锌。细菌性口角炎和真菌性口角炎为细菌或真菌感染,细菌或真菌被带到嘴角后在湿润的环境下容易形成炎症,因此应使嘴角尽量干燥,使细菌不易存活。原因可能为过晒或过干(舔嘴角),机械原因如闭合不当、义齿不适或老年掉牙过度闭合,及嘴角流涎造成的。

## 【治疗原则】

查清病因,去除局部刺激因素,补充营养和加强对症处理。

## 【推荐处方】

### 一、适用于营养不良性口角炎

**处方**　(1)复合维生素 B 片,1 片/次,口服,3 次/日。

(2)1% 甲紫溶液,外涂,2~3 次/日。

### 二、适用于细菌性口角炎

**处方**　(1)阿莫西林胶囊,0.5g/次,口服,3 次/日;或乙酰螺旋霉素片,0.2g/次,口服,4 次/日;或复方磺胺甲噁唑片,1~2 片/次,2 次/日。

(2)红霉素软膏,涂于患处,2 次/日。

### 三、适用于真菌性口角炎

**处方**　克霉唑或咪康唑软膏,早、晚局部涂抹,2 次/日。

## 【注意事项】

此病的局部治疗可以外涂抗细菌或真菌类乳膏,此法将有助于预防因为皲裂或糜烂而可能合并的感染,从而促进皲裂或糜烂的愈合。

# 第七节　唇疱疹

## 【疾病概要】

唇疱疹由单纯疱疹病毒所引起的一种急性疱疹性皮肤病。人是单纯疱疹病毒唯一的自然宿主,此病毒存在于患者、恢复者或者是健康带菌者的水疱疱液、唾液及粪便中。传播方式主要是直接接触传染,亦可通过被唾液污染的餐具而间接传染。

该病是由 DNA 病毒的单纯疱疹病毒所致。人类单纯疱疹病毒分为两型,即单纯疱疹病毒Ⅰ型(HSV-Ⅰ)和单纯疱疹病毒Ⅱ型(HSV-Ⅱ)。Ⅰ型主要引起生殖器以外的皮肤黏膜(口腔黏膜)和器官(脑)的感染,Ⅱ型主要引起生殖器部位皮肤黏膜感染。病毒经呼吸道、口腔、生殖器黏膜以及破损皮肤进入体内,潜居于人体正常黏膜、血液、唾液及感觉神经节细胞内。当机体抵抗力下降如发热、胃肠功能紊乱、月经、疲劳等时,体内潜伏的 HSV 被激活而发病。

**【治疗原则】**

单纯疱疹的病程一般为 1 周,即使不治疗,只要没有继发细菌感染,1 周以后也会痊愈。但此病极易复发,重者可引起邻近淋巴结肿大。对它的治疗分为局部治疗和全身治疗。

**【推荐处方】**

**一、局部治疗**

**处方 1**　1%甲紫溶液,外涂患处,2 次/日。

**处方 2**　3%阿昔洛韦软膏,局部涂敷,数次/日。

**二、全身治疗**

**处方**　(1)阿昔洛韦片,0.2g/次,口服,5 次/日。

(2)维生素 C、维生素 $B_2$ 或复合维生素 B 片,1~2 片/次,口服,3 次/日。

**【注意事项】**

1. 对于严重患者可静脉注射给药,将阿昔洛韦加入5%葡萄糖注射液中静脉滴注,2~3 次/日,连用 5 天。

2. 对于继发性感染者需全身应用抗生素(青霉素、头孢菌素等)。

# 第八节　口腔念珠菌病

**【疾病概要】**

口腔念珠菌病是真菌-念珠菌属感染所引起的口腔黏膜疾病。近年来,由于抗生素和免疫抑制剂在临床上的广泛应用,发生菌群失调或免疫力降低,而使内脏、皮肤、黏膜被真菌感染者日益增多,口腔黏膜念珠菌病的发生率也相应增高。据报道,此种菌属于隐球菌科的念珠菌、高里念珠菌、假热带念珠菌,其中白念珠菌是最主要的病原菌。

口腔念珠菌病按其主要病变部位可分为念珠菌口炎、念珠菌唇炎、念珠菌口角炎、慢性黏膜皮肤念珠菌病。和白念珠菌感染有关的口腔疾病还有扁平苔藓、毛舌和正中菱形舌炎。

临床表现:

1. 念珠菌性口炎　①急性假膜型(雪口病):新生儿鹅口疮多在出生后的2~8日内发生,好发部位为颊、舌、软腭及唇;②急性红斑型:患者常首先有味觉异常或味觉丧失、口腔干燥、黏膜灼痛;③慢性肥厚型:本型的颊黏膜病损常对称地位于口角内侧三角区,呈结节状或颗粒状增生,或为固着紧密的白色角质斑块,类似于一般的黏膜白斑;④慢性萎缩型:本型又称托牙性口炎,损害部位常在上颌义齿腭侧面接触之腭、龈黏膜,多见于女性患者。

2. 念珠菌性唇炎　Gansen将本病分为两型。糜烂型者在下唇红唇中份长期存在鲜红色的糜烂面,周围有过角化现象,表面脱屑,因此极易与盘状红斑狼疮病损相混淆,亦类似于光照性唇炎;颗粒型者表现为下唇肿胀,唇红皮肤交界处常有散在突出的小颗粒,极类似于腺性唇炎。

3. 念珠菌口角炎　本病的特征是常为双侧罹患,口角区的皮肤与黏膜发生皲裂,邻近的皮肤与黏膜充血,皲裂处常有糜烂和渗出物,或结有薄痂,张口时疼痛或溢血。同时可并发舌炎、唇炎、阴囊炎或外阴炎。

4. 慢性黏膜皮肤念珠菌病　这是一组特殊类型的白念珠菌感染性疾病,病变范围涉及口腔黏膜、皮肤及甲床。有人认为其有高于4%的恶变率,应警惕,争取早期活检,明确诊断。多从幼年时发病,病程数年至数十年,常伴有内分泌或免疫功能异常、细胞免疫功能低下。

## 【治疗原则】

口腔念珠菌病以局部治疗为主,但严重病例及慢性念珠菌感染常需辅以全身抗真菌治疗才能奏效。

## 【推荐处方】

### 一、局部药物治疗

**处方 1**　2% ~4%碳酸氢钠溶液,哺乳前后洗涤,病变消失仍需继续用药数日,以防复发。

**处方 2**　0.05%甲紫水溶液,涂搽,3 次/日。

**处方 3**　醋酸氯己定 0.2%溶液或 1%凝胶,局部涂布,冲洗或含漱,也可与制霉菌素配伍成软膏或霜剂,以氯己定液与碳酸氢钠液交替漱洗,可消除白念珠菌的协同致病菌——革兰阴性菌。

### 二、抗真菌药物治疗

**处方 1**　制霉菌素,局部可用 5 万 ~10 万 U/ml 的混悬液涂布,每 2 ~3 小时 1 次,涂布后可咽下,也可制成含漱剂漱口。

**处方 2**　制霉菌素片,儿童(1 ~2 岁)10 万 U/次,口服,3 次/日;成人 50 万 ~100 万 U/次,口服,3 次/日,疗程为 7 ~10 天。

**处方 3**　酮康唑片,200mg/次,口服,3 次/日,疗程为 2 ~4 周。

## 【注意事项】

1. 除用抗真菌药物外,对身体衰弱、有免疫缺陷病或与之有关的全身性疾病及慢性念珠菌感染的患者,常需辅以增强机体免疫力的综合治疗措施,如注射转移因子、胸腺素、脂多糖等,补充铁剂、维生素 A,以及多次少量输血等。

2. 口腔白念珠菌病的治疗时间应适当延长,一般以 14 日为期,过早停药易致病损复发。而肥厚型(增殖型)的疗程应更长,有报道可达 3 ~4 个月。疗效不显著的白念珠菌性白斑应及早考虑手术切除。

# 第九节　颌面部疖、痈

## 【疾病概要】

颌面部疖痈是一种常见病,它是皮肤毛囊及皮脂腺周围组织的一种急性化脓性感染。发生在一个毛囊及所属的皮脂腺者称疖,相邻多个毛囊及皮脂腺累及者称痈。由于颜面部局部组织松软、血运丰富、静脉缺少瓣膜且与海绵窦相通,如感染处理不当,易扩散逆流入颅内,引起海绵窦血栓性静脉炎、脑膜炎、脑脓肿等并发症,尤其是发生在颌面部的"危险三角区"内更应注意。绝大多数的病原菌为金黄色葡萄球菌,少数为白色葡萄球菌。在通常情况下,人体表面皮肤及毛囊皮脂腺有细菌污染但不致病。当皮肤不洁、抵抗力降低,尤其是某些代谢障碍的疾病如糖尿病患者,当细菌侵入时很易引起感染。

临床表现:疖初起为一圆形红色的突起,有一硬结,稍感疼前。如不治疗,逐渐扩大,表面出现一黄色小脓点,周围红肿,疼痛加重。一般情况下脓头自行破溃,脓液排出,自行愈合。痈好发在上唇,常为疖发展而来,病初局部可见相继多个脓头,且有脓血渗出液,周围红肿,局部淋巴结可增大。患者感到疼痛,张口疼,影响进食和说话,全身症状可出现食欲缺乏、乏力、畏寒及发热等。白细胞增高,中性粒细胞比例可上升。

疖痈的主要并发症是经血行扩散,而致全身化脓性感染。特别指出,在"危险三角"内,遭受不良刺激如挤压、挑破等创伤,更易引起血行扩散,引起败血症、脓毒血症及海绵窦化脓性血栓性静脉炎。有时在并发败血症时,可引起其他器官的转移性脓肿,多见于肺部。有时可导致中毒性休克。

## 【治疗原则】

1. 疖、痈局部一般采用保守治疗,用 2% 碘酊涂敷患处,局部保持清洁。

2. 出现全身症状时,应根据感染的来源和临床表现等推断可能的病原菌,立即开始抗菌药物的经验治疗。

3. 尽早进行血液和脓液的病原微生物检查和药敏试验。获知病原菌及药敏试验结果后,结合经验治疗的效果调整用药。

4. 初始治疗宜静脉给药,病情明显好转后可改肌内注射或口服。

## 【推荐处方】

### 一、金葡菌感染

**处方 1**  0.9% 氯化钠注射液 100ml + 苯唑西林 2.0g,静脉滴注,2~4 次/日,疗程为 5 天,用前需皮试。

**处方 2**  0.9% 氯化钠注射液 100ml + 头孢唑林 2.0g,静脉滴注,2~4 次/日,疗程为 5 天,用前需皮试。

**处方 3**  0.9% 氯化钠注射液 250ml + 克林霉素 0.75g,静脉滴注,2 次/日,疗程为 5 天。

### 二、溶血性链球菌感染

**处方 1**  0.9% 氯化钠注射液 100ml + 青霉素 320 万 U,静脉滴注,2~4 次/日,疗程为 5 天,用前需皮试。

**处方 2**  0.9% 氯化钠注射液 100ml + 头孢唑林 2.0g,静脉滴注,2~4 次/日,疗程为 5 天,用前需皮试。

**处方 3**  0.9% 氯化钠注射液 250ml + 克林霉素 0.75g,静脉滴注,2 次/日,疗程为 5 天。

### 三、肠杆菌科细菌感染

**处方 1**  0.9% 氯化钠注射液 100ml + 头孢呋辛 2.0g,静脉滴注,2~4 次/日,疗程为 5 天,用前需皮试。

**处方 2**  0.9% 氯化钠注射液 100ml + 头孢曲松 2.0g,静脉滴注,1 次/日,疗程为 5 天。

**处方 3** 左氧氟沙星注射液,0.5g,静脉滴注,1 次/日,疗程为 5 天。

**四、厌氧菌感染**

**处方 1** 0.9% 氯化钠注射液 100ml + 阿莫西林/克拉维酸 1.2g,静脉滴注,2 次/日,疗程为 5 天,用前需皮试。

**处方 2** 0.9% 氯化钠注射液 250ml + 克林霉素 0.75g,静脉滴注,2 次/日,疗程为 5 天。

**处方 3** 甲硝唑注射液,0.5g,静脉滴注,2 次/日,疗程为 5 天。

## 【注意事项】

1. 面部疖、痈严禁局部挤压和热敷,尽量避免切开引流等刺激。如感染已明显局限,似要破溃,在尽量减少刺激下切开表面皮肤,以利于引流。

2. 由于疖、痈多为金黄色葡萄球菌所致,故对病情较重者要采用有效的抗生素,要做脓血培养及药敏试验来考虑治疗方案。对于已并发严重并发症者,要加强全身综合治疗,严密观察病情,采取相应措施,加强急救处理。

# 第十节　颌骨骨髓炎

## 【疾病概要】

是因颌骨受感染而引起的一种疾病,累及范围常包括骨膜、骨皮质以及骨髓组织,常见的有化脓性颌骨骨髓炎、婴幼儿骨髓炎以及放射性骨髓炎。颌骨骨髓炎可分为化脓性、特异性、放射性等几种,临床上以化脓性颌骨骨髓炎最为多见。颌骨骨髓炎的感染来源主要有 3 种途径,即牙源性、损伤性及血源性。

临床特点:

1. 急性颌骨骨髓炎　发病急剧,全身症状明显。局部先感病源牙疼痛,迅速延及邻牙,导致整个患侧疼痛并放散至颞部。面部相应部位肿胀,牙龈及前庭沟红肿,患区多个牙齿松动。常有脓液自牙周溢出。下颌骨骨髓炎因咀嚼肌受侵,常出现不同程度的张口受限。下牙槽神经受累时,可有患侧下唇麻木。上颌骨骨髓炎多见于新生儿、婴儿,感染来源常为血源性。其局部表现为眶下部明显红肿,并常延至眼周致眼睑肿胀,后期可在内眦、鼻腔及口腔穿破溢脓。

2. 慢性颌骨骨髓炎　急性颌骨骨髓炎如未能彻底治疗,可转为慢性。常见的原因是单纯采用药物保守治疗,脓液自行穿破,引流不畅。慢性颌骨骨髓炎期间急性症状大多消退,全身症状已不明显,疼痛显著减轻。局部纤维组织增生、肿胀、发硬。瘘管经常溢脓,甚至排出小块死骨。病变区多个牙松动,龈袋溢脓。当机体抵抗力降低或引流不畅时,可急性发作。

## 【治疗原则】

及时治疗冠周炎、尖周炎等牙源性感染,对预防发生颌骨骨髓炎有积极意义。如已形成骨髓炎,在急性期应予彻底治疗以免转为慢性。

## 【推荐处方】

### 急性化脓性病例的治疗

**处方**　(1)0.9%氯化钠注射液 100ml + 苯唑西林 2.0g,静脉滴注,2~4 次/日,疗程为 5 天,用前需皮试;或 0.9%氯化钠注射液 100ml + 氯唑西林 2.0g,静脉滴注,2~4 次/日,疗程为 5 天,用前需皮试。

(2)0.9%氯化钠注射液 250ml + 克林霉素 0.75g,静脉滴注,2 次/日,疗程为 5 天。

(3)如涂片染色为革兰阴性杆菌,则加用 0.9%氯化钠注射液 100ml + 头孢曲松 2.0g,静脉滴注,1 次/日,疗程为 5 天,用前需皮试。

**【注意事项】**

1. 在急性颌骨骨髓炎早期就要加强有效的感染控制和营养，以防止感染的扩散和发展。对于局限性病灶应注意及时清除或进行切开引流。

2. 慢性颌骨骨髓炎时应努力改善机体状况，保持引流通畅，及时拔除病源牙，彻底清除病灶、刮治或摘除死骨。

3. 颌骨骨髓炎的感染来源主要有 3 种途径，即牙源性、损伤性及血源性。血源性颌骨骨髓炎较少见，主要发生于小儿，并且牙源性颌骨骨髓炎多见。

# 第十一节　面颈部淋巴结炎

**【疾病概要】**

面颈部淋巴结炎以继发于牙源性及口腔感染为最多见。面颈部淋巴循环丰富，由环形链和垂直链两组淋巴结及多数网状淋巴管组成，它能将口腔、颌面部的淋巴回流汇集到所属的区域淋巴结内。淋巴结是面颈部的重要防御系统，可过滤和吞噬进入淋巴液中的细菌和异物，阻止感染扩散。当上呼吸道感染，牙体、牙周组织及颜面、颌骨、口腔黏膜等出现炎症感染时，均可引起所属区域的淋巴结炎症。面颈部淋巴结炎以继发于牙源性及口腔感染为最多见，也可来源于颜面部皮肤的损伤、疖、痈。小儿大多数由上呼吸道感染及扁桃体炎引起。由化脓性细菌如葡萄球菌及链球菌等引起的称为化脓性淋巴结炎，由结核杆菌感染引起的为结核性淋巴结炎。

临床分型：

1. 化脓性淋巴结炎　临床上一般分为急性和慢性两类。

(1)急性淋巴结炎：可来自于牙源性病变，婴幼儿则多继发于上呼吸道感染。临床上大多起病急、进展快。早期为单个淋巴结的肿大压痛,以后可累及多个淋巴结,还可发生粘连,皮肤发红,向周围扩散或穿破淋巴结包膜形成蜂窝织炎。随细胞毒力强弱与患者机体抵抗力的状况而有不同的全身反应,小儿尤为明显。

(2)慢性淋巴结炎:多继发于龋齿、根尖周炎、牙周病变等慢性牙源性炎症,也可由急性炎症治疗不彻底转变而来,表现为淋巴结的慢性非特异性增生性炎症。开始较小较韧,轻度压痛,与周围组织不粘连,逐渐可增大至黄豆或蚕豆大,一般均无全身症状。

2. 结核性淋巴结炎　多发生在儿童与青年人中,在颈部的一侧或双侧出现多个大小不等的肿大淋巴结,呈无痛性缓慢增大,圆或椭圆形,表面光滑。有时可发展成寒性脓肿,或破溃流出豆渣或米汤样脓液,经久不愈。早期多无明显的全身症状,或有盗汗、低热、消瘦、食欲缺乏等消耗性症状。

## 【治疗原则】

淋巴结炎的急性期主要是抗感染治疗,如有脓肿形成及时切开引流,慢性期主要应清除引起淋巴结炎的原发病灶,肿大明显的亦可手术摘除。结核性淋巴结炎则应积极抗结核治疗。

## 【推荐处方】

### 一、细菌性淋巴结炎的治疗

**处方**　(1)0.9%氯化钠注射液100ml+苯唑西林2.0g,静脉滴注,2~4次/日,疗程为5天,用前需皮试;或0.9%氯化钠注射液100ml+氯唑西林2.0g,静脉滴注,2~4次/日,疗程为5天,用前需皮试;或0.9%氯化钠注射液250ml+克林霉素0.75g,静脉滴注,2次/日,疗程为5天。

(2)如涂片染色为革兰阴性杆菌,则加用0.9%氯化钠注射液100ml+头孢曲松2.0g,静脉滴注,1次/日,疗程为5天,用前需皮试。

## 二、结核性淋巴结炎的治疗

**处方 1**　（1）异烟肼片，0.3g/次，早晨口服，1 次/日。

（2）利福平胶囊，0.45g/次，早晨口服，1 次/日。

（3）乙胺丁醇，0.75g/次，早晨口服，1 次/日。

（4）吡嗪酰胺，1.5g/次，早晨口服，1 次/日；或链霉素，1g/次，肌内注射，2～3 次/周。

**处方 2**　强化治疗 2 个月后，改为：

（1）异烟肼片，0.3g/次，早晨口服，1 次/日，疗程为 4～7 个月。

（2）利福平胶囊，0.45g/次，早晨口服，1 次/日，疗程为 4～7 个月。

## 【注意事项】

1. 化脓性淋巴结已伴有口底间隙脓肿或蜂窝织炎时，应做切开引流术，以排除脓液及坏死组织。

2. 若为活动性结核性淋巴结炎，应按抗结核的化疗原则和方案进行规范治疗，疗程不宜少于 6～12 个月。对抗结核药物治疗效果不佳的单个或活动增殖性淋巴结结核，可采用手术切除并做病理检查，手术切除后为防止复发仍应按抗结核的化疗原则和方案进行规范治疗，疗程不宜少于 6～12 个月。

3. 做好卫生宣教，养成不随地吐痰的良好习惯。儿童要接种卡介苗，注意口腔卫生，早期治疗龋齿及切除有病变的扁桃体在预防方面具有一定意义。儿童结核病发病较快、进展迅速，而且儿童耐力有限，极易发生并发症，若不及时治疗，可在短期内蔓延至全身各器官（如肺、骨、脑等）而恶化。

4. 封闭疗法，脓肿尚未形成时可用青霉素、普鲁卡因溶液做淋巴结周围封闭（需先做皮试）。

# 第十九章
# 中毒及相关疾病

## 第一节　镇静催眠药中毒

### 【疾病概要】

镇静催眠药为中枢神经系统抑制剂,具有镇静、催眠和抗惊厥等作用。通常分为3类:苯二氮䓬类(地西泮、硝西泮、艾司唑仑、阿普唑仑等)、巴比妥类(巴比妥、苯巴比妥、异戊巴比妥、司可巴比妥、硫喷妥钠等)、其他类。由于这类药物临床应用广泛且易于获得,故急性中毒已为临床所常见,多发生于蓄意自杀者,也可见于老年人、儿童误服或药物滥用者的意外中毒。中毒症状因药物的种类、剂量、作用时间的长短、是否空腹服药以及个体体质差异而轻重各异。

### 【治疗原则】

怀疑此类药物中毒后,应积极清除毒物,促进机体对毒物的排出;给予兴奋剂;对症支持治疗,维持呼吸、循环功能,保护脏器正常的生理功能。对于明确中毒药物种类后可以给予相应的特效解毒剂,必要时可以采用血液透析和血液灌流清除毒素。

### 【推荐处方】

**一、清除毒物,促进毒物排出**

**处方1**　大量温水或1:5000高锰酸钾溶液反复洗胃;

洗胃后,经口或灌胃服用 50% 硫酸钠或硫酸镁(巴比妥类药物中毒忌用硫酸镁)20～30g 或 20% 药用炭混悬液,以促进药物排泄。

**处方 2**　20% 甘露醇注射液或 25% 山梨醇注射液 200ml,静脉注射或快速静脉滴注,3～4 小时后可重复使用,加速毒物的排泄。

**处方 3**　5% 碳酸氢钠注射液 100～150ml + 5% 葡萄糖注射液 1000ml,静脉滴注,200～300ml/h 输注,碱化尿液。

**二、深度昏迷或呼吸抑制时可给予中枢兴奋剂**

**处方 1**　纳洛酮注射液,0.4～0.8mg/次,静脉注射,根据情况每 15 分钟重复 1 次。

**处方 2**　贝美格 50～150mg + 5% 葡萄糖注射液 500ml,静脉滴注,50～60 滴/分,至四肢活动减量给药。

**处方 3**　贝美格注射液,50mg,静脉注射,至病情改善或出现中毒症状(表现为恶心、呕吐、肌腱反射亢进、肌肉抽动,甚至惊厥等;也可以引起精神错乱、幻视等迟发性毒性反应)。

**三、特效治疗**

(一)苯二氮䓬类中毒

处方氟马西尼注射液 0.2mg,静脉注射,60 秒内仍未达到所要求的清醒程度可重复使用,直至患者清醒或总量达 2.0g。若再次出现嗜睡,以 0.1～0.4mg/h 的速度静脉滴注给药。

(二)氯丙嗪中毒伴有兴奋和惊厥表现

**处方**　异戊巴比妥钠注射液,0.3～0.5g,缓慢静脉注射。

(三)氯丙嗪中毒伴昏迷

**处方 1**　哌甲酯注射液,40～100mg,肌内注射,必要时每半小时或 1 小时重复直至苏醒。

**处方 2**　5% 葡萄糖注射液 500ml + 乙胺硫脲 1～2g,以 40 滴/分的速度静脉滴注。

### 四、严重中毒

应用血液透析和血液灌流清除毒物和炎症介质。

## 【注意事项】

1. 洗胃、催吐以及导泻等清除毒物的措施是药物中毒的首要处理原则。

2. 维持呼吸、循环功能。给予氧气，必要时气管插管或气管切开，进行机械通气，保持呼吸道通畅。血压下降者静脉滴注糖盐水、低分子右旋糖酐，如果血压仍不升高，可应用升压药。

3. 其他对症支持治疗。注意保暖，加强护理，及时纠正水、电解质失调，重要脏器的保护，预防感染等。

4. 对于重症中毒患者，应尽早给予血液灌流治疗。其治疗机制为通过血液灌流器内的药用炭与血浆蛋白竞争毒物，吸附毒物，从而将血液中的毒素直接清除。

5. 及早取血样、尿样进行毒物分析，可明确诊断和指导治疗。

# 第二节　洋地黄类中毒

## 【疾病概要】

洋地黄类为强心苷类药物，具有增加心肌收缩力、减慢心率、抑制心脏传导的药理作用。临床用于治疗各种原因引起的慢性心功能不全、阵发性室上性心动过速和心房颤动、心房扑动等。临床常用品种包括地高辛、洋地黄毒苷、毛花苷丙（西地兰）、毒毛花苷 K 等。本来药物由于治疗窗窄、排泄缓慢，临床应用中易出现给药剂量过大，从而出现洋地黄类药物的中毒。早期中毒最常见胃肠道反应，表现为食欲下降、恶心、呕吐、腹泻，可伴有全身症状，如头痛、头晕、困乏、失眠等，也可出现定力障碍、谵妄、精神错乱、癫痫样抽搐发作等神经系统症状。此外,最为严重的毒性反应为心脏毒性,表现为各种心律失常、心率减慢、室性期前收缩,多源性频发期前收缩呈二联律、三联律,室上性心动过速、房室传导阻滞、窦性停搏,严重者可发生室性心动过速、心室纤颤,甚至心搏骤停、猝死。

**【治疗原则】**

出现中毒反应应立即停用洋地黄类药物,补充钾盐,停用排钾利尿药,纠正心律失常。此外,还可采用离子交换树脂、透析疗法和应用地高辛特异性抗体,快速有效地清除洋地黄类药物。

**【推荐处方】**

**一、促进药物排泄**

(一)适用于大量口服中毒者

**处方**　考来烯胺,1.0~1.5g/次,口服,4 次/日;或采用药用炭及泻药,必要时血液净化治疗。

(二)适用于重症中毒患者

中毒后的 36 小时内可行透析治疗,有条件的患者可行血浆置换疗法。

**二、补充氯化钾**

(一)适用于轻度中毒者

**处方**　氯化钾片,1g/次,口服,3 次/日。

(二)适用于病情危急,如出现精神失常及严重的心律失常

**处方 1**　5% 葡萄糖注射液 500ml + 氯化钾注射液 1~3g,缓慢静脉滴注,维持 24 小时,合并补充镁盐。

**处方 2**　5% 或 10% 葡萄糖注射液 500ml + 门冬氨酸钾镁注射液 10~20ml,缓慢静脉滴注,1 次/日。

**三、纠正心律失常**

(一)适用于室性心律失常

**处方 1**　注射用水 20ml + 苯妥英钠 100~200mg,缓慢

静脉注射。

**处方2** 苯妥英钠片,0.1mg/次,口服,3~4次/日。

**处方3** 5%葡萄糖注射液500ml+利多卡因100~800mg,静脉滴注,必要时可重复。

（二）适用于室上性心动过速

**处方1** 维拉帕米片,240~320mg/日,口服,3~4次/日。

**处方2** 普罗帕酮注射液,1~1.5mg/kg,静脉注射5分钟,必要时15分钟后再重复1次,最大剂量不超过280mg,以后0.5~1mg/min静脉滴注。

（三）适用于传导阻滞、窦性心动过缓、窦性停搏

**处方1** 阿托品注射液,0.5~1mg/次,皮下或静脉注射,可每1~2小时重复1次,最大量为2mg。

**处方2** 5%葡萄糖注射液200~500ml+异丙肾上腺素0.5~1mg,缓慢静脉滴注。

**四、特异性抗体治疗**

适用于有生命危险的洋地黄中毒患者,可经膜滤器静脉给予地高辛免疫Fab片段,每40mg地高辛免疫Fab片段大约结合0.6mg地高辛或洋地黄毒苷。

**【注意事项】**

1. 立即停药并停用排钾利尿药时,可使一些轻症的中毒症状自行缓解消失。对于口服中毒患者,洗胃、催吐以及导泻等清除毒物的措施是药物中毒的首要处理原则。

2. 在洋地黄中毒表现中,心律失常最重要,最常见者为室性期前收缩,其次为房室传导阻滞、阵发性或加速性交界性心动过速、室性心动过速、窦性停搏、心室颤动等,应根据心律失常的类型选择合适的药物对症治疗。

3. 洋地黄类药物引起的室性心律失常以用苯妥英钠效果较好。

# 第三节　有机磷农药中毒

## 【疾病概要】

有机磷农药是我国使用广泛、用量最大的杀虫剂,其种类和制备也相当繁杂,一旦管理和使用不善均易导致人畜中毒而死亡。主要包括敌敌畏、对硫磷(1605)、甲拌磷(3911)、内吸磷(1059)、乐果、敌百虫、马拉硫磷(4049)等。急性有机磷农药中毒是指有机磷农药短时大量进入人体后造成的以神经系统损害为主的一系列伤害,临床上主要包括急性中毒患者表现的胆碱能兴奋或危象、其后的中间综合征以及迟发性周围神经病。每年全世界有数百万人发生急性有机磷农药中毒,其中约有 30 万人口死亡,且大多数发生在发展中国家。

## 【治疗原则】

脱离毒源,清除毒物,迅速离开中毒现场,脱去污染衣物,用清水或肥皂水冲洗全身污染部位。及时催吐、洗胃和导泻,尽早给予足量的特效解毒药,力争实现和维持阿托品化和解毒治疗,积极防治休克、肺水肿、脑水肿以及感染。

## 【推荐处方】

**一、适用于口服中毒后 2 ~ 3 小时以内的抢救**

**处方 1**　2% ~ 5% 碳酸氢钠液,500 ~ 1500ml,彻底洗胃,立即(敌百虫中毒改用温清水洗胃,并禁用碳酸氢钠)。

**处方 2**　洗胃后口服大量药用炭和 50% 硫酸镁 60 ~ 100ml 进行导泻,也可以口服 20% 甘露醇 200ml 予以导泻。

**二、适用于轻度中毒的救治**

（一）阿托品化治疗

**处方 1**　阿托品注射液,1 ~ 2mg/次,皮下或肌内注射,每 1 ~ 2 小时 1 次;阿托品化后,0.5mg/次,皮下注射,每4 ~

6 小时 1 次。

**处方 2**　山莨菪碱注射液,0.3～0.5mg/kg,肌内或静脉注射。

（二）胆碱酯酶复活剂

**处方 1**　0.9% 氯化钠注射液 20ml + 碘解磷定 0.4g,静脉注射。

**处方 2**　氯解磷定注射液,0.25～0.5g/次,肌内注射,必要时 2 小时后重复 1 次。

**三、适用于中度中毒的救治**

（一）阿托品化治疗

**处方 1**　阿托品注射液,2～4mg/次,静脉注射,每 6 分钟 1 次;阿托品化后,0.5～1.0mg/次,皮下注射,每 4 小时 1 次。

**处方 2**　山莨菪碱注射液,1～2mg/kg,静脉注射。

（二）胆碱酯酶复活剂

**处方 1**　5% 葡萄糖注射液 20～30ml + 碘解磷定 1.2g,静脉滴注,之后 60 分钟再补注 0.4g。

**处方 2**　氯解磷定注射液,首次 0.5g,肌内注射,随后每 2 小时 1 次。

**四、适用于重度中毒的救治**

（一）阿托品化治疗

**处方 1**　(1)0.9% 氯化钠注射液 20ml + 阿托品 3～10mg,静脉注射,立即,每 30 分钟 1 次。

(2)阿托品化后,0.5～1.0mg/次,皮下注射,每 4 小时 1 次。

**处方 2**　山莨菪碱注射液,2～4mg/kg,静脉注射,必要时可每 10～30 分钟重复使用 1 次。

（二）胆碱酯酶复活剂

**处方**　5% 葡萄糖注射液 20ml + 碘解磷定 1.5～1.6g,静脉注射,之后 0.25g/h 静脉滴注。

**五、适用于躁动时阿托品过量的救治**

**处方 1**　地西泮注射液,10mg/次,肌内注射。

**处方 2**　10%水合氯醛,10ml/次,保留灌肠。

### 【注意事项】

1. 使用1:5000高锰酸钾或2%碳酸氢钠溶液洗胃,直至洗出的胃液颜色与注入液一致,且无蒜臭味为止。但对硫磷中毒患者须禁用高锰酸钾溶液洗胃,美曲膦酯(敌百虫)中毒时要禁用2%碳酸氢钠溶液洗胃。

2. 抢救有机磷农药中毒时,通常观察阿托品化表现予以表明救治方案是否开始奏效,即指患者在用药后出现面色潮红、皮肤干燥、瞳孔散大、心率加快、双肺听诊啰音基本消失等。阿托品化的表现存在明显的个体差异,需要在实施阿托品化过程中密切观察,与此同时注意防止因用药过量而发生阿托品中毒。

3. 发生有机磷中毒时,须配合应用该类农药中毒的解毒药,给予氯解磷定或碘解磷定实施抢救,并注意加强中毒后并发症休克、脑水肿的治疗。如有必要即可选用20%甘露醇或25%山梨醇250ml快速静脉滴注;或给予呋塞米,20~40mg/次静脉滴注,2~3次/日;也可给予地塞米松,30~60mg/d,分次静脉注射,则更有益于针对那些危重病例的成功救治。

## 第四节　灭鼠药中毒

### 【疾病概要】

多因误食或他人投毒所致,在基层医疗单位十分常见,应引起足够的重视。常用的灭鼠药主要有敌鼠、氯鼠酮、杀鼠酮、杀鼠醚、杀鼠硅、毒鼠强、氟醋酸钠、氟乙醇、安妥、抗鼠灵、捕灭鼠等。一旦发生中毒,可突然发生出血、晕倒、阵发性痉挛、伴有中枢神经和自主神经系统障碍的表现,严重中毒将导致患者突发性死亡。

## 【治疗原则】

发现灭鼠药中毒,须紧急查找中毒的起因,抓紧时间脱离现场和抢救,立即催吐、洗胃和导泻。目前尚无特异性解毒药物,须在加强对症救治的同时,对于重症患者还需要结合血液净化治疗。

## 【推荐处方】

**一、清除毒物,促进毒物排出**

**处方1**　0.5%~1.0%硫酸铜10ml或1:5000高锰酸钾溶液,反复洗胃。

**处方2**　经口或灌胃服用50%硫酸硫酸镁(巴比妥类药物中毒忌用硫酸镁)60ml,导泻。

**二、适用于中毒病例伴出血的治疗**

**处方1**　维生素 $K_1$ 注射液10~20mg,肌内注射,3次/日。

**处方2**　5%葡萄糖注射液250ml+维生素 $K_1$ 20mg,静脉滴注,每8小时1次。

**处方3**　止血酶,1~2U,静脉注射,2~3次/日。

**三、适用于头痛、头晕的治疗**

**处方1**　阿司匹林,0.5g/次,口服。

**处方2**　地西泮注射液,10mg/次,肌内注射。

**四、适用于伴痉挛或抽搐的治疗**

**处方1**　地西泮注射液,10~20mg/次,肌内注射,2~3次/日。

**处方2**　苯妥英钠注射液,0.1~0.25mg/次,肌内注射,2~3次/日。

**处方3**　10%水合氯醛,200ml,保留灌肠。

**五、可采用的脲类灭鼠剂取代治疗**

**处方**　5%葡萄糖注射液250ml+烟酰胺200~400mg,静脉滴注,1次/日或1次/隔日。

## 【注意事项】

1. 出血症状是灭鼠药中毒的重要临床表现,若发生内脏大出血,如脑出血或出血性休克的病例,在结合地塞米松支持治疗的同时,考虑静输全血或冷冻血浆等;并且需要注意加强脑、心、肝、肾功能的保护。

2. 针对存在烟酰胺适应证的病例,要做到尽早和足量应用,同时要注意不与烟酸一起使用,以防增加血管扩张和血压下降的毒副作用。

# 第五节　百草枯中毒

## 【疾病概要】

百草枯又名对草快或克芜踪,属于联吡啶类灭草剂。目前,在基层医疗可见到的严重中毒患者正在逐年增多,呈现不断上升的趋势。人和动物均可通过呼吸道和皮肤吸收中毒,绝大多数严重中毒患者是因口服经消化道吸收中毒。经口服中毒的参考致死量为 $1 \sim 3g(20 \sim 40mg/kg)$,是目前急性中毒致死率最高的除草剂。肺是主要的靶器官,临床症状以胸痛、咳嗽、呼吸困难、双肺闻及干湿性啰音表现明显,重症患者可于 $1 \sim 2$ 天内发生急性肺水肿,或 $1 \sim 3$ 天内死于成人型呼吸窘迫综合征;后期出现肺泡内和肺间质纤维化,病死率高达 $50\% \sim 70\%$。

## 【治疗原则】

临床尚无急性百草枯中毒的特效解毒药物,尽早采取措施清除进入体内的毒物是成功救治急性百草枯中毒的基础。因此,一旦发现中毒,为防止继续吸收中毒,应立即脱离现场,用肥皂水洗净污染。经口服中毒者,还要及时催吐与用清水洗胃,加硫酸镁、硫酸钠或者甘露醇灌肠予以导泻。

## 【推荐处方】

### 一、清除毒物，促进药物排泄

**处方 1**　中毒 1 小时内可采用肥皂水灌胃催吐；或采用白陶土 60g/次吸附百草枯。

**处方 2**　1%~2% 碳酸氢钠液 1000~3000ml，彻底洗胃，洗胃后再经口或灌胃服用 30g 药用炭混悬液或 50% 硫酸钠或硫酸镁 20~30g，促进药物排泄。

**处方 3**　尽早进行血液灌流清除血内毒物，最好于中毒 24 小时内开始（12 小时内更佳），可有效提高中毒者的存活率。

### 二、适用于一般病例的处理

**处方 1**　呋塞米注射液，40~60mg/次，静脉注射，每 40 分钟 1 次。

**处方 2**　维生素 C，0.1g/次，口服，3 次/日。

**处方 3**　复合维生素 B，2 片/次，口服，3 次/日。

### 三、适用于中、重度病例的救治

**处方 1**　普萘洛尔，10~20mg/次，口服，每 3~6 小时重复 1 次。

**处方 2**　地塞米松注射液，10mg/次，肌内注射，立即。

**处方 3**　5% 葡萄糖注射液 500ml + 维生素 C 2.0g + 地塞米松 10mg，静脉滴注，立即。

## 【注意事项】

1. 注意避免吸氧，减轻氧自由基对肺组织产生损害；然而发生 ARDS 或 $PaO_2$ <5.3kPa 者例外，此时要采取更为有效的吸氧方式比如及时运用正压性机械通气治疗来挽救呼吸衰竭者的生命。

2. 严重中毒者，应尽早酌情给予肾上腺糖皮质激素或免疫抑制药治疗，如地塞米松、环磷酰胺、博来霉素、硫唑嘌呤等。

3. 目前，已发现普萘洛尔能与进入肺组织内的百草枯产生竞争作用,口服此药更有益于中毒时的毒物释出,但是当患者心率减慢或心脏传导阻滞时应禁用。

4. 在百草枯接触中毒 2～5 天以后,患者时常发生肝肾功能损害,出现少尿,查体时叩击肾区疼痛,检测血尿素氮与血肌酐含量升高。对此,为避免患者发生严重的肝肾功能障碍,还应当定期复查肝肾功能、血细胞分析等。

# 第六节　重金属中毒

## 【疾病概要】

重金属是指相对原子质量 >65 的金属,日常生活和工作中时常接触到重金属,每当吸入或摄取过量时即可引起急性中毒。重金属能够使蛋白质的结构发生不可逆性改变,蛋白质的结构改变功能就会丧失,阻碍组织细胞的代谢,产生中枢神经、肝肾等诸多系统器官的损害。重金属中毒常见的有铅中毒、汞中毒、砷中毒、铜中毒、锌中毒等。

## 【治疗原则】

解救治疗时应立即使用 0.9% 氯化钠注射液(汞中毒禁用)或温水洗胃,随后口服或经胃管灌注药用炭混悬液、鲜牛奶和生鸡蛋清等,旨在推迟重金属化合物的吸收,并采用硫酸镁溶液进行导泻促进药物的排泄,从而降低中毒程度和其病情。对于明确中毒药物种类后可以给予相应的特效解毒剂,必要时可以采用血液透析和血液灌流清除毒素。

## 【推荐处方】

### 一、一般性常规治疗

（一）一般性中毒的解毒治疗

**处方**　5% 葡萄糖氯化钠注射液 1000ml,维生素 C 2.0g + 维生素 B$_6$ 30mg + 地塞米松 50mg,静脉滴注,2 次/日。

（二）砷中毒的紧急处理

**处方**　2% 硫酸亚铁 200ml + 20% 氧化镁 200ml，混匀后口服，每 5～10 分钟重复服用 10ml。

**二、常用特效解毒药的治疗**

（一）铅中毒的特效解毒剂

**处方 1**　50% 葡萄糖注射液 20～40ml + 依地酸钙钠 0.5～1.0g，静脉注射，立即，可重复使用。

**处方 2**　10% 葡萄糖注射液 500ml + 依地酸钙钠 1.0g，静脉滴注，3 次/日，连用 3 天，间隔 3～4 天后重复，根据病情及铅量决定疗程数，一般用 4～5 个疗程。

**处方 3**　10% 葡萄糖注射液 500ml + 喷替酸钙钠 0.5～1.0g，静脉滴注，疗程为 3 天，共用 5 个疗程。

**处方 4**　二巯丙醇注射液，2.5～4mg/kg，深部肌内注射。

**处方 5**　二巯丁二钠注射液，0.5g/次，深部肌内注射，2 次/日。

（二）汞中毒的特效解毒剂

**处方 1**　（1）5% 二巯丙磺钠注射液，2.5ml，肌内注射，3 次/日，疗程为 5 天。

（2）青霉胺，0.3g/次，口服，3 次/日。

**处方 2**　（1）5% 二巯丁二钠注射液，2～3ml，肌内注射，3 次/日，疗程为 5 天。

（2）青霉胺，0.3g/次，口服，3 次/日。

**处方 3**　（1）10% 硫代硫酸钠溶液，20ml，静脉滴注，1 次/日，疗程为 7 天。

（2）维生素 $B_6$，30mg/次，口服，3 次/日。

（三）砷中毒的特效解毒剂

**处方 1**　二巯丙醇注射液，200～300mg/次，肌内注射，每 4～6 小时 1 次。

**处方 2**　0.9% 氯化钠注射液 20～40ml + 二巯丁二钠 2g，静脉注射，10～15 分钟内注毕，1 次/日。

**处方 3**　二巯丁二钠注射液，0.5g/次，肌内注射，2 次/

日,疗程为 4 天。

**三、常见并发症的处理**

（一）伴有脑病的治疗

**处方 1**　20% 甘露醇注射液,200mg,快速静脉滴注,2次/日。

**处方 2**　呋塞米注射液,40mg,静脉滴注,立即。

（二）伴腹绞痛的治疗

**处方 1**　10% 葡萄糖酸钙注射液,10 ~ 20ml/次,静脉滴注,立即。

**处方 2**　活性钙,1.0g/次,口服,3 次/日。

**处方 3**　糖钙片,10g/次,口服,3 次/日。

**处方 4**　维生素 C,1.0g/次,口服,3 次/日。

**处方 5**　阿托品注射液,0.5mg/次,肌内注射,立即。

**处方 6**　哌替啶注射液,50mg/次,肌内注射,立即。

**处方 7**　曲马多注射液,50mg/次,肌内注射,立即。

（三）伴剥脱性皮炎的治疗

**处方**　5% 葡萄糖注射液 500ml + 促肾上腺皮质激素25U,静脉滴注,必要时。

（四）伴皮肤黏膜损伤的治疗

**处方 1**　25% 二巯丙醇油膏,涂擦患处,2 ~ 3 次/日。

**处方 2**　地塞米松软膏,涂擦患处,2 ~ 3 次/日。

**【注意事项】**

1. 重金属中毒的特效解毒剂多为螯合剂,此类药物可与重金属结合成低毒的可溶性络合物,加速重金属化合物的排泄。常见的重金属螯合剂包括依地酸钙钠、喷替酸钙钠、二巯丙醇、二巯丙磺钠、二巯丁二钠、青霉胺等。其中铅中毒首选依地酸钙钠或喷替酸钙钠;砷、汞、金、铜等中毒首选二巯丙醇、二巯丙磺钠、二巯丁二钠等;青霉胺可促进铅、汞、铜的排泄,但不作为首选药物。

2. 急性汞中毒洗胃要用温开水,禁用含盐液体,彻底洗胃之后灌服牛奶或生蛋清可以保护胃肠黏膜,拖延中毒后汞的吸收速度。

3. 依地酸钙钠用量过大或浓度过高会引起肾功能障碍或注射部位的栓塞性静脉炎，每日总用量一般不要超过 $30\sim50mg/kg$，对该药过敏时禁止使用。依地酸钙钠的使用方法为开始用药的头 2 天是每间隔 $4\sim6$ 小时 1 次，3 天以后是每间隔 $6\sim12$ 小时 1 次，逐渐减至每日用药 1 次，$7\sim14$ 天为 1 个疗程。

4. 二巯丁二钠需现用现配，不能加热，一旦溶液变为土黄色或浑浊后绝不可以再用。

5. 二巯丙醇禁用于葡萄糖-6-磷酸脱氢酶缺乏者和孕妇，慎用于心血管、胃肠道病以及肝肾功能障碍的病例。当注射药物时发生呕吐、腹痛、腹泻、心动过速，则需要考虑注药前 $30\sim60$ 分钟口服适量的异丙嗪或苯海拉明加以预防。

6. 2% 硫酸亚铁溶液和 20% 氧化镁混悬液两种药品在使用之前需要注意分别保存，临用时才取等量混合并摇匀后口服，以免导致不良化学反应等而不宜使用。

# 第七节　一氧化碳中毒

## 【疾病概要】

一氧化碳即煤气，为无色、无臭的气体，是工业生产及日常生活中最常使用的燃料，大量吸入时易致中毒。一氧化碳与血红蛋白的亲和力比氧与血红蛋白的亲和力高 $200\sim300$ 倍，一旦经呼吸道吸入立即与血红蛋白结合，形成碳氧血红蛋白（HbCO），使血红蛋白丧失携氧的能力和作用，造成组织窒息。对全身的组织细胞均有毒性作用，尤其对大脑皮质的影响最为严重。临床表现主要为缺氧，其严重程度与 HbCO 的饱和度呈比例关系。轻度中毒患者有头痛、无力、眩晕、劳动时呼吸困难等症状；中度中毒患者皮肤、口唇呈樱桃红色，可有恶心、呕吐、意识模糊、虚脱或昏迷等；重度中毒患者呈深昏迷，伴有高热、四肢肌张力增强和阵发性或强直性痉挛等。

## 【治疗原则】

立即脱离中毒现场,转移至空气新鲜的地方,卧床休息,保暖,保持呼吸道通畅。氧疗是治疗一氧化碳中毒的最有效的措施,轻度中毒患者可予鼻导管吸入高浓度的氧,中、重度中毒患者须予高压氧治疗。此外,防治脑水肿及并发症。

## 【推荐处方】

**一、防治脑水肿的治疗**

**处方 1**　20% 甘露醇注射液,100 ~ 250ml,快速静脉滴注,每 8 ~ 12 小时 1 次。

**处方 2**　呋塞米注射液,20 ~ 40mg,静脉注射,每 8 ~ 12小时 1 次。

**处方 3**　地塞米松注射液,10mg,静脉注射,疗程为 3 ~ 5 日。

**二、伴抽搐的治疗**

**处方**　地西泮注射液,10 ~ 20mg/次,肌内注射,2 ~ 3次/日。

**三、长时间昏迷(10 ~ 20 小时以上)伴高热的治疗**

**处方 1**　5% 葡萄糖注射液 100ml + 氯丙嗪 50mg + 异丙嗪 50mg,静脉滴注,根据情况可重复使用。

**处方 2**　5% 葡萄糖注射液 100ml + 氯丙嗪 50mg + 异丙嗪 50mg + 哌替啶 100mg,静脉滴注,根据情况可重复使用。

**四、促进脑细胞代谢**

**处方**　5% 葡萄糖注射液 500ml + 三磷酸腺苷 20mg + 辅酶 A 200U + 维生素 C 200mg,静脉滴注,2 次/日。

## 【注意事项】

1. 迅速纠正缺氧状态为治疗的关键,吸入氧气可加速

COHb 解离,增加 CO 排出。若呼吸停止,应及早进行人工呼吸或用呼吸机维持呼吸。危重患者可考虑血浆置换。

2. 高热会影响脑功能,可采用物理降温方法,如头部用冰帽、体表用冰袋,使体温保持在 32℃ 左右。如降温过程中出现寒战或体温下降困难时,可用冬眠药物。

3. 防治并发症和后发症。昏迷期间护理工作非常重要。保持呼吸道通畅,必要时行气管切开。定时翻身以防发生压疮和肺炎。急性 CO 中毒患者从昏迷中苏醒后,应尽可能休息观察 2 周,以防神经系统和心脏后发症的发生。如有后遗症,给予相应治疗。

# 第八节　乙醇中毒

## 【疾病概要】

大量饮酒引起的乙醇中毒主要是酒中的主要成分乙醇导致的代谢紊乱所致。乙醇代谢产生大量的自由基,超过机体的清除能力时,就会造成机体组织损伤。乙醇中毒的临床表现主要为消化系统和神经系统症状,如恶心、呕吐、消化道出血、腹痛、神志异常兴奋或抑制、共济失调、昏睡、昏迷等。

## 【治疗原则】

所有患者就诊后及时给予基础治疗。首先保持呼吸道通畅,避免呕吐物阻塞呼吸道或误吸呕吐物导致窒息;吸氧,低流量氧气吸入。对于深昏迷无呕吐者,建议采取洗胃。此外,大量补液,补充维生素及电解质,加用利尿药,促进乙醇分解代谢,维持水、电解质、酸碱平衡,根据症状积极对症支持治疗。

## 【推荐处方】

### 一、促进毒物排出

**处方 1**　1% 碳酸氢钠或 0.9% 氯化钠注射液洗胃后,

存留 50～100ml 于胃内。

**处方 2**  (1)50% 葡萄糖注射液,100ml,静脉注射。

(2)胰岛素注射液,20U,皮下注射。

(3)维生素 B$_6$ 注射液,100mg,肌内注射。

(4)烟酸注射液,100mg,肌内注射。

**二、昏迷患者促醒**

(一) 轻度和中度乙醇中毒

**处方**  10% 葡萄糖氯化钠注射液溶液 500ml + 50% 葡萄糖注射液 60ml + 纳洛酮 0.4～0.8mg + 三磷酸腺苷 40mg + 辅酶 A 100U + 肌苷 0.4g + 维生素 C 0.2g,静脉滴注,必要时可重复。

(二) 急性重度乙醇中毒

**处方 1**  纳洛酮注射液,0.8mg,静脉注射;后 5% 葡萄糖注射液 1000ml + 纳洛酮 4mg,静脉滴注,速度为 0.4mg/h,直至清醒。

**处方 2**  5% 葡萄糖注射液 250ml + 醒脑静 20ml,静脉滴注。

**三、呕吐剧烈者止吐**

**处方 1**  甲氧氯普胺注射液,10mg,肌内注射。

**处方 2**  0.9% 氯化钠注射液 100ml + 奥美拉唑 40mg,静脉滴注。

**四、伴兴奋躁动无癫痫发作者**

**处方**  氟哌啶醇注射液,5～10mg,肌内注射。

**【注意事项】**

1. 轻症患者无需治疗,兴奋躁动的患者必要时加以约束。

2. 共济失调患者休息,避免活动以免发生创伤。

3. 昏迷患者注意是否同时服用其他药物,重点是维持生命功能。①维持气道通畅,供氧充足,必要时人工呼吸、气管插管;②维持循环功能,注意血压、体温,静脉输入 5% 葡萄糖盐水溶液;③ECG 监护心律损害和心肌损害;④保暖,维持正常体温;⑤维持水、电解质、酸碱平衡,血镁低时补镁。

# 第九节　鱼胆中毒

## 【疾病概要】

我国民间有使用鱼胆治疗慢性支气管炎、原发性高血压及眼病的习俗。常取青鱼、草鱼、鲤鱼或鲢鱼胆,生或熟食从而引起中毒或死亡。不同鱼种的鱼胆毒性不同,但主要病变是一种细胞性毒素中毒,损害肝与肾的实质细胞以及心肌细胞等。食后从胃肠道吸收,然后进入肝脏,循环至肾脏后可经尿排泄。起病最初表现为呕吐、腹痛或腹泻,出现黄水样或稀粥样粪便;重症病例还可出现黄疸、肝区疼痛、血尿、蛋白尿或水肿等。

## 【治疗原则】

洗胃、口服药用炭、生鸡蛋清或牛奶等,阻止毒物吸收和促进毒素排泄,同时给予对症支持治疗,防止中毒后休克、中毒性肝炎和肾衰竭等。

## 【推荐处方】

### 一、清除毒物,促进毒物排出

**处方 1**　1:5000 高锰酸钾溶液,彻底洗胃,立即。

**处方 2**　洗胃后,经口或灌胃服用 50% 硫酸镁 60ml 或 33% 硫酸钠 60~80ml,口服导泻,立即。

### 二、利尿治疗

**处方 1**　20% 甘露醇注射液,250ml,快速静脉滴注,3~4 小时后可重复使用,加速毒物的排泄。

**处方 2**　呋塞米注射液,40mg/次,静脉注射,立即。

### 三、补充液体治疗

**处方**　10% 葡萄糖注射液 1000ml + 维生素 C 2.0g +

地塞米松 10mg,静脉滴注,立即。

**四、伴肾功能损伤者**

**处方 1**　5% 葡萄糖注射液 500ml + 氢化可的松 100 ~ 200mg,静脉滴注。

**处方 2**　5% 葡萄糖注射液 500ml + 地塞米松 20mg,静脉滴注。

**五、伴中毒性肝病**

**处方 1**　肌苷,0.4 ~ 0.8g/次,口服,3 次/日。

**处方 2**　5% 葡萄糖注射液 500ml + 三磷酸腺苷 20mg + 辅酶 A 50U + 细胞色素 C 30mg + 维生素 C 1.0g,静脉滴注,2 次/日。

**六、伴中毒性心肌炎**

**处方 1**　阿托品注射液,0.5 ~ 1mg/次,肌内注射。

**处方 2**　10% 葡萄糖注射液 500ml + 10% 氯化钾注射液 10ml + 胰岛素注射液 8 ~ 10U,静脉滴注。

【注意事项】

1. 急性肾衰竭和重度心脏病症状是导致本病死亡的主要原因,故应密切观察和加强对症治疗 1 周以上。

2. 如果出现少尿、血尿素氮和血肌酐进行性上升,可于短期内给予肾上腺皮质激素和快速利尿药治疗,但尿毒症时不可使用。如肾衰竭应尽早做血液透析或腹膜透析。

# 第十节　河豚中毒

【疾病概要】

河豚毒素主要包含在鱼的内脏中,是一种神经性毒素,在熟食制作中不会发生破坏,比如日晒、用盐腌、烧煮等方式都不能将毒素损坏掉,食后即可发生中毒。中毒后主要作用于脑干中枢或周围神经,并发生神经传导障碍,首先出现感染障碍,紧接着是运动神经麻痹,并很快产生脑干麻痹而导致呼吸和循环衰竭等。

### 【治疗原则】

主要的解救方法是反射性催吐,用手指或筷子放于舌根处产生刺激反射;有条件时须立即进行洗胃和导泻;应用阿托品、东莨菪碱等抗胆碱能药物对抗毒素作用;对症支持治疗,出现呼吸困难或衰竭时实施人工呼吸和气管插管、吸氧等。

### 【推荐处方】

**一、清除毒物,促进毒物排出**

**处方 1**　5% 碳酸氢钠注射液 10000ml,立即彻底洗胃;洗胃后,口服 50% 硫酸镁 60ml 导泻,以促进药物排泄。

**处方 2**　1% 硫酸铜溶液,50～100ml,口服,进行催吐治疗。

**二、适用于呼吸困难或呼吸衰竭的治疗**

**处方 1**　山莨菪碱注射液,20mg/次,静脉注射,每小时 1 次。

**处方 2**　半胱氨酸注射液,100mg/kg,肌内注射,立即。

**处方 3**　阿托品注射液,1～2mg/次,皮下或肌内注射,每 1～2 小时 1 次,直至阿托品化。

**处方 4**　东莨菪碱注射液,0.5mg/次,肌内注射。

**三、支持治疗**

**处方 1**　10% 葡萄糖注射液 1000ml + 维生素 C 2.0g + 地塞米松 10mg,静脉滴注,2 次/日。

**处方 2**　维生素 $B_1$ 注射液,50～100mg/次,肌内注射,2 次/日。

**处方 3**　甲钴胺注射液,500μg/次,肌内注射,1 次/日。

### 【注意事项】

1. 河豚中毒尚无特殊解毒药。一般性中毒病例中毒后能维持 8 小时以上,多可以康复,因此治疗的关键在于尽早帮助毒物排泄和加强支持对症处理。

2. 给予积极的对症支持治疗,加强心、肺、脑神经等方面的重要脏器监护。

# 第十一节　蟾蜍中毒

## 【疾病概要】

蟾蜍的腮腺和皮肤腺可分泌一定的毒液,其毒性类似于洋地黄对于心脏的作用,中毒后即能通过迷走神经张力的作用产生心律失常等,比如心动过缓、窦房或房室传导阻滞等。蟾蜍烧煮不能将其毒素破坏,因而大量摄入、服用过量的蟾蜍制剂,或伤口遭其毒液污染均可引起中毒。

## 【治疗原则】

彻底洗胃和导泻,排出毒物,对症处理。出现类似于洋地黄中毒的症状可口服或静脉滴注稀释的氯化钾;传导阻滞可用阿托品。补充液体,止惊。出现呼吸及循环衰竭者进行相应的支持治疗。

## 【推荐处方】

**一、清除毒物,促进毒物排出**

**处方 1**　1∶5000 高锰酸钾溶液 5000ml,立即彻底洗胃;洗胃后,50% 硫酸镁 60ml 口服导泻。

**处方 2**　1% 硫酸铜溶液 50 ~ 100ml,立即口服催吐;然后给予 50% 硫酸镁 60ml 口服导泻。

**二、适用于心动过缓的治疗**

**处方**　阿托品注射液,0.5mg/次,肌内注射,3 次/日。

**三、适用于补液和支持治疗**

**处方 1**　10% 葡萄糖注射液 1000ml + 维生素 C 2.0g,静脉滴注,2 次/日。

**处方 2** 维生素 $B_1$ 注射液,50~100mg/次,肌内注射,2 次/日。

**处方 3** 0.9% 氯化钠注射液 20ml + 地塞米松 10mg,静脉注射,2~3 次/日。

## 【注意事项】

1. 无特效解毒药,必须及时进行催吐、洗胃和导泻;加强患者相关生命体征的观察;采取积极的对症处理。如眼沾污毒素,可用紫草汁滴眼或冲洗。

2. 一旦出现严重的心脏传导阻滞,也可考虑采取临时性心脏起搏的支持疗法。

# 第十二节 毒蕈中毒

## 【疾病概要】

毒蕈又称为毒蘑菇、毒菌、毒茸等,是一些摄食后易产生中毒的高等级真菌,在我国能够生长的种类可达 120 多种,食后可威胁患者生命的毒蕈占 20 多种之多。大部分的食用毒蕈通过加热并不能全部去掉毒性成分。多数毒蕈毒性较低,中毒表现轻微,但有些毒蕈毒性极高,可致人死亡。毒蕈中毒时,首先引起胃肠道反应,表现为恶心、呕吐、腹痛、腹泻等;可引起溶血;昏迷、幻觉、谵妄等神经精神症状;并可引起肝、肾、心、脑等损害,以肝损害最为常见,可导致中毒性肝炎。

## 【治疗原则】

本病须立即采取催吐、洗胃、导泻或灌肠治疗等方法促进毒物排泄。对症支持治疗,兴奋、谵妄、精神错乱者可予镇静剂治疗,呕吐、腹泻严重者纠正水和电解质紊乱。同时使用解毒药物解救。

## 【推荐处方】

### 一、适用于一般中毒病例的常规治疗

**处方 1**　(1)1∶5000 高锰酸钾溶液,2000ml,立即彻底洗胃。

(2)洗胃后,立即用温淡盐水 2000ml 高位灌肠;或蓖麻油 15～30ml 口服导泻或高位灌肠。

**处方 2**　(1)0.5% 鞣酸溶液,2000ml,立即彻底洗胃。

(2)洗胃后,立即用温淡盐水 2000ml 高位灌肠;或蓖麻油 15～30ml 口服导泻或高位灌肠。

### 二、适用于需要进行抗胆碱治疗者

**处方 1**　阿托品注射液,0.5～1mg/次,皮下或肌内注射,立即。

**处方 2**　阿托品注射液,1～2mg,缓慢静脉注射或滴注,迅速达到阿托品化。

### 三、适用于白毒伞、毒伞或鳞柄白毒中毒的救治

**处方 1**　5% 葡萄糖氯化钠注射液 40ml + 二巯丁二酸钠 0.5～1g,静脉注射,每 6 小时 1 次。

**处方 2**　5% 二巯丙磺酸钠液,5ml/次,肌内注射,每 6 小时 1 次。

**处方 3**　10% 葡萄糖注射液 1000ml + 5% 二巯丙磺酸钠液 5ml,静脉滴注,3 次/日。

### 四、适用于补液与生命支持治疗

**处方 1**　10% 葡萄糖注射液 1000ml + 维生素 C 2.0g,静脉滴注,2 次/日。

**处方 2**　维生素 $B_1$ 注射液,50mg/次,肌内注射,2 次/日。

**处方 3**　0.9% 氯化钠注射液 20ml + 地塞米松 10mg,静脉注射,2～3 次/日。

### 五、适用于溶血患者

**处方 1**　注射用甲泼尼龙,500～1000mg/d,静脉注射。

处方 2　5%/10% 葡萄糖注射液 500ml + 氢化可的松 200～300mg,静脉滴注。

处方 3　5%/10% 葡萄糖注射液 500ml + 地塞米松 10～20mg,静脉滴注。

## 【注意事项】

1. 催吐、洗胃、导泻等促进毒素排泄的方法对中毒的治疗至关重要,须注意腹泻频繁或发生神经系统抑制的病例不能使用硫酸镁导泻。必要时可考虑实施血液净化疗法,因为毒覃毒素的分子量较大,采用一般的血液透析不能及时排出体内毒素。

2. 毒覃中毒极易产生全身重要脏器损害,如溶血性贫血、肝脏损害、神经精神症状、中毒性心肌炎、中毒性脑炎、颅内压增高、脑水肿、呼吸和循环衰竭等,应引起医护相关人员的高度重视。

3. 临床上也有少数患者出现迟发性毒覃中毒,在出现吐泻症状而缓解之后也可产生一个假愈期,须提高警惕,并且准备好随时进行妥善处理的治疗方案。

# 第十三节　四季豆中毒

## 【疾病概要】

四季豆又可称为芸豆、菜豆、梅豆角、扁豆、刀豆等,内含有毒蛋白,如皂角生物碱、亚硝酸盐和胰蛋白酶抑制物等,常因为烹调方法不当致食后引起中毒,可对消化道黏膜产生很强的刺激,大量摄入可造成胃肠道充血、肿胀和出血的炎性反应等。主要临床表现以胃烧灼不适、恶心、呕吐、腹痛、腹泻等消化道症状为主;其次还可出现头晕、头痛、胸闷、软弱无力等;严重中毒时可发生四肢麻木、呕血、心率增快、腹部微痛或压痛,并伴有脱水、电解质平衡失调与代谢性酸中毒症状。

## 【治疗原则】

四季豆中毒无特异性解毒药。一般情况下,患者在吐净胃容物后即可很快治愈。当发现中毒后,要叮嘱患者静卧休息,少量多次饮用白开水或浓茶水即可;针对中毒后病情较为严重者,应立即实施催吐、洗胃、导泻,以及采取静脉输液等对症处理。

## 【推荐处方】

**一、适用于中毒的常规洗胃和导泻治疗**

**处方** (1)1∶5000 高锰酸钾溶液,2000ml,立即彻底洗胃。

(2)洗胃后,立即用 10% 硫酸镁 60~500ml 口服导泻或高位灌肠。

**二、适用于烦躁不安的治疗**

**处方** 地西泮注射液,5~10mg,肌内注射,立即。

**三、适用于脱水的治疗**

**处方 1** 10% 葡萄糖注射液 500ml + 维生素 C 0.5~1.0g,缓慢静脉滴注。

**处方 2** 低分子右旋糖酐注射液,500ml,静脉滴注,2次/日。

**四、适用于中度以上中毒和发生溶血的治疗**

**处方** 10% 葡萄糖注射液 500ml + 0.9% 氯化钠注射液 500ml + 维生素 $K_1$ 20mg,静脉滴注,2 次/日。

## 【注意事项】

1. 四季豆一定要煮熟后方可食用,经加热 100℃ 彻底煮熟再食用一般不会导致食用者中毒。

2. 四季豆中毒无特异性解毒药,中毒严重的应注意维护各脏器的功能。

# 第十四节　银杏果中毒

## 【疾病概要】

银杏果又称为白果,体内含有的白果酸对人体有害。银杏果炮制后有一定的药用价值,目前在民间仍有加工后食用的习惯,如果加工处理不当或大量误食即能发生中毒。主要的毒性作用是对神经系统的损害,患者出现先兴奋后抑制以及神经末梢的功能障碍,直接接触还会产生对皮肤或黏膜的强烈刺激。摄食中毒时患者首先出现消化道症状,如恶心、呕吐、腹痛、腹泻、食欲缺乏;中毒的神经系统症状为头晕、昏迷、头痛、烦躁不安、惊厥、恐惧、惊叫,遇到比较轻微的刺激也能引起患者抽搐,另有少数患者还可发生四肢无力或迟缓性瘫痪等;严重中毒时在查体中可发现发绀、体温升高、瞳孔散大、对光反应迟钝或者消失,甚至于急性肺水肿、呼吸困难及猝死。

## 【治疗原则】

银杏果中毒无特异性解毒药,治疗主要是立即进行催吐、洗胃和导泻,积极补液、止惊和脱水,加强心、肺、脑功能的监护和处理等对症支持治疗。

## 【推荐处方】

### 一、适用于中毒的常规洗胃和导泻治疗

**处方**　(1) 1∶5000 高锰酸钾溶液,2000ml,彻底洗胃。

(2)立即用温清水 200ml + 硫酸钠 15~30g,饮用或高位灌肠。

### 二、适用于中毒发生惊厥的治疗

**处方 1**　地西泮注射液,10mg,肌内注射。

**处方 2**　10% 水合氯醛溶液,20ml,灌肠。

### 三、适用于脱水的治疗

**处方**　10% 葡萄糖注射液 500ml + 维生素 C 0.5 ~ 1.0g，缓慢静脉滴注；低分子右旋糖酐注射液，500ml，静脉滴注，2 次/日。

## 【注意事项】

1. 为防止银杏果中毒，医师提醒切忌过量食用或生食、婴儿勿食。

2. 银杏果的有毒成分易溶于水，加热后毒性减轻，所以食用前可先用清水浸泡 1 小时以上再加热煮熟，均可大大提高食用银杏果的安全性。如发现中毒症状，要及时到医院就诊。

3. 若发生呼吸困难时，给予有效吸氧或采取辅助性呼吸，及时纠正患者的脱水和酸碱平衡失调，通过静脉输液来保证白果酸类毒性物质的尽快排泄。

# 第十五节　毒蛇咬伤

## 【疾病概要】

此病是因在野外工作或行走中被毒蛇攻击时咬伤，从而导致的急性中毒。受伤通常产生 3 种作用，如血液循环毒素、神经毒素及混合毒素等。血液循环毒素多见于五步蛇、蝮蛇和"烙铁头"等的毒素，中毒时主要出现心肌和血液凝血障碍的损害。神经毒素多见于眼镜蛇、金环蛇和银环蛇的毒素，主要为神经麻痹、呼吸困难、言语不清等。

## 【治疗原则】

妥善处理伤口，防止毒液扩散，及时使用解毒药或抗毒血清等，并且一定要在急性咬伤后就地取材施治，然后再根据条件及时救治。

## 【推荐处方】

### 一、适用于一般病例的成品药物治疗

**处方 1** 上海蛇药,10~20ml/次,立即,口服,每 6 小时 1 次;并立即将南通蛇药打碎后外用。

**处方 2** 南通蛇药,10~20 片/次,立即,口服,每 6 小时 1 次;并立即将南通蛇药打碎后外用。

**处方 3** 季德胜蛇药,初次给予 20 片,立即,口服,每隔 6 小时续服 10~20 片,直至患者的蛇毒症状明显消失。

### 二、可以选用的抗蛇毒素血清治疗

**处方 1** 0.9% 氯化钠注射液 20ml + 抗蝮蛇血清 10ml,静脉注射,皮试阴性者使用。

**处方 2** 0.9% 氯化钠注射液 20ml + 五步蛇抗毒血清 10ml,静脉注射,皮试阴性者使用。

### 三、适用于蝮蛇咬伤的抗毒血清治疗

**处方** 5% 葡萄糖注射液 500ml + 精制蝮蛇抗毒血清 8000U,静脉滴注,皮试阴性者使用。

### 四、适用于尖吻蛇、眼镜蛇、银环蛇咬伤的血清治疗

**处方** 5% 葡萄糖注射液 500ml + 精制尖吻-镜-环蛇抗毒血清 1 万 U,静脉滴注,皮试阴性时用。

### 五、适用于海蛇、印度眼镜蛇咬伤时的治疗

**处方** 5% 葡萄糖注射液 500ml + 精制海-印镜蛇抗蛇毒素 100ml,静脉注射,皮试阴性时用。

### 六、适用于咬伤后皮试阳性者的治疗

**处方 1** 10% 葡萄糖注射液 250ml + 地塞米松 10mg,静脉滴注,立即。

**处方 2** 氯苯那敏注射液,10mg/次,肌内注射,3 次/日。

### 七、对症处理

**处方 1** 破伤风抗毒素注射液,1500U,肌内注射,立即,皮试阴性者用。

**处方 2** 0.25% 普鲁卡因注射液,150ml,于患肢近心

端进行套式封注。

**【注意事项】**

1. 毒蛇咬伤发病急、病情重、严重并发症较多,在现场进行伤口处理和上述有关急救后需紧急转送到条件较好的医院进一步治疗。首先要保持安静,限制伤肢活动,绝对卧位休息;结扎伤口上方近心端肢体,每间隔 15～30 分钟放松 1 次约 1 分钟;使用肥皂水冲洗咬伤伤口及其周围的皮肤;采用负压吸引,比如可用口、吸乳器、拔火罐进行毒液吸吮;必要时可用刀或针刺扩创排毒,局部还可用 1 : 5000 高锰酸钾或 3% 过氧化氢溶液冲洗伤口,以及实施局部封闭治疗。

2. 治疗过程中应禁用中枢抑制性肌肉松弛药物,如吗啡、氯丙嗪等;慎用抗凝药物,如肝素、枸橼酸钠等药物。

3. 在应用各种毒素或抗毒血清前,一定要进行皮肤过敏试验,试验阴性者才使用;试验阳性时可给予肾上腺素皮质激素治疗。

4. 对于重症患者,须加强休克,呼吸、循环或肾衰竭,溶血和贫血的积极抢救及输血和抗感染治疗。

## 第十六节　蜈蚣咬伤

**【疾病概要】**

蜈蚣咬伤时,其毒液通过毒爪尖端注入体内。毒液内通常含有溶血蛋白组胺类物质的毒性成分。在被咬伤后,大多数患者发生明显的局部反应,偶见产生过敏性休克、出现急性中毒等,此时若处理不当仍可危及患者的生命。

**【治疗原则】**

治疗时要妥善处理伤口,防止毒液扩散,立即采取就地取材施治,采用碱性水反复冲洗,并积极准备后送救治。

## 【推荐处方】

### 一、伤口处理方法

在伤肢上端2～3cm处用布带扎紧,每15分钟放松1～2分钟,伤口周围可用冰敷,切开伤处皮肤,用抽吸器或拔火罐等吸出毒液,立即用碱性溶液反复多次冲洗伤口,以中和酸性的毒液。

**处方1** 3%氨水,1000ml,伤口外用,立即。

**处方2** 5%碳酸氢钠,伤口外用,立即。

**处方3** 肥皂水,伤口外用,立即。

**处方4** 南通蛇药加六神丸,制膏后外用,立即。

**处方5** 新鲜蒲公英,制泥后局部外敷,立即。

**处方6** 新鲜鱼腥草,捣烂外敷伤口,立即。

### 二、适用于剧痛病例的治疗

**处方** 哌替啶注射液,50mg/次,肌内注射,立即。

### 三、适用于过敏反应明显的治疗

**处方1** 0.9%氯化钠注射液20ml + 地塞米松10mg,静脉注射,立即。

**处方2** 0.1%肾上腺素,咽喉部喷雾治疗,立即。

**处方3** 苯海拉明注射液,20mg/次,肌内注射,立即。

**处方4** 西替利嗪,10mg/次,口服,2次/日。

**处方5** 氯苯那敏,4mg/次,口服,3次/日。

## 【注意事项】

1. 蜈蚣咬伤的痕迹是一对小孔,毒液就是顺小孔流入的,所以一定要用碱性水反复冲洗,忌用碘酊或酸性药物冲洗或涂擦伤口。

2. 小蜈蚣咬伤很少引起全身症状,故仅做局部处理即可;但大蜈蚣咬伤时可有发热、头痛、呼吸麻痹,甚至昏迷、死亡危险,应高度重视,给予抗过敏,保持呼吸、血压平稳,积极治疗并发症等,对小儿应注意生命体征监测。

## 第十七节    毒蜘蛛咬伤

### 【疾病概要】

毒蜘蛛的毒液中含有一种神经性蛋白毒,其毒力甚强,主要产生神经系统的损害,可导致运动中枢神经麻痹而死亡。咬伤后,伤处会发生肿胀、肤色变白,有剧烈痛感,同时会引起严重的全身反应,表现为全身软弱无力、头晕、恶心、呕吐、腹肌痉挛、发热、盗汗、畏寒等,严重者呼吸困难、神经反射迟钝、神志不清、惊厥、昏迷、休克,甚至死亡。

### 【治疗原则】

妥善处理伤口,防止毒液扩散,及时外敷南通蛇药治疗,并积极地进行对症支持治疗。

### 【推荐处方】

**一、加速毒素排出**

**处方**    10% 葡萄糖酸钙注射液,10ml,静脉注射;后10% 葡萄糖氯化钠注射液,500ml,静脉滴注。

**二、适用于剧痛的治疗**

**处方**    哌替啶注射液,50mg/次,肌内注射,立即。

**三、适用于呼吸困难的治疗**

**处方**    0.9% 氯化钠注射液 20ml + 尼克刹米 375mg,静脉注射,立即。

**四、适用于痉挛的治疗**

**处方 1**    10% 葡萄糖酸钙注射液,10ml/次,静脉注射,立即。

**处方 2**    苯巴比妥钠注射液,0.1g/次,肌内注射,立即。

### 【注意事项】

1. 及时结扎伤口上方近心端肢体,每间隔 15 ~ 30 分钟放松 1 分钟;接下来就是用力吸吮或用尖刀切扩被咬伤后的创面,尽力冲洗以去除其毒液,必要时还可采取苯酚烧灼伤口,并且外涂 2% 碘酊以防止继发性感染。若为躯体部位被咬伤,可用 0.5% 普鲁卡因做环形封闭。

2. 患者出现呼吸困难时,应及时予以吸氧,必要时可静脉注射相应的呼吸兴奋药治疗。

3. 治疗早期应暂禁食水,以减少肠梗阻的发生。同时予以大量补液,以每日 3500 ~ 5000ml 为宜,可以维持电解质及水代谢平衡,促使毒素排泄。

# 第十八节　毒蜂蜇伤

## 【疾病概要】

毒蜂蜇伤的毒液成分比较复杂,随着蜂种不同而异,主要包括酸性物质、组胺类物质和各种活性酶等。因此,一旦发生蜇伤即可出现溶血、出血和中枢神经抑制等复杂的临床症状。当患者被蜇伤后,如果处理不当,可导致过敏性休克、急性肾衰竭、循环和呼吸衰竭等。本病的局部处理须根据蜂毒毒液的酸、碱成分选择相应的治疗方法。

## 【治疗原则】

被毒蜂蜇伤后,其毒针会留在皮肤内,治疗原则为尽快处理伤口,吸出毒汁,治疗过敏反应,重者防治休克。万一发生休克,在通知急救中心或去医院的途中要注意保持呼吸畅通,给氧并补充血液灌注,若有呼吸或心脏骤停则进行人工呼吸、心脏按压等急救处理。

## 【推荐处方】

### 一、局部治疗方案

**处方 1**　10% 氨水,1000ml,局部冲洗,立即。

**处方 2**　5% 碳酸氢钠注射液,局部冲洗,立即。

**处方3**　南通蛇药,局部外敷,立即。

**处方4**　0.25%普鲁卡因注射液,40ml,局部封闭,立即。

**二、过敏反应的对症处理**

**处方1**　氯苯那敏,4mg/次,口服,3次/日。

**处方2**　地塞米松注射液,10mg/次,静脉滴注,立即。

**处方3**　1%麻黄碱溶液,咽喉部喷雾治疗,立即。

**处方4**　0.1%肾上腺素,咽喉部喷雾治疗,立即。

【注意事项】

1. 若被蜂蜇伤,在力所能及的情况下将蜂刺挑下,用肥皂水等涂抹,或者用食醋清理伤口。被黄蜂蜇后切忌用手挤压,并及时到就近的医疗机构使用抗过敏药和激素。在条件允许的情况下,应在大量喝水时观察尿液和尿量,如全天6小时内尿液量少于0.5ml/(kg·h),应及时就医或拨打120求助。

2. 严重的蜂蜇中毒或过敏反应通常发生在蜇伤后的头20分钟内,此后其病情方能放缓,一般不至于危及患者的生命。

3. 抢救治疗期间还须防范有可能发生的喉头水肿而致患者窒息而死亡。

4. 对于严重的患者需要维持各脏器的功能:①保肝治疗;②纠正肾衰竭,及早采用血液或者腹膜透析;③保障循环功能,出现呼吸衰竭时予以人工呼吸,纠正肺水肿;④高血钾者应静脉滴注葡萄糖胰岛素溶液;⑤高血糖患者先静脉滴注胰岛素20U,以后持续小剂量静脉滴注,至血糖正常为止;⑥有过敏性气道梗阻者早期使用。

# 第十九节　中　暑

【疾病概要】

此病多因在烈日暴晒或高温下作业而引发的体温调节

功能障碍,患者通常是以突发性急症入院,主要临床特征为皮肤汗腺功能衰竭、水与电解质丢失过多,故可以将本病分为脱水型、高热型两型,以及轻、中、重 3 度。先兆患者与轻症中暑时表现症状较轻,于前额部涂搽清凉油或经刮痧等即可缓解。重症中暑可分为中暑高热、日射病、中暑痉挛、中暑衰竭等类型。

## 【治疗原则】

治疗中首先是立即把患者转移至阴凉通风处休息,多饮用含盐的清凉饮料。救治的基本原则要因地制宜,及时采用井水、冰水或乙醇擦浴,进行物理性降温,直至测量肛温下降至 37.5 ~ 38℃;倘若患者体温又回升,也可结合冷敷降温处理、药物降温处理等。此外,采用对症支持治疗,保持呼吸道通畅并给氧,纠正酸中毒和电解质紊乱,维持生命体征的平稳。

## 【推荐处方】

### 一、适用于轻症患者的治疗

**处方 1** 藿香正气水,5 ~ 10ml/次,口服,立即。

**处方 2** 十滴水,2 ~ 5ml/次,口服,立即。

**处方 3** 口服补液盐,先用 1000ml 冷水化开,适量饮服。

### 二、适用于重症中暑、循环衰竭的治疗

**处方** 5% 葡萄糖氯化钠注射液 1000ml + 维生素 C 2.0g + 维生素 $B_1$ 100mg,静脉滴注,立即。

### 三、适用于中暑并发抽搐的治疗

**处方 1** 地西泮注射液,10mg/次,肌内注射,立即。

**处方 2** 苯巴比妥钠注射液,100mg/次,肌内注射。

### 四、适用于重症高热者的药物降温治疗

**处方 1** 5% 葡萄糖氯化钠注射液 250ml + 氯丙嗪 50mg,静脉滴注,1 ~ 2 小时内滴完。

**处方 2** 5% 葡萄糖氯化钠注射液 250ml + 氯丙嗪

25mg+异丙嗪 25mg+哌替啶 50mg,静脉滴注,立即。

**五、适用于急性肺水肿的治疗**

**处方**　0.9%氯化钠注射液 20ml+呋塞米 20mg,缓慢静脉滴注,立即。

**六、适用于有脑水肿表现的治疗**

**处方1**　20%甘露醇注射液,250ml,静脉滴注,10~15分钟内滴完。

**处方2**　5%葡萄糖注射液 500ml+地塞米松注射液 10mg,缓慢静脉滴注,立即。

## 【注意事项】

1. 在物理降温的过程中,若皮肤冷却很快,仍可引发周围血管收缩、血流缓慢,故在进行按摩治疗时宜自四肢朝向躯干进行,旨在促进血流和加速皮肤散热。

2. 密切关注患者的体温、血压、脉搏、呼吸等各项生命体征,当收缩压已下降至 90mmHg(12kPa)以下时,须进一步静脉输注葡萄糖氯化钠注射液或适当选用某些提升血压的药物。

3. 倘若出现急性肺水肿时,要暂停或减慢静脉输液速度,并且给予具有强心、利尿作用的药物,有必要还应施以正压机械性辅助呼吸。

4. 严重的中暑患者,经常伴有水、电解质与酸碱平衡失调,故需要视病情实施积极有效的调整。

# 第二十节　冻　僵

## 【疾病概要】

此病又可称为意外低温。它是由于在寒冷地带野外时间过长,体温过度下降,新陈代谢显著降低,从而导致全身严重损伤。主要临床表现为神志不清、周身关节与肌肉僵硬,若不能及时妥当处理,常危及生命。

## 【治疗原则】

积极采取急救复苏和支持措施,防止体热进一步丢失,采取安全有效的复温措施和预防并发症。须迅速脱离冻伤的现场,搬到室温为 20～25℃ 的房间;初步实施复温治疗,即将被冻患者置于 34～35℃ 的温水中,为防止出现剧烈疼痛和心室颤动,通常待 5 分钟过后才可将水温不断升高至 42℃ 以上,常以测量患者的直肠温度为 34℃ 为宜;倘若被冻伤患者出现呼吸心跳、知觉恢复、发生寒战、肢体皮肤软化、开始变为红润后,即可开始逐渐地暂停复温。

## 【推荐处方】

### 一、适用于休克的液体输注疗法

**处方** (1)低分子右旋糖酐注射液,500ml,静脉滴注,立即。

(2)接 5% 葡萄糖氯化钠注射液,500～1000ml,静脉滴注,立即。

### 二、适用于脑水肿的脱水治疗

**处方** 20% 甘露醇注射液,125～250ml,快速静脉滴注,立即。

### 三、适用于需要补给能量和维生素的治疗

**处方 1** (1)0.9% 氯化钠注射液 250ml + 维生素 C 1.0g + 三磷腺苷 40mg + 辅酶 A 100U + 肌苷 0.5g + 脑蛋白水解物 20ml,静脉滴注,1 次/日。

(2)10% 葡萄糖注射液,500ml,静脉滴注,2 次/日。

(3)10% 脂肪乳剂,500ml,静脉滴注,1 次/日。

**处方 2** 复方氨基酸注射液(18AA-Ⅰ)250～500ml + 注射用水溶性维生素 10～20ml,静脉滴注,1 次/日。

**处方 3** 10% 脂肪乳剂 500ml + 脂溶性维生素注射液(Ⅱ)10ml,静脉滴注,1 次/日。

## 【注意事项】

1. 冻僵患者在复温和复苏之后很容易合并感染,对此,需要加强防治感染的处理措施,并且依据冻伤时的野外感染状况、部位和其性质选用更为敏感的抗生素治疗。

2. 冻伤后已经融化的局部伤口可使用 0.1% 苯扎溴铵进行清洗,接着再涂擦莫匹罗星或者冻伤软膏施以防护。

# 第二十一节　高　原　病

## 【疾病概要】

此病主要是指发生在高原地区对于低氧环境不适应的一种疾病,其发病环境通常是在海拔 3000m 以上的高山或高原,是由于空气稀薄、大气压很低造成的长时间缺氧。常将急性发病者分为高原性反应、高原性肺水肿、高原性脑水肿等。

## 【治疗原则】

强调及早发现、及时处理、就地抢救。针对于危重患者,须想方设法迅速把患者送向海拔较低的地带,并对症支持治疗。

## 【推荐处方】

### 一、适用于心力衰竭的治疗

处方　0.9% 氯化钠注射液 20ml + 呋塞米 20~40mg,静脉注射。

### 二、可以选用的抗胆碱能药物治疗

处方 1　阿托品注射液,3~5mg/次,肌内注射。

处方 2　山莨菪碱注射液,20mg/次,肌内注射。

### 三、可以选用的肾上腺素皮质激素治疗

处方 1　10% 葡萄糖注射液 200ml + 地塞米松 20mg,

静脉滴注。

**处方 2**　10% 葡萄糖注射液 200ml + 氢化可的松 200mg,静脉滴注。

**四、适用于呼吸衰竭的治疗**

**处方**　间羟胺注射液,1.5mg,肌内注射,必要时。

**五、适用于重型急性高原脑水肿的治疗**

**处方 1**　低分子右旋糖酐注射液 250ml + 三磷腺苷 20mg + 肌苷 0.1g + 辅酶 A 100U,静脉滴注。

**处方 2**　0.9% 氯化钠注射液 20ml + 毛花苷丙 0.4mg,缓慢静脉滴注。

## 【注意事项】

1. 抢救本病须使患者采取绝对的卧床休息,降低氧气和能量的耗损。

2. 急性高原性肺水肿者宜取半坐卧位,并且加大氧气吸入流量至 6 ~ 8L/min。合并心脏增大或心力衰竭时,有必要适当使用强心利尿的药物。

3. 救治过程应竭力维持患者的生命体征和预防继发性感染,并及时组织所有的人力和物力把患者送向海拔较低的地带。

# 第二十二节　晕 动 病

## 【疾病概要】

此病又称运动病,发作时多因乘坐车、船和飞机发生不规则颠簸,从而导致患者内耳前庭神经受到重大刺激;与此同时,也会出现一系列自主神经功能失调症状。另外,患者在情绪紧张、忧郁或嗅及异常气味时,则更容易导致本病发作。患者发作时表现为头晕、心悸、恶心、呕吐及腹部不适,严重者还可出现虚脱、脱水和代谢性酸中毒等。

## 【治疗原则】

发病时注意不要紧张惊慌,可让患者仰卧,保持镇静。坐位时头部紧靠在固定椅背或物体上,避免较大幅度的摇摆,保持良好的通风。此外,可选用抗组胺和抗胆碱类药减少呕吐,对于个别严重者呕吐不止、胸闷、胸痛、视力模糊,甚至大小便失禁时应立即到医院诊治。

## 【推荐处方】

### 一、止晕或安定药治疗

**处方 1** 茶苯拉明,25～50mg/次,口服。

**处方 2** 苯海拉明,25mg/次,口服,3 次/日。

**处方 3** 地西泮,5mg/次,口服,2 次/日。

### 二、解痉或止吐治疗

**处方 1** 山莨菪碱,10mg/次,口服,3 次/日。

**处方 2** 阿托品片,0.3mg/次,口服,3 次/日。

**处方 3** 甲氧氯普胺,10～20mg/次,口服,3 次/日。

**处方 4** 多潘立酮,20mg/次,口服,2 次/日。

## 【注意事项】

1. 对于曾经诊断明确的晕动病发作患者,应在预计出发乘坐车、船和飞机前 15～30 分钟口服上述药品或使用晕车贴,其疗效更为理想。

2. 针对已经出现头晕、心悸、恶心、呕吐和腹部不适症状者,需要采取就地平卧、双眼目视前方的固定物体、松开领口和腰带,试用手指按压或针刺内关、合谷、百会和足三里穴,其应急治疗效果较为可靠而实用。

# 第二十三节 电脑身心综合征

## 【疾病概要】

这是因为长期使用电脑引起的一系列生理、病理改变,即由于电脑微波对人体的影响,或者是操作人员本身的思维定式错位。最为常见的异常包括视力模糊、电脑身心失调症、眼睛发干、肌肉酸痛、疲劳、充血、流泪、头痛、失眠、心悸、多汗、思维迟钝、内心紧张等。

## 【治疗原则】

提高科学使用电脑的意识,加强自我保健和预防措施,若出现症状以对症处理为主。

## 【推荐处方】

**一、适用于电脑所致的视力障碍**

**处方 1**　润舒滴眼液,点双眼,4～6 次/日。

**处方 2**　萘敏维滴眼液,点双眼,4～6 次/日。

**二、适用于头痛、失眠和情绪低落者的治疗**

**处方 1**　谷维素,20mg/次,口服,3 次/日。

**处方 2**　多维元素片,1 粒/次,口服,3 次/日。

**三、适用于焦虑、抑郁或心神不定者的治疗**

**处方 1**　10% 葡萄糖注射液 500ml + 脑蛋白水解物 20ml,静脉滴注,1 次/日。

**处方 2**　吗氯贝胺,100～200mg/次,口服,2～3 次/日。

## 【注意事项】

1. 善意提醒电脑操作者需要严格按照操作规程进行,做好自我保健。

2. 患者病情严重时,应该及时分诊到相关的科室进行治疗。

3. 敏维滴眼液禁用于过敏者或青光眼患者,慎用于孕妇和哺乳期妇女。

4. 吗氯贝胺过量或长期使用可引发兴奋、躁狂、尿频、便秘、恶心、呕吐、口中异味等不良反应,因而此药使用宜从小剂量开始,上限量每日不可超过 600mg。

## 第二十四节 夏季空调病

### 【疾病概要】

较长时间工作或居住在中央空调或家用空调环境中，由于空间小、通风不良或室内外温差大、室内阳离子增多而负离子缺乏，极容易产生空调病，导致患者的一系列生理或病理变化。主要临床表现为眼痛、咽喉干痛、头晕、胸闷、疲乏无力、心烦、注意力不集中、食欲缺乏、工作效率低，若时间一长还会出现血压增高、视物模糊、神经精神症状、记忆力下降等。

### 【治疗原则】

患者上述症状严重时需要及时脱离空调环境，加强自我保健和对症处理。

### 【推荐处方】

**一、适用于神经功能障碍的治疗**

**处方 1** 氯米帕明，25mg/次，口服，3 次/日。

**处方 2** 地西泮，2.5~5mg/次，口服，3 次/日。

**处方 3** 谷维素，30mg/次，口服，3 次/日。

**二、适用于伴耳聋、记忆力下降的治疗**

**处方 1** 维生素 $B_1$，10~20mg/次，口服，3 次/日。

**处方 2** 尼麦角林，10mg/次，口服，3 次/日。

**三、适用于热量维持和维生素补充的治疗**

**处方 1** 10% 葡萄糖注射液，500ml，静脉滴注，2 次/日。

**处方 2** 5% 葡萄糖氯化钠注射液 500ml + 维生素 C 1.0g，静脉滴注，2 次/日。

**处方 3** 10% 脂肪乳剂，500ml，静脉滴注，1 次/日。

## 【注意事项】

1. 在本病相应的场所,要定期检修和清洗相关的空调设备,必要时还应在空调室内配合使用负离子发生器,并且严格掌握空调房间与室外的温差不可超过10℃。针对较长时间工作或居住在中央空调或家用空调环境中的人,应增加富含维生素食品的摄入,如新鲜的水果、瘦肉、牛奶、动物内脏等,饮用药粥、药膳或浓茶等。

2. 临床中尚须注意加强针对急性空调病的抢救,注意监测生命体征,此时如若处理不妥仍会危及患者的生命。

3. 注意尼麦角林不可过量,剂量过大可引发皮肤潮红、心率加快等,同时禁止将此药与神经节阻滞药及抗交感神经药一起使用。

# 第二十章
# 常见肿瘤

## 第一节 鼻咽癌

【疾病概要】

鼻咽癌是一种多基因遗传病。EB 病毒感染为常见的致病因素,有明显的地域聚集性、种族易感性、家族高发倾向。常见于中国南方及东南亚的一些国家,国际上又称"广东癌"。主要表现为颈部无痛性淋巴结肿大、回缩性涕血、耳鸣耳聋、脑神经侵犯等症状。鼻咽镜可以在明确肿瘤侵犯范围的同时进行活检;鼻咽部 CT 或 MRI 可以明确肿瘤分期;胸部 X 线及 SPECT 骨扫描有助于远处转移病灶的发现。

【治疗原则】

放疗是鼻咽癌的主要治疗手段。综合治疗是鼻咽癌的重要治疗策略,尤其对于中、晚期患者。目前对鼻咽癌有确切疗效的治疗手段包括放射治疗(简称放疗)、化学药物治疗(简称化疗)、手术治疗、生物治疗和中医中药等综合治疗。

【推荐处方】

一、适用于晚期或转移性鼻咽癌的一线化疗方案——PF 方案

处方 (1)第 1 日,0.9% 氯化钠注射液 500ml + 顺铂

100mg/(m² · d),静脉滴注。

(2)第 1~5 日,0.9% 氯化钠注射液 500ml + 氟尿嘧啶 1000mg/(m² · d),静脉滴注。

以上方案每 3~4 周重复 1 次。

**二、适用于鼻咽癌患者的 GP 方案**

**处方** (1)第 1、第 8、第 15 日,0.9% 氯化钠注射液 500ml + 吉西他滨 1000mg/(m² · d),静脉滴注。

(2)第 1、第 8 日,0.9% 氯化钠注射液 500ml + 顺铂 50mg/(m² · d),静脉滴注。

以上方案每 4 周重复 1 次。

**三、用于复发或转移性鼻咽癌经铂类药物治疗失败后的二线化疗方案**

**处方** (1)第 1、第 8 日,0.9% 氯化钠注射液 500ml + 吉西他滨 1000mg/(m² · d),静脉滴注。

(2)第 1、第 8 日,0.9% 氯化钠注射液 500ml + 长春瑞滨 30mg/(m² · d),静脉滴注。

以上方案每 3 周重复 1 次。

**【注意事项】**

1. 对于局部进展期(Ⅲ/Ⅳa/Ⅳb)患者,在放疗的基础上联合化疗可以提高肿瘤控制率并同时改善生存率。顺铂具有确切的头颈部肿瘤放疗增敏作用,但须注意顺铂的肾脏毒性反应,使用过程中注意水化。要注意长春瑞滨的药物性血管炎。

2. 目前对于局部放疗以后的巩固化疗的益处尚不清楚。

3. 靶向药物西妥昔单抗及尼妥珠单抗已经用于临床并显示出具有循证医学的证据。

# 第二节 乳腺癌

**【疾病概要】**

乳腺癌是女性最常见的恶性肿瘤之一,仅 1%~2% 的乳腺癌患者是男性。临床主要表现为乳腺肿块、乳头溢液、乳头改变、皮肤改变、腋窝淋巴结肿大。临床诊断的主要手段包括乳腺超声检查、钼靶 X 线摄片、CT 及 MRI 扫描、乳腺纤维导管镜及细胞学诊断。

## 【治疗原则】

乳腺癌的综合治疗方法包括手术、化疗、放疗、内分泌治疗及分子靶向治疗。各期的大概治疗原则如下：①可手术的乳腺癌（0、Ⅰ、Ⅱ期和部分Ⅲ期乳腺癌）可先行手术治疗，也可以先行新辅助化疗再手术，术后根据患者的月经状态、肿瘤大小、腋窝淋巴结转移数目、受体状况等决定辅助治疗方案；②部分Ⅲ期局部进展性乳腺癌先行术前化疗，再行根治性手术，术后辅助化疗；③Ⅳ期乳腺癌以化疗和内分泌治疗为主；④以上各期对于 HER-2 过表达的患者可加曲妥珠单抗治疗。

## 【推荐处方】

**一、适用于乳腺癌患者的 TAC 方案**

**处方**　（1）第 1 日，0.9% 氯化钠注射液 100ml + 多西他赛 75mg/（m² · d），静脉滴注。

（2）第 1 日，5% 葡萄糖注射液 250ml + 多柔比星 50mg/（m² · d），静脉滴注。

（3）第 1 日，0.9% 氯化钠注射液 100ml + 环磷酰胺 500mg/（m² · d），静脉滴注。

以上方案每 21 日为 1 个周期，共 6 个周期。

**二、适用于乳腺癌患者的 CMF 方案**

**处方**　（1）第 1～14 日，环磷酰胺，100mg/（m² · d），口服。

（2）第 1、第 8 日，0.9% 氯化钠注射液 100ml + 甲氨蝶呤 40mg/（m² · d），静脉滴注。

（3）第 1、第 8 日，5% 葡萄糖注射液 500ml + 氟尿嘧啶 600mg/（m² · d），静脉滴注。

以上方案每 28 日为 1 个周期,共 6 个周期。

**三、适用于乳腺癌患者的 AC 方案**

**处方**　(1)第 1 日,5% 葡萄糖注射液 250ml + 多柔比星 60mg/(m² · d),静脉滴注。

(2)第 1 日,0.9% 氯化钠注射液 100ml + 环磷酰胺 600mg/(m² · d),静脉滴注。

以上方案每 21 日为 1 个周期,共 4 个周期。

**四、适用于乳腺癌患者的 TC 方案**

**处方**　(1)第 1 日,0.9% 氯化钠注射液 100ml + 多西他赛 75mg/(m² · d),静脉滴注。

(2)第 1 日,0.9% 氯化钠注射液 100ml + 环磷酰胺 500mg/(m² · d),静脉滴注。

以上方案每 21 日为 1 个周期,共 4 个周期。

**【注意事项】**

1. 用药过程中注意复查血象及肝肾功能。所有的化疗方案均需集落刺激因子支持造血恢复。新的靶向治疗药物贝伐单抗及拉帕替尼为转移性晚期乳腺癌患者提供了新的选择。

2. 对于 HER-2 免疫组化检测 + + + 或 FISH 检测阳性的患者,在化疗的基础上加曲妥珠单抗治疗可显著降低复发及死亡的风险。曲妥珠单抗有一定的心脏毒性,建议合理使用的时间为 1 年。

3. 辅助内分泌治疗有他莫昔芬(TAM)、芳香化酶抑制剂(AI),使用方法有 TAM 10 年、AI 5 年或者两者序贯共 10 年。化疗之后序贯内分泌治疗。唑来膦酸可有效预防 AI 引起的骨相关事件。

# 第三节　食　管　癌

**【疾病概要】**

我国高发区以鳞癌最常见,多与饮食、烟酒有一定的关系。腺癌与 Barrett 食管、胃食管反流、食管裂孔疝有关。早期患者有食管内异物感、哽噎感或吞咽时胸骨后烧灼、针刺样或牵拉样痛;进展期则常表现为吞咽困难,呈进行性发展,甚至完全不能进食;晚期因长期摄食不足可伴有明显的营养不良、消瘦、恶病质,并可出现癌转移、压迫等并发症。

## 【治疗原则】

早、中期患者以外科手术为主。放疗只可作为术前及术后的辅助治疗,化疗也仅可作为有手术禁忌证或放疗疗效不满意时的补充。上段食管癌靠近咽喉部,手术较困难,以放疗为主;中、下段食管癌则首选手术切除治疗,配合化疗、放疗及其他对症支持治疗。晚期患者难以切除病灶时为缓解症状可行减瘤术、转流术或造瘘术等。

## 【推荐处方】

### 一、适用于食管癌患者的 PF 方案

**处方**    (1)第 1 ~ 5 日,0.9% 氯化钠注射液 500ml + 顺铂 20mg/($m^2 \cdot d$),静脉滴注。

(2)第 1 ~ 5 日,5% 葡萄糖注射液 500ml + 氟尿嘧啶 1000mg/($m^2 \cdot d$),静脉滴注,持续滴注 120 小时。

以上方案每 4 周重复 1 次。

### 二、适用于食管癌患者的 TCF 方案

**处方**    (1)第 1 日,0.9% 氯化钠注射液 100ml + 紫杉醇 175mg/($m^2 \cdot d$),静脉滴注。

(2)第 1 ~ 5 日,0.9% 氯化钠注射液 500ml + 顺铂 20mg/($m^2 \cdot d$),静脉滴注。

(3)第 1 ~ 5 日,5% 葡萄糖注射液 500ml + 氟尿嘧啶 750mg/($m^2 \cdot d$),静脉滴注,持续滴注 120 小时。

以上方案每 4 周重复 1 次。

### 三、适用于食管癌患者的 TC 方案

**处方**    (1)第 1 日,0.9% 氯化钠注射液 100ml + 紫杉

醇 $200mg/(m^2 \cdot d)$,静脉滴注。

（2）第 1 日,5% 葡萄糖注射液 250ml + 卡铂 400mg/$(m^2 \cdot d)$,静脉滴注。

以上方案每 3 周重复 1 次。

**【注意事项】**

1. 本病要特别注意肿瘤的一级预防,改变不良的饮食习惯,防止食物霉变,多吃新鲜的水果蔬菜。

2. 为防止紫杉类药物的过敏反应出现,应在化疗前使用地塞米松或者苯海拉明进行辅助性治疗。

3. 注意大剂量顺铂使用时的水化,以防肾功能损害。

# 第四节　肺　癌

**【疾病概要】**

绝大多数肺癌起源于支气管黏膜上皮,亦称支气管肺癌。2/3 的患者诊断时已出现远处转移,未经治疗的患者平均生存期为 4 ~ 5 个月。主要的病理类型有鳞癌、腺癌、肺泡细胞癌、小细胞未分化癌等。主要症状有咳嗽、咯血、胸痛、发热、胸闷气短等。X 线、CT、MRI、PET-CT 等影像学检查综合运用于肺癌的诊断及分期。痰中找癌细胞、纤维支气管镜检查、淋巴结活检、纵隔镜检查、经皮肺穿刺活检等是取得病理学证据的主要手段。

**【治疗原则】**

非小细胞肺癌的治疗需依据患者的身体状况、病理类型及临床 TNM 分期全面考虑。能够根治性手术治疗的患者(Ⅰ、Ⅱ期患者)以手术为主;Ⅲa 或者Ⅲb 期患者则需要进行多学科综合治疗;Ⅳ期患者以姑息治疗为主。对于局限期的小细胞肺癌,标准治疗为化疗联合放疗;广泛期小细胞肺癌的首选治疗为全身化疗。

**【推荐处方】**

**一、适用于肺癌患者的 NP 方案**

**处方** （1）第 1、第 8 日，0.9% 氯化钠注射液 100ml + 长春瑞滨 25mg/（m² · d），静脉滴注。

（2）第 1 日，0.9% 氯化钠注射液 500ml + 顺铂 75mg/（m² · d），静脉滴注。

以上方案每 3 周重复 1 次。

**二、适用于肺癌患者的 TP 方案**

**处方** （1）第 1 日，0.9% 氯化钠注射液 100ml + 紫杉醇 175mg/（m² · d），静脉滴注。

（2）第 1 日，0.9% 氯化钠注射液 500ml + 顺铂 75mg/（m² · d），静脉滴注。

以上方案每 3 周重复 1 次。

**三、适用于肺癌患者的 GP 方案**

**处方** （1）第 1、第 8 日，0.9% 氯化钠注射液 100ml + 吉西他滨 1000mg/（m² · d），静脉滴注。

（2）第 1 日，0.9% 氯化钠注射液 500ml + 顺铂 75mg/（m² · d），静脉滴注。

以上方案每 3 周重复 1 次。

**四、适用于小细胞未分化癌患者的 EP 方案**

**处方** （1）第 1～3 日，0.9% 氯化钠注射液 100ml + 依托泊苷 80～120mg/（m² · d），静脉滴注。

（2）第 1 日，0.9% 氯化钠注射液 500ml + 顺铂 75mg/（m² · d），静脉滴注。

以上方案每 3 周重复 1 次。

**五、适用于肺腺癌患者的培美曲塞方案**

**处方** 培美曲塞，500mg/（m² · d），静脉滴注 30 分钟以上，1 次/3 周。

**六、适用于非小细胞肺癌患者的分子靶向治疗方案**

**处方 1** 吉非替尼，250mg/次，口服，1 次/日，直至病情进展或出现不可耐受的副作用。

**处方2**　埃罗替尼,150mg/次,口服,1 次/日,直至病情进展或出现不可耐受的副作用。

**【注意事项】**

1. 为防止紫杉类药物的过敏,化疗前应使用地塞米松或者苯海拉明进行辅助性治疗。使用顺铂时注意水化。使用长春瑞滨时注意化学性静脉炎的出现,使用地塞米松冲管。

2. 培美曲塞联合铂类目前只推荐用于一线治疗病理为非鳞癌的患者。

3. 吉非替尼和埃罗替尼在有 EGFR 19、21 号外显子突变的晚期患者疗效较好,可用于一线治疗。

# 第五节　胃　癌

**【疾病概要】**

胃癌是我国常见的恶性肿瘤之一,腺癌占 95%。早期胃癌 70% 以上无明显症状,随着病情的发展,可逐渐出现上腹部饱胀不适或隐痛、泛酸、嗳气、恶心、呕吐、食欲减退、不明原因的乏力、消瘦或进行性贫血等。进展期胃癌的症状常见胃区疼痛、上腹部饱胀感、畏食、腹痛、恶心、呕吐、消瘦、贫血等。肿瘤扩散转移可引起腹水、肝大、黄疸及脏器的相应症状。

**【治疗原则】**

根据胃癌的分期,采用手术、放疗、化疗、生物治疗等综合治疗模式。早期胃癌根治术后视情况决定是否辅助化疗;中、晚期胃癌接受根治术后或姑息术后都需要接受辅助治疗,包括放化疗、生物治疗。而一般状况不佳或者已经有远处转移的晚期病例应予以挽救化疗或者最佳支持治疗。

## 【推荐处方】

### 一、适用于胃癌患者的 ECF 方案

**处方** （1）第 1 日,0.9% 氯化钠注射液 500ml + 顺铂 60mg/($m^2 \cdot d$),静脉滴注。

（2）第 1 日,5% 葡萄糖注射液 250ml + 表柔比星 50mg/($m^2 \cdot d$),静脉滴注。

（3）第 1~21 日,0.9% 氯化钠注射液 500ml + 氟尿嘧啶 200mg/($m^2 \cdot d$),静脉滴注。

以上方案每 3~4 周重复 1 次。

### 二、适用于胃癌患者的 DCF 方案

**处方** （1）第 1 日,0.9% 氯化钠注射液 500ml + 多西他赛 75mg/($m^2 \cdot d$),静脉滴注。

（2）第 1 日,0.9% 氯化钠注射液 500ml + 顺铂 60mg/($m^2 \cdot d$),静脉滴注。

（3）第 1~21 日,0.9% 氯化钠注射液 500ml + 氟尿嘧啶 200mg/($m^2 \cdot d$),静脉滴注。

以上方案每 3~4 周重复 1 次。

### 三、适用于胃癌患者的 FOLFOX4 方案

**处方** （1）第 1 日,5% 葡萄糖注射液 250ml + 奥沙利铂 85mg/($m^2 \cdot d$),静脉滴注。

（2）第 1、第 2 日,0.9% 氯化钠注射液 100ml + 四氢叶酸 200mg/($m^2 \cdot d$),静脉滴注。

（3）第 1、第 2 日,氟尿嘧啶,400mg/($m^2 \cdot d$),静脉滴注。

（4）第 1、第 2 日,氟尿嘧啶,600mg/($m^2 \cdot d$),静脉滴注,连续 22 小时。

以上方案每 2 周重复 1 次。

### 四、适用于胃癌患者的 FAM 方案

**处方** （1）第 1~5 日,0.9% 氯化钠注射液 500ml + 氟尿嘧啶 500mg/($m^2 \cdot d$),静脉滴注。

（2）第 1 日,5% 葡萄糖注射液 250ml + 多柔比星

30mg/(m² · d),静脉滴注。

(3)第 1 日,0.9% 氯化钠注射液 100ml + 丝裂霉素 8mg/(m² · d),静脉滴注。

以上方案每 4 周重复 1 次。

**五、适用于胃癌患者的替吉奥单药**

**处方**　第 1 ~ 28 日,替吉奥,40mg/(m² · 次),口服,2 次/日,停药 2 周为 1 个周期,每 6 周重复。

**【注意事项】**

1. 目前仍不能确定晚期胃癌的规范、标准化疗方案。临床上化疗方案的选择需依据患者的一般状况、治疗的耐受性和肿瘤内科专家的个人经验而定。

2. 20 世纪 80 年代,FAM 方案曾是胃癌化疗的金标准。90 年代的多项研究显示 ECF 方案的疗效优于 FAM 方案而被推荐为胃癌的标准方案。

3. 术后辅助化疗多以静脉全身化疗为主,也有同时进行术后早期腹腔内化疗。

4. 需注意奥沙利铂的神经毒性、多柔比星的心脏毒性及多西他赛过敏反应的预处理。

# 第六节　大　肠　癌

**【疾病概要】**

大肠癌是我国常见的胃肠道恶性肿瘤之一,仅次于胃癌、食管癌。便血是大肠癌的最常见的症状之一,往往是直肠癌的首发症状。其他排便习惯的改变,包括大便次数、时间的改变,以及便秘及不明原因的腹泻。粪便形状也可异常,常伴有大便困难和肛痛。往往伴有不同程度的乏力和贫血。

**【治疗原则】**

大肠癌的治疗方法有手术、化疗、放疗和生物靶向治疗等,其中以外科手术为最主要的治疗手段。化疗在大肠癌中的作用主要有两个方面,即根治术后的辅助化疗和晚期大肠癌的姑息化疗。新辅助化疗主要与放疗联合运用于直肠癌,以提高保肛率,改善生活质量,减少术后复发。

## 【推荐处方】

### 一、适用于大肠癌患者的 5-Fu/CF 方案

**处方**  (1)第 1~5 日,0.9%氯化钠注射液 100ml + 四氢叶酸 200mg/(m² · d),静脉滴注。

(2)第 1~5 日,0.9%氯化钠注射液 500ml + 氟尿嘧啶 500mg/(m² · d),静脉滴注。

以上方案每 4 周重复 1 次。

### 二、适用于大肠癌患者的 FOLFOX4 方案

**处方**  (1)第 1 日,5%葡萄糖注射液 250ml + 奥沙利铂 85mg/(m² · d),静脉滴注。

(2)第 1、第 2 日,0.9%氯化钠注射液 100ml + 四氢叶酸 200mg/(m² · d),静脉滴注。

(3)第 1、第 2 日,0.9%氯化钠注射液 500ml + 氟尿嘧啶 400mg/(m² · d),静脉滴注。

(4)第 1、第 2 日,0.9%氯化钠注射液 500ml + 氟尿嘧啶 600mg/(m² · d),静脉滴注,连续 22 小时。

以上方案每 2 周重复 1 次。

### 三、适用于大肠癌患者的 FOLFIRI 方案

**处方**  (1)第 1 日,0.9%氯化钠注射液 500ml + 伊立替康 150mg/(m² · d),静脉滴注。

(2)第 1、第 2 日,0.9%氯化钠注射液 100ml + 四氢叶酸 200mg/(m² · d),静脉滴注。

(3)第 1、第 2 日,0.9%氯化钠注射液 500ml + 氟尿嘧啶 400mg/(m² · d),静脉滴注。

(4)第 1、第 2 日,0.9%氯化钠注射液 500ml + 氟尿嘧啶 600mg/(m² · d),静脉滴注,连续 22 小时。

以上方案每 2 周重复 1 次。

#### 四、适用于大肠癌患者的卡培他滨单药

**处方** 卡培他滨,第 1 ~ 14 日,2500mg/($m^2$·次),口服,休息 7 日后重复。

#### 【注意事项】

1. 卡培他滨的主要毒副作用是手足综合征、腹泻、黏膜炎及偶发骨髓抑制。

2. 腹泻(用药 24 小时后发生)是伊立替康的剂量限制性毒性反应。K-ras 基因野生型的患者才能从西妥昔单抗的治疗中获益。药物不良反应主要表现为痤疮样皮疹,皮疹的严重程度与生存的延长有一定的相关性。

3. 65 岁以上的患者、既往有高血压或出血血栓事件者慎用贝伐单抗。

## 第七节 原发性肝癌

#### 【疾病概要】

原发性肝癌(简称肝癌)是最常见的消化系统恶性肿瘤之一,多在乙肝、丙肝等慢性肝炎后肝硬化的基础上产生。常见症状有右上腹不适、腹胀、乏力、食欲缺乏、黄疸等。常见体征有肝大、黄疸、腹水、脾大、下肢浮肿等,还可以出现肝掌、蜘蛛痣、腹壁静脉曲张等。

#### 【治疗原则】

对于小肝癌,首选手术切除。不可切除的大肝癌,首选介入性肝动脉化疗栓塞,再结合瘤体内无水乙醇注射或射频治疗或放疗等局部治疗方法。对于晚期病例,可选择靶向药物索拉菲尼口服。全身化疗的疗效不肯定。

#### 【推荐处方】

#### 一、适用于肝癌患者的 XP 方案

**处方** (1)第 1 日,0.9% 氯化钠注射液 500ml + 顺铂

60mg/(m² · d),静脉滴注。

(2)第1~14日,卡培他滨,1000mg/(m² · 次),口服,2次/日。

以上方案每3周重复1次。

**二、适用于肝癌患者的 XELOX 方案**

**处方**　(1)第1日,5%葡萄糖注射液250ml + 奥沙利铂130mg/(m² · d),静脉滴注。

(2)第1~14日,卡培他滨,1000mg/(m² · 次),口服,2次/日。

以上方案每3周重复1次。

**三、适用于肝癌患者的 GEMOX 方案**

**处方**　(1)第1日,0.9%氯化钠注射液500ml + 吉西他滨1000mg/(m² · d),静脉滴注。

(2)第2日,5%葡萄糖注射液250ml + 奥沙利铂100mg/(m² · d),静脉滴注。

以上方案每2周重复1次。

**四、适用于肝癌患者的索拉菲尼单药**

**处方**　索拉菲尼,400mg/次,口服,2次/日。

**五、适用于肝癌患者的肝动脉化疗栓塞(TACE)介入治疗**

**处方**　(1)氟尿嘧啶,1.0g,1次/日。

(2)顺铂,60mg,1次/日。

(3)多柔比星,60mg,1次/日。

(4)丝裂霉素,10mg,1次/日。

以上药物中2~3种药物联用经肝动脉内注射。栓塞剂常用超液态碘油或明胶海绵。

【注意事项】

1. 索拉菲尼为多靶点酪氨酸激酶抑制剂,主要的毒副作用是皮肤毒性、高血压、乏力、胃肠道反应。

2. TACE 的主要作用在于栓塞,阻断癌细胞的血供,化疗在 TACE 治疗中的作用尚有争论。

3. TACE 治疗后应密切观察血象及肝功能改变,注意加大护肝力度。

4. 肝癌一般表现为化疗原发性耐药,化疗在肝癌术后的辅助治疗中不能提高疗效,晚期肝癌病例全身化疗不作为常规手段。

# 第八节　胰腺癌

## 【疾病概要】

胰腺癌是一种恶性程度高的肿瘤。大多数患者的主要症状是上腹部不适、消化不良、食欲欠佳,或者一段时间内不明原因地出现体重明显下降。部分患者会有疼痛,疼痛与否和肿瘤的位置以及大小有关系。另外,部分患者会出现黄疸,更多见于壶腹部和胆管下段肿瘤。

## 【治疗原则】

病变局限,经检查后可以手术者,争取剖腹探查,行根治术;必要时行同步放化疗后再行手术治疗。经探查不能切除者,可行姑息手术;或放置支架缓解梗阻,减轻黄疸,配合术后放化疗等综合治疗。全身广泛转移的患者以化疗或者最佳支持治疗为主。

## 【推荐处方】

**一、适用于胰腺癌患者的氟尿嘧啶方案**

**处方**　第 1 ~ 5 日,0.9% 氯化钠注射液 500ml + 氟尿嘧啶 500mg/($m^2$·d),静脉滴注,每 4 周重复 1 次。

**二、适用于胰腺癌患者的吉西他滨方案**

**处方**　第 1、第 8、第 15 日,0.9% 氯化钠注射液 500ml + 吉西他滨 1000mg/($m^2$·d),静脉滴注,每 4 周重复 1 次。

**三、适用于胰腺癌患者的 GEMOX 方案**

**处方**　(1)第 1 日,0.9% 氯化钠注射液 500ml + 吉西他滨 1000mg/($m^2$·d),静脉滴注。

（2）第 1 日，5% 葡萄糖注射液 250ml + 奥沙利铂 100mg/（m² · d），静脉滴注。

以上方案每 2 周重复 1 次。

### 四、适用于胰腺癌患者的 GP 方案

**处方**　（1）第 1 日，0.9% 氯化钠注射液 500ml + 吉西他滨 1000mg/（m² · d），静脉滴注。

（2）第 1 日，0.9% 氯化钠注射液 500ml + 顺铂 50mg/（m² · d），静脉滴注。

以上方案每 2 周重复 1 次。

### 五、适用于胰腺癌患者的卡培他滨单药

**处方**　第 1 ~ 14 日，卡培他滨，1000mg/（m² · 次），口服，2 次/日，休息 7 日，每 3 周重复 1 次。

【注意事项】

1. 吉西他滨是转移性胰腺癌的一线标准治疗，其主要不良反应为骨髓毒性及肝功能损伤。最近有研究显示埃罗替尼对晚期转移性胰腺癌治疗有效。

2. A meta 分析显示一般状况好的患者吉西他滨联合氟尿嘧啶类或铂类药物比单用吉西他滨疗效提高。不含吉西他滨的 FOLFIRINOX 方案毒性较大，适合于体能状态较好的患者。

# 第九节　肾　癌

【疾病概要】

肾肿瘤 95% 为恶性，主要为肾细胞癌，其次为肾盂癌。在泌尿系统肿瘤中，仅次于膀胱癌，居第 2 位。肾癌的病理类型中，透明细胞癌占 75% ~ 85%。肉眼血尿或镜下血尿是肾癌最常见的症状，部分患者可有腰痛或背部钝痛，10% 的患者腰部或上腹部可扪及肿块。全身症状多以不明原因的发热、贫血、消瘦或者肺、骨转移而就诊。

### 【治疗原则】

外科根治性手术仍是治疗肾癌的最主要的手段。对Ⅰ、Ⅱ及Ⅲ期患者可行根治性肾切除术；Ⅳ期患者可行姑息性肾切除术，在术后加用干扰素治疗。对于复发转移性肾癌，化疗不敏感，干扰素及白介素疗效有限。近年来，分子靶向药物包括舒尼替尼、索拉菲尼及贝伐单抗的应用使得转移性肾癌的疗效有了很大的改观。

### 【推荐处方】

**一、适用于肾癌患者的 GC 方案**

**处方** （1）第 1、第 8、第 15 日，0.9% 氯化钠注射液 500ml + 吉西他滨 1000mg/(m² · d)，静脉滴注。

（2）第 1~21 日，卡培他滨，830mg/(m² · 次)，口服，2 次/日。

以上方案每 4 周重复 1 次。

**二、适用于肾癌患者的干扰素方案**

**处方** 干扰素 α-2b 3×10⁶U，肌内注射，3 次/周，以后逐渐增加到 9×10⁶U，8 周为 1 个疗程，有效者可应用直到肿瘤进展为止。

**三、适用于肾癌患者的白介素-2 方案**

**处方** 0.9% 氯化钠注射液 500ml + 注射用重组人白介素-2 60 万~72 万 U/kg，静脉滴注，每 8 小时 1 次，疗程为 5 日，每 2 周重复 1 次。

**四、适用于肾癌患者的舒尼替尼单药**

**处方** 舒尼替尼，50mg/次，口服，1 次/日，疗程为 4 周，停 2 周，每 6 周为 1 个周期。

**五、适用于肾癌患者的索拉菲尼单药**

**处方** 索拉菲尼，400mg/次，口服，2 次/日，直至病情进展。

### 【注意事项】

1. 大剂量的白介素-2 不良反应较大，耐受性差。

主要副作用有发热、毛细血管渗透综合征、水钠潴留、低血压。

2. 舒尼替尼可以作为晚期肾癌的一线治疗方案,其主要不良反应有腹泻、乏力、高血压、口腔黏膜炎、手足综合征、粒细胞减少。

3. 索拉菲尼对透明细胞癌患者疗效确切。主要不良反应包括皮疹、腹泻、手足综合征、脱发、恶心、瘙痒、高血压和乏力。

4. GC 方案建议用于非透明细胞肾癌患者。

# 第十节 前列腺癌

## 【疾病概要】

前列腺癌是发生于男性前列腺组织中的恶性肿瘤,发病具有明显的地理和种族差异。在欧美等发达国家和地区是男性最常见的恶性肿瘤,其病死率居各种癌症的第 2 位;在亚洲其发病率低于西方国家,但近年来呈迅速上升的趋势。临床表现主要有渐进性排尿困难、尿频、尿急、血尿、排尿时有疼痛或烧灼感,常以转移症状为首发表现。化验常见酸性磷酸酶、前列腺特异抗原等升高。

## 【治疗原则】

应当根据病情不同选择根治性手术、内分泌治疗、放疗和化疗等。影响前列腺癌预后的因素主要有血清 PSA 水平、Gleason 评分高低、临床分期。

## 【推荐处方】

### 一、适用于前列腺癌患者的内分泌治疗

**处方 1** 醋酸戈舍瑞林,3.6mg/次,腹部皮下注射,1次/28 日。

**处方 2** 氟他胺,250mg/次,餐后口服,3 次/日。

**处方3** 比卡鲁胺,50mg/次,餐后口服,1 次/日。

**二、适用于前列腺癌患者的 TP 方案**

**处方** (1)第 1 日,0.9% 氯化钠注射液 500ml + 多西他赛 75mg/(m² · d),静脉滴注。

(2)泼尼松,5mg/次,口服,2 次/日。

以上方案每21 日为 1 个周期。

**三、适用于前列腺癌患者的 MP 方案**

**处方** (1)第 1 日,0.9% 氯化钠注射液 100ml + 米托蒽醌 12mg/(m² · d),静脉滴注。

(2)泼尼松,5mg/次,口服,2 次/日。

以上方案每21 日为 1 个周期。

**【注意事项】**

1. 主张联合使用去势和抗雄激素类药物,联合使用可防止 GnRH 类似物引起的短期肿瘤迅速增大。

2. 氟他胺属于抗雄激素药物,心血管患者慎用,氨基转移酶较高患者禁用,长期使用可能引起水钠潴留症状。

3. 内分泌治疗是前列腺癌的主要治疗手段之一,对内分泌治疗失败者才可以选用化疗。

4. 本病是最容易出现骨转移引起骨质破坏的恶性肿瘤之一,临床上应及时合理使用双膦酸盐及时修复破损骨质。

# 第十一节 睾丸肿瘤

**【疾病概要】**

睾丸肿瘤约占人类肿瘤的 2%。其病理主要为生殖细胞瘤和非生殖细胞瘤,前者约占95%,是主要的病理类型。生殖细胞瘤又可分为精原细胞瘤和非精原细胞瘤,两者各占 50%。睾丸恶性肿瘤最常见的症状或体征是无痛性或疼痛性肿块,腹膜后淋巴结转移可引起腹部及腰背部疼痛。

## 【治疗原则】

95% 以上的睾丸恶性肿瘤可以治愈。所有患者均应行经腹股沟高位睾丸切除术。精原细胞瘤的术后治疗根据临床分期进行放疗或化疗。早期非精原细胞瘤的术后治疗则需要根据分期及血清肿瘤标志物决定观察、腹膜后淋巴结清扫或化疗。

## 【推荐处方】

### 一、适用于睾丸生殖细胞瘤患者的 BEP 方案

**处方** (1)第 1~5 日,0.9% 氯化钠注射液 500ml + 依托泊苷 100mg/(m² · d),静脉滴注。

(2)第 1~5 日,0.9% 氯化钠注射液 500ml + 顺铂 20mg/(m² · d),静脉滴注。

(3)第 1、第 2、第 9、第 16 日,0.9% 氯化钠注射液 100ml + 博来霉素 20mg/(m² · d),静脉滴注。

以上方案每 3 周重复 1 次。

### 二、适用于睾丸肿瘤患者的 VIP 方案

**处方** (1)第 1~5 日,0.9% 氯化钠注射液 500ml + 依托泊苷 75mg/(m² · d),静脉滴注。

(2)第 1~5 日,0.9% 氯化钠注射液 500ml + 顺铂 20mg/(m² · d),静脉滴注。

(3)第 1~5 日,0.9% 氯化钠注射液 500ml + 异环磷酰胺 1200mg/(m² · d),静脉滴注。

(4)第 1~5 日,0.9% 氯化钠注射液 20ml + 美司钠 0.4,静脉注射,每 8 小时 1 次。

以上方案每 3 周重复 1 次。

### 三、适用于睾丸肿瘤患者的 PVB 方案

**处方** (1)第 1~5 日,0.9% 氯化钠注射液 500ml + 顺铂 20mg/(m² · d),静脉滴注,每 3 周重复。

（2）第 1~2 日，0.9% 氯化钠注射液 500ml + 长春碱 0.3mg/（$m^2 \cdot d$），静脉滴注，每 3 周重复。

（3）0.9% 氯化钠注射液 100ml + 博来霉素 30mg，静脉滴注，每周 1 次，连用 12 周。

## 【注意事项】

1. BEP 方案已经成为晚期生殖细胞瘤的标准化疗方案，70%~80% 的患者能够被以顺铂为基础的联合化疗方案治愈。相对于 PVB 方案，BEP 方案除保证了较高的缓解率外，还明显减轻了神经-肌肉毒性、骨髓抑制及肺纤维化等不良事件。

2. 博来霉素的主要毒副作用为肺纤维化。异环磷酰胺需要预防出血性膀胱炎，注意水化。

3. AFP、LDH 和 β-HCG 在睾丸生殖细胞瘤的诊断、治疗、预后及随访中起着非常重要的作用。精原细胞瘤和非精原细胞瘤患者的 LDH 和 β-HCG 都可能增高，但 AFP 增高仅见于非精原细胞瘤。

# 第十二节　卵　巢　癌

## 【疾病概要】

卵巢癌是妇女最常见的肿瘤之一。多数为卵巢上皮-间质来源，上皮性卵巢癌最常见，其次是恶性生殖细胞肿瘤。卵巢上皮癌患者手术中发现肿瘤局限于卵巢的仅占 30%，大多数已扩散到子宫、双侧附件、大网膜及盆腔各器官。患者常因腹痛、月经不调及消瘦就诊，查体常可发现下腹部包块、腹水、恶病质。

## 【治疗原则】

初治者的主要目的是治愈，可用手术分期及细胞减灭术，继而用紫杉类/铂类等联合化疗。复发患者主要以减轻症状和提高生活质量为目的。化疗可以延长生存时间。卵巢恶性肿瘤的放射敏感性差别很大,应区别对待。

## 【推荐处方】

### 一、适用于卵巢癌患者的标准方案——PC 方案

**处方** (1)第 1 日,0.9% 氯化钠注射液 250ml + 紫杉醇 135～175mg/($m^2$·d),静脉滴注。

(2)第 1 日,0.9% 氯化钠注射液 500ml + 卡铂(AUC)5～7.5,静脉滴注。

以上方案每 3 周重复 1 次。

### 二、适用于卵巢癌患者的 CAP 方案

**处方** (1)第 1～3 日,0.9% 氯化钠注射液 500ml + 顺铂 30mg/d,静脉滴注。

(2)第 1～3 日,0.9% 氯化钠注射液 100ml + 环磷酰胺 400mg,静脉滴注。

(3)第 1 日,5% 葡萄糖注射液 250ml + 表柔比星 50mg,静脉滴注。

以上方案每 3 周重复 1 次。

### 三、适用于卵巢癌患者的 DP 方案

**处方** (1)第 1 日,0.9% 氯化钠注射液 250ml + 紫杉醇 135mg/($m^2$·d),静脉滴注。

(2)第 1 日,0.9% 氯化钠注射液 500ml + 顺铂 75mg/($m^2$·d),静脉滴注。

以上方案每 3 周重复 1 次。

## 【注意事项】

1. 用药过程中注意紫杉类药物的过敏反应及使用激素预处理。需注意卡铂的血液学毒性,及时使用集落刺激因子支持造血恢复。

2. PC 方案是卵巢癌的标准治疗方案。因为价格因素,CAP 方案国内仍在使用。

# 第十三节 宫 颈 癌

## 【疾病概要】

宫颈癌是最常见的妇科恶性肿瘤,近年来发病有年轻化的趋势。高危型 HPV 持续感染(主要为 HPV16、18、31 和 45)是宫颈癌的主要危险因素。鳞状细胞癌是宫颈癌的主要组织学亚型。早期宫颈癌常无明显的症状和体征。随病变发展,可出现接触性阴道流血、阴道排液。晚期患者因癌组织坏死伴感染,可有大量的米汤样或脓性恶臭白带。根据癌肿累及范围出现不同的继发性症状,如尿频、尿急、便秘、下肢肿痛等;癌肿压迫或累及输尿管时,可引起输尿管梗阻、肾盂积水及尿毒症;晚期可有贫血、恶病质等全身衰竭症状。

## 【治疗原则】

根据临床分期、患者年龄、生育要求、全身情况等综合考虑制订合适的个体化治疗方案。采用以手术和放疗为主、化疗为辅的综合治疗方案。ⅠA 期宫颈癌患者的标准治疗仍为手术治疗;ⅠB ~ ⅡA 期患者可行根治性子宫切除和淋巴结清扫术,或者接受放疗;局部晚期(ⅡB ~ ⅣA)的标准治疗方法为同步以铂类为主的化疗和放疗。

## 【推荐处方】

### 一、适用于宫颈癌患者的新辅助化疗 BIP 方案

**处方** (1)第 1 ~ 3 日,0.9% 氯化钠注射液 100ml + 博来霉素 15mg/(m² · d),静脉滴注。

(2)第 1 ~ 3 日,0.9% 氯化钠注射液 500ml + 顺铂 20mg/(m² · d),静脉滴注。

(3)第 1 ~ 3 日,0.9% 氯化钠注射液 500ml + 异环磷酰胺 1200mg/(m² · d),静脉滴注。

以上方案每 3 周重复 1 次。

**二、适用于宫颈癌患者同步放化疗的 PF 方案**

**处方**（1）第 1~4 日,0.9% 氯化钠注射液 500ml + 氟尿嘧啶 1000mg/（m² · d）,静脉滴注。

（2）第 1 日,0.9% 氯化钠注射液 500ml + 顺铂 50~75mg/（m² · d）,静脉滴注。

以上方案每 3 周重复 1 次。

**三、适用于放疗后复发或难治性宫颈癌的挽救化疗 NP 方案**

**处方**（1）第 1 日,0.9% 氯化钠注射液 500ml + 顺铂 75mg/（m² · d）,静脉滴注。

（2）第 1、第 8 日,0.9% 氯化钠注射液 100ml + 长春瑞滨 25mg/（m² · d）,静脉滴注。

以上方案每 3 周重复 1 次。

**四、适用于宫颈癌患者的 TP 方案**

**处方**（1）第 1 日,0.9% 氯化钠注射液 250ml + 紫杉醇 135mg/（m² · d）,静脉滴注。

（2）第 2 日,0.9% 氯化钠注射液 500ml + 顺铂 50mg/（m² · d）,静脉滴注。

以上方案每 3 周重复 1 次。

**【注意事项】**

1. 用药过程中注意紫杉类药物的过敏反应及使用激素预处理。

2. 需注意顺铂的肾脏毒性,顺铂和异环磷酰胺联用时泌尿系统毒性明显增加,应使用尿路保护剂美司钠、充分水化、碱化尿液。

# 第十四节　恶性黑色素瘤

**【疾病概要】**

恶性黑色素瘤是由皮肤和其他器官的黑素细胞产生的

肿瘤。原发性黑色素瘤均由表皮内的黑素细胞增生所致，其表现为色素浓重、逐渐增大的结节，周围可绕以红晕。其发病率虽较基底细胞癌、鳞状细胞癌低，但恶性度高、转移早、病死率高。不同类型的恶性黑色素瘤有相应的临床表现。结节型临床最为常见，其次有蔓延型、雀斑型、特殊型等。

## 【治疗原则】

恶性黑色素瘤的治疗方法有手术、生物治疗、化疗、放疗等。需要根据原发性病灶的部位、病灶浸润深度及范围、淋巴结转移的状况及临床分期的情况来选择不同的治疗方法。

## 【推荐处方】

### 一、适用于恶性黑色素瘤患者的干扰素方案

**处方**　干扰素 α-2b 注射液,500 万 U,皮下注射,3 次/周,疗程为 2 年。

### 二、适用于恶性黑色素瘤患者的白介素-2 方案

**处方**　0.9% 氯化钠注射液 500ml + 注射用重组人白介素-2 60 万~72 万 U/kg,静脉滴注,每 8 小时 1 次,疗程为 5 天,每 21 日为 1 个周期。

### 三、适用于恶性黑色素瘤患者的替莫唑胺单药

**处方**　替莫唑胺,200mg/(m² · d),口服,疗程为 5 天,每 28 日为 1 个周期。

### 四、适用于恶性黑色素瘤患者的 CVD 方案

**处方**　(1)第 1~4 日,0.9% 氯化钠注射液 500ml + 顺铂 20mg/(m² · d),静脉滴注。

(2)第 1~4 日,0.9% 氯化钠注射液 20ml + 长春碱 1.2mg/(m² · d),静脉注射。

(3)第 1 日,0.9% 氯化钠注射液 100ml + 达卡巴嗪 800mg/(m² · d),静脉滴注。

以上方案每 21 日为 1 个周期。

## 【注意事项】

1. 大剂量的白介素-2 不良反应较大，耐受性差。主要有发热、毛细血管渗透综合征、水钠潴留、低血压。

2. 干扰素是美国 FDA 批准的唯一用于高复发风险的恶性黑色素瘤的术后辅助治疗药物。使用时注意出现流感样症状，如发热、头痛、寒战、食欲下降等。

3. 达卡巴嗪是 FDA 唯一批准的治疗恶性黑色素瘤的化疗药物，单药有效率约为 20%。

4. CVD 方案有骨髓抑制、恶心、呕吐和低血压等不良反应，与干扰素、白介素联合应用毒性明显增加。

# 第十五节　软组织肉瘤

## 【疾病概要】

软组织肉瘤来源于脂肪、筋膜、肌肉、纤维、淋巴及血管，每种肉瘤都有不同的组织学、生物学特性。常见肺转移，腹腔肿瘤最常转移到肝和腹膜。按身体不同部位发病的概率排列为躯干、下肢、头颈、上肢。1/3 的浅表软组织肉瘤伴有疼痛，胃肠道软组织肉瘤可发生肠梗阻，尿路软组织肉瘤有尿路梗阻。由于生长较快、恶性程度高、代谢旺盛，可有皮温高、发亮及血管怒张等体征。

## 【治疗原则】

软组织肉瘤包含 50 多种亚型。除横纹肌肉瘤、尤文肉瘤、结缔组织小圆细胞肿瘤外，对于局限期肿瘤，应争取手术切除。若手术不能完全切除或有高度的手术失败风险，可在术前加用放疗或化疗。

## 【推荐处方】

### 一、适用于软组织肉瘤患者的 AD 方案

处方　（1）第 1～4 日，5% 葡萄糖注射液 250ml + 多柔

比星 60mg/(m² · d),连续静脉滴注 96 小时。

(2)第 1~4 日,0.9%氯化钠注射液 100ml + 达卡巴嗪 750mg/(m² · d),连续静脉滴注 96 小时。

以上方案每 21 日为 1 个周期。

**二、适用于软组织肉瘤患者的 IA 方案**

**处方** (1)第 1 日,0.9%氯化钠注射液 500ml + 异环磷酰胺 5g/(m² · d),连续静脉滴注 24 小时。

(2)第 1 日,5% 葡萄糖注射液 250ml + 多柔比星 60mg/(m² · d),静脉滴注。

以上方案每 21 日为 1 个周期。

**三、适用于软组织肉瘤患者的 IE 方案**

**处方** (1)第 1~5 日,0.9%氯化钠注射液 500ml + 异环磷酰胺 1.8g/(m² · d),静脉滴注。

(2)第 1、第 2 日,5% 葡萄糖注射液 250ml + 表多柔比星 60mg/(m² · d),静脉滴注。

以上方案每 21 日为 1 个周期。

**四、适用于软组织肉瘤患者的 Gem/Doc 方案**

**处方** (1)第 1、第 8 日,0.9%氯化钠注射液 500ml + 吉西他滨 900mg/(m² · d),静脉滴注。

(2)第 8 日,5% 葡萄糖注射液 250ml + 多西他赛 100mg/(m² · d),静脉滴注。

以上方案每 21 日为 1 个周期。

**【注意事项】**

1. IE 方案适应于高度恶性、发生于肢体的肉瘤的辅助化疗。常规预防性应用集落刺激因子(G-CSF)进行造血支持。异环磷酰胺需要美司钠解救。

2. 进展期或转移性不可切除的胃肠间质瘤(GIST)首选伊马替尼进行治疗,3 个月内评估疗效决定是否再行手术。

3. 局部接受过放疗的患者,化疗药物酌情减少 20%。

4. 上述各化疗方案均需注意剂量限制性骨髓毒性反应。

# 第十六节　霍奇金淋巴瘤

## 【疾病概要】

霍奇金淋巴瘤(Hodgkin lymphoma, HL)是一种特殊类型的恶性淋巴瘤。多见于青年,儿童少见。常以无痛性的颈部或锁骨上淋巴结进行性肿大为首发症状。全身症状可表现为原因不明的持续性或周期性发热、盗汗、乏力、消瘦、全身瘙痒及酒后淋巴结疼痛。HL 分为结节性淋巴细胞为主型 HL 和经典 HL,后者包括结节硬化型、混合细胞型、淋巴细胞富有经典 HL 和淋巴细胞削减型。Ann Arbor 分期和 Cotswolds 分期被广泛应用于 HL 的临床分期中。Ⅰ期限于 1 个淋巴结区;Ⅱ期累及横膈同侧 2 个以上的淋巴结区;Ⅲ期累及横膈双侧的淋巴结区,可合并局部结外器官或脾受侵;Ⅳ期同时伴有远处 1 个或者多个结外器官广泛受侵。A 组无全身症状,B 组有全身症状。

## 【治疗原则】

预后好的 Ⅰ/Ⅱ 期 HL 考虑综合治疗或单纯放疗;预后不良的 Ⅰ/Ⅱ 期 HL 行化疗和放疗综合治疗。Ⅲ/Ⅳ 期 HL 的治疗以化疗为主,放疗主要用于化疗前大肿块或化疗后残存肿瘤的治疗。

## 【推荐处方】

### 一、适用于老年人和不适用于蒽环类方案的患者的 MOPP 方案

**处方** (1)第 1、第 8 日,0.9%氯化钠注射液 100ml + 氮芥 6mg/(m² · d),静脉滴注。

(2)第 1、第 8 日,0.9%氯化钠注射液 100ml + 长春新碱 1.4mg/(m² · d),静脉滴注。

(3)第 1~14 日,甲基苄肼,100mg/(m² · d),口服。

（4）第 1～14 日，醋酸泼尼松，40mg/m²，口服。

以上方案每 28 日为 1 个周期。

**二、适用于 HL 的标准化疗方案——ABVD 方案 疗效优于 MOPP 方案**

**处方** （1）第 1、第 15 日，5% 葡萄糖注射液 250ml + 多柔比星 25mg/(m²·d)，静脉滴注。

（2）第 1、第 15 日，5% 葡萄糖注射液 250ml + 博来霉素 10mg/(m²·d)，静脉滴注。

（3）第 1、第 15 日，0.9% 氯化钠注射液 100ml + 长春碱 6mg/(m²·d)，缓慢静脉滴注。

（4）第 1、第 15 日，0.9% 氯化钠注射液 1000ml + 达卡巴嗪 375mg/(m²·d)，缓慢静脉滴注。

以上方案每 28 日为 1 个周期。

**三、适用于 HL 的二线化疗方案——ICE 方案**

**处方** （1）第 1～3 日，0.9% 氯化钠注射液 100ml + 依托泊苷 100mg/(m²·d)，静脉滴注。

（2）第 2 日，5% 葡萄糖注射液 250ml + 卡铂 500mg，静脉滴注。

（3）第 2 日，0.9% 氯化钠注射液 500ml + 异环磷酰胺 5000mg/(m²·d)，静脉滴注。

以上方案 2 周重复 1 次。

**【注意事项】**

1. MOPP 方案至少给予 6 个周期是标准治疗程序。一般来说应在完全缓解（CR）后再给 2 个周期，不应在未做评价前中途过早停止治疗。ABVD 方案最少为 6 个周期，最多为 8 个周期是常用的做法。早期 HL 患者治疗后可获得长期生存，但是化疗的远期毒性值得注意，如第二肿瘤的发生率增加、性腺功能受到抑制，目前已经较少作为一线方案。来源于 B 淋巴细胞的 HL 表达 CD20，可在化疗的基础上加入利妥昔单抗。

2. MOPP 方案的毒性反应主要为骨髓抑制、恶心、神经症状、诱发白血病和不育等。由于博来霉素对肺纤维化的影响，ABVD 方案应尽量不在有肺功能损伤的患者中使用。

3. 骨髓移植（自体及异基因）、自体外周血干细胞移植及集落刺激因子支持下的强烈化疗/放疗，可使 25% 左右的患者获得长期存活。

# 第十七节　非霍奇金淋巴瘤

## 【疾病概要】

非霍奇金淋巴瘤（NHL）是淋巴瘤的另外一种组织学类型。病因不明，可能与某些病毒（如 EB 病毒）感染和免疫抑制（器官移植后）有关。NHL 不是沿淋巴结区依次转移，而是跳跃性播散并有较多的结外侵犯。NHL 的多中心性的倾向决定其治疗策略是以化疗为主。临床常见浅表淋巴结肿大、深部淋巴结肿大及上腔静脉压迫综合征。结外脏器受累可位于口咽环、胃肠道、皮肤、中枢神经系统及骨等，并产生相应症状。全身症状包括发热、盗汗及体重减轻。NHL 国际预后指数的提出将预后分为低危、低中危、中高危、高危 4 类。年龄 >60 岁、分期为Ⅲ或Ⅳ期、结外病变 1 处以上、需要卧床或生活需要别人照顾、血清 LDH 升高是 5 个预后不良的指标。

## 【治疗原则】

NHL 的治疗主要包括化疗、放疗及免疫治疗。手术仅用于病理诊断或少数结外淋巴瘤的治疗。大多数情况下，化疗联合放疗不仅可以增加患者的局部控制，还可以延长患者的生存期。利妥昔单抗用于 CD20 阳性的 NHL 的治疗。根据 WHO 的 NHL 分型，每种亚型均有不同的临床表现、预后及治疗反应，应分别作为一种独立的疾病进行治疗。

## 【推荐处方】

### 一、适用于 NHL 低度恶性病例的治疗——COP 方案

**处方** （1）第 1 日，0.9% 氯化钠注射液 100ml + 环磷酰胺 600mg/（m² · d），静脉滴注。

（2）第 1 日，0.9% 氯化钠注射液 20ml + 长春新碱 1.4mg/（m² · d），静脉注射。

（3）第 1 ~ 5 日，醋酸泼尼松，40mg/m²，口服。

以上方案每 21 日为 1 个周期，2 ~ 3 个周期为 1 个疗程。

### 二、适用于中度恶性病例的治疗——CHOP 方案

**处方** （1）第 1 日，0.9% 氯化钠注射液 100ml + 环磷酰胺 750mg/（m² · d），静脉滴注。

（2）第 1 日，5% 葡萄糖注射液 250ml + 多柔比星 50mg/（m² · d），静脉滴注。

（3）第 1 日，0.9% 氯化钠注射液 20ml + 长春新碱 1.4mg/（m² · d），静脉注射。

（4）第 1 ~ 5 日，醋酸泼尼松，60mg/m²，口服。

以上方案每 21 日为 1 个周期，6 ~ 8 个周期为 1 个疗程。

### 三、适用于 NHL 晚期中、高度恶性病例的治疗——ProMACE-CytaBOM 方案

**处方** （1）第 1 日，0.9% 氯化钠注射液 100ml + 环磷酰胺 650mg/（m² · d），静脉滴注。

（2）第 1 日，5% 葡萄糖注射液 250ml + 多柔比星 25mg/（m² · d），静脉滴注。

（3）第 1 日，0.9% 氯化钠注射液 100ml + 依托泊苷 120mg/（m² · d），静脉滴注。

（4）第 1 ~ 15 日，醋酸泼尼松，60mg/m²，口服。

（5）第 8 日，0.9% 氯化钠注射液 250ml + 阿糖胞苷 300mg/（m² · d），静脉滴注。

（6）第 8 日，0.9% 氯化钠注射液 100ml + 长春新碱

1.4mg/（m² · d），静脉滴注。

（7）第 8 日，5% 葡萄糖注射液 250ml + 博来霉素 10mg/（m² · d），静脉滴注。

（8）第 15 日，0.9% 氯化钠注射液 100ml + 甲氨蝶呤 120mg/（m² · d），静脉滴注。

（9）亚叶酸钙，25mg/（m² · d），每 6 小时 1 次，共 4 次，甲氨蝶呤用后 24 小时。

以上方案每 21 日为 1 个周期。

【注意事项】

1. CHOP 方案仍然是治疗晚期中、高度恶性淋巴瘤的最佳方案。

2. R-CHOP 方案可以作为 60 岁及 60 岁以下的弥漫大 B 细胞淋巴瘤患者的标准一线治疗。

3. ProMACE-CytaBOM、MACOP-B 是强化化疗的第三代方案，调整了治疗强度和频度，毒性较大，比较适合于经得住激烈治疗的患者，特别要注意老年患者的耐受性。

4. 多柔比星的主要毒性反应为心肌损害，限制在 450mg/m² 之内。博来霉素可以发生化学性肺炎，表现为肺间质病变，使肺纤维化。长春新碱的主要不良反应是周围神经炎。大剂量的甲氨蝶呤要用叶酸解救，并需要监测甲氨蝶呤的血清浓度，以决定解救剂量及时间。

# 第十八节　恶性胸腹水

【疾病概要】

临床所见的恶性胸腔积液约 40% 是由恶性肿瘤引起的，最常见的为肺癌、乳腺癌和淋巴瘤。恶性腹水的病因可以是肿瘤细胞侵犯腹膜引起，也可以是静脉、淋巴管阻塞引起。男性多以胃肠道来源为主，女性多以妇科肿瘤常见。大部分患者多有肿瘤晚期的恶病质表现，如体重下降、消瘦乏力、贫血等。约 1/3 的肿瘤性胸腔积液患者临床上无明显症状,其余 2/3 的患者主要表现为进行性呼吸困难、胸痛和干咳。恶性腹水患者可无症状或表现为腹胀、消瘦、纳差等症状,有时腹痛,严重时横膈上抬,影响胸廓运动和呼吸。

### 【治疗原则】

恶性胸腹水常提示恶性肿瘤已到晚期,除治疗原发病外,还应积极进行局部治疗,包括胸、腹水引流,注入药物。

### 【推荐处方】

**一、适用于恶性胸腔积液患者的多柔比星单药**

**处方**　0.9% 氯化钠注射液 60ml + 多柔比星 40mg,胸腔注射,1~2 次/周。

**二、适用于恶性胸腔积液患者的顺铂单药**

**处方**　0.9% 氯化钠注射液 60ml + 顺铂 100mg/(m$^2$·d),胸腔注射,1~2 次/周。

**三、适用于恶性胸腔积液患者的博来霉素单药**

**处方**　0.9% 氯化钠注射液 40ml + 博来霉素 60mg,胸腔注射,1~2 次/周。

**四、适用于恶性腹腔积液患者的丝裂霉素单药**

**处方**　0.9% 氯化钠注射液 100ml + 丝裂霉素 20mg,腹腔注射,1 次/周。

**五、适用于恶性腹腔积液患者的顺铂单药**

**处方**　0.9% 氯化钠注射液 100ml + 顺铂 100mg,腹腔注射,1 次/周。

**六、适用于恶性腹腔积液患者的氟尿嘧啶单药**

**处方**　0.9% 氯化钠注射液 100ml + 氟尿嘧啶 500mg,腹腔注射,1 次/周。

### 【注意事项】

1. 胸穿及局部注药过程中应注意避免气体渗漏及肿瘤细胞种植。胸、腹腔注药后每隔 10~15 分钟变换体位,持续 2～6 小时。胸穿注药后可有骨髓抑制、发热及局部疼痛等不良反应。

2. 对纵隔肿瘤或纵隔淋巴结肿大等引起的胸腔积液，尤其是对放射敏感的肿瘤可选用放疗，但注意放射性肺炎的出现。

3. 胸腹腔内除注入化疗药外，还可以注入榄香烯、卡介苗、白介素、干扰素及香菇多糖等免疫调节剂。

4. 腹腔穿刺放腹水可以暂时缓解症状，但快速大量放腹水可以导致低钠血症，低蛋白血症，水、电解质平衡紊乱。一次大量放腹水应注意避免低血容量性休克的出现，每次控制在 3000ml 以内。

5. 胸、腹腔注药后可以局部加温治疗，能促进药物局部吸收及可能的化疗药物增敏作用。

6. 腹腔-静脉分流术是以缓解恶性腹水症状为目的，用于治疗难以控制的恶性腹水，其并发症有发热、肺肿瘤栓塞、腹腔感染。